U0395873

感染性疾病与医院感染防控

主编 李 静 等

上海科学普及出版社

图书在版编目（CIP）数据

感染性疾病与医院感染防控／李静等主编.—上海：上海科学普及出版社，2024.5
ISBN 978-7-5427-8704-0

Ⅰ.①感… Ⅱ.①李… Ⅲ.①感染-疾病-防治 Ⅳ.①R4

中国国家版本馆CIP数据核字（2024）第086820号

统　　筹　张善涛
责任编辑　陈星星　黄　鑫
整体设计　宗　宁

感染性疾病与医院感染防控
主编 李　静　等
上海科学普及出版社出版发行
（上海中山北路832号　邮政编码200070）
http://www.pspsh.com

各地新华书店经销　　山东麦德森文化传媒有限公司印刷
开本 787×1092 1/16　印张 22　插页 2　字数 563 000
2024年5月第1版　　2024年5月第1次印刷

ISBN 978-7-5427-8704-0　定价：198.00元
本书如有缺页、错装或坏损等严重质量问题
请向工厂联系调换
联系电话：0531-82601513

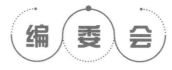

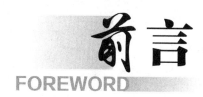

前言

FOREWORD

    感染性疾病作为一类由各种病原体引起的疾病,一直是全球公共卫生领域的重大挑战。随着现代医疗技术的飞速发展,人类对于许多感染性疾病的认识逐渐深入,治疗方法也日益精进。然而,与此同时,医院感染的问题依旧凸显,是影响医疗质量和患者生命安全的重要因素之一。在此背景下,我们编写了《感染性疾病与医院感染防控》一书,旨在为广大医疗工作者提供一本全面、系统、实用的参考书。

    本书首先系统介绍了常见感染性疾病,包括感染的发生机制、病原体种类、临床表现及诊断与治疗等方面的内容;然后强调了医院感染防控的重要性,并提供了一系列实用的防控方法和技术,以期帮助医疗机构建立健全的医院感染防控体系。本书特别注重知识的新颖性和前沿性,将近年来在感染性疾病及医院感染领域取得的重要研究成果和临床实践经验融入其中,使读者能够全面把握感染性疾病诊疗与医院感染防控的最新动态。值得一提的是,本书在编写过程中不仅提供了丰富的理论知识,还结合临床实际深入分析了感染性疾病诊疗与医院感染防控的实际问题,使读者能够更好地理解和应用所学知识。同时,本书还配备了丰富的图表和数据,使内容更加直观、易于理解。

    总之,《感染性疾病与医院感染防控》是在现代医疗发展背景下应运而生的一部重要著作,我们相信本书的出版将对提高感染性疾病的防控水平、保障患者的安全、推动医疗事业的发展产生积极而深远的影响。

    在未来的日子里,我们将继续关注感染性疾病与医院感染防控领域的最新进展,不断更新和完善本书的内容。我们期待与广大读者共同努力,为构建人类卫生健康共同体贡献智慧和力量。

《感染性疾病与医院感染防控》编委会

2024 年 1 月

目录
CONTENTS

第一章

肺部感染性疾病的诊疗

第一节　肺炎球菌肺炎

一、定义

肺炎球菌肺炎是由肺炎链球菌感染引起的急性肺部炎症,为社区获得性肺炎中最常见的细菌性肺炎。起病急骤,临床以高热、寒战、咳嗽、血痰及胸痛为特征,病理为肺叶或肺段的急性表现。近来,因抗生素的广泛应用,典型临床和病理表现已不多见。

二、病因

致病菌为肺炎球菌,革兰阳性,有荚膜,复合多聚糖荚膜共有 86 个血清型。成人致病菌多为 1 型、5 型。为口咽部定植菌,不产生毒素(除 Ⅲ 型),主要靠荚膜对组织的侵袭作用而引起组织的炎性反应,通常在机体免疫功能低下时致病。冬春季因带菌率较高(40%～70%)为本病多发季节。青壮年男性或老幼多见。长期卧床、心力衰竭、昏迷和手术后等易发生肺炎球菌性肺炎。常见诱因有病毒性上呼吸道感染史或受寒、酗酒和疲劳等。

三、诊断

(一)临床表现

因患者年龄、基础疾病及有无并发症,就诊是否使用过抗生素等影响因素,临床表现差别较大。

(1)起病:多急骤,短时寒战继之出现高热,呈稽留热型,肌肉酸痛及全身不适,部分患者体温低于正常。

(2)呼吸道症状:起病数小时即可出现,初起为干咳,继之咳嗽,咳黏性痰,典型者痰呈铁锈色,累及胸膜可有针刺样胸痛,下叶肺炎累及膈胸膜时疼痛可放射至上腹部。

(3)其他系统症状:食欲缺乏、恶心、呕吐以及急腹症消化道状。老年人精神萎靡、头痛,意识蒙眬等。部分严重感染的患者可发生周围循环衰竭,甚至早期出现休克。

(4)体检:急性病容,呼吸急促,体温达 39～40 ℃,口唇单纯疱疹,可有发绀及巩膜黄染,肺部听诊为实变体征或可听到啰音,累及胸膜时可有胸膜摩擦音甚至胸腔积液体征。

(5)合并症及肺外感染表现。①脓胸(5%~10%)：治疗过程中又出现体温升高、白细胞计数增高时，要警惕并发脓胸和肺脓肿的可能；②脑膜炎：可出现神经症状或神志改变；③心肌炎或心内膜炎：心率快，出现各种心律失常或心脏杂音，脾大，心衰。

(6)败血症或毒血症(15%~75%)：可出现皮肤、黏膜出血点，巩膜黄染。

(7)感染性休克：表现为周围循环衰竭，如血压降低、四肢厥冷和心动过速等，个别患者起病既表现为休克而呼吸道症状并不明显。

(8)麻痹性肠梗阻。

(9)罕见 DIC、ARDS。

(二)实验室检查

(1)血常规：白细胞(10~30)×10^9/L，中型粒细胞增多80%以上，分类核左移并可见中毒颗粒。酒精中毒、免疫力低下及年老体弱者白细胞总数可正常或减少，提示预后较差。

(2)病原体检查：①痰涂片及荚膜染色镜检，可见革兰染色阳性双球菌，2~3次痰检为同一细菌有意义；②痰培养加药敏可助确定菌属并指导有效抗生素的使用，干咳无痰者可做高渗盐水雾化吸入导痰；③血培养致病菌阳性者可做药敏试验；④脓胸者应做胸腔积液菌培养；⑤对重症或疑难病例，有条件时可采用下呼吸道直接采样法做病原学诊断，如防污染毛刷采样(PSB)、防污染支气管-肺泡灌洗(PBAL)、经胸壁穿刺肺吸引(LA)和环甲膜穿刺经气管引(TTA)。

(三)胸部 X 线

(1)早期病变肺段纹理增粗、稍模糊。

(2)典型表现为大叶性、肺段或亚肺段分布的浸润、实变阴影，可见支气管气道征及肋膈角变钝。

(3)病变吸收较快时可出现浓淡不均假空洞征。

(4)吸收较慢时可出现机化性肺炎。

(5)老年人、婴儿多表现为支气管肺炎。

四、鉴别诊断

(一)干酪样肺炎

干酪样肺炎常有结核中毒症状，胸部 X 线表现肺实变、消散慢，病灶多在肺尖或锁骨下、下叶后段或下叶背段，新旧不一、有钙化点、易形成空洞并肺内播散。痰抗酸菌染色可发现结核菌，PPD 试验常阳性，青霉素 G 治疗无效。

(二)其他病原体所致肺炎

(1)多为院内感染，金黄色葡萄球菌肺炎和克雷伯杆菌肺炎的病情通常较重。

(2)多有基础疾病。

(3)痰或血的细菌培养阳性可鉴别。

(三)急性肺脓肿

早期临床症状相似，病情进展可出现可大量脓臭痰，查痰菌多为金黄色葡萄球菌、克雷伯杆菌、革兰阴性杆菌和厌氧菌等。胸部 X 线可见空洞及液平。

(四)肺癌伴阻塞性肺炎

肺癌伴阻塞性肺炎常有长期吸烟史、刺激性干咳和痰中带血史，无明显急性感染中毒症状；痰脱落细胞可阳性；症状反复出现；可发现肺肿块、肺不张或肿大的肺门淋巴结；胸部 CT 及支气管镜检查可帮助鉴别。

（五）其他

ARDS、肺梗死、放射性肺炎和胸膜炎等。

五、治疗

（一）抗菌药物治疗

首先应给予经验性抗生素治疗,然后根据细菌培养结果进行调整。经治疗不好转者,应再次复查病原学及药物敏感试验进一步调整治疗方案。

1.轻症患者

(1)首选青霉素:青霉素每天240万U,分3次肌内注射。或普鲁卡因青霉素每天120万U,分2次肌内注射,疗程5～7天。

(2)青霉素过敏者:可选用大环内酯类如:红霉素每天2g,分4次口服,或红霉素每天1.5g分次静脉滴注;或罗红霉素每天0.3g,分2次口服或林可霉素每天2g,肌内注射或静脉滴注;或克林霉素每天0.6～1.8g,分2次肌内注射。

2.较重症患者

青霉素每天120万U,分2次肌内注射,加用丁胺卡那每天0.4g分次肌内注射;或红霉素每天1.0～2.0g,分2～3次静脉滴注;或克林霉素每天0.6～1.8g,分3～4次静脉滴注;或头孢噻吩钠(先锋霉素Ⅰ)每天2～4g,分3次静脉注射。

疗程2周或体温下降3天后改口服。老人、有基础疾病者可适当延长。8%～15%青霉素过敏者对头孢菌素类有交叉过敏应慎用。如为青霉素速发性变态反应则禁用头孢菌素。如青霉素皮试阳性而头孢菌素皮试阴性者可用。

3.重症或有并发症患者(如胸膜炎)

青霉素每天1 000万U～3 000万U,分4次静脉注射;头孢唑啉钠(先锋霉素Ⅴ),每天2～4g,2次静脉滴注。

4.极重症者如并发脑膜炎

头孢曲松每天1～2g,分次静脉滴注;碳青霉素烯类,如亚胺培南-西司他丁(泰能)每天2g,分次静脉滴注;或万古霉素每天1～2g,分次静脉滴注并加用第3代头孢菌素;或亚胺培南加第3代头孢菌素。

5.耐青霉素肺炎链球菌感染者

近来,耐青霉素肺炎链球菌感染不断增多,通常最小抑制浓度(MIC)≥0.1 mg/L为中度耐药,MIC≥2.0 mg/L为高度耐药。临床上可选用以下抗生素。

克林霉素每天0.6～1.8g,分次静脉滴注;或万古霉素每天1～2g,分次静脉滴注;或头孢曲松每天1～2g,分次静脉滴注;或头孢噻肟每天2～6g,分次静脉滴注;或氨苄西林/舒巴坦、替卡西林/棒酸和阿莫西林/棒酸。

（二）支持疗法

支持疗法包括卧床休息、维持液体和电解质平衡等。应根据病情及检查结果决定补液种类。给予足够热量以及蛋白和维生素。

（三）对症治疗

胸痛者止痛;刺激性咳嗽可给予可待因,止咳祛痰可用氯化铵或棕色合剂,痰多者禁用止咳剂;发热物理降温,不用解热药;呼吸困难者鼻导管吸氧。烦躁、谵妄者服用安定 5 mg 或水合氯醛 1.0～1.5 g 灌肠,慎用巴比妥类。鼓肠者给予肛管排气,胃扩张给予胃肠减压。

(四)并发症的处理

(1)呼吸衰竭:机械通气、支持治疗(面罩、气管插管和气管切开)。

(2)脓胸:穿刺抽液必要时肋间引流。

(五)感染性休克的治疗

1.补充血容量

右旋糖酐-40 和平衡盐液静脉滴注,以维持收缩压 12.0～13.3 kPa(90～100 mmHg)。脉压 >4.0 kPa(30 mmHg),尿量>30 mL/h,中心静脉压 0.6～1.0 kPa(4.4～7.4 mmHg)。

2.血管活性药物的应用

输液中加入血管活性药物以维持收缩压 12.0～13.3 kPa(90～100 mmHg)以上。为升高血压的同时保证和调节组织血流灌注,近年来主张血管活性药物为主,配合收缩性药物,常用的有多巴胺、间羟胺、去甲肾上腺素和山莨菪碱等。

3.控制感染

及时、有效地控制感染是治疗中的关键。要及时选择足量、有效的抗生素静脉并联合给药。

4.糖皮质激素的应用

病情或中毒症状重及上述治疗血压不恢复者,在使用足量抗生素的基础上可给予氢化可的松 100～200 mg 或地塞米松 5～10 mg 静脉滴注,病情好转立即停药。

5.纠正水、电解质和酸碱平衡紊乱

严密监测血压、心率、中心静脉压、血气、水和电解质变化,及时纠正。

6.纠正心力衰竭

严密监测血压、心率、中心静脉压、意识及末梢循环状态,及时给予利尿及强心药物,并改善冠状动脉供血。

(孙晋芳)

第二节　葡萄球菌肺炎

一、定义

葡萄球菌肺炎是致病性葡萄球菌引起的急性化脓性肺部炎症,主要为原发性(吸入性)金黄色葡萄球菌肺炎和继发性(血源性)金黄色葡萄球菌肺炎。临床上化脓坏死倾向明显,病情严重,细菌耐药率高,预后多较凶险。

二、易感人群和传播途径

本病多见于儿童和年老体弱者,尤其是长期应用皮质激素、抗肿瘤药物及其他免疫抑制剂者,慢性消耗性疾病患者,如糖尿病、恶性肿瘤、再生障碍性贫血、严重肝病、急性呼吸道感染和长期应用抗生素的患者。金黄色葡萄球菌肺炎的传染源主要有葡萄球菌感染病灶,特别是感染医院内耐药菌株的患者,其次为带菌者。主要通过接触和空气传播,医务人员的手、诊疗器械、患者的生物用品及铺床、换被褥都可能是院内交叉感染的主要途径。细菌可以通过呼吸道吸入或血源播散导致肺炎。目前,因介入治疗的广泛开展和各种导管的应用,为表皮葡萄球菌的入侵提供了更多的机会,其在院内感染性肺炎中的比例也在提高。

三、病因

葡萄球菌为革兰阳性球菌,兼性厌氧,分为金黄色葡萄球菌、表皮葡萄球菌、腐生葡萄球菌,其中金黄色葡萄球菌致病性最强。血浆凝固酶可以使纤维蛋白原转变成纤维蛋白,后者包绕于菌体表面,从而逃避白细胞的吞噬,与细菌的致病性密切相关。凝固酶阳性的细菌,如金黄色葡萄球菌,凝固酶阴性的细菌,如表皮葡萄球菌、腐生葡萄球菌。但抗甲氧西林金黄色葡萄球菌(MRSA)和抗甲氧西林凝固酶阴性葡萄球菌(MRSCN)的感染日益增多,同时对多种抗生素耐药,包括喹诺酮类、大环内酯类、四环素类和氨基糖苷类等。近年来,国外还出现了耐万古霉素金黄色葡萄球菌(VRSA)的报道。目前,MRSA 分为两类,分别是医院获得性 MRSA(HA-MRSA)和社区获得性 MRSA(CA-MRSA)。

四、诊断

(一)临床表现

(1)多数急性起病,血行播散者常有皮肤疖痈史,皮肤黏膜烧伤、裂伤和破损,一些患者有金黄色葡萄球菌败血症病史,部分患者找不到原发灶。

(2)通常全身中毒症状突出,衰弱、乏力、大汗、全身关节肌肉酸痛、急起高热、寒战、咳嗽、由咳黄脓痰演变为脓血痰或粉红色乳样痰、无臭味、胸痛和呼吸困难进行性加重及发绀,重者甚至出现呼吸窘迫及血压下降、少尿等末梢循环衰竭的表现。少部分患者肺炎症状不典型,可亚急性起病。

(3)血行播散引起者早期以中毒性表现为主,呼吸道症状不明显。有时,虽无严重的呼吸系统症状和高热,而患者已发生中毒性休克,出现少尿、血压下降。

(4)早期呼吸道体征轻微与其严重的全身中毒症状不相称是其特点之一,不同病情及病期体征不同,典型大片实变少见,如有则病侧呼吸运动减弱,局部叩诊浊音,可闻及管样呼吸音。有时可闻及湿啰音,双侧或单侧。合并脓胸、脓气胸时,视程度不同可有相应的体征。部分患者可有肺外感染灶、皮疹等。

(5)社区获得性肺炎中,若出现以下情况需要高度怀疑 CA-MRSA 的可能:流感样前驱症状;严重的呼吸道症状伴迅速进展的肺炎,并发展为 ARDS;体温超过 39 ℃;咯血;低血压;白细胞计数降低;X 线显示多叶浸润阴影伴空洞;近期接触 CA-MRSA 的患者;属于 CA-MRSA 寄殖群体;近 6 个月来家庭成员中有皮肤脓肿或疖肿的病史。

(二)实验室及辅助检查

外周血白细胞数在 $20×10^9/L$ 左右,可高达 $50×10^9/L$,重症者白细胞可低于正常。中性粒细胞数增高,有中毒颗粒、核左移现象。血行播散者血培养阳性率可达 50%。原发吸入者阳性率低。痰涂片革兰染色可见大量成堆的葡萄球菌和脓细胞,白细胞内见到球菌有诊断价值。普通痰培养阳性有助于诊断,但有假阳性,通过保护性毛刷采样定量培养,细菌数量$>10^3$ cfu/mL时几乎没有假阳性。

血清胞壁酸抗体测定对早期诊断有帮助,血清滴度≥1:4为阳性,特异性较高。

(三)影像学检查

肺浸润、肺脓肿、肺气囊肿和脓胸、脓气胸是金黄色葡萄球菌感染的四大X线征象,在不同类型和不同病期以不同的组合表现。早期病变发展,金黄色葡萄球菌最常见的胸部X线片异常是支气管肺炎伴或不伴脓肿形成或胸腔积液。原发性感染者早期胸部X线表现为大片絮状、密度不均的阴影,可呈节段或大叶分布,也呈小叶样浸润,病变短期内变化大,可出现空洞或蜂窝状透亮区,或在阴影周围出现大小不等的气肿大泡。血源性感染者的胸部X线表现呈两肺多发斑片状或团块状阴影或多发性小液平空洞。

五、鉴别诊断

(一)其他细菌性肺炎

其他细菌性肺炎如流感嗜血杆菌、克雷伯杆菌、肺炎链球菌引起的肺炎,典型者可通过发病年龄、起病急缓、痰的颜色、痰涂片和胸部X线等检查加以初步鉴别。各型不典型肺炎的临床鉴别较困难,最终的鉴别均需病原学检查。

(二)肺结核

上叶金黄色葡萄球菌肺炎易与肺结核混淆,尤其是干酪性肺炎,也有高热、畏寒、大汗、咳嗽、胸痛,胸部X线片也有相似之处,还应与发生在下叶的不典型肺结核鉴别,通过仔细询问病史及相关的实验室检查大多可以区别,还可以观察治疗反应帮助诊断。

六、治疗

(一)对症治疗

休息、祛痰、吸氧、物理或化学降温、合理饮食、防止脱水和电解质紊乱,保护重要脏器功能。

(二)抗菌治疗

1.经验性治疗

治疗的关键是尽早选用敏感有效的抗生素,防止并发症。可根据金黄色葡萄球菌感染的来源(社区还是医院)和本地区近期药敏资料选择抗生素。社区获得性感染考虑为金黄色葡萄球菌感染,不宜选用青霉素,应选用苯唑西林和头孢唑林等第一代头孢菌素,若效果欠佳,在进一步病原学检查时可换用糖肽类抗生素治疗。怀疑医院获得性金黄色葡萄球菌肺炎,则首选糖肽类抗生素。经验性治疗中,尽可能获得病原学结果,根据药敏结果修改治疗方案。

2.针对病原菌治疗

治疗应依据痰培养及药物敏感试验结果选择抗生素。对青霉素敏感株,首选大剂量青霉素治疗,过敏者,可选大环内酯类、克林霉素、半合成四环素类、SMZco或第一代头孢菌素。甲氧西林敏感的产青霉素酶菌仍以耐酶半合成青霉素治疗为主,如甲氧西林、苯唑西林和氯唑西林,也可选头孢菌素(第一代或第二代头孢菌素)。对MRSA和MRSCN首选糖肽类抗生素。①万古霉素:1~2 g/d,(或去甲万古霉素1.6 g/d),但要将其血药浓度控制在20 μg/mL以下,防止其耳、肾毒性的发生;②替考拉宁:0.4 g,首3剂每12小时1次,以后维持剂量为0.4 g/d,肾功能不全者应调整剂量。疗程不少于3周。MRSA、MRSCN还可选择利奈唑胺,(静脉或口服)1次600 mg,每12小时1次,疗程10~14天。

（三）治疗并发症

如并发脓胸或脓气胸时可行闭式引流,抗感染时间可延至8～12周。合并脑膜炎时,最好选用脂溶性强的抗生素,如头孢他啶、头孢哌酮、万古霉素及阿米卡星等,疗程要长。

（四）其他治疗

避免应用可导致白细胞数减少的药物和糖皮质激素。

七、临床路径

（1）详细询问近期有无皮肤感染、中耳炎、进行介入性检查或治疗,有无慢性肝肾疾病、糖尿病病史,是否接受放化疗或免疫抑制剂治疗。了解起病急缓、痰的性状及演变,有无胸痛、呼吸困难、程度及全身中毒症状,尤应注意高热、全身中毒症状明显与呼吸系统症状不匹配者。

（2）体检要注意生命体征,皮肤黏膜有无感染灶和皮疹,肺部是否有实变体征,还要仔细检查心脏有无新的杂音。

（3）进行必要的辅助检查,包括血常规、血培养（发热时）、痰的涂片和培养（用抗生素之前）和胸部X线检查,并动态观察胸部影像学变化,必要时可行支气管镜检查及局部灌洗。

（4）处理:应用有效的抗感染治疗,加强对症支持,防止并积极治疗并发症。

（5）预防:增强体质,防止流感,可进行疫苗注射。彻底治疗皮肤及深部组织的感染,加强年老体弱者的营养支持,隔离患者和易感者,严格抗生素的使用规则,规范院内各项操作及消毒制度,减少交叉感染。

（郭　欣）

第三节　铜绿假单胞菌肺炎

铜绿假单胞菌是自然界普遍存在的革兰阴性需氧菌,分布广泛,几乎在任何有水的环境中均可生长,包括土壤、水的表面、植物和食物等。铜绿假单胞菌无芽孢,菌体一端单毛或多毛,有动力,能产生蓝绿色水溶性色素而形成绿色脓液。通过黏附和定植于宿主细胞,局部侵入及全身扩散而感染机体。其感染途径为皮肤、消化道、呼吸道、泌尿生殖道、骨关节和各种检查等。

一、易感因素

由于铜绿假单胞菌是人体的正常菌群之一,很少引起健康人的感染,而多发生于有基础疾病的患儿,包括严重心肺疾病、早产儿、烧伤、中性粒细胞缺乏、原发性免疫缺陷病、支气管扩张症和恶性肿瘤等。接受免疫抑制和长期（至少7天以上）广谱抗生素治疗、外科手术和机械通气后的儿童患铜绿假单胞杆菌肺炎的概率增加。故铜绿假单胞菌是院内获得性感染的重要病原菌。最近的研究表明,在院内获得性肺炎中铜绿假单胞菌占21%,是继金黄色葡萄球菌之后的第2位常见病原菌。沙特阿拉伯在PICU的一项研究表明,呼吸机相关肺炎中铜绿假单胞菌感染占56.8%。虽然铜绿假单胞菌是院内获得性感染的常见病原菌,但1.5%～5.0%社区获得性肺炎是铜绿假单胞菌感染引起的。

二、发病机制

铜绿假单胞菌的主要致病物质为铜绿假单胞菌外毒素 A(pseudomonas exotoxin A,PEA)及内毒素,后者包括脂多糖及原内毒素蛋白,OEP 具有神经毒作用。PEA 对巨噬细胞吞噬功能有抑制作用。铜绿假单胞菌肺炎的发病机制较复杂,引起感染的原因包括微生物及宿主两方面。而宿主的局部和全身免疫功能低下为主要因素。当人体细胞损伤或出现病毒感染时有利于铜绿假单胞菌的黏附。感染的严重程度依赖于细菌致病因子和宿主的反应。铜绿假单胞菌可以仅仅是定植,存在于碳水化合物的生物被膜中,偶尔有少数具有免疫刺激作用的基因表达。但也可以出现侵袭性感染,附着并损害上皮细胞,注射毒素,快速触发编程性细胞死亡和上皮细胞的完整性。上皮细胞在防御铜绿假单胞菌感染中起重要作用,中性粒细胞是清除细菌的主要吞噬细胞,肺泡巨噬细胞通过激活细胞表面受体产生细胞因子而参与宿主的炎症应答。许多细胞因子在铜绿假单胞菌感染宿主的免疫应答中起重要作用,包括 TNF-α、IL-4 和 IL-10。

由于抗生素的广泛应用可以引起铜绿假单胞菌定植,由于机械通气、肿瘤和前驱病毒感染,使患者气道受损,引起定植在气道的铜绿假单胞菌感染,出现肺炎、脓毒症甚至死亡。囊性纤维化患者存在气道上皮和黏液下腺跨膜传导调节蛋白功能缺陷,因此 CF 患者对铜绿假单胞菌易感,而且可以引起逐渐加重的肺部疾病。美国对 CF 患者的研究数据表明58.7%患者存在铜绿假单胞菌感染。反复铜绿假单胞菌感染引起的慢性气道炎症是 CF 患者死亡的主要原因。在一项对儿童 CF 患者的纵列研究中表明,到 3 岁时 97% CF 儿童气道存在铜绿假单胞菌定植。接受免疫抑制剂治疗、中性粒细胞缺乏和 HIV 患者,由于丧失黏膜屏障、减少细菌的清除而感染。

当健康人暴露于严重污染的烟雾、水源时也可以感染,引起重症社区获得性肺炎。

三、病理

一些动物实验的研究表明,铜绿假单胞菌感染的家兔肺部早期病理改变为出血、渗出、中性粒细胞浸润和肺小脓肿形成等急性炎症反应。随着细菌反复吸入,逐渐出现较多的慢性炎症及在慢性炎症基础上急性发作的病理改变,如细支气管纤毛倒伏、部分脱落,管腔有脓栓形成,肺泡间隔增宽,炎细胞浸润以淋巴细胞为主。当停止吸入菌液后,这种慢性炎症改变持续存在,长时间不消失。

四、临床表现

铜绿假单胞杆菌肺炎是一种坏死性支气管肺炎。表现为寒战、中等度发热,早晨比下午高,感染中毒症状重、咳嗽、胸痛、呼吸困难和发绀;咳出大量绿色脓痰,可有咯血;脉搏与体温相对缓慢;肺部无明显大片实变的体征,有弥漫性细湿啰音及喘鸣音;如合并胸腔积液可出现病变侧肺部叩浊音,呼吸音减低或出现胸膜摩擦音;可有低血压、意识障碍和多系统损害表现,出现坏疽性深脓疱病、败血症、感染中毒性休克和 DIC。一半患者有吸入病史。

在北京儿童医院收治的铜绿假单胞菌肺炎患儿中部分是社区获得性感染,往往为败血症的一部分。部分患儿存在基础疾病。是否存在感染性休克与肺出血对预测铜绿假单胞菌感染的预后至关重要。根据北京儿童医院对 8 例社区获得性铜绿假单胞菌败血症的研究发现,5 例死亡患儿均死于感染性休克,或合并肺出血。

五、实验室检查

多数患者白细胞轻-中度增高,但 1/3 患者白细胞计数可减少,并可见贫血、血小板计数减少及黄疸。根据北京儿童医院临床观察铜绿假单胞菌感染患儿外周血白细胞最高可达 $71.9 \times 10^9 /L$,最低 $1.0 \times 10^9 /L$,血小板最低 $24 \times 10^9 /L$。CRP 显著增高,大部分患儿 >100 mg/L;痰或胸腔积液中可找到大量革兰阴性杆菌,培养阳性。部分患儿血培养阳性。

六、影像学表现

胸部 X 线和 CT 检查:可见结节状浸润阴影及许多细小脓肿,后可融合成大脓肿;一侧或双侧出现,但以双侧或多叶病变为多,多伴有胸腔积液或脓胸。

Winer-Muram 等对呼吸机相关铜绿假单胞菌肺炎的影像学研究显示:83% 有肺内局限性透光度降低,多为多部位或双侧弥漫性病变;89.7% 有胸腔积液,其中约 1/4 为脓胸;10.3% 出现肺气肿;23% 患者出现空洞,可单发或多发,可以是薄壁空洞或厚壁空洞,以大空洞(直径>3 cm)多见。Shah 等对铜绿假单胞菌肺炎的胸部 CT 研究显示:肺内实变见于所有患者,82% 为多叶病变或上叶病变;50% 为结节状病变,32% 呈小叶中心芽孢状分布,18% 为随机分布的大结节;31% 可见毛玻璃样改变,57% 为支气管周围渗出病变,46% 双侧、18% 单侧胸腔积液,29% 为坏死病变。(图 1-1、图 1-2 和图 1-3)

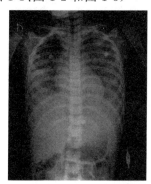

图 1-1　铜绿假单胞菌肺炎胸部 X 线

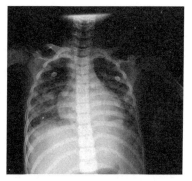

图 1-2　铜绿假单胞菌肺炎胸部 X 线

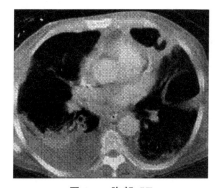

图 1-3　胸部 CT

肺内实变,毛玻璃样改变,左舌、下叶空洞,右侧胸腔积液和右下叶肺不张

七、鉴别诊断

（1）其他细菌性肺炎：临床和影像学表现与其他细菌性肺炎相似。但如果在高危人群中出现上述表现，应考虑到铜绿假单胞菌肺炎，确诊需要依靠痰、胸腔积液或血培养。

（2）小叶性干酪性肺炎。

八、治疗

提倡早期、及时应用敏感抗生素联合治疗，保护重要脏器功能和加强支持治疗。

美国胸科学会（ATS）发表的关于《成人医院获得性肺炎经验性治疗指南》，推荐对于有铜绿假单胞菌感染可能的患者使用：氨基糖苷类（阿米卡星、庆大霉素或妥布霉素）或氟喹诺酮类（环丙沙星或左氧氟沙星），联合以下药物中的一种：抗假单胞菌的头孢菌素（头孢吡肟或头孢他啶）或抗假单胞菌的碳青霉烯类（亚胺培南或美罗培南）或β-内酰胺类加酶抑制剂（哌拉西林/他唑巴坦），作为经验性治疗的抗生素选择。但由于喹诺酮类和氨基糖苷类抗生素不良反应严重或可以引起未成熟动物的软骨发育不良，在儿童患者中慎用或禁用。

由于铜绿假单胞菌在自然界普遍存在，具有天然和获得性耐药性，目前耐药菌株有随抗生素使用频率的增加而逐年增多的趋势，存在较严重的交叉耐药现象，因此常给治疗带来困难。有研究表明静脉使用多黏菌素E治疗多重耐药铜绿假单胞菌感染效果良好（有效率61%）。对铜绿假单胞菌无抗菌活性的罗红霉素与β-内酰胺类药物联合治疗后疗效明显增强。阿奇霉素也可以在治疗铜绿假单胞菌生物被膜感染中对亚胺培南起到协同作用。

在成人患者中有雾化吸入妥布霉素和多黏菌素E预防和治疗多重耐药铜绿假单胞菌感染的研究，但缺乏儿童中安全性和有效性的研究。

对铜绿假单胞菌感染的免疫治疗越来越被重视，静脉注射丙种球蛋白可提高重症患者的治愈率。

九、预后

本病的预后与机体的免疫状态、是否存在基础疾病、细菌的接种量、对抗生素的敏感性及是否早期使用有效抗生素治疗有关。社区获得性铜绿假单胞菌肺炎病死率相对较低，约8%，院内获得性感染死亡率较高，铜绿假单胞菌引起的呼吸机相关肺炎的病死率高达50%～70%。免疫缺陷患者中铜绿假单胞菌肺炎的死亡率高达40%。

（宋建华）

第四节 肺 结 核

一、病原学

结核菌在分类学上属于放线菌目、分枝杆菌科、分枝杆菌属，分人型、牛型、非洲型和鼠型4型。对人类致病的主要为人型结核菌，牛型菌很少，非洲分枝杆菌见于赤道非洲，是一种过度类型,西非国家分离菌株倾向于牛型分枝杆菌,而东非国家分离株更类似于人型分枝杆菌。田鼠分枝杆菌对人无致病力。结核菌细长而稍弯,约 $0.4\ \mu m \times 4.0\ \mu m$,两端微钝,不能运动,无荚膜、鞭毛或芽孢;严格需氧;不易染色,但经品红加热染色后不能被酸性乙醇脱色,故称抗酸杆菌。结核菌对不利环境和某些理化因子有抵抗力。在阴湿处能生存 5 个月以上,干燥痰标本内可存活 $6\sim8$ 个月,$-8\sim-6\ ℃$ 下能存活 $4\sim5$ 个月。结核菌不耐热,对紫外线亦甚敏感,故常采用加热或紫外线进行消毒,而高压蒸汽($120\ ℃$)持续 30 分钟是最佳的灭菌方法。结核菌培养的营养要求较高、生长缓慢,人型菌的增殖周期 $15\sim20$ 小时,至少需要 $2\sim4$ 周才可见菌落。菌落多呈粗糙型,光滑型菌落大多表示毒力减低。结核菌细胞壁富含脂质,约占细胞壁的 60%,是抗酸着色反应的主要物质基础,具有介导肉芽肿形成和促进细菌在吞噬细胞内存活的作用。细胞壁中尚含脂多糖,其中脂阿拉伯甘露聚糖(lipoarabanmannan,LAM)具有广泛的免疫原性,生长中的结核菌能大量产生,是血清学诊断中应用较多的一类抗原物质。结核菌的菌体主要是蛋白质,占菌体干重的 50%。依据蛋白抗原定位结核蛋白可区分为分泌蛋白、胞壁蛋白和热休克蛋白。结核蛋白被认为是变态反应的反应原,已鉴定出数十个蛋白抗原,部分已用于免疫血清学诊断,但迄今尚缺少特异性很高的蛋白抗原。目前结核菌标准菌株 H37RV 全染色体测序已经完成,全基因组约由 4 411 532 个碱基对组成,鸟嘌呤/胞嘧啶(G+C)高达 65.6%,约含 4 000 个基因,但病原性的分子基础即病原性基因及其编码的致病因子(蛋白质表型)尚不清楚。

二、流行病学

(一)流行环节

1.传染源

传染性肺结核患者排菌是结核传播的主要来源。带菌牛乳曾是重要传染源,现已很少见。但我国牧区仍需重视牛乳的卫生消毒和管理。

2.传播途径

主要为患者与健康人之间经飞沫传播。排菌量愈多,接触时间越长,危害越大;直径 $1\sim5\ \mu m$ 大小的飞沫最易在肺泡沉积,情绪激昂的讲话、用力咳嗽,特别是打喷嚏所产生的飞沫直径小、影响大。患者随地吐痰,痰液干燥后结核菌随尘埃飞扬,亦可造成吸入感染。经消化道、胎盘、皮肤伤口感染均属罕见。

3.易感人群

生活贫困、居住拥挤、营养不良等是经济不发达社会中人群结核病高发的原因。婴幼儿、青春后期和成人早期尤其是该年龄期的女性以及老年人结核病发病率较高,可能与免疫功能不全或改变有关。某些疾病如糖尿病、硅肺、胃大部分切除后、麻疹和百日咳等常易诱发结核病;免疫抑制者,尤其好发结核病。

(二)流行现状和控制目标

目前,估计全球有 20 亿例结核菌感染者,现患结核病 2 000 万例,年新发病例 800 万～900 万例,其中半数以上为传染性肺结核,每年约有 300 万例死于结核病,占各种原因死亡数的 7%、各类传染病死亡数的 19%。WHO 明确指出结核病对经济和社会发展的威胁,并阻碍人类发展,要求各国政府予以重视并作出承诺。虽然我国结核病控制取得很大成绩,但仍然是世界结核病的高负担国家。目前,我国正面临 HIV/AIDS 流行,与结核病形成双重夹击的严重威胁,加之在管理方面还存在不足,形势非常严峻。我国政府正履行承诺,运用现代控制技术,并实施治疗费用的减免政策,推进全国防治工作。

三、发病机制

(一)结核菌感染的宿主反应及其生物学过程

结核菌入侵宿主体内,从感染、发病到转归均与多数细菌性疾病有显著不同,宿主反应具有特殊意义。结核菌感染引起的宿主反应分为 4 期。

1.起始期

入侵呼吸道的结核菌被肺泡巨噬细胞吞噬,因菌量、毒力和巨噬细胞非特异性杀菌能力的不同,被吞噬结核菌的命运各异,若在出现有意义的细菌增殖和宿主细胞反应之前结核菌即被非特异性防御机制清除或杀灭,则不留任何痕迹或感染证据,如果细菌在肺泡巨噬细胞内存活和复制,便扩散至邻近非活化的肺泡巨噬细胞,形成早期感染灶。

2.T 细胞反应期

由 T 细胞介导的细胞免疫(cell mediated immunity,CMI)和迟发型变态反应(delay type hypersensitivity,DTH)在此期形成,从而对结核病发病、演变及转归产生决定性影响。

3.共生期

生活在流行区的多数感染者发展至 T 细胞反应期,仅少数发生原发性结核病,大部分感染者结核菌可以持续存活,细菌与宿主处于共生状态,纤维包裹的坏死灶干酪样中央部位被认为是结核杆菌持续存在的主要场所,低氧、低 pH 和抑制性脂肪酸的存在使细菌不能增殖。宿主的免疫机制亦是抑制细菌增殖的重要因素,倘若免疫受到损害便可引起受抑制结核菌的重新活动和增殖。

4.细胞外增殖和传播期

固体干酪灶中包含具有生长能力但不繁殖的结核菌,干酪灶一旦液化便给细菌增殖提供了理想环境,即使免疫功能健全的宿主,从液化干酪灶释放的大量结核杆菌亦足以突破局部免疫防御机制,引起播散。

(二)CMI 和 DTH

CMI 是宿主获得性抗结核保护作用的最主要机制。结核杆菌经 C_3 调理作用而被巨噬细胞吞噬,在细胞内酸性环境下其抗原大部分被降解,一部分则与胞体内的 Ia 分子耦联成复合物而被溶酶体酶消化,并被转移至细胞膜和递呈给 Th 细胞,作为第一信号。在这一过程中伴随产生的淋巴细胞激活因子(LAF)即 IL-1 成为第二信号,两者共同启动 T 细胞应答反应。CMI 以 $CD4^+$ 细胞最重要,它产生和释放多种细胞因子放大免疫反应。$CD8^+$ 参与 Th1/Th2 调节。与 CMI 相伴的 DTH 是结核病免疫反应另一种形式,长期以来认为两者密不可分,只是表现形式不同。近年来大量的研究表明,DTH 和 CMI 虽然有些过程和现象相似,但两者本质不同。

(1)刺激两种反应的抗原不同,结核菌核糖体 RNA 能激发 CMI,但无 DTH;结核蛋白及脂质 D 仅引起 DTH,而不产生 CMI。

(2)介导两种反应的 T 细胞亚群不同,DTH 是由 TDTH 细胞介导的,而介导 CMI 的主要是 Th 细胞,Tc 在两种反应都可以参与作用。

(3)菌量或抗原负荷差异和 Th1/Th2 偏移,感染结核菌后机体同时产生 Th1＋Th2 介导的免疫反应,在菌量少、毒力低或感染早期 Th1 型反应起主导作用,表现为 CMI 为主;而菌量大、毒力强或感染后期,则向 Th2 型反应方向偏移,出现以 DTH 为主的反应。

(4)起调节作用的细胞因子(cytokines,CKs)不同,调节 CMI 效应的 CKs 很多,而 DTH 引起组织坏死的主要是 TNF。

(5)对结核菌的作用方式不同,CMI 通过激活巨噬细胞来杀灭细胞内吞噬的结核菌,而 DTH 则通过杀死含菌而未被激活的巨噬细胞及其邻近的细胞组织,以消除十分有利于细菌生长的细胞内环境。

关于 DTH 是否对抗结核保护反应负责或参与作用,在很大程度上取决于 DTH 反应的程度。轻度 DTH 可以动员和活化免疫活性细胞,并能直接杀伤靶细胞,使感染有结核菌的宿主细胞死亡而达到杀菌功效。比较剧烈的 DTH 则造成组织溃烂、坏死液化和空洞形成,已被吞噬的结核菌释放至细胞外,取得养料,从而进行复制和增殖,并引起播散。总体上 DTH 的免疫损伤超过免疫保护作用。

四、病理

(一)渗出型病变

渗出型病变表现为组织充血、水肿,随之有中性粒细胞、淋巴细胞、单核细胞浸润和纤维蛋白渗出,可有少量类上皮细胞和多核巨细胞,抗酸染色可见到结核菌。其发展演变取决于 DTH 和 CMI,剧烈 DTH 可导致病变坏死,进而液化,若 CMI 强或经有效治疗,病变可完全吸收,不留痕迹或残留纤维化,或演变为增生型病变。

(二)增生型病变

增生型病变典型表现为结核结节,其中央为巨噬细胞衍生而来的朗罕巨细胞,周围由巨噬细胞转化来的类上皮细胞成层排列包绕。在类上皮细胞外围还有淋巴细胞和浆细胞散在分布与覆盖。增生型病变另一种表现是结核性肉芽肿,多见于空洞壁、窦道及其周围以及干酪坏死灶周围,由类上皮细胞和新生毛细血管构成,其中散布有朗罕巨细胞、淋巴细胞及少量中性粒细胞。

(三)干酪样坏死

干酪样坏死为病变恶化的表现。干酪样坏死灶可以多年不变,坏死病变中结核菌很少。倘若局部组织变态反应剧烈,干酪样坏死组织发生液化,经支气管排出即形成空洞,其内壁含有大量代谢活跃、生长旺盛的细胞外结核菌,成为支气管播散的来源。在有效化疗作用下,空洞内结核菌的消灭和病灶的吸收使空洞壁变薄并逐渐缩小,最后空洞完全闭合。有些空洞不能完全关闭,但结核的特异性病变均告消失,支气管上皮细胞向洞壁内伸展,成为净化空洞,亦是空洞愈合的良好形式。有时空洞引流支气管阻塞,其中坏死物浓缩,空气被吸收,周围逐渐为纤维组织所包绕,形成结核球,病灶较前缩小并可以保持稳定,但一旦支气管再通,空洞出现,病灶重新活动。

由于机体反应性、免疫状态和局部组织抵抗力的不同,入侵菌量、毒力、类型和感染方式的差别,以及治疗措施的影响,上述 3 种基本病理改变可以互相转化、交错存在,很少单一病变独立存在,而以某一种改变为主。

五、临床表现

(一)发病过程和临床类型

1.原发型肺结核

原发型肺结核指初次感染即发病的肺结核,又称初染结核。典型病变包括肺部原发灶、引流淋巴管和肺门或纵隔淋巴结的结核性炎症,三者联合称为原发综合征。有时 X 线上仅显示肺门或纵隔淋巴结肿大,也称支气管淋巴结结核。多见于儿童,偶尔见于未受感染的成年人。原发性病灶多好发于胸膜下通气良好的肺区如上叶下部和下叶上部。其时机体尚未形成特异性免疫力,病菌沿所属淋巴管到肺门淋巴结,进而可出现早期菌血症。4～6周后免疫力形成,原发灶和肺门淋巴结炎消退,90％以上不治自愈。倘若原发感染机体不能建立足够免疫力或变态反应强烈,则发展为临床原发性肺结核。少数严重者肺内原发灶可成为干酪性肺炎;淋巴结干酪样坏死破入支气管引起支气管结核和沿支气管的播散;肿大淋巴结压迫或大量坏死物破入和阻塞支气管可出现肺不张;早期菌血症或干酪性病变蚀及血管可演进为血行播散性结核病。

2.血行播散型肺结核

大多伴随于原发性肺结核,儿童较多见。在成人,原发感染后隐潜性病灶中的结核菌破溃进入血行,偶尔由于肺或其他脏器继发性活动性结核病灶侵蚀邻近淋巴血道而引起。本型肺结核发生于免疫力极度低下者。急性血行播散型肺结核常伴有结核性脑膜炎和其他脏器结核。

3.继发型肺结核

由于初染后体内潜伏病灶中的结核菌重新活动和释放而发病,少数可以为外源性再感染,特别是 HIV/AIDS 时。本型是成人肺结核的最常见类型。常呈慢性起病和经过,但也有呈急性发病和急性临床过程者。由于免疫和变态反应的相互关系及治疗措施等因素影响,继发型肺结核在病理和 X 线形态上又有渗出浸润型肺结核、增生型肺结核、纤维干酪型肺结核、干酪型肺炎、空洞型肺结核、结核球(瘤)和慢性纤维空洞型肺结核等区分。继发型肺结核好发于两肺上叶尖后段或下叶尖段,肺门淋巴结很少肿大,病灶趋于局限,但易有干酪坏死和空洞形成,排菌较多,在流行病学上更具重要性。

(二)症状和体征

1.全身症状

发热为肺结核最常见的全身性毒性症状,多数为长期低热,每于午后或傍晚开始,次晨降至正常,可伴有倦怠、乏力和夜间盗汗。当病灶急剧进展扩散时则出现高热,呈稽留热或弛张热热型,可以有畏寒,但很少寒战。其他全身症状有食欲减退、体重减轻、妇女月经不调、易激惹、心悸和面颊潮红等轻度毒性和自主神经功能紊乱症状。

2.呼吸系统症状

(1)咳嗽、咳痰:浸润性病灶咳嗽轻微,干咳或仅有少量黏液痰。有空洞形成时痰量增加,若伴继发感染,痰呈脓性。合并支气管结核时则咳嗽加剧,可出现刺激性呛咳,伴局限性哮鸣或喘鸣。

(2)咯血:1/3～1/2 患者在不同病期有咯血。结核性炎症使毛细血管通透性增高,常表现血痰;病变损伤小血管则血量增加;若空洞壁的动脉瘤破裂则引起大咯血,出血可以源自肺动脉,亦可来自支气管动脉。凡合并慢性气道疾病、心肺功能损害、年迈、咳嗽反射抑制和全身衰竭等,使气道清除能力减弱,咯血容易导致窒息。咯血易引起结核播散,特别是中大量咯血时,咯血后的持续高热常是有力提示。

(3)胸痛:部位不定的隐痛为神经反射引起。固定性针刺样痛随呼吸和咳嗽加重,而患侧卧位症状减轻,常是胸膜受累的缘故。

(4)气急:重度毒血症状和高热可引起呼吸频率增加。真正气急仅见于广泛肺组织破坏、胸膜增厚和肺气肿,特别是并发肺心病和心肺功能不全时。

3.体征

体征取决于病变性质、部位、范围或程度。病灶以渗出型病变为主的肺实变且范围较广或干酪性肺炎时,叩诊浊音,听诊闻及支气管呼吸音和细湿音。继发型肺结核好发于上叶尖后段,于肩胛间区闻及细湿啰音,极大提示有诊断价值。空洞性病变位置浅表而引流支气管通畅时,有支气管呼吸音或伴湿啰音;巨大空洞可出现带金属调的空瓮音,现已很少见。慢性纤维空洞性肺结核的体征有患侧胸廓塌陷、气管和纵隔间向患侧移位、叩诊音浊、听诊呼吸音降低或闻及湿啰音,以及肺气肿征象。支气管结核有局限性哮鸣音,特别是于呼气或咳嗽末。

4.特殊表现

(1)变态反应:多见于青少年女性。临床表现类似风湿热,故有人称其为结核性风湿症。多发性关节痛或关节炎,以四肢大关节较常受累。皮肤损害表现为结节性红斑及环形红斑,前者多见,好发于四肢尤其是四肢伸侧面及踝关节附近,此起彼伏,间歇性地出现。常伴有长期低热。水杨酸制剂治疗无效。其他变态反应表现有类白塞病、滤泡性结膜角膜炎等。

(2)无反应性结核:一种严重的单核-吞噬细胞系统结核病,亦称结核性败血症。肝、脾、淋巴结或骨髓,以及肺、肾等呈严重干酪样坏死,其中有大量成簇结核菌,而缺乏类上皮细胞和巨细胞反应,渗出性反应亦极轻微,见于极度免疫抑制的患者。临床表现为持续高热、骨髓抑制或见类白血病反应。呼吸道症状和胸部 X 线表现往往很不明显或者缺如。无反应性结核病易误诊为败血症、白血病、伤寒和结缔组织疾病等。

六、实验室和辅助检查

(一)病原学检查

1.痰涂片显微镜检查

痰标本涂片萋-尼染色找抗酸杆菌具有快速、简便等优点。厚涂片可提高检测阳性率。荧光染色检查不需油镜,视野范围广、敏感性高,但容易有假阳性。抗酸染色直接镜检不能区分结核和非结核分枝杆菌(nontuberculous mycobacteria,NTM),但在我国非结核分枝杆菌病相对较少,涂片找到抗酸杆菌绝大多数为结核杆菌,可以提示诊断。

2.结核菌培养

敏感性和特异性高。培养后可进行药敏测试,随着耐多药结核菌增多,药敏愈显重要。结核菌培养传统方法至少 1 个月,近来应用 BactecTB 系统进行培养和早期鉴定,可以缩短至两周左右,药敏通常在培养阳性后的 4～6 天即可完成。

3.分子生物学检测

聚合酶链反应(PCR)技术可以将标本中微量的结核菌 DNA 加以扩增。一般镜检仅能检测每毫升 10^4～10^5 条菌,而 PCR 可检出 1～100 fg 结核菌 DNA(相当于每毫升 1～20 条菌)。但 DNA 提取过程遭遇污染等技术原因可以出现假阳性,而且 PCR 无法区别活菌和死菌,故不能用于结核病的治疗效果评估、流行病学调查等。目前,PCR 检测仅推荐在非结核分枝杆菌病高发地区涂片抗酸杆菌阳性病例,用来快速区分结核与非结核分枝杆菌。

4.结核菌抗原和抗体检测

采用 ELISA 方法检测痰标本中结核菌抗原的结果差异甚大,可能与痰标本中结核菌抗原分布不甚均匀有关。采用不同的抗原(如 A60、LAM 等)检测肺结核患者血标本中结核菌 IgG 的诊断价值尚不肯定。

5.γ-干扰素释放试验(interferon-gamma release assays,IGRA)

采用结核杆菌比较特异性抗原(卡介苗和绝大多数非结核分枝杆菌所不具有),包括早期分泌性抗原靶6(ESAT-6)和培养滤过蛋白-10(CFP-10),在体外刺激血液单核细胞释放干扰素-γ,对后者加以测定。操作过程很少受干扰,报告结果快(24小时)。IGRA敏感性70%左右,虽然尚欠理想,但特异性大多在95%以上。

(二)影像学检查

后前位普通X线胸片是诊断肺结核十分有用的辅助方法。它对了解病变部位、范围、性质及其演变有帮助,典型X线改变有重要诊断参考价值。X线胸部X线片诊断肺结核缺乏特异性,尤其病变在非好发部位及形态不典型时更是如此。胸部CT检查有助于微小或隐蔽性肺结核病灶的发现和结节性病灶的鉴别诊断。耐多药肺结核病考虑外科手术治疗时,需要比较精确地了解病变累及范围,可考虑胸部CT检查。

(三)结核菌素(简称结素)皮肤试验(tuberculin skin test,TST)

结素是结核菌的代谢产物,从长出结核菌的液体培养基提炼而成,主要成分为结核蛋白,目前国内均采用国产结素纯蛋白衍生物(purified protein derivative,PPD)。我国推广的试验方法是国际通用的皮内注射法(Mantoux法)。将PPD 5 U(0.1 mL)注入左前臂内侧上中1/3交界处皮内,使局部形成皮丘。48～96小时(一般为72小时)观察局部硬结大小。判断标准为:硬结直径<5 mm为阴性反应,5～9 mm为一般阳性反应,10～19 mm为中度阳性反应,≥20 mm或不足20 mm但有水疱或坏死为强阳性反应。美国则根据不同年龄、免疫状态、本土居民还是移民(来自何地)等对TST判断有不同标准。结素试验的主要用途:①社区结核菌感染的流行病学调查或接触者的随访;②监测阳转者,适用于儿童和易感高危对象;③协助诊断。目前所用结素(抗原)并非高度特异。许多因素可以影响反应结果,如急性病毒感染或疫苗注射、免疫抑制性疾病或药物、营养不良、结节病、肿瘤、其他难治性感染和老年人迟发变态反应衰退者,可以出现假阴性。尚有少数患者已证明活动性结核病,并无前述因素影响,但结素反应阴性,即"无反应性"。尽管结素试验在理论和解释上尚存在困惑,但在流行病学和临床上仍是有用的。阳性反应表示感染,在3岁以下婴幼儿按活动性结核病论;成人强阳性反应提示活动性结核病可能,应进一步检查;阴性反应特别是较高浓度试验仍阴性则可排除结核病;菌阴肺结核诊断除典型X线征象外,必须辅以结素试验阳性以佐证。

(四)纤维支气管镜检查

经纤支镜对支气管或肺内病灶钳取活组织作病理学检查,同时采取刷检、冲洗或吸引标本用于结核菌涂片和培养,有利于提高肺结核的诊断敏感性和特异性,尤其适用于痰涂阴性等诊断困难患者。纤支镜对于支气管结核的诊断和鉴别诊断尤其具有价值。

七、诊断与鉴别诊断

(一)病史和临床表现

轻症肺结核病例可以无症状而仅在X线检查时发现,即使出现症状亦大多缺少特异性,但病史和临床表现仍是诊断的基础,凡遇下列情况者应高度警惕结核病的可能性:①反复发作或迁延不愈的咳嗽咳痰,或呼吸道感染经抗生素治疗3~4周仍无改善;②痰中带血或咯血;③长期低热或所谓"发热待查";④体检肩胛间区有湿啰音或局限性哮鸣音;⑤有结核病诱因或好发因素,尤其是糖尿病、免疫抑制性疾病和接受激素或免疫抑制剂治疗者;⑥有关节疼痛和皮肤结节性红斑、滤泡性结膜角膜炎等变态反应性表现;⑦有渗出性胸膜炎、肛瘘、长期淋巴结肿大既往史以及婴幼儿和儿童有家庭开放性肺结核密切接触史者。

(二)诊断依据

1.菌阳肺结核

痰涂片和(或)培养阳性,并具有相应临床和X线表现,确诊肺结核。

2.菌阴肺结核

符合以下4项中至少3项临床诊断成立:①典型肺结核临床症状和肺部X线表现;②临床可排除其他非结核性肺部病患;③PPD(5 U)阳性或血清抗结核抗体阳性;④诊断性抗结核治疗有效。必要时应作纤维支气管镜采集微生物标本和活检标本通过微生物学和(或)组织病理学确诊。

(三)活动性判定

确定肺结核有无活动性对治疗和管理十分重要,是诊断的一个重要内容。活动性判断应综合临床、X线表现和痰菌决定,而主要依据是痰菌和X线。痰菌阳性肯定属活动性。X线胸部X线片上凡渗出型和渗出增生型病灶、干酪型肺炎、干酪灶和空洞(除净化空洞外)都是活动性的征象;增生型病灶、纤维包裹紧密的干酪硬结灶和纤维钙化灶属非活动性病变。由于肺结核病变多为混合性,在未达到完全性增生或纤维钙化时仍属活动性。在X线上非活动性应使病变达到最大限度吸收,这就需要有旧片对比或经随访观察才能确定。初次胸部X线片不能肯定活动性的病例可作为"活动性未定",给予动态观察。

(四)分类和记录程序

为适应我国目前结核病控制和临床工作的实际,中华医学会结核病学分会《结核病新分类法》将结核病分为原发型肺结核、血行播散型肺结核、继发型肺结核、结核性胸膜炎和其他肺外结核5型。在诊断时应按分类书写诊断,并注明范围(左侧、右侧和双侧)、痰菌和初治、复治情况。

(五)鉴别诊断

肺结核临床和X线表现可以酷似许多疾病,必须详细搜集临床及实验室和辅助检查资料,综合分析,并根据需要选择侵袭性诊断措施如纤维支气管镜采集微生物标本和活组织检查。不同类型和X线表现的肺结核需要鉴别的疾病不同。

1.肺癌

中央型肺癌常有痰中带血,肺门附近有阴影,与肺门淋巴结结核相似。周围型肺癌可呈球状、分叶状块影,需与结核球鉴别。肺癌多见于40岁以上嗜烟男性,常无明显毒性症状,多有刺激性咳嗽、胸痛及进行性消瘦。在X线胸部X线片上结核球周围可有卫星灶、钙化,而肺癌病灶边缘常有切迹、毛刺。胸部CT扫描对鉴别诊断常有帮助。结合痰结核菌、脱落细胞检查及通过纤支镜检查与活检等,常能及时鉴别。肺癌与肺结核可以并存,亦需注意发现。

2.肺炎

原发综合征的肺门淋巴结结核不明显或原发灶周围存在大片渗出,病变波及整个肺叶并将肺门掩盖时,以及继发型肺结核主要表现为渗出性病变或干酪性肺炎时,需与肺炎特别是肺炎链球菌肺炎鉴别。细菌性肺炎起病急骤、高热、寒战和胸痛伴气急,X线上病变常局限于一个肺叶或肺段,血白细胞总数及中性粒细胞增多,抗生素治疗有效,可资鉴别;肺结核尚需注意与其他病原体肺炎进行鉴别,关键是病原学检测有阳性证据。

3.肺脓肿

肺脓肿空洞多见于肺下叶,脓肿周围的炎症浸润较严重,空洞内常有液平面。肺结核空洞则多发生在肺上叶,空洞壁较薄,洞内很少有液平面或仅见浅液平。此外,肺脓肿起病较急、高热和大量脓痰,痰中无结核菌,但有多种其他细菌,血白细胞总数及中性粒细胞增多,抗生素治疗有效。慢性纤维空洞合并感染时易与慢性肺脓肿混淆,后者痰结核菌阴性。

4.支气管扩张

支气管扩张有慢性咳嗽、咳脓痰及反复咯血史,需与继发型肺结核鉴别。X线胸部X线片多无异常发现或仅见局部肺纹理增粗或卷发状阴影,CT有助确诊。应当警惕的是化脓性支气管扩张症可以并发结核感染,在细菌学检测时应予顾及。

5.慢性支气管炎

症状酷似继发型肺结核。近年来老年人肺结核的发病率增高,与慢性支气管炎的高发年龄趋近,需认真鉴别,及时X线检查和痰检有助确诊。

6.非结核分枝杆菌肺病

非结核分枝杆菌(nontuberculous mycobacteria,NTM)指结核和麻风分枝杆菌以外的所有分枝杆菌,可引起各组织器官病变,其中NTM肺病临床和X线表现类似肺结核。鉴别诊断依据菌种鉴定。

7.其他发热性疾病

伤寒、败血症、白血病和纵隔淋巴瘤等与结核病有诸多相似之处。伤寒有高热、血白细胞计数减少及肝脾大等临床表现,易与急性血行播散型肺结核混淆。但伤寒热型常呈稽留热,有相对缓脉、皮肤玫瑰疹,血清肥达试验阳性,血、粪便培养伤寒杆菌生长。败血症起病急,有寒战及弛张热型,白细胞及中性粒细胞增多,常有近期皮肤感染,疖疮挤压史或尿路、胆道等感染史,皮肤常见瘀点,病程中出现迁徙病灶或感染性休克,血或骨髓培养可发现致病菌。结核病偶见血象呈类白血病反应或单核细胞异常增多,需与白血病鉴别。后者多有明显出血倾向,骨髓涂片及动态X线胸部X线片随访有助确立诊断。支气管淋巴结结核表现为发热及肺门淋巴结肿大,应与结节病、纵隔淋巴瘤等鉴别。结节病患者结素试验阴性,肺门淋巴结肿大常呈对称性,状如"土豆";而淋巴瘤发展迅速,常有肝脾及浅表淋巴结肿大,确诊需组织活检。

八、治疗

(一)抗结核化学治疗

1.化疗药物

(1)异烟肼(isoniazid,INH):具有强杀菌作用、价格低廉、不良反应少、可口服等特点,是治疗肺结核病的基本药物之一。INH抑制结核菌叶酸合成,包括3个环节:①INH被结核菌摄取;②INH被结核菌内触酶-过氧化酶活化;③活化的INH阻止结核菌叶酸合成。它对于胞内和胞外代谢活跃、持续繁殖或近乎静止的结核菌均有杀菌作用。INH可渗入全身各组织中,容易通过血-脑脊液屏障,胸腔积液、干酪样病灶中药物浓度很高。成人剂量每天300 mg(或每天$4\sim8$ mg/kg),一次口服;儿童每天$5\sim10$ mg/kg(每天不超过300 mg)。急性血行播散型肺结核和结核性脑膜炎,剂量可以加倍。主要不良反应有周围神经炎、中枢神经系统中毒,采用维生素B_6能缓解或消除中毒症状。但维生素B_6可影响INH疗效;常规剂量时神经系统不良反应很少,故无需服用维生素B_6。肝脏损害(血清ALT升高等)与药物的代谢毒性有关,如果ALT高于正常值上限 3 倍则需停药。通常每月随访一次肝功能,对于肝功能已有异常者应增加随访次数,且需与病毒性肝炎相鉴别。

(2)利福平(rifampin,RFP):对胞内和胞外代谢旺盛、偶尔繁殖的结核菌均有杀菌作用。它属于利福霉素的半合成衍生物,通过抑制 RNA 聚合酶,阻止 RNA 合成发挥杀菌活性。RFP 主要在肝脏代谢,胆汁排泄。仅有 30% 通过肾脏排泄,肾功能损害一般不需减量。RFP 能穿透干酪样病灶和进入巨噬细胞内。在正常情况下不通过血-脑脊液屏障,而脑膜炎症可增加其渗透能力。RFP 在组织中浓度高,在尿、泪、汗和其他体液中均可检测到。成人剂量空腹 450~600 mg,每天 1 次。主要不良反应有胃肠道不适、肝功能损害(ALT 升高、黄疸等)、皮疹和发热等。间歇疗法应用高剂量(600~1200 mg/d)易产生免疫介导的流感样反应、溶血性贫血、进行肾衰竭和血小板减少症,一旦发生,应予以停药。

(3)吡嗪酰胺(pyrazinamide,PZA):类似于 INH 的烟酸衍生物,但与 INH 之间无交叉耐药性。PZA 能杀灭巨噬细胞内尤其酸性环境中的结核菌,已成为结核病短程化疗中不可缺少的主要药物。胃肠道吸收好,全身各部位均可到达,包括中枢神经系统。PZA 由肾脏排泄。最常见的不良反应为肝毒性反应(ALT 升高和黄疸等)、高尿酸血症,皮疹和胃肠道症状少见。

(4)链霉素(streptomycin,SM)和其他氨基糖苷类:通过抑制蛋白质合成来杀灭结核菌。对于空洞内胞外结核菌作用强,pH 中性时起效。尽管链霉素具有很强的组织穿透力,而对于血-脑脊液屏障仅在脑膜炎时才能透入。主要不良反应为不可逆的第Ⅷ对脑神经损害,包括共济失调、眩晕、耳鸣、耳聋等。与其他氨基糖苷类相似,可引起肾脏毒性反应。变态反应少见。成人每天 15~20 mg/kg,或每天 0.75~1.00 g(50 岁以上或肾功能减退者可用 0.50~0.75 g),分 1~2 次肌内注射。目前已经少用,仅用于怀疑 INH 初始耐药者。其他氨基糖苷类如阿米卡星(AMK)、卡那霉素(KM)也有一定抗结核作用,但不用作一线药物。

(5)乙胺丁醇(ethambutol,EMB):通过抑制结核菌 RNA 合成发挥抗菌作用,与其他抗结核药物无交叉耐药性,且产生耐药性较为缓慢。成人与儿童剂量均为每天 15~25 mg/kg,开始时可以每天 25 mg/kg,2 个月后减至每天 15 mg/kg。可与 INH、RFP 同时 1 次顿服。常见不良反应有球后视神经炎、变态反应、药物性皮疹和皮肤黏膜损伤等。球后视神经炎可用大剂量维生素 B_1 和血管扩张药物治疗,必要时可采用烟酰胺球后注射治疗,大多能在 6 个月内恢复。

(6)对氨基水杨酸(para-aminosalicylic acid,PAS):对结核菌抑菌作用较弱,仅作为辅助抗结核治疗药物。可能通过与对氨苯甲酸竞争影响叶酸合成,或干扰结核菌生长素合成,使之丧失摄取铁的作用而达到抑菌作用。成人 8~12 g/d,分 2~3 次口服。静脉给药一般用 8~12 g,溶于 5% 葡萄糖注射液 500 mL 中滴注。本药需新鲜配制和避光静脉滴注。肾功能不全患者慎用。主要不良反应有胃肠道刺激、肝功能损害、溶血性贫血及变态反应(皮疹、剥脱性皮炎)等。

(7)其他:氨硫脲(thiosemicarbazone,TB1),卷曲霉素(capreomycin,CPM),环丝霉素(cycloserinum,CS),乙硫异烟胺(ethionamade,1314Th)和丙硫异烟胺(prothionamide,1321Th)为第二线抗结核药物,作用相对较弱,不良反应多,故目前仅用于 MDR-TB。氟喹诺酮类抗菌药物(FQs)对结核杆菌有良好的抑制作用。这些药物仅用于 MDR-TB 的治疗。

2.标准化治疗方案

(1)初治:肺结核(包括肺外结核)必须采用标准化治疗方案。对于新病例其方案分两个阶段,即 2 个月强化(初始)期和 4~6 个月的巩固期。强化期通常联合用 3~4 个杀菌药,约在 2 周之内传染性患者经治疗转为非传染性,症状得以改善。巩固期药物减少,但仍需灭菌药,以清除残余菌并防止复发。

（2）复治：有下列情况之一者为复治：①初治失败的患者。②规则用药满疗程后痰菌又转阳的患者。③不规则化疗超过 1 个月的患者。④慢性排菌患者。获得性耐药是复治中的难题，推荐强化期 5 药和巩固期 3 药的联合方案。强化期能够至少有 2 个仍然有效的药物，疗程亦需适当延长。

（3）MDR-TB 的治疗：MDR-TB 是被 WHO 认定的全球结核病疫情回升的第三个主要原因。治疗有赖于通过药敏测定筛选敏感药物。疑有多耐药而无药敏试验条件时可以分析用药史进行估计。强化期选用 4～5 种药物，其中至少包括 3 种从未使用过的药物或仍然敏感的药物如 PZA、KM、CPM、1321Th、PAS（静脉）、FQs，推荐的药物尚有 CS、氯苯酚嗪（clofazimine）等。强化期治疗至少 3 个月。巩固期减至 2～3 种药物，至少应用 18～21 个月。

（二）手术治疗

化疗的发展使外科治疗在肺结核治疗中的比重和地位显著降低。但对药物治疗失败或威胁生命的单侧肺结核病特别是局限性病变，外科治疗仍是可选择的重要治疗方法。其指征是：①化疗尤其是经过规则的强有力化疗药物治疗 9～12 个月，痰菌仍阳性的干酪样病灶、厚壁空洞、阻塞型空洞。②一侧毁损肺、支气管结核管腔狭窄伴远端肺不张或肺化脓症。③结核脓胸或伴支气管胸膜瘘。④不能控制的大咯血。⑤疑似肺癌或并发肺癌可能。这些患者大多病情严重、有过反复播散、病变范围广泛，因此是否适宜手术尚须参考心肺功能、播散灶控制与否等，就手术效果、风险程度及康复诸方面全面衡量，以作出合理选择。

（三）症状治疗

1.发热

随着有效抗结核治疗，肺结核患者的发热大多在 1 周内消退，少数发热不退者可应用小剂量非类固醇类退热剂。急性血行播散型肺结核和浆膜渗出性结核伴有高热等严重毒性症状或高热持续时，激素可能有助于改善症状，亦可促进渗液吸收、减少粘连，但必须在充分有效抗结核药物保护下早期应用，疗程 1 个月左右即应逐步撤停。

2.大咯血

大咯血是肺结核患者的重要威胁，应特别警惕和尽早发现窒息先兆征象，如咯血过程突然中断，出现呼吸急促、发绀、烦躁不安、精神极度紧张、有濒死感或口中有血块等。抢救窒息的主要措施是畅通气道（体位引流、支气管镜吸引气管插管）。止血药物治疗可以应用神经垂体素。对于药物难以控制而肺结核病变本身具备手术指征且心肺功能可胜任者，手术治疗可以显著降低大咯血病死率。对于不能耐受手术和病变不适宜手术的大咯血，支气管动脉栓塞止血有良效。

（四）食疗

1.食疗原则

对结核病治疗用药物攻邪，用食物补益形体，以祛邪、恢复正气。故给予高能量、高蛋白质、高维生素，适量矿物质和微量元素的平衡饮食。要注意食物色、香、味、形和患者个人喜好，并照顾其消化和吸收功能，随时调节饮食食物质和量。能量每天按 167.2～209.9 kJ（40～50 kcal）/kg，蛋白质为 1.5～2.0 g/kg，可多选食蛋白质营养价值高的肉类、蛋类和奶类，但应避免过分甘肥油腻，以妨碍食物消化吸收。滋阴和补益精气食品，如鳗鱼、黑鱼、甲鱼、猪肝、猪肺、猪瘦肉、鸡蛋、鸭蛋、牛肉、羊肉等都富含优质蛋白质。蔬菜类，如青菜、胡萝卜、土豆等。豆类，特别是黄豆及其制品。果品类如柿、梨、橘子、苹果、番茄、百合、莲子、藕、菱、荸荠等，芡实、银耳等也都可选用。

结核患者应忌烟、酒及辛辣等生痰助火食物,因食用之后可能使病情加重,甚至引起大咯血等意外并发症。

2.食疗方选

(1)潮热:取鳗鱼数条清水洗净,先在锅中煮沸清水,再将活鳗投入,加盖煮2～3小时,鳗油浮于水面,捞取鳗油后加食盐适量,每次服10 mL,1天2次,饭后服用。或将鳗鱼切成寸段,放于铁皮筒内,一端用泥封固,另一端用铁丝绕成团塞住,铁皮筒在炭火上烧烤,塞铁丝端向下,筒口用碗承接,待烧至鳗鱼焦时,鳗油即自下端流入碗中,烧至油尽鳗枯成炭为止;鳗油可用,同时可将鳗炭研细,每天服2次,每服3～6 g。初期低热,用枸杞根15 g;或嫩苗及叶常煎服,代茶饮用,对退潮热有益。如加用枸杞子,则更有补肾强壮作用。

用啤酒花10～12 g,泡水代茶饮用,可促进食欲并能退虚热;也有用鲜李子,捣汁冷饮以治骨蒸劳热,但多食可生痰,脾胃虚弱者不宜多食。五汁蜜膏为去核鸭梨、白萝卜各1 000 g,生姜250 g,洗净切碎,分别以洁净纱布绞汁。取梨汁和萝卜汁放入锅中,先用大火烧开,后以小火煎熬成膏状,加入姜汁及炼乳、蜂蜜各250 g搅匀,继续加热至沸,停火冷却,装瓶备用。服用时每次20 mL,以沸水冲化,或再加黄酒适量饮服,每天2次。可治虚劳、肺结核、低热、久咳不止等症。

(2)盗汗:以蛤蜊肉加韭菜做成菜肴,用韭黄更好;常食可治疗肺结核盗汗。或者以牡蛎壳30～60 g煎汤;用于治疗盗汗。甲鱼1只取血,用热黄酒适量冲服,应当天服完,持续服用。未熟桃干称为碧桃干,用其15 g,加水煎服。

(3)咳嗽咯血:木瓜15 g,莶草30 g,甘草6 g同煎,可治肺结核咳嗽,若用鱼腥草30～40 g代替茜草,其清肺热效果更为显著。咳嗽剧烈,可每天用生梨加冰糖蒸食,或常含化柿霜饼。如有咯血,用鲜百合2～3个洗净,捣汁以温开水冲服,每天2次。也可喝藕汁或以生藕片蘸糖吃或用乌贼骨12 g、藕节15 g、白及10 g,水煎去渣,加蜂蜜调服,1天3次,饮服。紫皮大蒜瓣15～20片,去皮后放入沸水中煮1～2分钟,取出备用。用煮蒜水与糯米50 g煮成稀粥,然后将原蒜瓣放入粥内拌匀食用。在食粥同时,可加白及粉3 g,早晚各1次,连吃10～15天,停3天后再食。治肺结核、胸膜炎、咯血。油浸白果是传统单方,将去外皮带壳鲜白果放于瓶内,加入菜油,以浸没为度,将瓶密封埋于土中,5个月后取用,以越陈越好,每次取白果1枚剥取其肉,温水送服,可治肺结核咳嗽,并有平喘作用。

(4)食少便溏:用生山药120 g切片煮汁1 000 mL,当茶饮用;或用山药粉20～30 g以凉水调于锅内,不时以筷搅拌,煮2～3沸即成粥,或在山药粥中加熟鸡蛋黄3枚调入后用,均可治疗阴虚且损及脾胃者。称等量薏苡仁、芡实、淮山药,加水后煮食。本方适用于肺病久咳、脾虚、大便不实者。

(5)腰酸膝软无力:取2500 g黄精熬制成500 g浸膏,每天4次,每次10 mL,每1 mL相当于黄精5 g,治疗浸润型肺结核。不加用西药,可使部分患者病灶完全吸收,大部分症状好转,并有体重增加和症状改善。脾胃虚寒者不宜食用。取适量鲍鱼做成菜肴,每天食用,可治肺结核低热、盗汗、骨蒸,且有滋阴壮体功能。以乌龟壳烧存性研细末,用枣泥或炼蜜为丸。每次服6 g,每天2次,通常连服1～2个月后,可显示效果,复查时病灶可见钙化现象提早出现。用于治疗小儿骨结核,效果更佳。

(五)心理治疗

结核病的治疗已历经了四个阶段,从历史回顾的角度可分为卫生营养疗法阶段、人工气胸腹疗法阶段、综合治疗阶段以及崭新化疗阶段。其中抗结核化学药物治疗对结核病的控制起着决定性的作用,可使病灶愈合、症状消除并防止复发,但卫生营养疗法也决非无足轻重,它作为一种基础疗法日益显得重要。世界上的事物总是波浪式前进、螺旋式上升的,如今,卫生营养疗法应从心理治疗的高度重新认识与评价。结核病常用的心理疗法如下。

1.简易精神疗法

通过接受、支持、保证三步骤使患者明确:随着社会的进步、科学的发展、诊治疾病手段的先进,总体上讲结核病处于少见与散发状态,结核病患病率、发病率和死亡率分别不超过千分之一、万分之一、十万分之一。经近 30 年推行合理化疗以来,疗程一再缩短、治愈率超过 95%,治愈后五年复发率仅为 1%～2%,并防止了耐药性的产生,从而使患者增强信心,促进早日康复。

2.认知疗法

其实只要理智地认识到结核病病因明确、治有方法、防有措施,只要认真做好治疗、管理、预防及检查的各个环节的工作,只要高度关注结核病的疫情,切实做到查出必治、治必彻底,就完全可能使结核病流行情况改善,直至控制。

3.行为指导法

患者应注意适当休息疗养、生活起居合理、丰富的营养、必要的日光浴,以及克服多愁善感、郁郁寡欢等易感性人格。

4.想象-信念疗法

想象 T 细胞与结核杆菌浴血大战并战而胜之;想象玫瑰花环试验明显增强;想象淋巴细胞转化能力增强。

5.气功疗法

肺结核中医辨证多属肺阴虚,先做放松功,行三线放松 2～3 个循环,再行内养功,意守丹田形成腹式呼吸,肺气虚者与气阴两虚患者也大同小异,在进行气功疗法的同时还应适当进行体育锻炼、增强体质、提高自然免疫力。

6.音乐疗法

(1)音乐安神法:本法以清幽柔绵、怡情悦志之曲,消除肺结核患者的焦虑烦躁状态。代表乐曲有梁代古曲《幽兰》、晋代古曲《梅花三弄》等。此外,门德尔松的《小提琴协奏曲》,充满了甜美感情和温馨,可让思绪安定而平静;尤其是门德尔松的《乘着歌声的翅膀》,这首歌曲充满了迷人的色彩,让人沉浸在"甜蜜、幸福的梦"之中。

(2)音乐开郁法:本法以爽快鲜明、激情洋溢之曲,疏泄患者的抑郁与忧虑。代表乐曲如春秋古曲《高山流水》、唐代古曲《阳关三迭》等,再如南派笛奏《姑苏行》、广东音乐《彩云追月》以及老约翰的《拉德斯基进行曲》、贝多芬的《欢乐颂》等。

(3)音乐激励法:本法以激昂悲壮、荡气回肠之曲治疗患者的忧思郁结。代表乐曲有汉代琵琶曲《十面埋伏》、宋元词曲《满江红》以及贝多芬《命运交响曲》、俄罗斯民歌《三套车》等。

(4)音乐愉悦法:本法以轻松喜悦、优美动人之曲排遣患者的悲哀郁闷。代表乐曲有唢呐独奏《百鸟朝凤》、民乐合奏曲《春江花月夜》以及小约翰的《蓝色多瑙河》、莫扎特《G 大调弦乐小夜曲》等。

(5)名曲情绪转变法:本法是日本山本直纯所著《音乐灵药》中介绍的方法,本法令人在不知不觉中身心好转,可以让音乐创造 24 小时的快乐。如巴赫名曲让人在早晨头脑清醒地醒来;午休时听舒伯特的《军队进行曲》振奋精神;以斯特拉文斯基的音乐缓解焦虑;以贝多芬的交响曲对抗抑郁;以勃拉姆斯的音乐安抚失落等。上述名曲有助于克服肺结核患者多愁善感、郁郁寡欢的易感性人格。

(6)辨证施乐法:肺结核中医辨证多属肺阴虚患者,患者免疫力差,常有咳嗽、盗汗、乏力等症状,易患外感病,而音乐能增强免疫功能与抵抗力,有助于肺结核的康复。乐曲应选气息宽广、刚劲有力、旋律明快坚定、节奏富有弹性的乐曲,如二胡曲《光明行》《听松》,广东音乐《旱天雷》《金蛇狂舞》等。还要注意对肺结核的音乐调理,以早晨进行较好。

(高志芳)

第五节 结核性脓胸

一、概述

结核性脓胸是由于结核分枝杆菌及其分泌物进入胸腔引起的胸腔特异性、化脓性炎症。结核分枝杆菌经淋巴或血液循环引起胸腔感染;或肺内结核病灶直接侵犯胸膜;或病灶破裂将结核分枝杆菌直接带入胸腔,并同时使气体进入胸腔而形成脓气胸,甚至支气管胸膜瘘;淋巴结结核或骨结核的脓肿破溃也可形成脓胸。

有研究显示,结核性脓胸大多为肺结核的并发症,近90%的结核性脓胸有结核性胸膜炎的病史。发生脓胸的原因多系胸穿抽液不彻底,或因胸腔积液少未做胸穿抽液而造成脓胸,可见急性结核性胸膜炎延误诊治或治疗不当是结核性脓胸形成的重要原因。

二、治疗方法

结核性脓胸早期治疗应给予全身的营养支持及合理的化学治疗,局部行胸腔穿刺抽液、胸腔闭式引流及冲洗给药等,有手术条件时选择手术治疗。

(一)全身治疗

1.化学治疗

结核性脓胸的治疗原则同结核性胸膜炎,但由于多数患者在形成结核性脓胸之前服用过抗结核药品。因此,结核性脓胸在急性期可选择4~5种可能敏感的药品治疗,强化期治疗2~3个月,继续期用3~4种药治疗6~9个月。总疗程不少于12个月。

2.营养支持

结核性脓胸是一种消耗性疾病,常有混合感染,在抗感染的同时予以补液,注意水、电解质平衡。慢性结核性脓胸常伴有不同程度的营养不良、贫血,应补蛋白质丰富的膳食,必要时可补充氨基酸等。

(二)局部治疗

1.胸腔穿刺

胸腔穿刺是结核性脓胸治疗的主要措施。结核性脓胸在化疗的同时,隔天或每2~3天胸腔穿刺抽液1次,胸腔积液争取一次抽尽。抽液后胸腔内给药,如异烟肼0.1~0.3 g,利福平0.15~0.30 g等药品。

2.胸腔引流术

胸腔闭式引流术是一种创伤小且简便易行的治疗方法,可使少数结核性脓胸患者得到治愈,又可为必要的根治性手术创造条件。

对少数年龄大、体质差和中毒症状严重而又不能耐受进一步手术的结核性脓胸患者,胸腔闭式引流术不仅能迅速缓解中毒症状、终止病情进一步发展而且可作为永久性的治疗方法;对反复胸穿效果不好、中毒症状严重、混合感染、心肺压迫症状明显以及合并支气管胸膜瘘的患者,通过胸腔闭式引流术,将脓液尽快排尽,减少中毒症状,防止结核病变播散,解除心肺压迫症状,使被压缩的肺及时复张。

肺结核病灶破溃入胸腔致结核性脓胸者,常常伴有混合感染和肺内活动病变,应及时行胸腔闭式引流术,通过引流可减轻全身结核中毒症状,减少患者剧咳症状,有利于防止肺、支气管播散及肺部感染的控制,肺内结核病灶趋于稳定时方可考虑手术治疗。

胸腔引流分为胸腔闭式引流和开放引流两种类型。经闭式引流后胸腔脓液<50 mL/d或更少时夹闭引流管,观察1～2天无明显引流液后拔除引流管。胸腔闭式引流适应证:①反复胸腔穿刺抽液不能缓解中毒症状或脓液黏稠不易抽吸;②作为脓胸外科手术前的过渡性治疗,一般引流2～3个月;③张力性脓气胸;④并发支气管胸膜瘘。目前,中心静脉导管胸腔置入引流脓液的方法应用越来越广泛。将中心静脉导管置入胸腔,1小时内引流量<1 000 mL,24小时内引流量<2 000 mL。每周3次通过引流管应用0.9%氯化钠溶液500 mL反复冲洗脓腔后注入药品,注入后闭管3小时,放开引流管将胸内液体排出。

3.胸腔冲洗

经胸腔穿刺向胸腔注入冲洗液,清洁局部,提高疗效。碳酸氢钠为碱性溶液,结核分枝杆菌在pH为6.8～7.2的条件下生长活跃,碳酸氢钠胸腔冲洗可迅速改变胸腔酸碱度,使胸腔pH偏碱性,破坏结核分枝杆菌及其他细菌的生长环境,有效抑制结核分枝杆菌生长。因此,碳酸氢钠可通过改变微生物的酸性环境而抑菌,而且碳酸氢钠液可溶解黏蛋白,清除有机物。用5%碳酸氢钠溶液(一般,<500 mL)注入脓腔。冲洗液保留6～8小时后抽出,1天1次。亦可冲洗后胸腔注入抗结核药品及抗生素。可根据脓腔大小决定胸腔冲洗的间隔时间。有支气管胸膜瘘者禁用胸腔冲洗。

4.药品注入

结核性脓胸常含有大量纤维蛋白,使积液黏稠,形成多房分隔及胸膜纤维化,常规治疗效果不佳。尿激酶为纤维蛋白溶解药,能水解蛋白,无抗原性,可直接激活纤溶酶原,同样可以降解纤维蛋白原,主要用于肺栓塞、冠状动脉血栓等的治疗。目前可单次给予尿激酶10万～20万U注入胸腔,可较好溶解纤维分隔。根据情况,可多次注入尿激酶治疗结核性脓胸。

(夏　明)

第六节　结核性胸膜炎

结核性胸膜炎(Ⅴ型)虽非肺部病变,但在临床上因与肺结核关系密切,在结核病防治工作中同样实行治疗管理。

一、病因与发病机制

结核性胸膜炎是由结核菌及其代谢产物进入正处于高度过敏状态的机体胸膜腔中所引起的胸膜炎症。为儿童和青少年原发感染或继发结核病累及胸膜的后果。此时肺内可同时有或无明显结核病灶发现。结核菌到达胸膜腔的途径有 3 种方式。

(一)病变直接蔓延

邻近胸膜的结核病变,如胸膜下干酪病变、胸壁结核或脊柱结核等病灶破溃皆可使结核菌及其代谢产物直接进入胸膜腔。

(二)淋巴播散

肺门及纵隔淋巴结结核,由于淋巴结肿胀,淋巴引流发生障碍,结核菌通过淋巴管逆流至胸膜或直接破溃于胸膜腔。

(三)血行播散

急性或亚急性血行播散型结核感染也可造成胸膜炎,多为双侧及并发腹膜等浆膜腔炎症。

结核性胸膜炎往往在结核菌素阳转后的数周或数月发生,因此,机体变态反应性增强是结核性胸膜炎发病的重要因素之一。当机体处于高度变态反应状态,结核菌及其代谢产物侵入胸膜,则引起渗出性胸膜炎,当机体对结核菌变态反应较低,则只形成局限性纤维素性胸膜炎(即干性胸膜炎)。少数患者由干性胸膜炎进展为渗出性胸膜炎。胸膜炎症早期先有胸膜充血、水肿和白细胞浸润占优势,随后淋巴细胞转为多数,胸膜内皮细胞脱落,其表面有纤维蛋白渗出,继而浆液渗出,形成胸腔积液,胸膜常有结核结节形成。

二、临床表现

结核性胸膜炎多发生于儿童和 40 岁以下的青壮年。按病理解剖可分为干性胸膜炎和渗出性胸膜炎两大类,临床表现各异。

(一)干性胸膜炎

干性胸膜炎可发生于胸膜腔的任何部分。其症状轻重不一,有些患者很少或完全没有症状,而且可以自愈。有的患者起病较急,有畏寒,轻度或中度低热,但主要症状是局限性针刺样胸痛。胸痛系因壁层和脏层胸膜互相贴近摩擦所致,故胸痛多位于胸廓呼吸运动幅度最大的腋前线或腋后线下方,深呼吸和咳嗽时胸痛更著。如病变发生于肺尖胸膜,胸痛可沿臂丛放射,使手疼痛和知觉障碍;如在膈肌中心部,疼痛可放射到同侧肩部;病变在膈肌周边部,疼痛可放射至上腹部和心窝部。由于胸痛患者多不敢深吸气,故呼吸急促而表浅,当刺激迷走神经时可引起顽固性咳嗽。查体可见呼吸运动受限,局部有压痛,呼吸音减低。触到或听到胸膜摩擦音,此音不论呼气或吸气时均可听到而咳嗽后不变为其特点。此时,胸膜摩擦音为重要体征。

(二)结核性渗出性胸膜炎

病变多为单侧,胸腔内有数量不等的渗出液,一般为浆液性,偶见血性或化脓性。

按其发生部位可分为肋胸膜炎(又称典型胸膜炎)、包裹性胸膜炎、叶间胸膜炎、纵隔胸膜炎、膈胸膜炎和肺尖胸膜炎。

典型渗出性胸膜炎起病多较急,有中度或高度发热、乏力和盗汗等结核中毒症状,发病初期有胸痛,多为刺激性剧痛,随胸腔积液出现和增多,因阻碍壁层和脏层胸膜的互相摩擦,胸痛反而减轻或消失。但可出现不同程度的气短和呼吸困难,病初多有刺激性咳嗽,痰量通常较少,转移体位因胸液刺激胸膜可引起反射性干咳。体征随胸腔积液多少而异,少量积液可无明显体征;如果急性大量积液,因肺、心和血管受压,呼吸面积减少,心搏出量减少,患者可出现呼吸困难、端坐呼吸和发绀。患侧胸廓饱满,肋间隙增宽,呼吸运动减弱,气管纵隔向健侧移位;叩诊积液部位呈浊音或实音,其顶点位于腋后线上,由此向内、向下形成弧线,构成上界内侧低外侧高的反抛物线(Ellis 线)。如胸腔积液位于右侧则肝浊音界消失,如位于左侧则 Traube 氏鼓音区下降。听诊呼吸音减弱或消失。由于接近胸腔积液上界的肺被压缩,在该部听诊可发现呼吸音并不减弱反而增强。在压缩的肺区偶可听到湿啰音。积液吸收后,往往遗留胸膜粘连或增厚;此时,患侧胸廓下陷,呼吸运动受限,轻度叩浊,呼吸音减弱。

纵隔胸膜炎常和典型胸膜炎并存,除一般结核中毒症状外,大量积液可引起压迫症状,如胸骨区疼痛、咳嗽、呼吸困难、吞咽困难、心悸、胃痛、呕吐和肩痛等。膈胸膜炎(肺底积液)右侧多于左侧,偶见于双侧,常有低热、气短、咳嗽、胸痛、肩痛、上腹痛或腰痛等。

三、X 线特点

干性胸膜炎:胸透时可见患侧横膈运动受限;病变局限时胸部 X 线片无明显异常,纤维蛋白渗出物达 2~3 mm 厚度时,可见肺野透亮度减低。

渗出性胸膜炎:可因部位、积液量多少不同,而有不同的 X 线表现。

(一)典型胸膜炎

X 线表现为游离性胸腔积液。

1.小量积液

液体首先积聚于横膈后坡下部及后肋膈角,故站立后前位检查难以发现,需采取多轴透视,转动患者体位,使患者向患侧倾斜 60°;行立位透视,肋膈角或侧胸壁下缘液体可易显示,或采取患侧在下的侧卧位进行水平投照,方能发现液体沿胸壁内缘形成窄带状均匀致密阴影。待积液增至 300 mL 以上时,可使外侧肋膈角变浅、变钝或填平。透视下液体可随呼吸及体位的变化而移动。此点可与轻微的胸膜粘连相鉴别。

2.中量积液

由于液体的重力作用而积聚于胸腔下部肺的四周,表现为均匀致密阴影,肋膈角完全消失。后前位片上有从外上方向内下方呈斜行外高内低的弧形线,膈影界限不清。

3.大量积液

液体上缘可达第二肋间或一侧胸腔完全呈均匀致密阴影;此外,纵隔向健侧移位,肋间隙增宽及膈下降等征象。

(二)包裹性胸膜炎

胸膜炎时,脏层与壁层胸膜的粘连使积液局限于胸腔的某一部位,称为包裹性积液。多发生于侧后胸壁,偶尔发生于前胸壁及肺尖部。切线位表现为自胸壁向肺野突出,大小不等的半圆形或梭形致密影,密度均匀,边缘光滑锐利。若靠近胸壁,其上下缘与胸壁夹角呈钝角。

(三)叶间积液

叶间积液可以是单纯局限于叶间隙的积液或有时与游离性积液并存。可发生于水平裂与斜裂。右水平裂有积液时,后前位见水平裂增宽,略呈梭状影。斜裂有积液时,正位 X 线诊断较困难,可呈圆形或片状阴影,边缘模糊,似肺内病变。侧位、前弓位检查易于识别,则见典型之梭状阴影,密度均匀,边缘光滑,梭状影的两尖端延伸与叶间隙相连。液体量多时可呈球形阴影。游离性积液进入叶间裂时常在斜裂下部,表现为尖端向上的三角形阴影。

(四)肺底积液

聚积在肺底与膈肌之间的积液称为肺底积液。右侧多见,偶见于双侧。X线检查可见下肺野密度增高,与膈影相连,由于液体将肺下缘向上推移,可呈现向上突出的圆弧状影,易误认为膈肌升高。正位X线检查时,正常横膈顶的最高部位在内侧1/3处,而肺底积液时,形似"横膈"阴影的最高点偏于外侧1/3处,边缘较光滑。胸透时,当晃动患者可见积液阴影波动;若使患者向患侧倾斜60°,可使积液流入侧胸壁而显露膈肌并可见膈肌活动,另可见同侧下肺纹理呈平直且变密集。侧位胸部X线片可见积液呈密度均匀的下弦月状;若采用平卧前后位,肺底的液体流到后背部胸腔,表现为患侧肺野密度均匀增高,"横膈抬高"现象消失而较直;立起时,液体又回到肺底,肺野亮度恢复正常。如侧卧于患侧行横照,积液与侧胸壁显示一清晰带状阴影,此法对诊断积液量少的流动型病例较敏感。A型超声或B超检查有助于本病的诊断。如肺底面胸膜粘连而液体不能流出,可采用人工气腹确定诊断。

(五)纵隔胸腔积液

常与典型胸膜炎并存,可发生于上、下、前、后纵隔旁腔隙。上纵隔少量积液时,呈带状三角形致密影,位于纵隔两旁,基底向下,外缘锐利,向内上可达胸膜顶部。积液多时,外形可呈弧形突出或分叶状。下纵隔积液时,X线表现为尖端向上,基底向下的三角形致密影。前下纵隔积液可鼓出于心影旁,似心脏扩大或心包积液。后纵隔脊柱旁区的纵隔积液,正位可显示一片密度较淡,边缘模糊的阴影,但当转到侧后斜位,使X线方向与积液的边缘一致时,则积液边缘清晰,呈现为沿脊柱旁的三角形或带状阴影,类似椎旁脓肿或扩张的食管。但定位时,下部比上部宽为其特征。

四、诊断

(1)多见于儿童及青少年。多数患者发病较急,有发热、干咳和胸痛,或先有结核中毒症状,大量胸腔积液时有呼吸困难。部分患者有结核接触史或既往史。

(2)胸膜摩擦音和胸腔积液的体征。

(3)血液白细胞计数正常或稍高,血沉快。胸腔积液为渗出液,多为草黄色,少数患者也可呈血性,其中以淋巴细胞为主。乳酸脱氢酶常增高,抗结核抗体阳性。胸腔积液中不易找到结核菌,结核菌培养约1/5为阳性。但胸腔积液TBG PCR及TEG Ab阳性率高。

(4)胸部X线检查可见有胸腔积液的影像。

(5)结核菌素试验呈阳性反应。

(6)B超检查可见积液征象。

(7)应排除其他原因引起的胸腔积液,必要时可行胸膜穿刺活检,穿刺取胸腔积液进行TB-RNA、TB-DNA联合检测,或基因芯片法检测。

五、治疗

结核性胸膜炎的治疗原则:①早期正规应用抗结核药物;②积极抽液;③适当使用皮质激素。使其尽量减少胸膜肥厚粘连,减轻肺功能的损害,防止成为脓胸,预防肺内、肺外结核病的发生或发展。

化疗方案及疗程:可根据患者肺内有无结核病灶,以及初治或初治失败的复治患者的具体情况选用不同的方案。

胸腔穿刺抽液：少量胸腔积液一般不需抽液，或只做诊断性穿刺。但有中量积液应积极抽液，以减轻中毒症状，解除对肺及心血管的压迫，使肺复张，纵隔复位，防止胸膜肥厚粘连而影响肺功能。一般，每周可抽液2～3次，直到积液甚少不易抽出为止。胸穿抽液偶尔并发"胸膜反应"，患者表现头晕出汗，面色苍白，心悸脉细，四肢发凉，血压下降，应立即停止抽液，让患者平卧，多能自行缓解。必要时可皮下注射0.1%的肾上腺素0.5 mL，呼吸兴奋剂，吸氧等措施，密切观察神志、血压变化，注意防止休克的发生。抽液应缓慢，抽液量应视患者耐受情况而定，初次抽液可在1 000 mL内，后酌情增加抽液量。抽液过多过快可使胸腔压力骤减，发生"肺复张后肺水肿"及循环障碍。肺水肿患者表现为咳嗽、气促及咳大量泡沫状痰，双肺遍布湿啰音，PaO_2下降，X线显示肺水肿征。应立即吸氧，酌情使用大量糖皮质激素和利尿剂，控制入水量，注意纠正酸碱平衡。胸腔抽液后，抗结核药物不必胸腔内注入，因全身用药后，胸腔积液药物已达有效浓度。

关于皮质激素的应用：糖皮质激素有抗炎、抗过敏、降低机体敏感性、减少胸腔积液渗出、促进吸收、防止胸膜粘连和减轻中毒症状等作用。在有急性渗出、症状明显和积液量多时，可在有效化疗和抽液的同时使用泼尼松。待体温正常，积液日渐吸收后，逐渐减量，一般疗程为4～6周。减量过程中须密切注意中毒症状和积液的反跳回升。

单纯的结核性脓胸可在全身应用抗结核药物的情况下，定期胸腔穿刺抽液，并以2%～4%碳酸氢钠溶液或生理盐水反复冲洗胸腔，然后向胸腔注入抗结核药物和抗生素。少数脓胸有时需采用开放引流法。对有支气管胸膜瘘者不宜冲洗胸腔，以免细菌播散或引起窒息。必要时可考虑外科手术。

六、预后

只要早期合理治疗，可使渗液完全吸收，不发生以上继发症。但若发现过晚或治疗不当，仍可形成广泛胸膜肥厚粘连，影响肺功能，或转为结核性脓胸，或发生肺结核，肺外结核病等。

（陈邦银）

第二章

病毒性肝炎的诊疗

第一节　甲型病毒性肝炎

甲型病毒性肝炎(简称甲型肝炎)是经由肠道传播的甲型肝炎病毒(HAV)感染引起的一种急性自限性肝脏炎症性疾病。发病以儿童和青少年为主,临床特征为食欲下降、恶心呕吐、疲乏无力、肝大及肝功能异常。部分病例有发热并出现黄疸,无症状感染较为常见。本病呈世界性分布,虽然发病率在近十年内呈下降趋势,但随着旅游业的发展,交通运输的便利,甲型肝炎的发病呈现出多样化特点,如易感年龄的增加,有临床表现者增加,发达国家潜在流行的概率增加等。我国仍然是甲型肝炎高发区,其发病在各型肝炎中仍占重要地位。

一、甲型肝炎病毒学

(一)甲型肝炎病毒(HAV)

HAV 属于微小核糖核酸病毒科,早期将其归类于肠道病毒 72 型,后来对其核苷酸和氨基酸序列分析发现它与肠道病毒之间相差甚大,因此归类于肠道病毒 72 型不合适。为了将 HAV 归类,新创了一个嗜肝病毒属(Hepatovirus),HAV 是目前为止这个属中唯一的病毒。

HAV 是一种无囊膜,由 60 个结构蛋白组成的二十面体立体对称的球形颗粒,直径为 $27\sim$ 28 nm大小,内含一条单股正链线性 RNA 基因组。沉降系数为 $33\sim35$ S,在氯化铯中的漂浮密度为 $1.33\sim1.34$ g/cm^2,超离心时沉降系数为 $156\sim160$ S,相对分子质量为 $2.2\times10^6\sim2.8\times10^6$。HAV 存在于患者的粪便、血清、胆汁及肝细胞质内。在体外抵抗力甚强,低温下能长期存活,耐受 pH=3 的酸性环境,耐乙醚(4 ℃ 12 小时仍稳定),耐热(56 ℃ 30 分钟不能灭活),在 60 ℃时存活 1 小时,但在 85 ℃时 1 分钟即可灭活。遇甲醛溶液(1∶4 000,37 ℃ 72 小时)、3%甲醛溶液、3%含氯石灰(漂白粉)、5%次氯酸钠处理5 分钟,或紫外线照射皆可灭活。

HAV 的致病性主要是对人和几种高等灵长类动物,狒猴的人工感染成功率达 $30\%\sim$ 100%。野外捕获的黑猩猩血中甲肝病毒抗体(抗-HAV)阳性率高达 90%,故动物实验需用饲养中出生的黑猩猩。从患者或感染动物中分离的野生型 HAV,可在多种细胞中生长繁殖,包括原代狨猴肝细胞、猴胚肾细胞、人肝癌细胞、人胚二倍体或纤维细胞、人羊膜细胞、Vero 细胞及非洲绿猴肾细胞等。HAV 在多数细胞中的生长繁殖过程较长,一般需要 $2\sim4$ 周病毒量才达最高值。细胞培养的 HAV 一般无细胞致病作用。HAV 在体外培养成功为 HAV 的检测、病毒抗原的制备及甲肝疫苗的研制,提供了良好的条件。

(二)HAV 的基因结构及其功能

HAV 基因组含有 7478 个核苷酸,由 3 个部分组成即 5′末端非编码区(non-translating region,5′-NTR),一个长的开放读码框(open reading frame,ORF)及 3′末端非编码区(3′-NTR)。

ORF 含 6 681 个核苷酸,编码一个 2 227 个氨基酸组成的多聚蛋白,经蛋白酶裂解后,产生 3 个大的多聚肽片段,即 P1、P2 和 P3。P1 区编码结构蛋白 VP1、VP2、VP3 及 VP4。VP1～VP4 组成 HAV 颗粒的衣壳蛋白,其中 VP1 是最大的衣壳蛋白,可能与 VP3 一起构成 HAV 免疫决定簇的抗原位点。VP2 和 VP4 可能衍生于共同的前体 VP0。VP2 有一个丝氨酸残基,VP0 经蛋白酶裂解为 VP2 和 VP4,推测该裂解发生于 RNA 衣壳包装期间,是小核糖核酸病毒成熟过程的最终步骤。P2、P3 区编码与病毒复制有关的非结构蛋白 2A、2B、2C、3A、3B、3C 和 3D 蛋白。2A 参与病毒分子形态形成,2B 和 2C 参与病毒的复制,2C 还是一个多功能蛋白,具有螺旋酶及 NTP 酶的活性,另外 2C 和 2BC 可与胞内膜和 RNA 结合。3A 含有一个跨膜区域,可以锚定 3B 及相关的下游蛋白。3B 又叫基因连接蛋白(VPg),作为病毒 RNA 合成的肽类引物共价结合到基因组的 5′末端。3C^{pro} 是唯一由病毒编码的半胱氨酸蛋白酶,对多聚蛋白进行多处裂解。3D^{pol} 是 RNA 依赖的 RNA 多聚酶。与其他微小 RNA 病毒一样,多聚蛋白裂解的中间体有着与成熟产物不同的功能,如 3ABC 是一个稳定的中间体,可与 5′NTR 结合调节病毒的翻译,而成熟的 3C^{pro} 无此活性。

5′非编码区(5′-NTR)有 734 个核苷酸,是最保守的区域,由高度有序的二级结构组成六个区,Ⅰ区(nt1～nt41)是一个发夹结构,Ⅱ区(nt42～nt98)在两个假结(pseudoknot)后连接一个嘧啶富集区(pYl,nt96.148),Ⅲ区(nt99～nt323)是一个迂回结构,而Ⅳ区(nt324～nt586)是一个较长的迂回结构,其顶端有一个三叶分叉结构,底部是一个螺旋结构,中央部位是核酸酶作用位点,主要是 557～566 位点,而对应的位点 338～347 则未被酶裂解,说明内部三维结构在其中起了重要作用。Ⅴ区(nt587～nt706)含有几个长螺旋结构及一个分支迂回结构,在 640～660 位点处形成一个假结,有单链或双链特异的核酸酶作用于此。Ⅵ区是从Ⅴ区 U-706 到 AUG 之间的连接区,其后是高度保守的寡嘧啶序列连接于 13 个碱基的起始密码子。5′-NTR 区复杂结构组成了内核糖体进入位点(internal ribosome entry site,IRES),可通过共价与 VPg 结合,对翻译启动起调节作用。

由于微小 RNA 病毒没有原核细胞内 5′m7 G 帽状结构,因此其翻译不同于原核细胞 mRNA 翻译模式(即核糖体扫描加工方式或帽依赖方式),而是以非帽依赖方式启动。IRES 可直接将细胞内 40S 核糖体亚单位结合到病毒 RNA,而启动病毒的翻译。微小 RNA 病毒在运行非帽依赖性翻译的同时,对细胞本身 mRNA p220 帽结合蛋白进行裂解,阻断了帽依赖方式,因而提高病毒本身翻译效率,但 HAV 则不能阻断帽依赖方式翻译,由于 HAV 的 5′-NTR 在 ORF 之前含有多个 AUG 启动子,这样就弥补了 HAV 之不足,使其翻译效率与其他微小 RNA 病毒相似。

IRES 可与大量的宿主蛋白结合如多聚胞苷结合蛋白-2[poly(rc)-binding protein-2,PCBP2],3-磷酸甘油醛脱氢酶(glyceraldehydes-3-phosphate dehydrogenase,GAPDH),多聚嘧啶序列结合蛋白(polypyrimidine tract-binding protein,PTB)和翻译启动因子 eIF4GI,但具体作用有待进一步研究。

3′末端非编码区(3′NTR)紧接于 ORF 之后,长度为 63 个核苷酸。含有一个多聚 A 结构。多聚 A 对翻译的启动起调节作用,同时也是负链 RNA 复制的起始处。由于 RNA 复制和翻译不能同时受多聚 A 调控,这种调控转换可能与多聚 A 结合蛋白(poly A binding protein,PABP)裂解有关。PABP 与 3′-NTR 的多聚 A 结合,而翻译因子(translation factor,TF)与 5′-NTR 结合,若 PABP 与 TF 连接就形成一个"蛋白桥",将病毒 RNA 连成环状,加速了翻译进程。翻译后产物中含有 3C^{pro} 蛋白酶,会反过来对 PABP 进行裂解,裂解的产物仍然连接在多聚 A 上,但不能与 TF 结合,通过与 3′末端 PTB 等联系形成复制复合物,促进 RNA 负链的合成。

(三)HAV 的生活周期

HAV 生活周期从与细胞表面受体接触开始,这个受体可能是一个非特异血清蛋白,非洲绿猴肾细胞表面的一种糖蛋白叫 HAVcr-1,又称 TIM-1,可视为 HAV 受体,用单抗阻断 HAVcr-1 可预防 HAV 感染其他易感细胞;TIM-1 表达在肝细胞及淋巴细胞上。另一个可能的受体是唾液酸糖蛋白。进入细胞后,HAV 去包壳,细胞核糖体结合到病毒 RNA 上并形成多聚体,在此 HAV 翻译成一个大的多聚蛋白,经蛋白酶裂解成结构蛋白和与病毒复制有关的非结构蛋白。非结构蛋白与细胞蛋白和 RNA 母链在一个有膜的囊体内结合形成复制酶复合物,并在囊内进行 RNA 复制,正链 RNA 经酶复合物复制出互补的负链 RNA 形成一个含正链和负链的中间体,其中负链 RNA 作为模板复制出正链 RNA,用于蛋白质的翻译和成熟病毒颗粒的装配,最后在细胞质膜上衣壳蛋白组装包含正链 RNA 的病毒颗粒,并被释放出宿主细胞。HAV 颗粒有可能会感染邻近的肝细胞,也可能经液泡释放出胆小管,然后在胆酸作用下从液泡中释放出来。

HAV 在组织培养中有一个明显的特征是:在对细胞不致死的浓度范围内,HAV 能抵抗 25 种对其他病毒的繁殖有抑制作用的抗病毒药物,如 guanidine、amantine、rhodamine、methyl、guercitin(3-MQ),这一特点说明 HAV 的繁殖与其他已知的小核糖核酸病毒之间有本质区别,同时也说明了对甲型肝炎特异性预防和治疗的可能性。

(四)HAV 基因型及亚型

世界各地分离到的 HAV 毒株,其核苷酸序列的同源性在 90% 以上,不同株间核苷酸序列的变异占 1%～10%。5′非编码区核苷酸序列最为固定,是最保守的基因组分。株间核苷酸序列一致性达 96%～99%。HM-175、LA 和 MBB 3 个不同株的核苷酸序列测定,其一致性分别为 92%(MBB 比 LA)、92%(HM-175 比 LA)和 95%(HM-175 比 MBB)。从西半球患者分离的 2 个已适应细胞培养的毒株,具有最大的核苷酸序列的一致性。而两个野生株灰质炎病毒 3 型(Leon 株和 231.27 株)整个基因组核苷酸序列同源性为 80.7%;5′非编码区核苷酸序列同源性为 84.7%;当与不同血清型灰质炎病毒比较时,发现其核苷酸序列同源性仅有 70%。故此 HAV 株间核苷酸序列同源性明显高于灰质炎病毒株间或型间核苷酸序列同源性。HAV 经体外传代培养后,核苷酸序列仅有少量的变异。

但 VP1 和 2A 区变异相对较大,据报道在 VP1 和 2A 连接区基因序列有 15%～25% 的差异。HAV 分为 7 个基因型(Ⅰ、Ⅱ、Ⅲ、Ⅳ、Ⅴ、Ⅵ、Ⅶ),感染人类的有 Ⅰ、Ⅱ、Ⅲ 和 Ⅶ,而以 Ⅰ 型为主,占 80% 以上;Ⅳ、Ⅴ 和 Ⅵ 型主要感染猿猴类,引起类似人甲型肝炎的表现。根据基因序列间的差异(7.5%),Ⅰ、Ⅱ、Ⅲ 型又进一步分为 ⅠA、ⅠB、ⅡA、ⅡB、ⅢA、ⅢB 亚型。人类 HAV 基因型分布主要有两种模式,即以一种基因型为主的地方性分布和以多种基因型同时存在的非地方性分布。第一种模式见于美国,研究发现 16 株中有 15 株为 ⅠA 型,且 13 株存在于同一地区。在 HAV 高度流行区如印度、中南美洲和南美洲,也存在地方性流行株,并呈周期性流行。在这些地区,人群感染平均年龄较早,发病多为婴儿,亚临床型多见。我国属于 HAV 高流行区,最近中国疾病控制和预防中心病毒疾控所对我国 9 个不同地区的 HAV 株进行基因序列分析,发现这些毒株均为Ⅰ型,其中ⅠA型占 98.8%,而ⅠB 型只占 1.2%。基因型及亚型分析的实际意义有待进一步研究。在所有的 HAV 株中,HM175 和 CR326 最为重要,它们已用于制作疫苗。HM175 是 1978 年在澳大利亚一次小型暴发流行中患者粪便中提取的,CR326 是从感染 HAV 的哥斯达黎加患者中获得的。这两株病毒的核苷酸及氨基酸序列有 95% 的同源性。

(五)HAV 抗原位点

尽管核苷酸序列在各基因型间存在差异,但人 HAV 的抗原结构在各株型间具有高度的保守性。目前仍认为 HAV 只有单一的抗原特异性,即一个血清型。病毒交叉研究发现,不同地理分布的 HAV 株间有差异。而且临床研究也表明,免疫球蛋白能预防世界各地的 HAV 感染,同时亦未发现与其他肝炎病毒之间有交叉免疫反应。

对 HAV 蛋白 VP1 同灰质炎病毒 VP1 表面结构进行比较,发现 HAV 有一个抗原位点邻近 VP1 氨基端,其相应的合成肽含 12 个氨基酸,用此合成肽对豚鼠和家兔进行免疫,可以诱导动物产生抗 HAV 中和抗体。

采用杂交瘤技术在小鼠体内生成抗 HAV 中和性单克隆抗体(McAb)。两组 McAb 均能与人体恢复期血清多克隆抗体竞争结合 HAV。这两组抗体对应于病毒体的两个不同部位,并发现 HAV 的中和部位主要在 VP1 上,不同 McAb 识别的表位可能都位于病毒体单个的决定簇中和抗原部位,将病毒裂解并用 SDS-PAGE 使病毒各种蛋白分离后,发现 Fab 段主要结合在 VP1 上,说明 HAV 中和位点主要定位于 VP1。HAV 单一中和位点对甲肝疫苗的研制具有重要意义。鉴于 HAV 在细胞培养中生长的滴度较低,所以灭活疫苗生产费用昂贵。如 HAV 有单一的中和位点,则可采用中和位点相应的合成肽或相应于中和位点的重组 DNA 抗体,生产病毒抗原以研制合成肽疫苗或抗独特型疫苗。随着 HAV 分子生物研究的发展,人们将可能采用基因工程方法获得更多的减毒 HAV,这将是今后疫苗制备的发展方向。

二、甲型肝炎的流行病学

(一)传染源

主要传染源是急性期甲型肝炎患者和隐性感染者。在急性患者中不典型的无黄疸型肝炎患者和儿童患者尤为重要。甲型肝炎的传染期主要在潜伏期的后期及发病后的 1 周内,此时患者粪便中排出 HAV 量最多。隐性感染也是一个重要的传染源。甲肝患者病毒血症最早始于黄疸出现前 25 天,持续至黄疸出现为止,在此期间患者血液有传染性。亦有接触黑猩猩后发生甲型肝炎的报道。

HAV 在人群中的传播方式可能与水痘病毒一样,经历潜伏期转为短暂的活动期。曾经感染过 HAV 但无抗体存在的人,再次被感染会重新出现粪便排毒,从而增加了 HAV 在人群中的感染比例,再次被感染现象可能是地方性流行的原因。

(二)传播途径

甲型肝炎系粪-口途径传播,可通过食物、饮水及人与人密切接触而传染。日常生活的密切接触多为散发性发病,食物和饮水传播往往呈暴发流行。我国华东沿海地区常因生食或半生食水产品(如蛤蜊、牡蛎、毛蚶)引起流行。尽管性传播的作用不太清楚,但男性同性恋之间感染 HAV 的概率增加,可能与肛交有关。静脉注射毒品者也是高危人群,这不是由污染针头注射引起,与不良卫生习惯有关。母婴传播及输血引起的 HAV 感染较为罕见,但偶有报道。

(三)易感性和免疫力

人类对 HAV 普遍易感,在甲型肝炎流行地区,绝大多数成人血清中都有抗 HAV 抗体,故婴儿在出生后 6 个月内,由于血清中含有来自母体的抗 HAV 抗体可以防止 HAV 感染。6 月龄后血抗 HAV 抗体逐渐消失而成为易感者。患过或感染过甲型肝炎的人,可获得比较持久的免疫力,以防止 HAV 再感染,但无交叉免疫力,不能防止其他类型肝炎病毒的侵袭。

(四)流行特点

甲型肝炎呈全球性分布,在许多热带和亚热带地区常呈地方性流行,农村多于城市。在集体单位中,如学校、兵营、工地、托儿机构、监狱等人群密度高、居住拥挤的场所发病率较高。在温带地区的一些国家,甲型肝炎的流行有周期性,每隔 5～10 年有一次流行或 6～7 年出现一次流行高峰。原因是在一次流行后,人群的免疫力普遍提高,再经过一段时期,易感性逐渐增加,又出现另一次流行。

目前在急性病毒型肝炎中,甲型肝炎占 30%～50%。世界卫生组织资料显示,高度流行区是在卫生条件差、个人卫生习惯不良的发展中国家,10 岁前儿童感染的可能性达 90%。大部分感染发生在年幼的儿童,但发病有症状者比例不高。因为年长的儿童及成人一般都有免疫力。暴发的可能性罕见,如非洲、南美洲部分国家、中东、东南亚及拉丁美洲国家,我国也是高度流行区。中度流行区多在经济转型的国家及卫生条件差异较大的地区,年幼儿童多无感染。事实上,这种经济及卫生条件的差异常会导致高发病率,因为感染常发生在年龄偏大的群体,以至于发生暴发流行,如欧洲南部及东部、某些中东部国家。低流行区是在发达国家,卫生条件及个人卫生习惯良好的地区。疾病常发生在青少年及成人,高危人群有静脉药瘾者、男性同性恋者、到高度流行区旅行者及某些封闭的社区,如西欧、北欧、美国、澳大利亚、日本、新西兰及加拿大等。

三、发病机制

当 HAV 经口摄入后,通过肠道黏膜吸收进入血流,随血流进入其靶器官内,在肝细胞及库普弗细胞内繁殖,在肝外其他地方如肠道内也发现有复制。在非洲猕猴的动物模型中发现,静脉注射 HAV 后第 1 周血清转氨酶升高不明显,而在第三周时达到最高值,此时血清中抗 HAV 转为阳性,提示第 1 周转氨酶升高与病毒复制有关,而第三周则是免疫反应所引起。因此目前认为,甲型肝炎的发病机制主要以免疫介导为主,而由病毒直接杀伤肝细胞引起病变的证据不明显。

(一)免疫反应作用

HAV 感染后,动物或人体肝穿超薄切片电镜观察结果显示,与 HAV 在体外组织培养中所见形态学改变一致,HAV 可引起持续感染而不出现细胞裂解,血液出现循环免疫复合物和补体水平下降现象,因此推想 HAV 诱导的免疫反应在甲型肝炎发病中起重要作用。在患者和动物实验中都观察到,HAV 感染后可出现早期和晚期两次肝功能异常,与丙氨酸氨基转移酶升高相同的时期内,血清中和抗体活性升高,而且 HAV 感染黑猩猩后,黑猩猩肝组织所产生的特征性病变是明显的汇管区炎性细胞浸润伴汇管区周围肝实质坏死性炎症,汇管区周围肝细胞被炎性细胞浸润,以淋巴细胞为主,故多认为肝细胞损害与免疫病理有关。免疫反应机制包括细胞免疫和体液免疫两方面的作用。

1.细胞免疫

甲型肝炎特征的肝细胞损伤主要与细胞免疫反应有关,包括特异性 T 细胞免疫反应及非特异性先天性免疫反应。Vallbrancht 等对患者外周血淋巴细胞功能的研究表明,急性甲型肝炎患者外周血淋巴细胞特异性杀伤 HAV 感染的自身皮肤成纤维细胞的细胞毒活性升高,并且在黄疸出现后 2～3 周时,细胞毒活性达高峰。从 2 例发病数周的甲肝患者肝活检获取的淋巴细胞克隆,检测出以 CD8$^+$ T 细胞为主,并证明其具有特异性杀伤 HAV 感染肝细胞的功能,这种特异性 T 细胞介导的针对 HAV 感染肝细胞的免疫应答,很可能与急性甲型肝炎的肝损伤有关。HAV 抗原与肝细胞表面宿主组织相容性抗原形成复合物,CD8$^+$ T 细胞识别这种复合物,并攻击破坏 HAV 感染的肝细胞,从而引进免疫病理变化。

由于外周血抗 HAV CD8$^+$ T 细胞水平在症状出现后 2～3 周才达高峰,因此认为先天性免疫系统的细胞在早期疾病中发挥了更为重要的作用,如自然杀伤淋巴细胞(NK 细胞)。研究显示,NK 细胞表面有 TIM-1(HAV 受体分子)表达,原代 NK 细胞能杀伤 HAV 感染的肝癌细胞株,但不能杀伤未感染的细胞;用 TIM-1 单克隆抗体处理 NK 细胞和 HAV 感染的肝癌细胞可阻断 NK 细胞的杀伤作用;HAV 感染可诱导 NK 细胞产生多种细胞因子如 IL-4、IFN-γ 及颗粒酶 B,后者被认为参与了 HAV 感染细胞的杀伤效应,但这种效应也可被抗 TIM-1 抗体所阻断。总之,HAV 感染细胞通过 TIM-1 分子激活 NK 细胞,后者一方面直接杀伤感染细胞,另一方面又产生大量的细胞因子而间接放大了这种杀伤效应。NK 细胞还可阻止 HAV 感染后慢性炎症的发生,这可能与 NK 细胞诱导的 Treg 细胞有关,具体机制有待进一步研究。

有研究发现,急性 HAV 感染患者在出现黄疸后,外周血淋巴细胞与皮肤成纤维细胞均能产生干扰素,γ-干扰素可能是由 HAV 特异性细胞毒性 T 细胞所产生,可能有助于诱导增强肝细胞表面 HLA-1 决定簇的表达。这种增强肝细胞 HLA 表达的作用,可能是促进 T 细胞所介导的清除 HAV 感染细胞的关键。

2.体液免疫

HAV 急性感染动物在疾病早期及恢复期血清中同时存在病毒中和抗体,血清抗 HAV IgM 和 HAV IgG 均有中和 HAV 的作用。其保护作用表现在急性感染后多年抗 HAV IgG 仍维持较高水平。Margolis 等检测了 9 例黑猩猩 HAV 感染期间血清中的免疫复合物,其中 8 例为阳性,免疫复合物中的抗体主要是 IgM,IgM 型免疫复合物通常在转氨酶升高前出现,且与抗 HAV IgM 的存在相关。在 8 只黑猩猩中 6 只体内 C3 补体浓度明显下降,下降最明显时与免疫复合物介导的反应有关。但用免疫组化方法未发现肝细胞表面免疫复合物沉淀。故复合物是否引起肝内炎症尚未明了,其可能对肝外表现如皮疹、关节炎等发生起一定作用。

3.病毒的免疫逃逸

HAV 的病毒因子在后天性免疫出现前于体内存在数周,说明 HAV 可能有逃避先天性免疫的能力。有研究表明,HAV 的 3ABC 中间体可破坏线粒体抗病毒信号蛋白(mitochondrial antiviral signaling protein,MAVS)。MAVS 是重要的信号衔接蛋白,连接着视黄酸可诱导基因 I (retinoic acid inducible gene I,RIG-1),而 RIG-1 是 PRR(pattern recognition receptors)之一,能识别病毒 dsRNA 并激活下游信号分子干扰素调节因子 3(IFN regulatory factor,IRF-3)和核因子 κB(NF-κB),并从胞质中转移到核内,从而诱导 IFN 的产生。因此,HAV 3ABC 可通过破坏 MAVS 来降低体内干扰素的产生。

(二)病毒直接作用

HAV经口进入消化道黏膜后,可能先在肠道中繁殖,经过短暂的病毒血症,然后在肝细胞内增殖,HAV在肝内复制的同时,亦进入血循环引起低浓度的病毒血症。病毒血症一般持续7～10天。在黑猩猩感染HAV早期,用免疫荧光法可在5%～10%的肝细胞质中检测到病毒颗粒存在。静脉接种狨猴,其大部分肝细胞中含有病毒抗原,电镜显示在肝细胞质中有病毒颗粒存在。粪便排毒前可在肝脏中发现抗原,并在整个酶活性升高期间持续存在。感染后期,抗原仅局限于少数肝细胞和库普弗细胞中。研究结果表明HAV主要在肝细胞内增殖。但这种增殖是否会引起肝细胞的变性坏死或功能改变需要进一步研究。

HAV从肝内分泌到肠道经粪便排出体外,传统观点认为是肝细胞将HAV分泌到胆汁所致,但最近对肝细胞极性研究发现,肝细胞可能先将HAV分泌到血液中,被肠道细胞吸收后,再直接分泌到粪便中,因为肝细胞的顶面朝向胆管,基底面朝向肝窦,HAV进入细胞和分泌都是经过肝基底面,而不是经过顶面,因此不大可能经肝细胞直接分泌到胆汁;在感染肠道细胞时,由于存在多聚免疫球蛋白受体及IgA,通过穿胞运输,HAV可从血管面进入肠道细胞,从肠腔面分泌到粪便中。

关于甲型肝炎的发病机制目前认为,早期可能是由于HAV的增殖作用、先天性免疫反应(主要是NK细胞反应及病毒特异性CD8$^+$毒性T细胞的特异性杀伤作用)共同导致肝细胞损伤。γ-干扰素的产生诱导HLA抗原表达,也是早期肝细胞受损原因之一。晚期则主要是免疫病理作用,即肝组织中浸润的CD8$^+$T细胞的特异性杀伤作用及γ-干扰素对肝细胞膜HLA抗原的表达和调控而致肝细胞受损。

影响甲型肝炎病情的因素目前并不十分明确。病毒亚型与病情的关系不明确,感染的病毒量大可缩短病毒感染的潜伏期,并加重病情;感染的年龄在临床上是一个重要的参考指标,年龄愈大,病情就会愈重;合并其他肝炎病毒感染可致病情复杂化。据报道,TIM-1的多态性与HAV感染的病情有一定关系。

四、病理与临床表现

甲型肝炎潜伏期最短15天,最长45天,平均30天。人类感染HAV后大多为隐性感染。临床上可为无症状或进展为不同程度的急性肝炎,很少有慢性肝炎发生,几乎无HAV携带者存在。急性肝炎根据有无黄疸又分为急性黄疸型肝炎和急性无黄疸型肝炎。急性重症肝炎的发生率较低。但两种变异型甲型肝炎即胆汁淤积性甲型肝炎和复发性甲型肝炎不容忽视。

(一)急性甲型肝炎

1.病理

急性甲型肝炎早期最常见的肝细胞病变为气球样变,肝细胞高度肿胀,形似气球样,胞质染色变浅,胞核浓缩。其次为肝细胞嗜酸性变,胞体缩小,胞质嗜酸性染色增强,最后胞核染色消失,成为红染的圆形小体,即嗜酸性小体,再次为肝细胞胞核空泡变性,继续发展为核溶解,最后为肝细胞灶性坏死与再生。汇管区可见炎性细胞浸润,主要为大单核细胞与淋巴细胞,肝血窦壁库普弗细胞增生。病变在黄疸消退1～2个月才恢复。无黄疸型肝炎病变与黄疸型相似,仅程度较轻。

2.临床表现

人类感染HAV后大多为隐性感染,仅少数有典型症状。根据临床症状轻重不同,急性甲型肝炎可分为急性黄疸型与急性无黄疸型。

(1)急性黄疸型甲型肝炎:临床过程可分为黄疸前期、黄疸期和恢复期3个阶段,一般总病程2~4个月。

黄疸前期患者经过潜伏期后,开始出现临床症状,但尚未出现黄疸,即黄疸前期。此时患者大多急性起病,有畏寒发热、全身乏力、肌肉酸痛、食欲缺乏、恶心呕吐、腹痛、腹泻及腹胀。约半数以上患者以胃肠道症状为主要表现。少数患者有头痛、发热、咽喉炎、支气管炎等呼吸道的一些非特异症状。尚有少数患者并无明显黄疸前期症状而进入黄疸期。此期短者2~3天,长者2~3周,平均5~7天。初次感染时症状的出现与年龄有关。儿童,特别是两岁以下感染HAV后很少出现明显的肝炎症状,而成年人症状明显。

在黄疸前期部分患者已有肝区压痛及触痛,少数病例可出现皮疹,尿胆红素阳性,白细胞总数正常或略低,分类淋巴细胞增高,可见异常淋巴细胞,肝功能检查ALT升高,抗HAV IgM阳性。

黄疸前期过后即转入黄疸期,此期各种典型症状和体征先后出现,发热减退后尿色逐渐加深,似浓茶样。随着尿色加深,患者相继出现巩膜黄染,黏膜黄染常发生于皮肤黄染之前,以软腭黏膜黄染发生较早,继之皮肤逐渐变黄,于1~2周内达高峰,此时可有短期大便颜色变浅,皮肤瘙痒、心动过缓等胆汁淤积的表现。在2~3周内恢复正常。65%的患者肝大至肋缘下1~3 cm,有充实感,有压痛及叩击痛。部分病例有轻度脾大。慢性肝炎特征性表现如蜘蛛痣极少出现,但可一过性存在。整个黄疸期持续2~6周,也有短者2天,长至95天或更长。黄疸消退时患者症状减轻,食欲及精神好转。

恢复期黄疸消退而临床症状减轻以至消失。食欲增加,体力恢复,肝脾大逐渐恢复即为恢复期。此期持续时间2周至4个月不等,平均1个月左右。90%以上的患者在起病后半年内完全恢复。

(2)急性无黄疸型甲型肝炎:为临床最常见的类型,在流行病学上此型尤为重要。在甲型肝炎流行区无黄疸型肝炎比黄疸型更为多见,占急性肝炎病例的90%以上。从临床经过及病理变化的程度看,无黄疸型肝炎可以认为是急性甲型肝炎的一种轻型,其临床症状较轻,整个病程不出现黄疸,仅表现为乏力、食欲缺乏、腹胀和肝区疼痛等症状,少数病例有发热、恶心、腹泻等症状。临床表现类似急性黄疸型肝炎的黄疸前期。体征以肝大为主,脾大少见。相当多的一部分病例症状不明显而仅有体征和肝功能改变,在普查时才被发现。一般在3个月之内恢复正常。由于其发生率远高于黄疸型,因此成为更重要的传染源。

(二)急性重症肝炎(又称暴发性肝炎)

重症肝炎的发生率极低,大约1‰,病死率小于0.5%。50岁以上的患者病死率略高,约1.8%。临床特征为急性起病,短期内出现意识障碍、出血、黄疸及肝脏缩小。由于肝细胞急性大量坏死导致急性肝功能衰竭及各种并发症。

1.病理

主要特征为大量肝细胞坏死融合成片,病变多自肝小叶中央开始,向四周扩延,溶解坏死的肝细胞迅速消除,仅残留网状纤维支架,残余肝细胞淤胆呈黄色,肝脏体积缩小,故名急性黄色肝萎缩。镜下可见两种病理组织学改变:①急性水肿型。以严重的弥漫性肝细胞迅速肿胀为主,胞膜明显,胞质淡染或近似透明,细胞相互挤压成多边形,类似植物细胞;小叶结构紊乱,内有多数大小不等的坏死灶,肿胀的肝细胞间有明显毛细胆管淤胆。②急性坏死性重症型。有广泛的肝细胞坏死,该处肝细胞消失,遗留网状支架,肝窦充血,有中性粒细胞、单核细胞、淋巴细胞及大量吞噬细胞浸润,部分残存的网状结构中可见小胆管淤胆。

2.临床表现

急性重症肝炎发病早期临床表现与急性黄疸型相似,但病情进展迅速,患者极度乏力,消化道症状严重,黄疸进行性加深,伴有严重神经精神症状,病死率高。由于起病类似急性肝炎,在病情急剧发展中出现一系列重症肝炎的表现,故当急性甲型肝炎患者,出现以下征象时,应考虑重型的诊断。①明显的全身中毒症状,随着黄疸进行性加深,患者极度乏力,精神萎靡、嗜睡或失眠、性格改变、精神异常、计算及定向力障碍、扑翼性震颤、意识障碍。②严重消化道症状,食欲明显减退,甚至厌食、频繁恶心、呃逆呕吐,高度腹胀、鼓肠。③黄疸进行性加深,数天内血清胆红素升高达171 μmol/L以上,而血清 ALT 下降甚至正常,出现胆酶分离现象。亦有少数患者,病情进展迅速,黄疸尚不明显便出现意识障碍。④肝脏或肝浊音区进行性缩小,并在发病几天内迅速出现腹水。肝脏 CT 或 B 超检查提示有肝萎缩。⑤有明显出血倾向(皮肤瘀点瘀斑、呕血、便血),凝血酶原时间明显延长。⑥血清前清蛋白、胆固醇、胆碱酯酶活力及 C3 明显降低。

3.并发症

急性重症肝炎常见并发症有肝性脑病、脑水肿、低血糖、水电解质酸碱平衡紊乱、内毒素血症、出血、感染、肝肾综合征等。

(三)淤胆型肝炎

淤胆型甲型肝炎以持续性黄疸和瘙痒为特征,伴有胆红素显著升高,发病率低,易被误诊为肝外胆道阻塞或慢性胆汁淤积性肝病。尽管症状和异常的生化变化可持续数月乃至 1 年,但最终都会完全治愈。肝活检通常不是常规选项,但一旦获得肝组织,可发现中央胆管胆汁淤积和典型的门脉区炎症。

(四)复发型肝炎

复发性甲型肝炎可发生于 5%～10% 的急性甲型肝炎患者,表现在生化指标明显恢复正常后的数周及数月内,患者再度出现无症状性转氨酶升高。但有一部分患者,在复发期也出现症状和黄疸。复发期间粪便中可再次检出 HAV。这种异型肝炎也是最终完全恢复而不留下后遗症。

(五)其他

其他并发症更为稀少,个别报道 HAV 感染与格林巴利(Guillain-Barré)综合征、急性胰腺炎、胆囊炎、再生障碍性贫血、肾衰竭、脑炎及噬血吞噬细胞综合征有关。偶有报道急性甲型肝炎之后出现自身免疫性肝炎。

五、诊断与鉴别诊断

(一)诊断

1.流行病学

(1)发病前曾与确诊甲型肝炎患者有过密切接触史,如共同进餐或生活。

(2)曾在甲型肝炎暴发流行地区逗留,并饮用污染的水或食物。

(3)发病前 2～6 周内曾吃过生的或半生不熟的蛤蜊、牡蛎、毛蚶等被 HAV 污染的水产品。

(4)在有甲型肝炎流行的集体单位工作或生活者。

2.临床诊断

急性起病,有畏冷发热的前驱症状后出现无其他原因可解释的食欲缺乏、厌油、乏力、肝大、黄疸等前述各型肝炎所具有的表现。

3.实验室诊断

起病初即出现血清转氨酶升高,ALT 在发病第 1 周内升达高峰,是发生肝炎的最早信号。若同时血清胆红素在 17.1 μmol/L 以下,拟诊为急性无黄疸型肝炎。若同时血清胆红素超过 17.1 μmol/L 以上者,可拟诊为急性黄疸型肝炎。

(1)特异性病原学及免疫学检查:①检测 HAV 或 HAV 抗原,取发病前 2 周及发病后 8~10 天内患者的粪便,采用免疫电镜技术检测 HAV 或 HAV 抗原颗粒,阳性可作为急性感染的证据。此方法因设备和技术条件要求高,尚不能作为常规应用。②用免疫荧光、免疫电镜或放射免疫法检测患者肝组织内的 HAV 或 HAV 抗原,阳性者表明为 HAV 急性感染,此方法亦仅用于某些特殊的研究。③分子杂交技术:利用核酸探针检查粪便或感染细胞中 HAV RNA。如 HAV cDNA 亚基因转录子的 cDNA 分子杂交法和 Shiel 报道的用 ssRNA 探针检测 HAV。用此法检测出的病毒血症平均存在时间为 95 天(36~391 天),在症状出现前 30 天就出现。④病毒分离:用组织培养或动物接种方法检测患者粪便中的 HAV,分离 HAV 技术已成功,但由于实验动物狨猴价格昂贵,尚不能应用于临床。

特异性抗体及血清学检查:①血清抗 HAV IgM 在发病早期即明显增高,其特异性高,持续时间短,急性甲型肝炎起病后 12 周内血清抗 HAV IgM 阳性可作为急性 HAV 感染的标志。此项检查已被公认为甲型肝炎病原标志的最可靠依据。可采用放射免疫法或酶联免疫吸附试验、免疫荧光法及免疫电镜等技术检测。②采用 RIA/ELISA 或固相放射免疫法检测血清抗 HAV IgG。抗 HAV IgG 是保护性抗体,在病后 1 个月左右可自血清中检出,2~3 个月后达高峰,以后缓慢下降,持续多年甚至终生。单份血清抗 HAV IgG 阳性,表明机体有免疫力,适用于流行病学调查。双份血清(相隔 2~3 个月)抗 HAV IgG 滴度增高 4 倍以上有诊断意义,但不能作为早期诊断。③检测患者粪便中 HAV 特异性 IgA。感染 HAV 后粪便中特异性 IgA 可持续 4~6 个月左右,故用 ELISA 测定患者血清特异性 IgA 可代替血清抗 HAV 检测来诊断甲型肝炎。

目前有学者发明一种联合 ELISA-RT-PCR 法用于检测粪便中 HAV 和 HEV。该法是将特异性探针结合到 RT-PCR 产物上,再通过 ELISA 进行检测,该法灵敏度高,可检出 0.1 ng/μL 的病毒量;特异性强,与其他病毒如肠道病毒,轮状病毒等之间无交叉反应性,可望于不久的将来应用于临床。

(2)血清酶学检查:以 ALT 为最常用。此酶在肝细胞质内含量最丰富,肝细胞损伤时即释出细胞外,因此是一种非特异性肝损害指标。当其他引起肝损害的原因被排除后,ALT 比正常值升高 2 倍以上时,结合临床表现和血清免疫学检查才有诊断意义。急性肝炎在黄疸出现前 3 周,ALT 即升高,通常在几百个单位,但也有超过 1 000~2 000 单位,有时成为肝损害的唯一表现。ALT 升高先于胆红素升高,后者将会持续上升到 ALT 下降。重型肝炎患者若黄疸迅速加深而 ALT 反而下降,表明肝细胞大量坏死。AST 意义与 ALT 相同,但特异性较 ALT 为低。血清碱性磷酸酶的显著升高有利于肝外梗阻性黄疸的鉴别诊断,在急性甲型肝炎时一般正常或轻度升高。

(3)血清蛋白的检测:肝损害时合成血清蛋白的功能下降,导致血清蛋白浓度下降。急性甲型肝炎时血清蛋白下降不多见。

(4)血清和尿胆色素检测:急性肝炎早期尿中尿胆原增加,黄疸期尿胆红素及尿胆原无增加,淤胆型肝炎时尿胆红素强阳性而尿胆原可阴性。黄疸型肝炎时血清结合和非结合胆红素均升高。血清胆红素升高常与肝细胞坏死程度相关。

(5)凝血酶原时间检测:凝血酶原主要由肝脏合成,肝病时凝血酶原时间长短与肝损害程度成正比。凝血酶原活动度<40%或凝血酶原时间比正常对照延长一倍以上时提示肝损害严重。但在急性甲型肝炎时很少异常。

(6)血常规检查:急性肝炎初期白细胞总数正常或略高,一般不超过 $10 \times 10^9 /L$,黄疸期白细胞总数减少,分类淋巴细胞及大单核细胞升高,可见异型淋巴细胞。有报道认为,血小板数量多少与急性肝炎的严重程度呈正相关。

(7)尿常规检查:深度黄疸或发热患者,尿中除胆红素阳性外,还可出现蛋白质、红、白细胞或管型。

(8)肝活体组织检查(肝活检):急性肝炎患者不是首选及常规检查项目。急性甲型肝炎的组织学变化与其他急性病毒性肝炎一样即肝细胞的气球样变、凝固性坏死、局灶性坏死、单核细胞在门管区广泛浸润及库普弗细胞增生。

(9)超声检查:B 型超声检查能动态地观察肝脾的大小、形态、包膜情况、实质回声结构、血管分布及其走向等,对监测重症肝炎病情发展、估计预后有重要意义。

(二)鉴别诊断

甲型肝炎在许多方面有别于其他病毒性肝炎,而各型肝炎的临床表现基本相似,须结合实验室检查发现各自的特征予以鉴别。

1.中毒性及药物性肝炎

误食毒蕈或四氯化碳、黄磷、氯仿、利福平、异烟肼、对氨基水杨酸、保泰松、吲哚美辛、甲基多巴、氟烷、四环素等均可致大块或亚大块肝坏死,其临床表现与重症肝炎相似。主要依据:①病前服用毒物或药物史。②有不同程度的肝功能改变,但一般没有重症肝炎严重。③无黄疸前期的肝炎症状而有某种原发病史。④常伴有心、脑、肾等脏器损害。

2.妊娠急性脂肪肝

患者多为初产妇,发生于妊娠后期出现深度黄疸、出血、肝肾综合征、昏迷等。病情发展迅速,与急性重症肝炎相似。以下几点有助于鉴别:①起病多有急腹痛。②黄疸深度、肝脏进行性缩小的程度均没有急性重型肝炎严重。③常出现严重低血糖,某些病例可出现低蛋白血症。④尿中胆红素始终阴性。⑤超声波呈典型的脂肪波形。⑥病理呈严重的脂肪变性,无肝坏死改变。

3.重症黄疸出血型钩体病

有疫水接触史,急性起病,畏寒高热,伴头痛、腰痛、腓肠肌疼痛、眼结膜充血、局部淋巴结肿痛。4~8 天后体温下降出现黄疸加深、出血和肾功能损害。肾损害出现较早。钩体病一般无中毒性鼓肠、腹水、肝脏缩小。实验室检查白细胞增加,血沉增快、病原体检查及凝溶试验阳性可助鉴别。

六、治疗与预防

(一)治疗

甲型肝炎为自限性疾病,除少数急性重症型肝炎外,绝大多数病例预后良好。急性甲型肝炎治疗原则以适当休息、合理营养为主,辅以药物。避免饮酒、过度劳累和使用损害肝脏的药物。急性重症肝炎需加强重症监护,针对病情发展各阶段的主要矛盾,应用对症与支持的综合基础治疗,以维持患者生命,促进肝细胞再生。

1.休息

急性黄疸型肝炎患者应强调早期卧床休息至症状基本正常,黄疸消退可逐渐起床活动。一般轻症无黄疸患者不必卧床休息,可轻度活动和自理生活。急性重症肝炎必须绝对卧床休息,严格消毒隔离,防止医源性感染。

2.饮食

应根据食欲、病情、病期适当把握,病初因食欲缺乏、厌油,宜进清淡适合患者口味的低脂半流质食物。病情好转后,给予充分热量、蛋白质及维生素,食物品种可多样化,以促进食欲。急性重症肝炎患者应低盐、低脂、低蛋白、高糖饮食。并发肝性脑病时,应严格限制蛋白摄入,以控制肠道内氨的来源。进食不足者,可静脉滴注 $10\% \sim 25\%$ 葡萄糖注射液 1 000~1 500 mL,补充足量维生素 B、维生素 C 及维生素 K。

3.药物

对病毒性肝炎的治疗目前尚无特效药物,可根据药源适当选用中西药联合治疗。

4.护肝药物

主要包括维生素类如维生素 B、维生素 C、维生素 E、维生素 K、叶酸等。促进解毒功能药物:葡萄糖醛酸内酯、维丙胺、硫辛酸。促进能量代谢药物均为非特异性护肝药,或根据病情及药源情况适当选用。

5.中医中药

按中医辨证施治,急性黄疸型肝炎多属阳黄,可用茵陈蒿汤、栀子柏皮汤加减,湿偏重者用茵陈四苓散加减;湿热并重者用茵陈蒿汤与四苓散合方加减。黄疸较重者用茵栀黄(茵陈、山栀、黄芩)注射液静脉滴注。淤胆者重用赤芍。单味中成药如垂盆草、黄芩苷、板蓝根、丹参、五味子、田基黄等亦有较好疗效。联苯双脂、齐墩果酸片、甘草甜素、强力宁、肝炎灵等均获较好的效果。

6.对症治疗

食欲锐减且伴呕吐者,静脉滴注 $10\% \sim 25\%$ 葡萄糖注射液。恶心呕吐者可用甲氧氯普胺、维生素 B_6 等。食欲缺乏可服多酶片、胰酶、山楂丸。肝区痛可服维生素 K、逍遥丸、舒肝片等。

总之,病毒性肝炎的治疗尚无特效药物,以上药物主要为辅助性治疗,我们认为在临床药物的选择中必须避免滥用或过多使用药物,以免增加肝脏的负担,不利于病情的恢复。

7.急性重症肝炎的处理

重症监护。急性重症肝炎病情凶险,进展迅速、变化多,必须及时发现问题才能在治疗上争取主动。根据病情发展及条件应定时进行动态观察。

8.肝性脑病的治疗

HE治疗的重点是支持疗法、识别及治疗诱因、减少或清除肠源性含氮毒物及鉴定需长期治疗患者。

(1)严密监护与监测:轻症 HE 患者不能自行随意活动或执行危险性工作(如驾驶、高空作业等),以免发生意外。重症 IIE 患者,宜定时监测血压、脉搏、呼吸、尿量、血化学分析(血氨、血清肌酐、尿素氮、血糖、血清胆红素、清蛋白、球蛋白、凝血酶原时间、凝血因子 V 及 Ⅷ 等)及血气分析。对于深度昏迷患者,必要时应考虑预防性气管插管、导尿管、鼻胃管、中心静脉压测定以及硬膜外测压装置(测定颅内压及脑灌流压)。

(2)识别和消除诱因:应及时识别各种可能的诱因,对可疑的诱因应及时进行相关检查,并针对不同的诱因进行相应处理。

感染:疑有潜在感染者,行各种体液(腹水、血液等)培养及胸部 X 线片等检查,所有腹水患者应行诊断性腹腔穿刺术;明确感染如自发性腹膜炎、肺炎、败血症等应及时联合应用强效抗生素;培养结果未决时应给予短期经验性抗生素治疗,尤其是无其他明显诱因时。

消化道出血:要求及时治疗上或下消化道出血。

脱水、电解质紊乱及酸碱失衡:脱水所致的急性肾衰竭,大量利尿引起的低钾、低氯血症及代谢性碱中毒诱发 HE,应及时纠正。营养不良尤其在酒精性肝病患者,应立即静脉补充维生素 B_1。

便秘:近期排便习惯的评估极为重要,应及早采取措施确保适当排便。

医源性诱因:强烈排钠、排钾利尿剂,大量放腹水,输注库血,或应用含氮药物等引起者,一经发现立即停用,如用止痛、安眠、镇静药物引起者,除停用外,可用苯二氮䓬拮抗剂。

氮质血症:因负氮平衡引起者,应采取维持正氮平衡措施或针对相关原因进行处理。

对于无明显诱因但反复发作的 HE 患者,宜考虑有无大的自发性门体分流存在,如脾肾或胃肾的门体侧支循环开放,可形成大的分流,在此种情况下,可进行内脏血管造影术,经确证后可进行栓塞治疗。

(3)支持疗法:旨在维持内环境稳定,消除 HE 发病的影响因素。

饮食:过去严格限制 HE 患者饮食中蛋白质的摄入以减少肠道氨的产生,但最近明确过量限制蛋白质易引起负氮平衡、营养不良及减少肌肉氨代谢而增加血氨水平,并不能改善 HE 的预后。而供给能耐受的适量蛋白质,可维持其正氮平衡,促进肝细胞再生,增加肌肉对氨的代谢作用,有利于病情恢复。对于已确定的肝硬化患者,维持正氮平衡要求每天饮食蛋白质摄入最小量是 0.8~1.0 g/kg,因此,现推荐 HE 患者摄入正常蛋白质饮食。对于已有精神/意识障碍的 HE 患者,首日可禁食蛋白质,次日开始摄入蛋白质量为 0.5 g/(kg·d),每 3~5 天增加量 1 次,每次约 10 g/d,最大耐受量为 1.0~1.5 g/(kg·d),平均1.2 g/(kg·d)。植物蛋白优于动物蛋白,前者能提供较高的热量,含硫氨基酸少,且含有丰富的不吸收纤维素,能保持大便通畅,且纤维素为肠道菌群的底物,可使结肠酸化,减少毒物氨的吸收。在以植物蛋白质摄入为主时,可配合应用适量奶制品,两者在蛋白质组分上有互补性。

补充热量、液量及维持电解质平衡:补充足够的热量,以维持正氮平衡。每天热量 5 020~6 700 kJ(1 200~1 600 kcal),包括高渗糖液,富含 BCAA 的氨基酸注射液及新型脂肪乳剂。单纯依赖输注葡萄糖注射液,往往不能满足上述热量的需求,可加用支链氨基酸注射液,仍不能满足者,可应用适量的新型中长链脂肪乳剂如力保肪宁或力能 MCT。

在无额外液体丧失的情况下,每天的补液量为前一天尿量加 500~700 mL,伴有少尿(<500 mL/d)的患者,则适当限制液量的摄入。尿量在 700 mL 以上且进食甚少者,宜常规补充氯化钾 3~4 g/d,门冬氨酸钾镁 20 mL,以预防低钾、低氯性碱中毒,有低钾、低氯血症时,还应酌情增加剂量。对于稀释性低血钠者(Na^+<125 mmol/L),首先限制水摄入量,加用排水多于排钠的渗透性利尿剂如 20%甘露醇,酌情适量输注高渗钠(3%)或生理盐水。有低镁血症、低钙血症者,可补充门冬氨酸钾镁、氯化钙或葡萄糖酸钙。

维持酸碱平衡:①代谢性碱中毒:除补充氯化钾以纠正低钾、低氯碱中毒外,还可应用盐酸精氨酸溶液 40~80 mL,加入葡萄糖注射液中静脉滴注,亦可加用维生素 C 溶液静脉滴注。血 pH

宜矫正至正常偏酸。②呼吸性碱中毒：多由通气过度所致，针对原发病因进行处理，同时用 5% 氧间断吸入，改善低氧血症，提高 $PaCO_2$ 水平。③代谢性酸中毒：多见于晚期并发功能性肾衰竭患者，可用适量谷氨酸钠溶液静脉滴注，碳酸氢钠溶液宜慎用。

补充胶体溶液：适量、适时地应用新鲜冰冻血浆制剂，可改善严重肝功能障碍的低清蛋白血症及其所致的低胶体渗透压，同时改善有效动脉血容量相对不足，提高肝、肾、脑等重要器官的灌流量，维持血压稳定，预防低血压引起的脑灌流压降低；并可补充多种凝血因子及调理素，有利于预防出血及提高免疫功能。有消化道大出血和（或）血细胞比容＜30% 者，宜输注新鲜血液，既可补充血容量，又可预防低血黏度所致的出血。

氧气吸入：严重肝功能障碍时，舒血管物质泛溢至循环系统，引起动静脉短路，特别是肺动静脉短路，导致动脉血血红蛋白氧合饱和度不足及氧分压（PaO_2）下降，临床上出现低氧血症 [PaO_2＜8.0 kPa（60 mmHg）]，它是 HE 患者血-脑屏障受损及脑水肿的重要因素之一。轻症低氧血症的 HE 患者，应用普通鼻塞或鼻导管间歇给氧，严重者可用高压氧，它可补偿任何类型的缺氧，消除低氧血症及组织缺氧，改善全身代谢紊乱，促进氨的清除，并减少中枢神经系统（CNS）的损害及脑水肿的发生率。

维护其他重要器官的功能：急性 HE 容易并发多脏器功能衰竭，在维护肝功能基础上，宜同时重视维护其他脏器功能，特别是肾功能。出现肝肾综合征（HRS）时，可应用特利加压素。注意防治脑水肿、保护脑细胞功能，保持呼吸道通畅，避免缺氧。

（4）改善肝功能障碍：肝功能障碍是 HE 发生的基础，只有改善肝功能障碍，才能促进 HE 的复常，根据肝功能不全的情况，分别或组合采取以下措施。

促肝细胞生长素：从哺乳动物肝脏或再生肝脏分离出的小分子多肽，能促进肝细胞 DNA 合成及其再生，并可抑制细胞因子 TNF-α 的生物活性，减轻肝细胞的损害。

还原型谷胱甘肽（GSH）：是含有巯基（—SH）的制剂，可清除肝脏内及其他重要器官内的炎性反应性代谢物如自由基，以阻断肝细胞的脂质过氧化及其过氧化物的生成，维持肝细胞的稳定性与完整性，减轻其破坏。

前列腺素（PGE_1/PGE_2）：早期报道该制剂具有改善/逆转肝微循环障碍、稳定肝细胞结构的作用，其后 O'Grady 等未能证实其疗效，近来报道持肯定者多，尚属试验性治疗。用法：200 μg 加于 10% 葡萄糖注射液内缓慢静脉滴注，每天 1 次，10～20 天为 1 个疗程。但有腹痛、恶心、呕吐、腹泻、发热等不良反应，从而限制其应用。新制剂脂质微球 PGE_2（凯时）不良反应少，可供选择。

（5）减少肠源性毒物的来源、生成与吸收：肠源性毒物主要为含氮物质，它是氨的生成之源，其次为肠道菌群紊乱与内毒素。减少它们在肠道的负荷、生成与吸收，被称为 HE 的标准治疗。

洁净肠道：消化道积食与积血宜及时清除，便秘者予以通便。洁净肠道可口服轻泻剂，如山梨醇、乳果糖、大黄等，剂量因个体耐受情况而异，以每天 2～3 次软便为适量。

不吸收性双糖：一种为乳果糖，化学名为 β-半乳糖苷果糖；另一种为乳山梨醇，化学名为 β-半乳糖苷山梨醇。其中乳果糖为 HE 治疗的一线药物。乳果糖通过两种方式减少结肠腔内含氮物质的浓度，首先，口服乳果糖在小肠内不被其双糖酶分解而直达结肠，在细菌乳糖酶作用下，代谢为乙酸与乳酸，从而降低结肠 pH，使结肠酸化，可减少氨的生成与吸收，并促进氨转化，从粪便中排泄；其次，乳果糖通过其渗透性作用直接导泻，促进毒物的排泄。此外，乳果糖还通过改变结肠内菌群的代谢降低血氨，它被结肠内细菌摄取，并作为细菌的能源代谢，肠腔内的氨及氨基酸氮则结合于细菌的能量代谢之中，因此细菌对氨的摄取、利用增加，结肠内氨的形成减少，从而降低外周血氨水平。结肠细菌对乳果糖代谢能力有一定限度,最大的代谢能力为 90 g/d,每天口服 45 g 时,粪便中即开始出现未被代谢的原形物,每天口服 90 g/d 以上剂量时,可引起渗透性腹泻,并发高张性脱水,剂量以每天 2～3 次软的酸性大便(pH＜6)为适宜,一般45～90 g/d,分 3～4 次口服。其疗效与新霉素相似,但起效快,不良反应较少。主要不良反应为恶心、腹痛、腹胀及不良气味,其口感甜腻,使少数患者不能接受。

乳山梨醇作用机制与乳果糖相同,为结晶粉末,无乳果糖的不良反应与气味,疗效与乳果糖相似,疗效出现快,24 小时的改善率较乳果糖高,主要用于对乳果糖不容忍的部分国家的患者。剂量:0.3～0.5 g/(kg·d)。

有意识障碍不能口服者,可通过鼻胃管或灌肠给药。一般用 30％的乳果糖(300 mL 加水或弱酸性溶液至 1 000 mL),保留灌肠 1 小时,灌肠时宜变更体位,以灌肠液抵达右半结肠的效果较佳,乳果糖灌肠对 HE 是有效的,甚至优于口服给药。磷酸盐灌肠常用于Ⅳ期 HE,然而,如果多次使用应注意肾脏功能。

抗生素:抑制肠道产生尿素酶及氨基酸氧化酶的细菌,阻断肠道内氨及其他毒物的生成,疗效与非吸收双糖相同。下列药物可选择交替使用,以避免其不良反应与耐药性。

新霉素:1～2 g/d,分次口服,昏迷患者用 1％(1 g 加于 100 mL 生理盐水中)溶液保留灌肠。因为该药仍有少量(1％～3％)自肠道吸收进入全身循环,可致肾毒性及耳毒性(前庭神经损害),现已不再推荐使用。

甲硝唑或替硝唑:能抑制含有尿素酶的厌氧菌,减少肠道氨的生成,其疗效与新霉素相似,但因为胃肠道反应及可能的神经毒性,使其长期使用受到限制。另外,近来报道它并不能降低轻微性 HE 患者的高血氨水平及根除幽门螺杆菌,故不推荐作为 HE 的常规用药。用法:0.6～0.8 g/d,分次服用,不能口服者可静脉滴注,一般用药 1 周。

利福昔明:为利福霉素的衍生物,不从肠道吸收,耐受性良好,安全有效,疗效较乳果糖更稳定。用法:1 200 mg/d,分 3 次口服,2 周为 1 个疗程。

不吸收性双糖联合抗生素:用于对两者单用难治的患者,联合用药的效果取决于抗生素改变的肠道菌群代谢乳果糖的能力。现有资料显示,乳果糖联合新霉素治疗较两者任一单用更有效,利福昔明和乳果糖连用效果至少与利福昔明相同,部分病例优于单用。

中药:小檗碱片 0.9～1.2 g/d,分 3 次口服;生大黄 15～30 g/d,开水冲泡代饮;或三黄片(黄连、黄芩、大黄)适量。上述中药亦能抑制肠道含尿素酶的菌群,减少肠氨的生成,其耐受性好,不良反应少,可作为交替用药的选择。

调整肠道菌群药:促进肠道益生菌共生,抑制有害菌生长。粪肠球菌制剂 SF-68,是一种不含尿素酶的菌属,能产生乳酸,减少腐败,抑制其他分解尿素及分解蛋白质细菌的生长,减少肠内氨的生成,其逆转 HE 的效果与乳果糖相似,无后者的不良反应,可长期应用。也可使用一些益生菌制剂,如双歧杆菌三联活菌胶囊等。迄今益生菌依旧是 HE 的二三线治疗药物。

(6)促进血氨的代谢清除,分别介绍如下。

L-鸟氨酸-门冬氨酸盐:提供脱氨关键途径谷氨酰胺和尿素合成所必需的底物。鸟氨酸是尿素循环启动的底物,又能刺激启动尿素循环的酶系统 CPS 与 OCT,促进氨的利用与尿素合成;门冬氨酸也是尿素循环的底物,它与瓜氨酸结合形成琥珀酰精氨酸,亦有助于氨的利用与尿素合成。此外,OA 为双羧酸盐,它是 α-酮戊二酸的底物,可被肝脏中心静脉周围的肝细胞摄取,并与氨结合,合成谷氨酰胺。口服或静脉途径给药,可降低 HE 患者血氨水平,缩短 NCT 的时间,改善临床症状、PSE 有效指数及 HE 分期,并改善 EEG 活动,其疗效不亚于乳果糖,耐受性好,无明显不良反应。用法:9～18 g/d,分 3 次口服或 10～20 g/d 加入生理盐水或葡萄糖注射液中静脉滴注。

谷氨酸盐:是传统的代谢清除血氨的药物,目前对其疗效评价不一,认为弊多利少,应掌握应用时机与用量。该类制剂属碱性溶液,适用于有代谢性酸中毒时。28.75％谷氨酸钠溶液每 40 mL 含钠量相当于生理盐水 450 mL 的含量,大量使用时,可加重钠潴留、腹水或脑水肿,目前多主张 28.75％谷氨酸钠60～80 mL,31.5％谷氨酸钾 10～20 mL(每 20 mL 含钾当量相当于 10％氯化钾 25 mL 的含量),11.4％谷氨酸钙 10～20 mL,配合用药,这样可减少单纯用谷氨酸钠盐的钠负荷。

精氨酸盐:亦属传统用药,该药是尿素循环的底物,通过促进鸟氨酸循环以清除血氨,但它不具有像 OA 刺激 OCT 及 CPS 的作用,因而其临床疗效远不及 OA,该制剂属酸性溶液,适用于有碱中毒倾向者。用量 10～20 g/d,加入葡萄糖注射液中静脉滴注。

醋酸锌:锌是参与尿素循环酶的一种辅因子,肝硬化营养不良者常见锌缺乏,有报道锌缺乏可诱发 HE,实验性肝硬化模型研究证明:补充锌能促进尿素循环的活力。临床研究提示:短期(7 天)补锌,HE 改善不明显,长期(3 个月)补锌则效果较好,补锌还能减少其他二价阳离子(铜)的吸收。用法:醋酸锌 220 mg,每天 2 次。

BCAA 酮类似物:是氨基酸脱氨基后生成的酮酸,它能与氨结合,重新生成母体氨基酸,故具有清除血氨的作用,适用于轻症 HE 患者。

阿卡波糖:是一种新的降血糖药,已在肝硬化合并 2 型糖尿病及Ⅰ、Ⅱ期 HE 患者应用,结果显示可改善智能、血氨水平和 NCT 时间,但 HE 程度改善是否部分由于改善了血糖控制及这种药物对非糖尿病患者是否安全仍不清楚。

(7)促进 CNS 神经传导恢复正常,具体介绍如下。

补充支链氨基酸(BCAA):氨基酸代谢改变是进展期肝病的标志之一,表现为 BCAA 减低和 AAA 增高,普遍认为氨基酸代谢改变介导包括 PSE 及所有营养状态减低的 HE 的并发症中的许多。BCAA 补充可以纠正血浆 BCAA/AAA 摩尔比值,BCAA 竞争 BBB 进入 CNS 的含量增加,而 AAA 进入的含量则减少,假性神经递质及 5-HT 抑制性递质的形成相应减少,从而降低 HE 的级别。但目前对 BCAA 改善 HE 的结论尚有争议,有待进一步确证。最近两项包括 820 例患者的随机对照试验证明长期维持 BCAA 补充可减少肝衰竭及肝硬化并发症的发生率,同时观察到全身营养状况的显著改善。因此 BCAA 可作为肝硬化合并 HE 患者支持疗法的一部分,作为能源供应,纠正负氮平衡,促进蛋白质合成,改善 HE 患者对蛋白质的耐受及其营养状况。

BZ 拮抗剂:以氟马西尼为代表,它竞争性地拮抗内源性 BZ 与 GABA 超分子受体复合物结合,阻断其神经抑制作用,从而恢复神志。560 例大宗临床治疗试验结果表明:一次静脉注射后,约 15％ HE 患者精神状态有改善,对照组为 3％,有摄入 BZ 制剂诱因的 HE 患者,用之最为适宜。此药无口服制剂,不能长期给药,且作用时间短,从而限制其临床应用。

多巴胺能激动剂:左旋多巴(L-dopa)与溴隐亭,用于持续性 HE 有锥体外系症状者,与 BCAA 一样,其疗效仍有争议,不推荐常规使用。左旋多巴通过 BBB 进入 CNS 后,转变为多巴胺,进而形成真性递质去甲肾上腺素,以替代假性递质,恢复 CNS 的正常功能。溴隐亭为多巴胺受体激动剂,通过刺激突触后神经元多巴胺受体,竞争性地排挤假性递质,其作用与左旋多巴相似。其临床效应亦不理想,且不良反应较多,可使血清催乳素水平升高。剂量:30 mg,每天 2 次。

纳洛酮:为阿片样受体拮抗剂,能阻断内源性阿片肽对 CNS 的作用,有非特异性催醒作用,易通过血-脑屏障,作用时间 45～90 分钟。临床观察表明能恢复 HE 患者的神志。用法:开始 0.4 mg,静脉注射,以后每 2 小时 1 次,神志清醒后逐渐延长用药间歇时间,维持 2 天。

(8)人工肝支持系统。一般认为人工肝支持系统可清除患者血液中部分有毒物质、降低血胆红素浓度及改善 PT,具有暂时疗效,如有严重肝功能不全或在等待肝移植期间,可选择或组合应用人工肝支持系统,作为肝移植的过渡治疗措施,为肝移植赢取时间。分子吸附再循环系统(molecular absorbent recirculating system,MARS)是基于清蛋白透析的人工肝支持系统,在 HE 中的应用已有较多研究。在急性 HE,它减轻脑水肿,在慢性 HE,其改善 HE 的程度。最近荟萃分析报告人工和生物人工肝支持系统可改善慢加急性肝功能不全患者的预后。

(9)肝移植:肝移植是治疗各种终末期肝病的有效手段,严重和顽固性的 HE 可行肝移植手术。慢性肝病第 1 次发作明显 HE 后,随访 1 年的生存率为 42%,随访 3 年者为 23%,施行肝移植后,1 年生存率为 80%,5 年生存率为 70%。为此,慢性肝病第 1 次发生明显 HE 者,肝移植是最佳的治疗选择。

(二)预防

甲型肝炎的预防应强调改善居住生活条件及卫生设施,养成良好的个人卫生习惯是预防的关键。在甲型肝炎流行地区应采取以切断粪-口途径为主的防治措施,力争早发现、早诊断、早隔离、早报告、早治疗及早处理疫点以防止流行。在发病率极低地区则应以控制传染源为主。甲型肝炎疫苗的研制、普及自动免疫,保护易感人群是消灭本病的重要措施。

1.管理传染源

患者应按肠道传染病隔离至起病后 3 周,托幼机构的患者需隔离 40 天,疑似患者及密切接触者接受医学观察 4～6 周。在家疗养的患者应严格遵守个人卫生制度。患者的排泄物及用物应严格消毒。

2.切断传播途径

重点要搞好卫生措施,做好“两管”(管水、管粪)、“五改”(改水井、厕所、畜圈、炉灶、环境),养成良好的个人卫生习惯。饭前便后要洗手,生吃蔬菜瓜果要洗烫,不吃未经充分加热处理的水产品和食物。食具应煮沸或蒸汽消毒。注意医疗器械消毒,加强粪便管理。

3.保护易感人群

在高或中度 HAV 流行地区旅行者或工作者、男性同性恋、静脉药瘾者、凝血功能障碍者、日托中心儿童及工作人员、食物处理者等可以接种甲肝疫苗;接触甲型肝炎患者的易感儿童还可以注射丙种球蛋白进行被动免疫。

(高志芳)

第二节　乙型病毒性肝炎

一、乙型肝炎病毒(hepatitis B virus,HBV)的分子生物学

(一)HBV 病毒颗粒及其基因组结构

HBV 代表一组嗜肝 DNA 病毒的原型。从 HBV 受染者血清中纯化的 HBV 组分,电镜检

查呈现3种颗粒：①直径约为42 nm并由双层外壳包裹的完整HBV颗粒，即Dane颗粒。②直径约为22 nm的圆形颗粒，血清含量约为Dane颗粒的$10^3 \sim 10^6$倍。③直径约为22 nm，但长度不等的管形颗粒。Dane颗粒由HBV表面蛋白（HBs）构成的外壳包裹内层核衣壳，后者含有HBV基因组及DNA多聚酶（deoxyribonucleic acid polymerase，DNAP）等与病毒复制有关的组分。Dane颗粒是具有感染性的HBV颗粒。圆形颗粒和管形颗粒主要由HBs及受染者体内相关的脂质构成，这些亚病毒颗粒因为不含有病毒核酸组分而不具感染性。

HBV基因组由一松弛环状，部分呈双链结构、长度约为3 200碱基对（bp）的小DNA分子构成。长链又称负链，代表完整的核苷酸序列，其长度恒定。短链又称正链，其5′端起始序列固定，3′端核酸序列长度可变。正链约为负链全长的50%～80%。基因组的环状结构由两条链5′端的碱基配对来维持。不同来源的HBV基因组其核苷酸序列长度有所变异。

HBV核苷酸序列分析提示该基因组含有4个主要的基因编码区，即外壳蛋白（Pre S/S）基因、核心蛋白（前C/C）基因、DNA多聚酶（DNAP）基因以及X蛋白（X）基因。

以HBV adw亚型为例，Pre S/S基因起始于第2 856位核苷酸（nt），止于835 nt，全长约1 179 nt。该基因5′端含有彼此间隔不等的3个起始密码子，借此编码3种具有相同羧基端和不同氨基端，且分子量各异的HBV外壳蛋白多肽，亦即通常所称的PreS1、PreS₂及HBs。大HBs（LHBs）由SORF5′端第一个起始密码子翻译而成，为含PreS1、PreS₂区及HBs的多肽。中HBs（MHBs）由SORF第二个起始密码子翻译而成，为含PreS₂及HBs的多肽。小HBs（SHBs）由SORF第3个起始密码子翻译而成，因而仅含HBs多肽。

前C/C基因起于1 818 nt，止于2 458 nt，为一全长642 nt的ORF，主要编码HBV核心蛋白。该基因的5′端含有彼此相间约28个氨基酸残基的两个起始密码子。这一段相间的核苷酸序列亦称之为Pre C区。从C ORF5′端第一个起始密码子编译的多肽含前C区序列，相对分子质量约为25 000，故称之为P25。由第二个起始密码子编译的多肽不含前C序列，相对分子质量约21 000，故称之为P21。

P基因起于2 309 nt，止于1 623 nt，全长2 514 nt，为HBV基因组中最大的ORF。P基因与其他3个基因相互重叠。这种重叠不仅提高了HBV基因组内有限的核苷酸序列的利用效率，同时也显示该基因组结构的复杂性。P基因主要编码病毒的DNAP，并参与病毒的复制、装配与成熟过程。

X基因起于1 376 nt，止于1 838 nt，全长462 nt，为HBV基因组中最小的ORF。近年的研究提示，X蛋白对HBV的生命周期并非必不可少，但其对许多病毒基因和细胞基因的表达有着重要的调控作用。

（二）HBV病毒蛋白的分子结构与功能

1.HBV Pre S/S基因产物

HBV受染者血中的各种HBs均由受染的肝细胞产生和分泌。一般而言，HBV受染者体内的病毒外壳蛋白98%～99%存在于圆形颗粒中，1%～2%存在于管形颗粒，仅不足0.2%存在于Dane颗粒，低滴度的HBV携带者病毒外壳蛋白通常形成圆形颗粒而非管形颗粒。下面分别将这3种SORF产物进行更详细的讨论。

（1）SHBs：SHBs即通常所称的HBsAg，共含有226个氨基酸残基，SHBs系制备乙肝疫苗的主要成分，疫苗的免疫效果可由抗HBs的滴度判断。

（2）MHBs：业已证实，MHBs的PreS₂区可与人或黑猩猩的聚合清蛋白结合。由于PHSA

也可与人肝细胞结合,提示 HBV 可通过其 PreS₂ 区与 PHSA 的结合而产生与肝细胞的黏附。基于这些结果,有学者曾提出 MHBs 的 PreS₂ 区可能介导 HBV 的感染。

（3）LHBs：LHBs 主要存在于 Dane 颗粒及管形颗粒表面,其 PreS1 区可覆盖 PreS₂ 区而位于这些颗粒的表面。位于 LHBs 分子内的 PreS₂ 区不含糖基分子。

2.HBV 前 C/C 基因产物

如前所述,C ORF 含有两个起始密码子,位于 PreC 的起始密码子可编码长约 167 个氨基酸残基的多肽,称为 P25。位于 C 区的第 2 个起始密码子可编码含 138 个氨基酸残基的多肽称为 P21。这两种多肽携带有不同的抗原决定簇,血清学可加以区别。P21 存在于 HBV 核心颗粒,亦即通常所称的核心抗原（HBcAg）；P25 经加工、修饰后被分泌至患者血中,此即通常所称的 e 抗原（HBeAg）。

（1）Pre C 区与 HBeAg：临床研究证实,HBeAg 阴性、抗-HBe 阳性的慢性乙型肝炎以及急性重型乙型肝炎患者,其体内 HBV 的 Pre C 区常发生伴有终止密码子产生的突变。接受干扰素治疗的患者也可发生上述突变。这类患者体内病毒复制活跃,肝穿标本可见 HBV/cAg 呈胞核型及胞膜型表达,临床过程呈慢性活动性或重症型经过,但常因 HBeAg 阴性而被忽视,因而临床医师必须予以注意。

（2）核心蛋白的免疫原性：机体对 HBcAg 的免疫应答对决定 HBV 感染的预后起着重要作用,HBcAg 的 T 细胞免疫应答似乎取决于抗原分子上许多散在的决定簇及宿主肝细胞的主要组织相容性复合体。HBcAg 和 HBeAg 的 T 细胞应答具有很强的交叉反应。有效的抗 HBc 应答有赖于辅助性 T 细胞（Th）的功能。如前所述,Pre C 区突变可改变宿主的免疫应答,从而影响 HBV 感染的临床过程。

3.HBV P 基因产物

P 基因为 HBV 基因组中最大的 ORF,且与其他基因相互重叠。P 基因产物即 DNAP,实际上是一具有多种功能的酶分子。DNAP 羧基端区域含有多聚酶及 RNase H 活性,因而代表 HBV 的反转录酶。DNAP 的氨基端区域含有一 DNA 末端蛋白,推测其以共价键形式结合于 HBV DNA 负链的 5′端,启动转录过程。目前认为,DNAP 分子内高度保留的 YMDD 氨基酸基本序列为 HBV DNAP 的反转录酶活性必不可少的区域。

4.HBV X 基因产物

电子计算机序列分析显示,HBV X 基因编码的 X 蛋白为一细胞内可溶性蛋白。

（1）Px 的基因调控功能：近几年对 X 蛋白研究的最大进展是发现其对许多病毒基因与细胞基因表达的调控作用。X 蛋白对 HBV 自身的增强子成分也呈现正相调控作用,提示 X 蛋白为 HBV 基因表达所必需,但并非为 HBV 生命周期所必不可少的。X 蛋白基因调控发生在转录水平,这种由蛋白质控制基因转录的过程被称之为反式激活作用。目前已知,X 蛋白的靶序列主要包括增强子和启动子序列。X 蛋白可与多种转录调节蛋白,如 AP-1、AP-2、AP-3、CRE 及 Oct-1 等结合,但其作用机制尚不十分清楚。

（2）X 蛋白与肝细胞癌：X 蛋白广泛的基因调控作用引起许多学者对 X 蛋白与肝细胞癌之间的关系的兴趣。事实上,X 基因常常存在于肿瘤细胞内整合的 HBV 序列中。而且这种整合的 X 基因仍保留有调节基因的反式激活功能。将表达 X 蛋白的细胞接种于小鼠可诱发肿瘤的形成。虽然有理由推测 X 蛋白可能通过刺激控制细胞生长的基因的表达而诱发生长和癌变,其致癌性及其机制尚有待更多的实验资料加以验证。

(三)HBV 的复制周期

HBV 通过自身有效的繁殖来对抗机体的免疫应答,维持慢性感染。HBV 的生命周期可人为地分为如下 4 个环节:HBV 黏附、入侵肝细胞、病毒的转录及复制、新生的 HBV 完整颗粒的装配与释放。

步骤①:HBV 病毒颗粒、经受体黏附至肝细胞胞膜,脱去外壳蛋白,进入胞质。步骤②:HBV 基因组进入胞核,首先自行修复其部分双链部分,形成 HBV ccc DNA。步骤③:病毒以 HBV ccc DNA 为模板进行转录,形成各种转录体,包括前基因组转录体。步骤④:病毒的转录体移出胞核,并翻译病毒蛋白。步骤⑤、⑥:与此同时 HBV 前基因组 RNA 被包裹至核心颗粒,在 DNA 的作用下经逆转录过程合成负链 HBV DNA,继而合成正链 DNA。步骤⑦:含 HBV DNA 的病毒核衣壳经外壳蛋白包装成完整的新的 HBV 颗粒。步骤⑧:新生的 HBV 颗粒从肝细胞胞膜表面芽生而出,释放入血中,然后感染另外的肝细胞。

1.HBV 黏附以及入侵肝细胞

由于缺乏能被 HBV 自然感染的人肝细胞系,目前对 HBV 感染的起始过程所知甚少。HBV 与肝细胞膜表面的受体结合后,通过去外壳蛋白过程将其基因组及有关组分转入细胞质。HBV 进入肝细胞后,释放其核衣壳。病毒的 DNA 聚合酶可能进一步将 HBV 基因组引入肝细胞核内,为病毒的复制做好准备。

2.HBV 的转录与调控

随着分子生物学技术的广泛应用,目前对 HBV 的转录及其调控机制有了深入的了解。

(1)HBV 转录体:HBV 感染肝细胞后可产生 4 种不同的基因或亚基因组转录体。它们是以负链 DNA 为模板,经宿主的 RNA 多聚酶转录以及转录后修饰而成。

从乙肝患者肝组织和体外转染细胞分离的 RNA 可检出两种主要的 HBV 转录体,即 3.5 kb 和 2.1/2.4 kb RNA。3.5 kb RNA 包括一组 5′端起始部位各异的混合的转录体,即核心蛋白、DNAP 和作为前基因组的 mRNA。前基因组 RNA 可作为 HBV 反转录的模板参与 HBV DNA 的复制过程。2.4 kb 转录体载有 LHBs 的编码信息,其含量较少,有时不易检出。2.1 kb mRNA 编码 MHBs 和 SHBs,S1 图谱分析显示其含有 2~3 种 5′端起始部位不同的转录体。

除上述两种主要的转录体外,体外转染细胞系尚可检出一种 0.7~0.8 kb 的 HBV mRNA。依其相对分子质量的特点,这种 mRNA 被认为是 X 基因的转录体。有报道,在 HBV 感染的肝组织证实存在有拼接型 HBV 转录体,其在 HBV 转录和蛋白编码中的作用尚不清楚。

(2)HBV 启动子序列:迄今 HBV 基因组中已发现 5 个启动子序列,即 PreS1、PreS$_2$、Pre-core、core 以及 X 启动子。前 S1 启动子位于 SORF 第一个起始密码子的上游,HBV 基因组第 2 826~2 306 位核苷酸之间的序列。前 S$_2$ 启动子序列位于 HBV 基因组第 3 194~3 173 位核苷酸序列,亦即 SORF 第二个起始密码子的上游。前 S$_1$ 启动子控制 LHBs(即 2.4 kb mRNA)的转录;前 S2 启动子则控制 MHBs(即 2.1 kbmRNA)的转录。前 S$_2$ 启动子具有很高的活性,并决定病毒蛋白在受染肝细胞中的特异性表达。

CORF 5′端上游的前 C 基因启动子与 C 基因启动子序列有部分重叠,控制核心蛋白和前基因组 RNA 的转录,后者为 HBV 反转录的模板,是病毒复制的关键产物。

X 基因启动子(Xp)位于 X ORF 5′端上游,推测其控制 0.8 kb X mRNA 的合成。Xp 与增强子因子Ⅰ呈部分重叠,后者可能参与 Xp 的调控。在增强子Ⅱ的影响下,Xp 的活性主要在肝细胞中才能有效表达。

（3）HBV 增强子序列：EnhⅠ位于 SORF 3′端和 X ORF 5′端之间，Xp 稍上游处与 Xp 部分重叠。有报道认为 EnhⅠ可能特异地增强 HBV 基因在肝细胞的表达，因而与 HBV 的嗜肝特性有关。另有报道的结果似乎不支持上述设想。

继 EnhⅠ后又有学者发现了 EnhⅡ，其位于 C 启动子附近。EnhⅡ除了可增强与其毗邻的 CORF 转录外，它也可通过作用于 SORF 启动子调节 SORF 的转录。不过，研究表明 EnhⅡ的主要功能是调节 HBV 前基因组在肝脏中的特异表达。

3.HBV 的复制

HBV 的复制包括如下 4 个主要步骤：共价闭合环状 DNA（cccDNA）分子形成、前基因组 RNA 的合成与装配、HBV DNA 负链形成及 HBV DNA 正链合成。

（1）cccDNA 形成：不对称的 HBV DNA 双链在受染肝细胞核内转变成 cccDNA。cccDNA 是目前可以检出的唯一的 HBV 复制中间体，cccDNA 可作为模板合成前基因组 RNA 和 mRNA。

cccDNA 的形成过程包括将残缺的正链延长为与负链等长的链；从正链和负链的 5′端去掉 RNA 引物和末端蛋白以及两条链 5′端和 3′端的连接。体外培养的肝细胞内蓄积的 cccDNA 系以 RNA 为模板而合成，而且主要由细胞内不断产生而不是由于重复感染。

（2）前基因组合成：HBV 感染时正链与负链 DNA 在体内的蓄积量并非相等，提示病毒 DNA 的复制不可能遵循双链 DNA 的半保留复制机制，而且负链的合成并非依赖于正链 DNA。

HBV 感染发生后，松弛的环状 DNA 转变为 cccDNA，后者指导病毒 mRNA 及前基因组 RNA 的合成。前基因组随后被组装至核心颗粒，并在此以反转录的方式合成负链 DNA，然后是正链 DNA。这一过程的最终产物是松弛环状的病毒体 DNA。如前面讨论的，HBV DNAP 可能是指导上述反转录过程的多聚酶。HBV 基因组的合成标志为直接重复体，即 DR_1 和 DR_2，正链和负链的合成均起始于该部位。

（3）负链 DNA 合成：业已证实前基因组 RNA 3′端靠近 DR_1 的部位为负链 DNA 合成的起始部位，因而负链 DNA 的合成以 RNA 模板 3′端为其起点，并持续至其 5′端（注意：负链 DNA 自身合成过程则是沿 5′→3′方向）。随着负链 DNA 合成进行，RNA 模板被与病毒反转录过程有关的 RHaseH 样活性物质所降解。

（4）正链 DNA 合成：目前已知正链的合成以负链为模板，正链的合成以一长 17～18 个核苷酸的 RNA 寡聚体为引物。RNA 引物来自前基因组 5′端，包括 DR_1 区。DR_1 与 DR_2 区的同源性促成 RNA 引物与正链合成的起始部位结合。前基因组 RNA 5′端部位决定了 RNA 引物 5′端黏附于正链 DNA 的位置。由上面的讨论可知，前基因组具有作为负链 DNA 合成模板及正链 DNA 合成引物双重功能。嗜肝 DNA 病毒正链的合成于负链的 30%～50%处终止，形成 HBV 特殊的部分双链结构。

DR_1 区构成病毒复制的中心部位，其为前基因组 RNA 及负链 DNA 合成的起始部位。DR_1 区编码合成正链的 RNA 引物，同时也作为前 C 区基因产物的编码区。此外，DR_1 区可能还参与调节前基因组 RNA 装配。

4.病毒的装配与释放

含新合成的 HBV 基因组的病毒核衣壳必须经病毒外壳蛋白包装完整的病毒颗粒后才能从感染的肝细胞中释放。研究表明，亚病毒颗粒的装配发生在胞质内高尔基体及内浆网之间的区域。此过程包括一系列复杂的蛋白翻译后的修饰及构型改变。最终成熟而完整的 HBV 颗粒以囊泡转输的方式从肝细胞中释出，从而完成一个完整的 HBV 生命周期。

受染肝细胞胞质内病毒复制复合体的成熟过程可能遵循两条不同的途径。其一是成熟病毒颗粒的分泌;其二是cccDNA在受染肝细胞中的自我放大。这种方式使得病毒能在受染肝细胞中以cccDNA形式长期、稳定的存在。

(四)HBV核苷酸序列的变异、HBV基因组分型及其临床意义

1.HBV变异

HBV的反转录酶和其他转录酶一样缺乏校正阅读功能。因此,HBV的变异率较其他DNA病毒高十倍以上。预估的HBV突变率为每个循环1个核苷酸/1万个碱基对。许多核苷酸序列的突变不导致病毒蛋白功能的改变,故称为无意义突变。另一方面,由于HBV的4个亚基因相互重叠,所以某位核苷酸序列的突变可以影响两种以上病毒蛋白的功能。HBV基因突变可涉及任何一个功能基因,多数的突变其临床意义尚待证实。这里仅列举几种具有肯定临床意义的HBV基因突变作进一步的讨论。

(1)前S的变异:前S1变异可改变病毒颗粒及其编码蛋白的形态大小,但只要前S1/AA 21～47区段完好(此段含与肝细胞膜结合位点),变异病毒仍能侵入肝细胞。前S2启动子区与T细胞、B细胞识别位点丧失可影响宿主对病毒的清除。前S2缺失使ATG起始密码子变异,这类变异使大/中/主蛋白之间比例不平衡,导致大蛋白在肝细胞内滞留,从而使病变进展。

(2)S区变异:此种变异可导致以下改变。①隐匿性HBV感染(occult HBV infection),表现为血清HBsAg阴性,但仍有低水平HBV复制,血清HBV DNA常<10^4/mL。②乙肝免疫失败,在乙肝疫苗受者或免疫球蛋白(hepatitis B immunoglobulin,HBIG)治疗的肝移植病例中发现免疫逃逸变异株,多显示"a"决定簇的变异,致使发生HBV再感染。感染"a"决定簇免疫逃逸病毒的婴儿常有较重的临床过程。③HBsAg与抗-HBs共存,一旦"a"决定簇变异,变异株可逃避未变异株诱生的抗-HBs的中和作用,而与抗-HBs共存。④HBV亚型的转换,S区第122位如果是赖氨酸则为d亚型,如为精氨酸则为y亚型;第160位如果是赖氨酸则为w亚型,如为精氨酸则为r亚型。编码赖氨酸和精氨酸的密码子分别为AAA和AGA,仅一个碱基的改变即可引起亚型的改变。

(3)前C/C区变异:前C区最常见的变异为G1896A点突变,使TGG变成终止密码TAG,因而不能形成P25蛋白,不表达HBeAg。在临床上表现为HBeAg阴性慢性乙型肝炎。此类肝炎患者临床经过较重,但也有学者认为病变未加重。基本核心启动子(basic core promoter,BCP)区最常见的变异是A1 762T/G1764A联合点变异,这种突变选择性地抑制了前CmRNA的转录,从而降低了HBeAg的合成。C基因区相当保守。在病变活动的慢性乙型肝炎时也可发生变异,此区变异可影响核壳的稳定性、患者的抗病毒免疫应答减弱,从而使感染持续。

(4)X区变异:有人发现此区点突变可抑制X蛋白的转录和增强子Ⅱ的作用使HBV DNA复制下降,从而使血清中HBV标志物全部阴性,但如果以X区引物作PCR仍阳性。此类患者易误诊为其他病因的肝炎。

(5)P区变异:P基因变异主要见于POL/RT(反转录酶)基因片段。目前已上市的口服核苷(酸)类似物的抗病毒作用靶点均位于P基因的反转录酶区,因此该基因区的变异与耐药变异株的形成,及HBV药物的长期有效性有关。为方便读者,我们将有关的讨论集中在慢性乙型肝炎治疗部分。

2.HBV 基因分型

(1)血清亚型:HBV 的血清亚型由外膜主蛋白上的一些残基决定。"a"是 HBV 的一个共同抗原决定簇,另外根据 S 区 122 位氨基酸不同分为 d 和 y 亚型;又根据 S 区 160 位氨基酸不同分为 w 和 r 亚型。由此组成 HBsAg 的 4 个主要亚型:adw、adr、ayw 和 ayr。然后又可根据 w 的不同及 q 的有无细分为 9 个亚型:ayw1、ayw2、ayw3、ayw4、adw2、adw4、ayr、adrq+ 和 adrq-。各亚型的地理分布不同,在我国长江以北以 adr 占优势,长江以南 adr、adw 混存。在新疆、西藏自治区本地民族中 ayw 占优势。不同亚型的临床意义尚不很清楚。

(2)基因型:根据 HBV 全基因序列差异≥8%或 S 区基因序列差异≥4%,目前 HBV 分为 A~H 8 个基因型。各基因型又可分为不同基因亚型。A 基因型可进一步分为 A1(Aa)、A2(Ae)、A3(Ac)亚型;B 基因型分为 B_1(Bj)、B_2(Ba)、B3、B4 和 B_5 亚型;C 基因分为 C1(Cs)、C2(Ce)、C3、C4 和 C5 亚型;D 基因型分为 D1、D2、D3 和 D4 亚型;F 基因型分为 F1 和 F2 亚型等。关于 HBV 基因型的临床意义,从近年文献报道可归纳如下:①不同基因型的 HBV 感染者免疫应答不一致。②对干扰素的治疗应答不一致,如 A 基因型患者对干扰素治疗的应答率优于 D 基因型,B 基因型优于 C 基因型,A 和 D 基因型又高于 B 和 C 基因型。基因型是否影响核苷(酸)类似物的疗效尚未确定。③感染不同基因型的患者的疾病进展不同。大量研究资料表明,C 基因型 HBV 感染者的 HBV DNA 滴度和 HBeAg 阳性率均显著高于 B 基因型。C 基因型与疾病的进展、肝硬化和肝癌的发生关系更为密切。

二、乙型病毒性肝炎的流行病学

乙型病毒性肝炎是威胁人类健康的重大疾病之一。乙肝病毒感染在世界范围内很广泛。全世界 HBV 感染者约有 3.5 亿人,亚洲、非洲等有色人种感染率高。我国 HBV 感染者高达 0.93 亿,约占人口的 7%左右。其中部分患者发展成慢性肝炎。亦有少部分可发展成肝硬化或肝癌,成为致死的原因。

(一)传染源

主要是 HBV 无症状携带者(asymptomatic carriers,AsC)和急、慢性乙型肝炎患者。AsC 因其数量多、分布广、携带时间长、病毒载量高,是重要的传染源。其传染性的强弱主要与血清病毒复制水平有关。急性乙型肝炎患者在潜伏后期即有传染性。慢性乙型肝炎患者病情反复发作或迁延不愈,传染性与病变的活动性无关,而与血清病毒水平相关。

(二)传播途径

HBV 主要经血和血制品、母婴、破损的皮肤和黏膜及性接触传播。

1.母婴传播

HBsAg(+)母亲的子女出生后若未经乙肝免疫接种,则 30%~40%将表现 HBsAg(+)。HBeAg(+)母亲的婴儿 70%以上将在 1 年内 HBsAg 转阳,其中 80%将成为 AsC。

母婴传播最重要的是发生在围生(产)期。HBsAg(+)母亲的新生儿,按要求出生后接受乙型肝炎免疫球蛋白(hepatitis B immunoglobulin,HBIG)及乙肝疫苗的预防后,可有 90%~95%的保护率;新生儿在分娩过程中接触大量的母血和羊水,新生儿胃液中绝大多数 HBsAg 阳性,可能与 HBV 感染密切相关。宫内传播的发生率和传播机制尚不一致,估计其发生率为 5%~10%。水平传播指未经系统乙肝免疫接种的围生(产)期后小儿发生 HBV 感染。主要来自母亲或家人的亲密接触,也可来自社会。

2.医源性传播

(1)经血传播:输入 HBsAg 阳性血液可使 50％受血者发生输血后乙型肝炎。对供血员进行 HBsAg 及 ALT 的筛查已经大大减少了输血后乙型肝炎的发生,但筛查的方法必须灵敏。供血员中可能有 2％的 HBsAg 阴性的隐匿性 AsC,受血者可能引起 HBV 感染。接受抗 HBc 阳性的血液,也可发生 HBV 感染,而目前我国尚不可能将抗 HBc 列入筛查项目。输入被 HBV 污染的凝血Ⅷ因子、Ⅸ因子、凝血酶原复合物等可以传染 HBV。成分输血如血小板、白细胞、压积红细胞也可传播。由于对献血员实施严格筛查,经输血及血制品而引起的 HBV 感染已较少发生。

(2)经污染的医疗器械传播:不遵循消毒要求的操作、使用未经严格消毒的医疗器械、注射器、侵入性诊疗操作和手术,均是感染 HBV 的重要途径。静脉内滥用毒品是当前急需防范的传播途径。

(3)其他如修足、文身、扎耳环孔,共用剃须刀、牙刷和餐具等也可以经破损的皮肤黏膜感染 HBV。医务人员特别是经常接触血液者,HBV 感染率高于一般人群。血液透析患者的 HBV 感染率高于一般人群。对于高危人群应加强乙肝免疫接种。

3.性接触传播

HBV 可经性接触传播,西方国家将慢性乙型肝炎列入性接触传播疾病。精液和阴道分泌物中含有 HBsAg 和 HBV DNA。性滥交者感染 HBV 的机会较正常人明显升高,相对危险度(RR)为 3.7。观察一组性滥交女性 HBsAg 携带率为 10.40％,正常对照组为 2.8％。性病史者、多性伴、肛交等人群是 HBV 感染的重要危险人群。应重视防范性接触传播。

日常工作或生活接触,如同一办公室工作、共用办公用品、握手、拥抱、同住一宿舍,同一餐厅用餐和共用厕所等无血液唾液暴露的接触,一般不会传染 HBV。经吸血昆虫(蚊、臭虫等)传播未被证实。

总之,由于对新生儿乙肝疫苗计划免疫的实施,母婴传播率已明显下降,医源性传播、性接触传播及静脉毒瘾者中的传播明显上升,这些方面需加强防范。

(三)人群易感性

凡未感染过乙型肝炎也未进行过乙肝免疫接种者对 HBV 均易感。吸毒者、性传播疾病患者、性滥交者为高危人群。免疫功能低下者、血液透析患者、部分医护人员感染 HBV 的机会和可能性亦较大。

(四)流行特征

1.地区分布

乙肝呈世界性分布,按照流行率不同大致可分为高、中、低度 3 类流行区。西欧、北美和澳大利亚为低流行区(人群 HBsAg 阳性率为 0.2％～0.5％);东欧、日本、南美和地中海国家为中流行区(HBsAg 阳性率为 2％～7％);东南亚和热带非洲为高流行区(HBsAg 阳性率为 8％～20％)。

2.季节性

无一定的流行周期和明显的季节性。

三、乙型病毒性肝炎的发病机制

HBV 进入人体造成组织损害的机制尚未完全阐明。HBV 由皮肤、黏膜进入人体内,可到达肝、胆、胰、肾、骨髓等脏器,主要在肝内繁殖复制,但对肝细胞无明显的损伤作用。这从一些 HBV 携带者的肝脏病理学检查无病理改变可以得到证明。只有人体对侵入的 HBV 发生免疫反应才出现肝脏病变。细胞免疫、体液免疫及可能出现的自身免疫相互关联参与才能引起疾病。不同的临床疾病类型以不同的免疫反应为主。

（一）急性肝炎

HBV 在体内引起病变的类型取决于宿主的免疫应答,急性肝炎的免疫功能正常,HBV 在肝细胞内复制,在肝细胞膜上表现为特异性抗原。HBsAg 与 HBcAg 可能是主要的靶抗原。靶抗原与致敏的 T 细胞结合,通过淋巴活素杀死肝细胞。同时,特异性体液免疫应答产生抗体(如抗-HBs)释放入血中和病毒,将病毒清除,感染停止,疾病痊愈。

（二）慢性肝炎

慢性肝炎的病变主要由细胞免疫异常所致。细胞免疫的效应是 3 种淋巴细胞,即自然杀伤细胞(NK)、细胞毒性 T 细胞(TC)及抗体依赖淋巴细胞。免疫效应所攻击的靶抗原为肝细胞膜上的抗原,如 HBsAg、HBcAg、肝特异性脂蛋白(LSP)及肝膜抗原(LMAg)等。

(1)NK 细胞为不经致敏具有杀伤能力的细胞。NK 细胞的活性在慢性活动性肝炎及 HBsAg 携带者中均有增加。故认为其为肝损伤的发病机制中的重要细胞。

(2)TC 细胞致敏后对有抗原表达的肝细胞具有细胞毒性作用而致肝细胞溶解破坏。肝细胞膜表面有 HBcAg 表达时可为 TC 细胞损伤,如无 HBcAg 靶抗原表达则不能被 TC 细胞损伤。如 HBcAg 只在细胞核内,则不受 T 细胞的攻击,病变轻微。肝细胞损伤还有其他的因素,如靶细胞的特征、免疫调控功能改变等。

(3)抗体依赖细胞介导的细胞毒性作用(ADCC):肝细胞膜上有两种抗原,一为肝特异性脂蛋白(LSP),目前在血清中已可测出。抗 LSP 在 HBsAg 阳性及阴性的肝炎患者血清中均可测到。肝细胞膜上另一种抗原为肝膜抗原(LMAg)在患者血清中可以测定抗肝膜抗体(LMA)。主要见于自身免疫性慢性活动性肝炎,但亦可见于 HBV 所致慢性活动性肝炎。抗 LSP 等自身抗体可以介导抗体依赖性细胞毒作用(ADCC)成为肝细胞损伤的原因。

免疫调控细胞即辅助性 T 细胞(Th)与抑制性 T 细胞(Ts),其功能是调控免疫反应,其功能低下或亢进均引起免疫紊乱。根据多数学者检测的结果,在肝炎急性期及慢性肝炎活动期存在着抑制性 T 细胞功能低下或缺陷。慢性肝炎稳定期多无变化。

慢性 HBV 感染患者血清免疫球蛋白水平多为正常,说明 B 细胞功能正常。HBV 在体内激发多种抗体,抗原抗体发生免疫反应形成免疫复合物引起肝细胞损伤,清除病毒。抗原抗体的量不平衡决定病变程度。免疫反应低下者所产生的抗-HBs 不足以清除体内的 HBV,病毒大量复制,持续不断地导致肝细胞病变,即形成慢性肝炎。如宿主为免疫耐受状态,大量病毒复制,主要表达为 HBsAg,不引起宿主的免疫反应,肝细胞不受累,即为慢性 HBsAg 携带状态。

有学者提出病毒通过 3 方面的机制得以在宿主体内持续存在:①通过逃避宿主的免疫监视,细胞表面 HLA-ABC 表达少或抗-HBc 滴度高掩盖了 HBcAg 在肝细胞膜上的表达,T 细胞不能识别并接触病毒抗原。②淋巴细胞或巨噬细胞本身感染了病毒,产生了可溶性抑制因子,不能发挥免疫反应去清除病毒。同时也抑制了干扰素的产生。③病毒自身在复制过程中发生突变,产生有缺陷的变异株不被通常的免疫机制清除。

（三）重型肝炎

宿主的免疫反应亢进,产生抗-HBs 过早过多,与 HBsAg 形成过多的复合物,导致局部过敏坏死反应(Arthus 反应),肝细胞大块或亚大块坏死。或过多的 HBsAg-抗-HBs 复合物在肝窦内沉积,造成微循环障碍,导致缺血坏死,波及全肝。除强烈的体液免疫反应外也发生相应强烈的细胞免疫反应。T细胞介导细胞毒作用也发挥效应,促进肝细胞坏死,引起急性或亚急性重型肝炎。

内毒素的作用在重型肝炎的发展上也起一定作用。正常情况下肠道细菌所产生的内毒素运送至肝脏后由肝脏清除。肝受损时不能有效清除内毒素,内毒素进入体循环,引起血管通透性增加,血小板激活因子(platelet activating factor,PAF)增加,能促进DIC形成。同时,内毒素刺激单核/巨噬细胞系统,使后者分泌两种因子。一为PAF,一为肿瘤坏死因子(tumor necrosis factor,TNF),TNF又引起一系列介质如白细胞介素1、白细胞介素6,白三烯及PAF的分泌。白三烯收缩平滑肌和增加血管通透性的作用比组胺强100倍,从而引起各器官强烈的血管反应,可导致多器官衰竭。

近年来发现丁型肝炎病毒感染与乙型重型肝炎的发病也有密切关系。重型肝炎血清中丁型肝炎病毒标志物>30%阳性,而普通型肝炎则<5%阳性。

四、乙型肝炎的病理学特征及临床表现

病毒性肝炎的病变主要在肝脏,累及全肝。肝细胞的变性坏死为原发性病变。

(一)急性乙型病毒性肝炎(acute hepatitis B)

临床上分黄疸型及无黄疸型。基本病变相同,病变程度有轻重不同,85%可恢复正常,10%～15%可转变为慢性肝炎,1%可转变为急性重型肝炎。

病变高峰时肝细胞的形态变化为肝细胞水肿变性、点状坏死、嗜酸性变性、嗜酸性小体形成,气球样细胞变性,肝小叶内和汇管区出现以淋巴细胞为主的炎性细胞浸润。库普弗细胞增生活跃并游离成巨噬细胞。汇管区的炎性细胞浸润可伸向邻近肝小叶,有碎片坏死但不破坏肝小叶界板,故小叶轮廓清楚。肝内淤胆,毛细胆管扩张并可含小胆栓,肝细胞亦可有胆色素颗粒沉着。急性病毒性肝炎后期肝细胞肿胀,肝索排列紊乱,含有胆色素颗粒的库普弗细胞以及汇管区的淋巴细胞浸润等可继续存在达数月之久。

临床上,急性黄疸型肝炎总病程2～4个月,可分为3期。

黄疸前期持续5～7天,大多数患者起病缓慢,可有发热、乏力、食欲缺乏或恶心、呕吐等消化道症状。有些患者出现荨麻疹、关节痛或上呼吸道症状。尿色发黄。肝区胀痛,肝轻度肿大。肝功能检查ALT升高。

黄疸期持续2～6周,1～3周内黄疸达到高峰。患者巩膜皮肤黄染,尿色更深。此时发热消退,乏力、胃肠道症状逐渐好转。肝大有压痛及叩击痛,少数患者脾轻度肿大。肝功能检查血清胆红素含量升高,ALT显著升高。

恢复期持续1～2个月,黄疸渐退,食欲恢复,体力逐渐恢复,肝功能恢复正常。

急性无黄疸型肝炎病程多在3个月内,除无黄疸外,其他临床表现与黄疸型相似。无黄疸型发病率远高于黄疸型,通常起病较缓慢,症状较轻,主要表现为全身乏力、食欲缺乏、恶心、腹胀、肝区痛,肝大、有轻压痛及叩痛等。恢复较快,有些病例无明显症状,易被忽视。

(二)慢性乙型病毒性肝炎(chronic hepatitis B,CHB)

病程超过半年,由急性乙型肝炎迁延不愈而发展成慢性肝炎,或因乙型肝炎起病隐袭,待临床发现疾病时已成慢性。

病理变化轻重多样化,慢性肝炎多非全小叶性病变,小叶内有不同程度的肝细胞变性、坏死、汇管区及汇管区周围炎症较明显,主要病变除炎症坏死外还有不同程度的纤维化。

1.轻度慢性肝炎

肝细胞气球样变性,有点状坏死、灶状坏死或出现凋亡小体,汇管区有炎性细胞浸润或可见碎屑坏死。肝小叶结构完整,轮廓清楚,不见肝细胞结节形成,不发展成肝硬化。

临床上症状、体征轻微或缺如,肝功能正常或轻度异常,ALT 和 AST 轻度升高,蛋白质代谢正常,血清胆红素可有轻度升高($\leqslant 34.2\ \mu mol/L$)。

2.中度慢性肝炎

肝细胞有中度碎屑坏死,汇管区炎症明显,小叶内炎症明显,肝内坏死灶融合或伴有少数桥接坏死,有纤维间隔形成,小叶结构大部分保存完整。

临床上症状体征都比轻度慢性肝炎重,有较明显的乏力、厌食、腹胀,中等度黄疸,肝脾大,肝区触痛。实验室检查 ALT 及天门冬氨酸氨基转移酶(AST)明显升高(>正常 3 倍),血胆红素定量 $34.4\sim85.5\ \mu mol/L$,蛋白质代谢不正常,白/球比例降低(<1.4),凝血酶原活动度降低(<71%~60%)。

3.重度慢性肝炎

汇管区严重炎症性变化,桥接坏死累及多个小叶,小叶结构紊乱,小叶间的界板呈锯齿状,肝小叶被瓜分成假小叶,形成早期肝硬化的病理特征。

临床上有明显的肝炎症状。乏力、食欲缺乏、腹胀、黄疸更明显。有肝病面容、蜘蛛痣、肝掌、脾大。实验室检查 ALT 及 AST 持续或明显升高(>正常 3 倍),血胆红素升高(>$85.5\ \mu mol/L$),蛋白质代谢异常,白/球比例降低($\leqslant 1.0$),凝血酶原活动度降低(60%~40%)。B 型超声波检查可发现门静脉增宽($\geqslant 14\ mm$),脾静脉增宽(>$8\ mm$)及脾脏肿大等门静脉高压现象。

(三)重症乙型病毒性型肝炎

分急性、亚急性及慢性重型 3 类。

1.急性重型肝炎

又称暴发型病毒性肝炎,病死率极高。致病原因多为 HBV 感染。由于强烈的免疫反应,导致肝细胞广泛坏死,肝脏萎缩,表面光滑。早期死亡者的肝脏未见明显的胆色素积聚。切面见各个肝小叶中央区塌陷,色深红,称为红色肝萎缩。大多数重型肝炎尸检时呈所谓急性黄色肝萎缩,肝显著缩小,胆色素沉积呈黄色,重量可减到 $600\sim800\ g$,异常柔软,被膜皱缩,边薄。显微镜下见肝小叶内肝实质细胞大都溶解坏死,病灶内肝细胞消失,可见到一些核已消失的肝细胞质或残屑,在这些碎屑之间散布着较多的炎性细胞,包括组织细胞、淋巴细胞及少数中性粒细胞。肝窦充血,库普弗细胞增生肿大,游离并吞噬破碎物质和色素颗粒,遗留有网状纤维支架。黄疸超过 10 天者小叶周边的细胆管往往增生,且有淤胆。

急性重型肝炎的临床特点是在起病 2 周以内出现肝性脑病,且凝血酶原活动度低于 40%。昏迷往往与黄疸同时发生,极少数病例可先于黄疸发生。有许多致昏迷因素(如氨、短链脂肪酸等)及促进昏迷的因素(如低血糖、缺氧等)导致昏迷、脑水肿、脑疝而死亡。全病程不超过 3 周。

2.亚急性重型肝炎

起病类似急性黄疸型肝炎,病情经过较急性重型肝炎缓慢,此型病理改变肝实质坏死范围较小(亚广泛坏死),坏死区有单核细胞浸润,炎症病变弥散。除肝小叶有较广泛的坏死外,同时兼有明显的肝细胞再生现象,这是与急性重型肝炎病变的主要区别点。肉眼观察肝体积普遍缩小。表面皱缩塌陷,部分隆起较硬,粗大结节状即肝细胞再生区域。显微镜下在塌陷区多数肝细胞坏死,网状纤维支架萎缩,肝小叶轮廓缩小,汇管区炎性细胞浸润,新生的小胆管内淤胆。此型肝炎病变多样化（坏死、萎缩、再生、早期肝硬化等），主要是病变不同期发展所致。

临床上多于起病 15 天至 24 周出现病情逐渐加重，黄疸迅速加深，血清胆红素每天上升 ≥17.1 μmol/L 或大于正常值 10 倍，极度疲乏、恶心、呕吐不能进食，腹胀，可出现腹水，同时凝血酶原时间明显延长，凝血酶原活动度低于 40%。易并发自发性腹膜炎、肝性脑病、肝肾综合征或大出血而致死亡。部分患者经积极治疗可好转，但以后易发展为坏死后性肝硬化。

3.慢性重型肝炎

在慢性肝炎或肝硬化的基础上发生的亚急性重型肝炎。病理改变除亚急性重型肝炎的变化外尚有慢性肝炎或肝硬化的典型表现。本型患者临床表现与亚急性重型肝炎相似，预后更差，病死率极高。

（四）淤胆型肝炎（胆汁淤积型乙型病毒性肝炎）

即以往称的毛细胆管炎型肝炎，主要表现为肝内"阻塞性"黄疸。病变主要位于小叶中心部，毛细胆管内有胆栓。肝细胞病变较轻，可见肝细胞大小不等，呈多染性，很少看到肝细胞坏死及嗜酸性小体。汇管区有炎性细胞浸润。其病变程度与黄疸的深度不平行。临床上黄疸持续时间较长，为胆汁淤积性黄疸，皮肤瘙痒，大便颜色变浅或灰白。中毒病状较轻。实验室检查血胆固醇升高，血胆红素升高以结合胆红素为主要成分。蛋白质代谢基本正常，碱性磷酸酶升高，ALT 轻到中度升高，病程虽长，预后良好。

五、乙型病毒性肝炎的自然病程

（一）乙型病毒性肝炎的 4 个时期

根据临床病程、乙肝病毒的血清学、病毒复制及血清转氨酶的水平，慢性 HBV 感染的自然病程一般可人为地划分为 4 个阶段，即免疫耐受期、免疫清除期、非活动或低（非）复制期和再活动期。

1.免疫耐受期

其特点是 HBV 复制活跃，血清 HBsAg 和 HBeAg 阳性，HBV DNA 载量高（常 $>2\times10^6$ U/mL，相当于 10^7/mL），但血清 ALT 水平正常或轻度升高，肝组织学无明显异常并可维持数年甚至数十年，或轻度炎症坏死、无或仅有缓慢肝纤维化的进展。

2.免疫清除期（HBeAg 阳性慢性乙型肝炎）

患者免疫耐受消失进入免疫活跃阶段，表现为血清 HBV DNA 下降（常常 $>2\ 000$ U/mL，相当于 10^4/mL），伴有 ALT 持续或间歇升高，肝组织学中度或严重炎症坏死、肝纤维化可快速进展，部分患者可发展为肝硬化和肝衰竭。

3.非活动或低（非）复制期

表现为 HBeAg 阴性、抗-HBe 阳性，HBV DNA 持续低于最低检测限，ALT/AST 水平正常，肝组织学无炎症或仅有轻度炎症，这一阶段也称为非活动性 HBsAg 携带状态，是 HBV 感染获得免疫控制的结果。大部分此期患者发生肝硬化和 HCC 的风险大大减少，在一些持续 HBV DNA 转阴数年的患者，自发性 HBsAg 血清学转换率为每年 1%～3%。

4.再活动期（HBeAg 阴性慢性乙型肝炎）

部分处于非活动期的患者可能出现 1 次或数次的肝炎发作，多数表现为 IIBeAg 阴性、抗-HBe 阳性[部分是由于前 C 区和（或）C 基因基本核心区启动子变异导致 HBeAg 表达水平低下或不表达]，HBV DNA 活动性复制、ALT 持续或反复异常，成为 HBeAg 阴性慢性乙型肝炎，这些患者可进展为肝纤维化、肝硬化、失代偿期肝硬化和HCC。也有部分患者可出现自发性HBsAg消失(伴或不伴抗-HBs)和HBV DNA降低或检测不到,因而预后常良好。少部分此期患者可恢复到HBeAg阳性状态(特别是在免疫抑制状态如接受化学治疗时)。

(二)与慢性乙型病毒性肝炎进展相关的因素

HBV感染期的自然病程是复杂和多变的,同时受到很多因素的影响,包括感染的年龄、病毒因素(HBV基因型、病毒变异和病毒复制的水平)、宿主因素(性别、年龄和免疫状态)和其他外源性因素,如同时感染其他嗜肝病毒和嗜酒等。临床上,HBV感染包括从症状不明显的肝炎到急性有症状的肝炎,甚至急性重症肝炎,从非活动性HBsAg携带状态到慢性肝炎、肝硬化等各种状况,15%～40%的慢性HBV感染者会发展为肝硬化和晚期肝病。

HBV感染时的年龄是影响慢性化的最主要因素。感染的年龄越轻,慢性化的可能性越高。在围产期和婴幼儿时期感染HBV者中,分别有90%和25%～30%将发展成慢性感染,而5岁以后感染者仅有5%～10%发展为慢性,一般无免疫耐受期。在6岁以前感染HBV的人群,约25%在成年时发展成肝硬化和HCC,但有少部分与HBV感染相关的HCC患者无肝硬化证据。病死率与肝硬化和肝细胞癌的发生发展有关。慢性乙型肝炎、代偿期和失代偿期肝硬化的5年病死率分别为0～2%、14%～20%和70%～86%。

肝细胞病变主要取决于机体的免疫应答,尤其是细胞免疫应答。免疫应答既可清除病毒,亦可导致肝细胞损伤,甚至诱导病毒变异。机体免疫反应不同,导致临床表现各异。当机体处于免疫耐受状态,不发生免疫应答,多成为无症状携带者;当机体免疫功能正常时,多表现为急性肝炎,成年感染HBV者常属于这种情况,大部分患者可彻底清除病毒;在机体免疫功能低下、不完全免疫耐受、自身免疫反应产生、HBV基因突变逃避免疫清除等情况下,可导致慢性肝炎;当机体处于超敏反应,大量抗原-抗体复合物产生并激活补体系统,以及在TNF、白细胞介素1(interleukin-1,IL-1)、IL-6、内毒素等参与下,导致大片肝细胞坏死,发生重型肝炎。

血清HBV DNA含量的变化与大部分慢性乙型肝炎的急性发作有着密切的关系,乙型肝炎病毒的复制启动和激发的机体免疫反应,导致肝细胞损伤。

乙型肝炎慢性化的发生机制尚未充分明了,有证据表明,免疫耐受是关键因素之一。由于HBeAg是一种可溶性抗原,HBeAg的大量产生可能导致免疫耐受。免疫抑制亦与慢性化有明显关系。慢性化还可能与遗传因素有关。

(三)慢性乙型病毒性肝炎与肝硬化及肝癌

慢性乙型肝炎患者中,肝硬化失代偿的年发生率约为3%,5年累计发生率约为16%。发展为肝硬化的患者一般大于30岁,通常伴有炎症活动和病毒再激活,往往有早期肝功能失代偿的表现,乙肝病毒前C区和C区变异相当常见,其特点尚待进一步认识。

慢性HBV感染者的肝硬化发生率与感染状态有关。免疫耐受期患者只有很轻或无肝纤维化进展,而免疫清除期是肝硬化的高发时期。肝硬化的累计发生率与持续高病毒载量呈正相关,HBV DNA是独立于HBeAg和ALT以外能够独立预测肝硬化发生的危险因素。发生肝硬化的高危因素还包括嗜酒、合并丙型肝炎病毒(HCV)、丁型肝炎病毒(HDV)或人类免疫缺陷病毒(HIV)感染等。

HBV与原发性肝细胞癌(hepatic cell carcinoma,HCC)的关系密切。其发生机制现在认为首先由于HBV在肝细胞内与人体染色体整合,这是癌变的启动因素。整合后的肝细胞易于受到一系列的刺激而发生转化。HBV的X蛋白和截断的前S2/S多肽作为增强子可反式激活各种细胞促进因子,后者在各种生长因子的共同作用下,促进已整合的肝细胞转化。此外,某些原癌基因如 N-ras 基因可被激活,某些抑癌基因如 P53 基因可能产生突变,均可促进癌变的发生。

非肝硬化患者较少发生 HCC。肝硬化患者中 HCC 的年发生率为 3%~6%。HBeAg 阳性和(或)HBV DNA>2 000 U/mL(相当于 10^4/mL)是肝硬化和 HCC 发生的显著危险因素。大样本研究结果显示,年龄大、男性、ALT 水平高也是肝硬化和 HCC 发生的危险因素,HCC 家族史也是相关因素,但在同样的遗传背景下,HBV 病毒载量更为重要。

六、HBV 标志物的检测及其意义

(一)乙型肝炎表面抗原(HBsAg)

HBV 感染后 2~6 个月出现,相当于临床潜伏期,ALT 升高前 2~8 周。出现于肝细胞质、血液及其他体液(胆汁、唾液、乳汁、汗液、鼻涕、泪水、精液、阴道分泌物)。急性自限性肝炎 6 个月内可消失。慢性肝炎或慢性携带者可持续存在。HBsAg 有抗原性无传染性。HBsAg 是病毒的外壳物质(表面蛋白)并不是完整的病毒颗粒,血清 HBsAg 阴性而 HBV DNA 阳性可能有 3 种情况:①HBsAg 滴度低或正在消失,用现行通用的 ELISA 方法测不出。②可能为不同亚型感染。③S 基因变异,以致血中出现有缺陷的 HBsAg,用常规方法测不出。故检查乙肝病毒感染时,只测 HBsAg 是不够的。

(二)抗-HBs

出现在血清中,在急性 HBV 感染后期或 HBsAg 消失之后,经过一段时间的窗口期出现抗-HBs,表示为 HBV 感染的恢复期。一般而言,抗-HBs 可数年保留在血中。正常情况 HBsAg 与抗-HBs 不同时在血中出现。人体在感染期虽持续产生抗-HBs,因有过多的 HBsAg 与之形成 HBsAg-抗-HBs 复合物,抗 HBs 不易被测出来,只有 HBsAg 消失后才能测出。抗-HBs 为保护性抗体,能抵抗同型病毒的侵入,但如抗-HBs 滴度低,侵入病毒的量过大时,仍可发生感染。不同亚型病毒亦可感染。乙肝疫苗注射后血中可出现抗-HBs。

(三)HBeAg

HBeAg 的出现迟于 HBsAg,消失早于 HBsAg,急性自限性感染在血中存在的时间不超过 10 周。在慢性感染及病毒携带者可持续存在。HBeAg 阳性多与病毒高复制相关,但 HBV 前 C 区基因突变时,可发生 HBeAg 阴性的慢性乙型肝炎,病毒感染可能更重。单独 HBeAg 阳性时必须除外类风湿因子所致的假阳性。

(四)抗-HBe

抗-HBe 出现在 HBeAg 消失的血清,此时血 HBV DNA 及 DNA 多聚酶多数已转阴性。HBsAg 未消失就出现抗-HBe,也早于抗-HBs。HBeAg 消失而抗-HBe 产生称为血清转换。抗-HBe 转阳后,病毒复制多处于静止状态,传染性降低。长期抗-HBe 阳性者并不代表病毒复制停止或无传染性,研究显示 20%~50%仍可检测到 HBV DNA。少数病例抗-HBe 阳性,始终未出现过 HBeAg,是因 HBV 基因存在变异,无法分泌 HBeAg。虽然血清无 HBeAg,但病毒仍在复制,可出现疾病加剧现象。有人观察到从 HBeAg 向抗-HBe 转换过程中,临床上有两种不同的过程,一种为隐性转换。一种为急性发作伴有 ALT 升高,肝组织坏死甚至有桥接坏死。后者属 HBV 清除的免疫反应。

HBeAg 转换为抗-HBe 的时间长短不一,急性自限性感染一般在 10 周内转换。慢性感染者可多年不变,少数抗-HBe 阳性 HBV DNA 也阳性的患者,HBeAg 又可能重新阳性。

(五)抗-HBc IgM

IgM 出现在 HBV 感染早期的血清中,稍后于 HBsAg,为急性感染期指标,在发病第 1 周即可出现,持续时间差异较大,多数在 6 个月内消失。慢性活动性肝炎患者可多年持续存在,但滴度低。

(六)抗-HBc IgG

IgG HBsAg 与 HBeAg 出现后才在血清中出现。抗-HBc IgG 在血清中可长期存在,高滴度的抗-HBc IgG 表示现症感染,常与 HBsAg 并存;低滴度的抗-HBc IgG 表示过去感染,常与抗-HBs并存。

(七)HBcAg

Dane 颗粒的核心结构存在于细胞核。通常在血中不易检测,要用去垢剂处理才能分离出HBcAg,然后用放免法测定在血清中的含量。HBcAg 阳性表示 HBV 处于复制状态,有传染性。

(八)乙肝病毒脱氧核糖核酸(HBV DNA)

血清 HBV DNA 阳性及含量反映病毒复制,代表传染性的强弱,是 HBV 感染最直接、特异且灵敏的指标。急性 HBV 感染时,潜伏期即可阳性,于感染后第 8 周达高峰,至血清转氨酶升高时,90% 以上已被清除。慢性 HBV 感染者,HBV DNA 可长期阳性,斑点杂交法检测 HBVDNA 特异性高但灵敏度较低,PCR 法的应用大大提高了灵敏度,现广泛用于治疗过程中疗效评估。

七、预防

(一)保护易感人群

接种乙型肝炎疫苗是预防 HBV 感染最有效的方法。乙型肝炎疫苗的接种对象主要是新生儿,其次为婴幼儿,15 岁以下未免疫人群和高危人群。

乙型肝炎疫苗全程需接种 3 针,按照 0、1 和 6 个月的程序,即接种第 1 针疫苗后,在 1 个月和 6 个月时注射第 2 针和第 3 针。接种乙型肝炎疫苗越早越好。新生儿接种部位为上臂外侧三角肌或大腿前外侧中部肌内注射;儿童和成人为上臂三角肌中部肌内注射。患重症疾病的新生儿,如极低出生体质量儿、严重出生缺陷、重度窒息、呼吸窘迫综合征等,应在生命体征平稳后,尽早接种第1针乙型肝炎疫苗。

新生儿乙型肝炎疫苗的接种剂量:①重组酵母乙型肝炎疫苗每针次 10 μg,不论母亲 HBsAg阳性与否。②重组中国仓鼠卵巢(Chinese hamster ovary,CHO)细胞乙型肝炎疫苗,每针次10 μg 或 20 μg,HBsAg阴性母亲的新生儿接种 10 μg;HBsAg 阳性母亲的新生儿接种 20 μg。

对成人建议接种 3 针 20 μg 重组酵母乙型肝炎疫苗或 20 μg 重组 CHO 细胞乙型肝炎疫苗。对免疫功能低下或无应答者,应增加疫苗的接种剂量(如 60 μg)和针次;对 0、1 和 6 个月程序无应答者可再接种 1 针 60 μg 或 3 针 20 μg 乙型肝炎疫苗,并于第 2 次接种乙型肝炎疫苗后 1~2 个月时检测血清抗-HBs,如仍无应答,可再接种 1 针 60 μg 重组酵母乙型肝炎疫苗。接种乙型肝炎疫苗后有抗体应答者的保护效果一般至少可持续 30 年,因此,一般人群不需要进行抗-HBs监测或加强免疫,但对高危人群或免疫功能低下者等可监测抗-HBs,如抗-HBs<10 mU/mL,可再次接种 1 针乙型肝炎疫苗。

未感染过 HBV 的妇女在妊娠期间接种乙型肝炎疫苗是安全的;除按常规程序接种外,加速疫苗接种程序(0、1 和 2 个月程序)已被证明是可行和有效的。

意外暴露者是指其皮肤或黏膜接触 HBsAg 阳性或 HBsAg 不详患者的血液或体液,或被其污染的针头刺伤者。

(二)管理传染源

对首次确定的 HBsAg 阳性者,如符合传染病报告标准的,应按规定向当地 CDC 报告,并建议对其家庭成员进行血清 HBsAg、抗-HBs 和抗-HBc 检测,对易感者接种乙型肝炎疫苗。

HBV 感染者的传染性高低主要取决于血液中 HBV DNA 水平,与血清 ALT、AST 和胆红素水平无关。建议在不涉及入托、入学、入职的健康体格检查和医疗活动中,积极检测 HBV 感染标志物,以达到早期诊断、早期治疗、降低疾病危害的目的。对乙型肝炎患者和携带者的随访见"15 慢性 HBV 感染者的监测和随访管理"部分。慢性 HBV 感染者应避免与他人共用牙具、剃须刀、注射器及取血针等,禁止献血、捐献器官和捐献精子等,并定期接受医学随访。其家庭成员或性伴侣应尽早接种乙型肝炎疫苗。

(三)切断传播途径

大力推广安全注射(包括取血针和针灸针等针具),并严格遵循医院感染管理中的标准预防原则。服务行业所用的理发、刮脸、修脚、穿刺和文身等器具应严格消毒。若性伴侣为 HBsAg 阳性者,应接种乙型肝炎疫苗或采用安全套;在性伴侣的健康状况不明时,应使安全套,以预防 HBV 和其他血源性或性传播疾病。对 HBsAg 阳性的孕妇,应尽量避免羊膜腔穿刺,保证胎盘的完整性,减少新生儿暴露于母血的机会。

八、影像学诊断

影像学检查的主要目的是监测慢性 HBV 感染的临床疾病进展,包括了解有无肝硬化及门静脉高压征象,发现占位性病变并鉴别其性质,通过动态监测及时发现和诊断原发性肝癌(hepatic cell carcinoma,HCC)。

(一)腹部超声检查

腹部超声检查无创、价廉、实时显像,便于反复进行,为最常用的肝脏影像学检查方法。可以观察肝脏和脾脏的大小、外形、实质回声,并能测定门静脉、脾静脉和肝静脉内径及血流情况,以及有无腹水及其严重程度,从而判断有无肝硬化及门静脉高压;能有效发现肝内占位性病变,对于监测和发现早期 HCC 至关重要。超声造影能更好地鉴别占位病变的性质。其局限性是图像质量和检查结果易受设备性能、患者胃肠道内气体和操作者技术水平等因素影响。

(二)计算机断层扫描(CT)检查

CT 检查主要用于观察肝脏形态,了解有无肝硬化,发现占位性病变并鉴别其性质;动态增强多期 CT 扫描对于 HCC 的诊断具有较高的灵敏度和特异度。

(三)磁共振成像(MRI)检查

MRI 无放射性辐射,组织分辨率高,多方位、多序列成像,是非常有效的肝脏影像学检查。一般认为,动态增强多期 MRI 扫描及肝脏细胞特异性增强剂显像对鉴别良、恶性肝内占位性病变的能力优于增强 CT。

九、病理学诊断

慢性 HBV 感染者肝组织检查的主要目的是评价肝脏炎症坏死及纤维化程度、明确有无肝硬化并排除其他肝脏疾病,从而为确定诊断、判断预后、启动治疗和监测疗效提供客观依据。

CHB 的主要病理学特点是肝脏汇管区及其周围不同程度的炎症坏死和纤维化。汇管区浸润的炎症细胞以淋巴细胞为主,也可有少数浆细胞和巨噬细胞;炎症细胞聚集常引起界板破坏而形成界面炎(旧称碎屑样坏死)。小叶内有肝细胞变性、坏死(包括点灶、桥接、融合性坏死)和凋亡,并可见磨玻璃样肝细胞及凋亡肝细胞形成的凋亡小体,且随炎症病变活动而愈加显著。慢性肝脏炎症坏死可引起细胞外基质特别是胶原的过度沉积即纤维化,表现为不同程度的汇管区纤维性扩大、纤维间隔形成,Masson 三色染色及网状纤维染色有助于判断肝纤维化程度及肝小叶结构。在弥漫性肝纤维化的基础上,一旦肝细胞结节性再生形成假小叶,即称为肝硬化。另外,免疫组织化学染色可检测肝组织内 HBsAg 和 HBcAg 的表达;核酸原位杂交法或 PCR 法可检测组织内 HBV DNA 或 cccDNA。

对于慢性 HBV 感染的肝组织炎症坏死分级和纤维化分期,国际文献中常采用 Knodell、Scheuer、Metavir 或 Ishak 评分系统。Laennec 肝硬化分级根据再生结节大小和纤维间隔宽度,将肝硬化(Metavir 4)细分为 4A、4B 和 4C 三级。我国学者也提出了病毒性肝炎的组织病理学分级及分期标准。

十、临床诊断

根据慢性 HBV 感染者的血清学、病毒学、生物化学、影像学、病理学和其他辅助检查结果,在临床上可分为以下几种诊断。

(一)慢性 HBV 携带状态

慢性 HBV 携带状态又称 HBeAg 阳性慢性 HBV 感染。本期患者处于免疫耐受期,患者年龄较轻,HBV DNA 定量水平(通常 $\geqslant 2 \times 10^7$ U/mL)较高,血清 HBsAg(通常 $> 1 \times 10^4$ U/mL)较高、HBeAg 阳性,但血清 ALT 和 AST 持续正常(1 年内连续随访 3 次,每次至少间隔 3 个月),肝脏组织病理学检查无明显炎症坏死或纤维化。在未行组织病理学检查的情况下,应结合年龄、病毒水平、HBsAg 水平、肝纤维化无创检查和影像学检查等综合判定。

(二)HBeAg 阳性 CHB

本期患者处于免疫清除期,其血清 HBsAg 阳性、HBeAg 阳性,HBV DNA 定量水平(通常 $> 2 \times 10^4$ U/mL)较高,ALT 持续或反复异常或肝组织学检查有明显炎症坏死和(或)纤维化($\geqslant$G2/S2)。

(三)非活动性 HBsAg 携带状态

非活动性 HBsAg 携带状态又称 HBeAg 阴性慢性 HBV 感染。本期患者处于免疫控制期,表现为血清 HBsAg 阳性、HBeAg 阴性、抗-HBe 阳性,HBV DNA $< 2 \times 10^3$ U/mL,HBsAg $< 1 \times 10^3$ U/mL,ALT 和 AST 持续正常(1 年内连续随访 3 次以上,每次至少间隔 3 个月),影像学检查无肝硬化征象,肝组织检查显示组织活动指数(histological activity index,HAI)评分 < 4 或根据其他半定量计分系统判定病变轻微。

(四)HBeAg 阴性 CHB

此期为再活动期,其血清 HBsAg 阳性、HBeAg 持续阴性,多同时伴有抗-HBe 阳性,HBV DNA 定量水平通常 $\geqslant 2 \times 10^3$ U/mL,ALT 持续或反复异常,或肝组织学有明显炎症坏死和(或)纤维化($\geqslant$G2/S2)。

(五)隐匿性 HBV 感染

隐匿性 HBV 感染的患者表现为血清 HBsAg 阴性,但血清和(或)肝组织中 HBV DNA 阳性。在 OBI 患者中,80% 可有血清抗-HBs、抗-HBe 和(或)抗-HBc 阳性,称为血清阳性 OBI;但有 1%～20% 的 OBI 患者所有血清学指标均为阴性,故称为血清阴性 OBI。其发生机制尚未完全阐明,一种可能是显性(急性或慢性)HBV 感染后 HBsAg 消失,通常其血清或肝组织 HBV DNA 水平很低,无明显肝组织损伤;另一种是 HBVS 区基因变异,导致 HBsAg 不能被现有商品化试剂盒检测到,其血清 HBV DNA 水平通常较高,可能伴有明显肝脏组织病理学改变。此类患者可通过输血或器官移植将 HBV 传播给受者,其自身在免疫抑制状态下可发生 HBV 再激活。

(六)乙型肝炎肝硬化

1.诊断

乙型肝炎肝硬化的诊断应符合下列(1)和(2)(病理学诊断),或(1)和(3)(临床诊断)。

(1)目前 HBsAg 阳性,或 HBsAg 阴性、抗-HBc 阳性且有明确的慢性 HBV 感染史(既往 HBsAg 阳性>6 个月),并除外其他病因者。

(2)肝脏活组织检查病理学符合肝硬化表现者。

(3)符合以下 5 项中的 2 项及以上,并除外非肝硬化性门静脉高压者:①影像学检查显示肝硬化和(或)门静脉高压征象;②内镜检查显示食管胃底静脉曲张;③肝脏硬度值测定符合肝硬化;④血生物化学检查显示白蛋白水平降低(<35 g/L)和(或)PT 延长(较对照延长>3 秒);⑤血常规检查显示血小板计数<100×10⁹/L 等。

2.分类

临床上常根据是否曾出现腹水、食管胃底静脉曲张破裂出血和肝性脑病等严重并发症,将肝硬化分为代偿期及失代偿期。

(1)代偿期肝硬化:病理学或临床诊断为肝硬化,但从未出现腹水、食管胃底静脉曲张破裂出血或肝性脑病等严重并发症者,可诊断为代偿期肝硬化;其肝功能多为 Child-PughA 级。

(2)失代偿期肝硬化:肝硬化患者一旦出现腹水、食管胃底曲张静脉破裂出血或肝性脑病等严重并发症者,即诊断为失代偿期肝硬化;其肝功能多属于 Child-PughB 级或 C 级。

近年,为更准确地预测肝硬化患者的疾病进展、死亡风险或治疗效果,有学者建议将肝硬化分为 5 期,其中 1、2 期为代偿期肝硬化,3 期～5 期为失代偿期肝硬化。1 期为无静脉曲张,无腹水;2 期为有静脉曲张,无出血或腹水;3 期为有腹水,无出血,伴或不伴静脉曲张;4 期为有出血,伴或不伴腹水;5 期为出现脓毒症。

随着抗病毒药物的进步,许多失代偿期肝硬化患者经过治疗可以逆转为代偿期肝硬化。表现为肝细胞功能改善,如白蛋白水平较前升高,PT 较前缩短,不再出现腹水、肝性脑病等严重并发症,不需要肝移植也可长期存活。这些现象被称为肝硬化再代偿期,但目前尚无准确定义和统一的诊断标准。

十一、治疗目的

(1)最大限度地长期抑制 HBV 复制,减轻肝细胞炎症坏死及肝脏纤维组织增生,延缓和减少肝功能衰竭、肝硬化失代偿、HCC 和其他并发症的发生,改善患者生命质量,延长其生存时间。

(2)对于部分适合条件的患者,应追求临床治愈。

(3)临床治愈(或功能性治愈):停止治疗后仍保持 HBsAg 阴性(伴或不伴抗-HBs 出现)、HBV DNA 检测不到、肝脏生物化学指标正常、肝脏组织病变改善。但因患者肝细胞核内 cccDNA 未被清除,因此存在 HBV 再激活和发生 HCC 的风险。

十二、NAs 治疗

(一)NAs 药物的疗效和安全性

1.恩替卡韦(entecavir,ETV)

大量研究数据显示,采用 ETV 治疗可强效抑制病毒复制,改善肝脏炎症,安全性较好,长期治疗可改善乙型肝炎肝硬化患者的组织学病变,显著降低肝硬化并发症和 HCC 的发生率,降低肝脏相关和全因病死率。

在初治 CHB 患者中,ETV 治疗 5 年的累计耐药发生率为 1.2%;在拉米夫定(lamivudine,LAM)耐药的 CHB 患者中,ETV 治疗 5 年的累积耐药发生率升至 51%。

2.富马酸替诺福韦酯(tenofovir disoproxil fumarate,TDF)

应用 TDF 治疗 CHB 患者的多中心临床研究结果显示,可强效抑制病毒复制,耐药发生率低。采用 TDF 治疗 8 年的研究数据显示,共有 41 例次病毒学突破,其中 29 例次(70%)的原因是依从性问题,59% 发生病毒学突破的患者继续 TDF 治疗仍然获得病毒学应答,进一步的核酸序列测定未发现 TDF 相关的耐药。TDF 长期治疗显著改善肝脏组织学,降低 HCC 发生率。

ETV 耐药且血清中 HBV DNA$>$60 U/mL 的 90 例 CHB 患者,按照 1:1 比例随机接受 TDF 单独或联合 ETV 治疗 48 周,TDF 单独或联合 ETV 治疗组的 HBV DNA 阴转($<$15 U/mL)率分别为 73% 和 71%,HBV DNA 较基线分别下降 3.66 lg U/mL 和 3.74 lg U/mL,分别有 6 例和 3 例患者仍保持了基线的耐药,2 组安全性良好。多项 TDF 治疗 NAs 经治患者的 48~168 周的研究显示,TDF 用于 LAM 耐药、阿德福韦酯(adefovir dipiv-oxil,ADV)耐药、ETV 耐药或多药耐药患者的治疗,均可获得 70%~98% 的病毒学应答,且随着治疗时间的延长,病毒学应答率逐渐升高。

3.富马酸丙酚替诺福韦片(tenofovir alafenamide fumaratetablets,TAF)

全球 II 期临床试验中,581 例 HBeAg 阳性 CHB(不包括失代偿期肝硬化)患者接受 TAF 治疗 48 周,64% 的患者 HBV DNA$<$29 U/mL,ALT 复常率为 72%;10% 发生 HBeAg 血清学转换,HBsAg 消失率为 1%;继续治疗至 96 周,73% 的患者 HBV DNA$<$29 U/mL,ALT 复常率为 75%;HBeAg 血清学转换率增至 18%,HBsAg 消失率为 1%。285 例 HBeAg 阴性 CHB(不包括失代偿期肝硬化)患者接受 TAF 治疗 48 周,94% 的患者 HBV DNA$<$29 U/mL,ALT 复常率为 83%,HBsAg 血清消失率为 0;继续治疗至 96 周,90% 患者 HBV DNA$<$29 U/mL,ALT 复常率为 81%,HBsAg 血清消失率$<$1%。96 周治疗期间,头痛(12%)、恶心(6%)和疲劳(6%)是最常见的不良事件。TAF 治疗 96 周后髋关节、腰椎的骨密度下降值($-$0.33%、$-$0.75%)低于 TDF($-$2.51%、$-$2.57%),两者间差异有统计学意义(P 值$<$0.001);TAF 治疗后估算的肾小球滤过率(estimated glomerular filtrationrate,eGFR)下降的中位值也低于 TDF($-$1.2 mg/dL vs $-$4.8 mg/dL,$P<$0.001)。

4.其他药物

替比夫定(tlbivudine,LdT)可改善 eGFR,但总体耐药率仍偏高。LdT 在阻断母婴传播中具有良好的效果和安全性。

(二)NAs 的选择

初治患者应首选强效低耐药药物(ETV、TDF、TAF)治疗。不建议 ADV 和 LAM 用于 HBV 感染者的抗病毒治疗。正在应用非首选药物治疗的患者,建议换用强效低耐药药物,以进一步降低耐药风险。应用 ADV 者,建议换用 ETV、TDF 或 TAF;应用 LAM 或 LdT 者,建议换用 TDF、TAF 或 ETV;曾有 LAM 或 LdT 耐药者,换用 TDF 或 TAF;曾有 ADV 耐药者换用 ETV、TDF 或 TAF;联合 ADV 和 LAM/LdT 治疗者,换用 TDF 或 TAF。

(三)NAs 耐药的预防和处理

1.初始治疗患者

强调选择强效低耐药药物,推荐 ETV、TDF、TAF。

2.治疗中

定期检测 HBV DNA 定量,以便及时发现病毒学突破,并尽早给予挽救治疗(表 2-1)。对于 NAs 发生耐药者,改用干扰素-α 类联合治疗的应答率较低。

表 2-1　核苷(酸)类似物耐药挽救治疗推荐

耐药种类	推荐药物
LAM 或 LdT 耐药	换用 TDF 或 TAF
ADV 耐药,之前未使用 LAM 或 LdT	换用 ETV、TDF 或 TAF
ADV 耐药,且对 LAM/LdT 耐药	换用 TDF 或 TAF
ETV 耐药	换用 TDF 或 TAF
ETV 和 ADV 耐药	ETV 联合 TDF,或 ETV 联合 TAF

注:LAM 为拉米夫定;LdT 为替比夫定;ADV 为阿德福韦酯;ETV 为恩替卡韦;TDF 为富马酸替诺福韦酯;TAF 为富马酸丙酚替诺福韦。

(四)NAs 治疗的监测

1.治疗前相关指标基线检测

(1)生物化学指标主要有 ALT、AST、胆红素、白蛋白等。

(2)病毒学和血清学标志物主要有 HBV DNA 定量和 HBsAg、HBeAg 抗-HBe。

(3)根据病情需要,检测血常规、血清肌酐水平、血磷水平、肾小管功能等。

(4)肝脏无创纤维化检测如肝脏硬度值测定。

(5)当 ETV 和 TDF 用于肌酐清除率<50 mL/min 患者时均需调整剂量;TAF 用于肌酐清除率<15 mL/min 且未接受透析的患者时,无推荐剂量;其余情况均无需调整剂量。

2.密切关注患者治疗依从性问题

密切关注患者治疗依从性问题包括用药剂量、使用方法、是否有漏用药物或自行停药等情况,确保患者已经了解随意停药可能导致的风险,提高患者依从性。

3.少见或罕见不良反应的预防和处理

NAs 总体安全性和耐受性良好,但在临床应用中确有少见、罕见严重不良反应的发生,如肾功能不全(服用 TDF、ADV)、低磷性骨病(服用 TDF、ADV)、肌炎/横纹肌溶解(服用 LdT)、乳酸酸中毒等(服用 ETV、LdT);应引起关注。建议治疗前仔细询问相关病史,以降低风险。对治疗中出现血肌酐、肌酸激酶或乳酸脱氢酶水平明显升高,并伴相应临床表现如全身情况变差、肌痛、肌无力、骨痛等症状的患者,应密切观察。一旦确诊为肾功能不全、肌炎、横纹肌溶解、乳酸酸中毒等,应及时停药或改用其他药物,同时给予积极的相应治疗干预。

4.耐药监测及处理

随着强效低耐药药物的应用,NAs 长期治疗出现耐药发生率大幅降低。如果在治疗过程中出现 HBV DNA 定量较治疗中最低值升高＞2 lg U/mL,排除依从性问题后,需及时给予挽救治疗,并进行耐药检测。

十三、干扰素-α 治疗

我国已批准 Peg-IFN-α 和干扰素-α 用于治疗。

（一）Peg-IFN-α 治疗的方案及疗效

1.Peg-IFN-α 初治单药治疗

多项多中心随机对照临床试验显示,HBeAg 阳性 CHB 患者采用 Peg-IFN-α-2a 或国产 Peg-IFN-α-2b 治疗48周(180 μg/w),停药随访 24 周,HBV DNA＜2×10³ U/mL 的发生率为30％,HBeAg 血清学转换率为 30.75％～36.3％(其中基线 ALT＞2×ULN 且治疗 12 周时 HBsAg＜1 500 U/mL者可高达68.4％),HBsAg 转换率为 2.3％～3.0％,停药 3 年 HBsAg 清除率为11％。Peg-IFN-α-2a 治疗 HBeAg 阴性慢性 HBV 感染者(60％为亚洲人)48周,停药随访24周,HBV DNA＜2×10³ U/mL 的发生率为 43％,停药后随访 48 周时为 42％;HBsAg 消失率在停药随访 24 周、3 年、5 年时分别为 3％、8.7％和 12％。

Peg-IFN-α 治疗 24 周时,HBV DNA 下降＜2 lg U/mL 且 HBsAg 定量＞2×10⁴ U/mL(HBeAg 阳性者)或下降＜1 lg U/mL(HBeAg 阴性者),建议停用 Peg-IFN-α 治疗,改为 NAs治疗。

2.Peg-IFN-α 与 NAs 联合治疗

对 NAs 经治 CHB 患者中符合条件的优势人群联合 Peg-IFN-α 可使部分患者获得临床治愈。治疗前 HBsAg 低水平(＜1 500 U/mL)及治疗中 HBsAg 快速下降(12 周或 24 周时HBsAg＜200 U/mL 或下降＞1 lg U/mL)的患者,联合治疗后 HBsAg 阴转的发生率较高。但联合治疗的基线条件最佳疗程和持久应答率等,尚需进一步研究。

3.Peg-IFN-α 进一步降低 HBV 相关 HCC 的发生率

119 对单独应用 Peg-IFN-α 或 ETV 治疗的 CHB 患者,随访 5 年发现,采用 Peg-IFN-α 治疗的患者5 年内均未发生 HCC;而采用 ETV 治疗者在随访第 4、5 年时分别有 2 例、1 例发生 HCC,与模型预测发生率间差异无统计学意义($P=0.36$)另一项包括 682 例采用 NAs,430 例应用 Peg-IFN-α单独或联合 NAs 治疗的回顾性研究。显示,在中位随访时间 5.41 年时共 31 例发生 HCC,接受Peg-IFN-α 治疗患者的 10 年累计 HCC 发生率明显低于 NAs 治疗患者(2.7％ ：8.0％,$P<0.001$)。Peg-IFN-α 在降低 HBV 相关 HCC 发生率方面的作用值得进一步深入研究。

（二）Peg-IFN-α 抗病毒疗效的预测因素

治疗前的预测因素:HBV DNA＜2×10⁸ U/mL,ALT 高水平[(2～10)×ULN]或肝组织炎症坏死 G2 以上,A 或 B 基因型,基线低 HBsAg 水平(＜25 000 U/mL),基线核心抗体定量检测(qAnti-HBc)定量高水平,基线信号转导及转录激活蛋白 4（signal transducer and activator of transcription,STAT4）为 rs7574865,是提示干扰素疗效较好的预测指标。Peg-IFN-α 治疗12 周时的 HBV DNA 水平、HBsAg 定量及其动态变化,可用于预测干扰素疗效。

（三）Peg-IFN-α 的不良反应及其处理

(1)流感样综合征:发热、头痛、肌痛和乏力等,可在睡前注射干扰素-α 或用药时服用非甾体消炎药。

(2)骨髓抑制:中性粒细胞计数≤0.75×10⁹/L 和(或)血小板计数＜50×10⁹/L,应降低干扰素剂量;1～2周后复查,如恢复,则增加至原量。中性粒细胞计数≤0.5×10⁹/L 和(或)血小板计数<25×10⁹/L,则应暂停使用干扰素。对中性粒细胞计数明显降低者,可试用粒细胞集落刺激因子(granulocyte colony stimulatingfactor, G-CSF)或粒细胞巨噬细胞集落刺激因子(granulocyte macrophage colony stimulating factor ,GM-CSF)治疗。

(3)精神异常:抑郁、妄想、重度焦虑等,应及时停用干扰素,必要时会同精神心理方面的专科医师进一步诊治。

(4)自身免疫病:部分患者可出现自身抗体,仅少部分患者出现甲状腺疾病、糖尿病、血小板计数减少、银屑病、白斑病类风湿关节炎和系统性红斑狼疮样综合征等,应请相关科室医师会诊共同诊治,严重者应停药。

(5)其他:视网膜病变、间质性肺炎、听力下降、肾脏损伤、心血管并发症等,应停止干扰素治疗。

(四)干扰素治疗的禁忌证

(1)绝对禁忌证:妊娠或短期内有妊娠计划、精神病史(具有精神分裂症或严重抑郁症等病史)、未能控制的癫痫、失代偿期肝硬化、未控制的自身免疫病,严重感染、视网膜疾病、心力衰竭、慢性阻塞性肺病等基础疾病。

(2)相对禁忌证:甲状腺疾病,既往抑郁症史,未控制的糖尿病、高血压、心脏病。

十四、其他治疗

抗 HBV 治疗可降低 HBV 相关并发症的发生率,降低 HBV 相关 HCC 的发生率,提高患者生存率,是慢性 HBV 感染者最重要的治疗措施。此外,还有抗炎、抗氧化、保肝、抗纤维化、调节免疫等治疗。

(一)抗炎、抗氧化、保肝治疗

HBV 感染后导致肝细胞炎症坏死是疾病进展的重要病理生理过程。甘草酸制剂、水飞蓟宾制剂、多不饱和卵磷脂制剂和双环醇等具有抗炎、抗氧化和保护肝细胞等作用,有望减轻肝脏炎症损伤。对肝组织炎症明显或 ALT 水平明显升高的患者,可以酌情使用,但不宜多种联合。

(二)抗纤维化治疗

多个抗纤维化中药方剂如安络化纤丸、复方鳖甲软肝片、扶正化瘀片等。在动物实验和临床研究中均显示一定的抗纤维化作用,对明显纤维化或肝硬化患者可以酌情选用。但尚需多中心随机对照研究进一步明确其疗程及长期疗效等。

(高志芳)

第三节 丙型病毒性肝炎

丙型病毒性肝炎简称丙型肝炎(hepatitis C),是由丙型肝炎病毒(hepatitis C virus,HCV)引起的一种传染病,是输血后肝炎的主要病因。HCV 感染全球流行,已经成为一个主要的公共卫生问题。丙型肝炎初期常无临床症状,70%～80%发展为持续性病毒血症与慢性肝炎、肝硬化,并与肝细胞性肝癌的形成有关。在丙型肝炎的发展过程中有很多因素影响疾病发展的结局,包括感染时患者的年龄、性别、感染方式、病毒基因型和亚型、病毒准种、血清病毒载量等。近年来,丙型病毒性肝炎无论是在病原学、发病机制,还是实验室检测、临床治疗等方面都取得了巨大的进展。

一、丙型肝炎病毒的生物特性与分子生物学

(一)病毒颗粒特征

HCV 病毒体呈球形,直径为 55~65 nm,为单股正链 RNA 病毒,在核心蛋白和核酸组成的核衣壳外包绕含脂质的囊膜,囊膜上有刺突。HCV 最低沉降系数为 140 S,在蔗糖中浮密度为 1.15 g/mL,氯化铯中浮密度为 1.29~1.30 g/mL。目前,HCV 仅有 Huh7、Huh7.5、Huh7.5.1 3 种体外细胞培养系统,黑猩猩可感染 HCV,但症状较轻。HCV 对氯仿等有机溶剂敏感,用 10%~20%氯仿、1:1 000 甲醛溶液,37 ℃96 小时、60 ℃ 10 小时、100 ℃ 5 分钟,高压蒸汽和甲醛熏蒸等均能使其灭活。

(二)HCV 病毒分子结构

HCV 基因组是一单股正链 RNA,其外有来自宿主的脂质外膜,在脂质外膜内嵌有病毒胞膜基因编码的 E1 和 E2 糖蛋白,外膜围绕着核衣壳蛋白和单股、正链 RNA 基因组。HCV 基因组链长约为 9 600 个核苷酸(nt)。1991 年将 HCV 列入黄病毒科(flaviviridae)丙肝病毒属。HCV 基因组可分为 5′末端、3′末端及位于两个末端之间的病毒编码开读框架(open reading frame,ORF)3 部分。

5′非编码区(untranslated regions,UTR)约有 341 个核苷酸,形成数个小的末端茎-环样结构,含一个短的直接重复序列。该区在病毒进化中最为稳定,极少发生变异,不同的病毒分离株在该区的同源性最高,是诊断 HCV 合成特异性引物的最佳选择部位。但后来研究发现该区内含有 3~4 个终止密码,形成几个小的 ORF,这些小的 ORF 编码的多肽最长为 28 个氨基酸,均以甲硫氨酸开头,尚不清楚是否先在核糖体翻译这些小肽后再翻译大的病毒多肽。该区的功能目前还不十分清楚,由于 5′非编码区有非常复杂的二级 RNA 结构和一些茎-环样结构,去除这些区域可使 HCV RNA 的体外表达效率提高。采用无细胞体外翻译体系(兔网织红细胞裂解物)研究 HCV RNA 的翻译和复制,提示 5′末端内部存在核糖体进入位点(internal ribosomal entry site,IRES),而缺失实验表明几乎全长的 5′-UTR(nt29~nt332)对 IRES 的正常功能是必要的。最近有报告显示 5′-UTR 的第 3 个茎环结构(核苷酸131~253)可与肝细胞中的两种蛋白(相对分子质量 120 000、87 000)结合,这两种蛋白对 HCV 在肝脏内复制和翻译具有抑制作用,由此推测,HCV 在感染者体内的低滴度状态可能与该肝细胞因子的抑制有关,其在病毒复制过程中有重要的负调节作用。

3′末端由 3 部分组成。编码区第一个终止密码子之后是 30~40 个核苷酸的非编码变异序列,在不同的基因型间有所不同。然后是 poly(U)或 poly(A)结构,长 20~200 个核苷酸不等(不同的分离株间差异很大)。第三部分为最后面的 98 个核苷酸组成的高保守序列,称为 3′-X结构。

5′端与 3′末端之间,由 9 100 个核苷酸组成一个大而连续的开读框架,编码 3 010 或 3 000 个氨基酸组成的一个巨大病毒多肽。从病毒编码框架 5′端到 3′端,编码不同蛋白质的基因依次为核衣壳蛋白基因、包膜蛋白基因及非结构蛋白 1~5 基因。

(三)病毒多聚蛋白的结构

由病毒基因组中部单链大的 ORF 编码的大病毒多聚蛋白前体(polyprotein)经过加工处理

至少形成 10 个多肽。分为结构蛋白与非结构蛋白两大部分。结构蛋白由一个核蛋白（C）或称核衣壳蛋白和两个胞膜蛋白（E1 和 E2）组成。

1.核心蛋白（C 蛋白）

核心蛋白编码区位于 HCV RNA 基因组的 342～914 nt，C 蛋白位于整个多聚蛋白的 N 末端，是病毒衣壳（capsid）的组成部分，可以通过与病毒 RNA 的结合来调节 HCV 基因组的翻译，并通过与糖蛋白作用组装出完整的 HCV 病毒颗粒。多聚蛋白 N 末端 191 个氨基酸为核心蛋白（P21），一般认为是由宿主信号肽酶将其从多聚蛋白上切割下来。核心蛋白的 N 末端富含碱性氨基酸且高度保守，这和它的重要功能是相一致的。通常情况下，C 蛋白是磷酸化的，主要结合在细胞膜上，可以与 Ⅱ 型载脂蛋白（apolipoprotein Ⅱ）结合，说明 C 蛋白是一种脂质结合蛋白。近年研究发现，C 蛋白可以与细胞质内信号转导通路分子相互作用，从而调节特定基因的表达。如 C 蛋白在白细胞介素-6 和干扰素-γ 不同刺激因子的作用下会对信号转导分子 JAK-STAT 的表达分别产生上调和下调的作用；C 蛋白还可以参与对细胞凋亡的调控，如可以抑制 c-myc 诱导产生的细胞凋亡。除了这些功能，C 蛋白还可以与很多细胞内源蛋白因子相互作用来反式调控一系列的生理、病理过程如细胞的信号转导、脂类代谢以及癌的发生等。

2.F 蛋白

近年来发现，核衣壳蛋白基因序列中存在一个重叠的序列编码 F 蛋白。F 蛋白是由于核心编码区的核糖体读码框在 11 位密码子处作 $-2/+1$ 移位所产生，由核心蛋白序列 AUG 密码子翻译起始后移框合成。F 蛋白是很不稳定的蛋白，合成后迅速降解，半衰期为 8～10 分钟。其存在的生物学意义尚不明确。

3.外膜蛋白

E1 和 E2 分别为 30 kD 和 70 kD 大小，是广泛糖基化蛋白。E1 和 E2 通过非共价键形成异源性二聚体，共同组成 HCV 病毒粒子的包膜，其与病毒吸附和进入靶细胞过程有重要关系。E1 蛋白有 192 个氨基酸，含 5～6 个 N-糖基化位点，属于 Ⅰ 型内源性糖基化蛋白。E1 通过 N 末端与 C 蛋白结合，也可与 NS2 蛋白相互作用，在病毒生命周期中起着重要作用。E2 蛋白的末端氨基酸具有高度可变性，位于多聚蛋白氨基酸 384～410 的多变区称为高变区 1（hypervariable region1，HVR1），相当于 E2 的氨基酸 1～27。多聚蛋白氨基酸 474～480 为高变区 2（HVR2），HVR2 的进化似乎与 HAV1 的进化无相关性，其意义尚不明确。大量研究资料指出：E2 蛋白构成病毒外壳的一部分，特别是 HVR1 位于病毒颗粒的表面，带有中和表位。高变区在各分离株、基因型以及各个体准种之间往往出现明显差异。并可观察到，在慢性感染过程中对该区所产生的特异性抗体出现改变，提示 HVR1 是免疫原，HCV 通过形成变异逃脱宿主的免疫攻击，人血清中的特异性抗体不能再识别新形成的变异株，从而相应的变异株则成为慢性感染新的优势病毒株。HVR1 可吸附于哺乳动物细胞表面的 CD81，参与病毒入胞；并可诱导机体产生中和抗体，但由于其高度变异性使其难以用于疫苗的研制。

4.p7 蛋白

p7 蛋白是从 E2 蛋白上切割下来的一段含有 63 个氨基酸的多肽，其在结构上有两个跨膜结构域。P7 蛋白在细胞体内表达后整合于内质网膜上，形成六聚体的阳离子通道，对 HCV 病毒颗粒的释放有一定的促进作用。有研究发现，P7 蛋白对 HCV 核心颗粒组装和 E1/E2 包膜蛋白的组装，以及核心蛋白和包膜蛋白两者之间的结合起着重要的调节作用。

5.非结构蛋白

有 NS2、NS3、NS4a 和 NS4b 以及 NS5a 和 NS5b，为非结构基因所编码的蛋白。NS2 蛋白推测属半胱氨酸蛋白酶，其功能是裂解 NS2～NS3；NS3 至少编码具有 3 种酶活性的蛋白：丝氨酸蛋白酶、核苷酸三磷酸酶和解链酶。NS3 可能与 HCV 感染后的肝癌发生有关。NS4a 系一相对分子质量很小的蛋白（相对分子质量 8 000），可促进多聚蛋白的加工处理，是 NS3 蛋白酶的重要辅助因子，在 HCV 的复制中发挥重要作用；NS4b 相对分子质量较大（24 000），它和 NS3 以及 NS4a 一起，为 NS5a 的高度磷酸化所必需，该蛋白是否还有其他功能迄今还不清楚；NS5a 高度磷酸化，据推测存在干扰素敏感决定区（interferon sensitivity determing region，ISDR，氨基酸 2 209～2 248），来自日本的报道认为，HCV1b 基因型 ISDR 部位的氨基酸变异状况，对患者干扰素治疗的应答起着决定性作用，该区存在 4 个以上氨基酸变异时则对干扰素敏感。但此结果未得到欧洲的研究支持。NS5a 可与载脂蛋白相互作用参与感染后脂肪肝的发病，还可与细胞内多种蛋白相关作用，影响细胞内的信号通路。NS5b 含有一由甘氨酸、天门冬氨酸组成的序列基元，这是 RNA-依赖 RNA 聚合酶（RNA-dependent RNA polymerase，RdRp）的特征，其编码产物是 HCV 复制的核心酶，同时也成为设计抗 HCV 药物时考虑的重要靶蛋白。

（四）HCV 的复制

首先 HCV 与细胞表面受体结合，感染细胞主要是肝细胞，接着病毒进入细胞；病毒脱去外壳，暴露出正链 RNA 基因组，正链 RNA 随即被翻译成一大分子多聚蛋白，多聚蛋白再裂解成结构蛋白和对病毒复制至关重要的非结构蛋白。正链 RNA 同时也被用于产生负链 RNA，负链 RNA 与非结构蛋白相结合，形成胞质内复制复合体，产生另外的正链 RNA。核蛋白、E1、E2 以及在一定程度上 NS2 的加工是由宿主细胞蛋白酶所介导。核蛋白从多聚蛋白裂解出后形成核衣壳，正链 RNA 被包装到核衣壳蛋白内，并为外膜和脂质所包裹。一般病毒复制过程还包括外膜蛋白被转运到细胞表面，当病毒从细胞内芽生出来时，病毒颗粒获得外膜蛋白和细胞的脂质作为它的外衣。病毒颗粒从细胞释放后感染邻近的肝细胞或进入血液循环，再感染新的宿主。

HCV 与 CD81 的结合是 HCV 接触感染肝细胞的关键步骤，CD81 是细胞表面蛋白，其分子有 4 个环，两个在细胞外，另两个在细胞内，细胞外环分子序列在人类与黑猩猩高度保守，其结构与其他哺乳种系动物不同。资料表明 CD81 可与 HCV 外膜蛋白 E2 特异结合，介导病毒入胞，提示 CD81 是 HCV 的受体之一。最近发现除 CD81 外，LDL 受体（LDL-R）、B 族Ⅰ型清道夫受体（SR-BI）、C 型凝聚素 DC-SIGN 和 LSIGN、细胞间紧密连接蛋白 claudin-1 和 occludin 等分子都与 HCV 入胞有关。

近年随着脂筏（lipid rafts）研究的开展，证明 HCV 复制发生在细胞的脂筏内，依据是从细胞内得到的含有复制复合体的膜结构能耐受 1% NP40 处理，并且含有小窝蛋白（caveolin）。脂筏是质膜上富含胆固醇和鞘磷脂的微结构域。由于鞘磷脂具有较长的饱和脂肪酸链，分子间的作用力较强，所以这些区域结构致密，就像一个蛋白质停泊的平台，与膜的信号转导、蛋白质分选均有密切的关系。

（五）HCV 感染研究模型

国内外学者对 HCV 体外复制子（replicon）系统、HCV 假病毒系统、HCV 感染细胞模型和动物模型等的建立进行了不懈的努力，为 HCV 病原学、发病机制、治疗等方面的研究提供了基础。

1.HCV 体外复制子模型

首次用 Huh-7 细胞系(human hepatoma cell line 7)和 1 例慢性丙肝患者体内 HCV cDNA 共同序列 con1 的克隆,建立了选择性双顺反子亚基因组 HCV 复制子模型。该复制子的建立显示 HCV 中结构蛋白对 HCV 复制不是必需的。在此基础上通过改进,构建了 Huh7.5 和 Huh7.5.1 细胞株。这些复制子模型已广泛用于 HCV 的研究,并取得了巨大成果。

2.HCV 体外感染模型

2004 年 TakajiWakita 等从一例日本暴发性肝衰竭患者体内分离出基因 2a 型 HCV 克隆,命名为 HFH-1(Japanese fulminant hepatitis 1),通过该克隆构建的亚基因或全基因复制子模型,无须适应性突变即可在 Huh-7 或其他细胞系(HepG2、IMY-9、HeLa 和 293 细胞)中高效的支持 HCV 复制,且能产生具有生物活性的病毒颗粒,能感染新的 Huh-7 细胞。这使得体外研究 HCV 的生命周期成为可能。以后在 Huh7.5 和 Huh7.5.1 细胞中,HFH-1 复制效率更高。感染性 HCV 细胞培养模型(HCVcc)的建立为研究 HCV 的生命周期,筛选抗 HCV 药物提供了良好的平台。

3.HCV 感染小动物模型

人和黑猩猩是 HCV 感染的自然宿主。HCV 感染的黑猩猩动物模型已建立,在 HCV 接种后 2 天,肝内即可检测出 HCV RNA。此后 1~2 天 HCV RNA 在血清中出现,而在接种后 3~8 个月才产生抗-HCV,这对于 HCV 感染的临床观察具有一定的参考意义。由于黑猩猩来源有限,价格昂贵,难以普遍应用。

近年来,对 HCV 的其他动物模型进行了广泛的研究。自然动物主要有树鼩、小绢猴和猕猴。小鼠模型主要有人-鼠嵌合肝模型、HCV 三聚体小鼠、转基因小鼠和质粒转染鼠模型。虽然目前 HCV 感染的动物模型取得不少进展,但没有一种模型能满足各种研究的需要。

(六)HCV 的准种与基因型

HCV 是具有高度变异率的不均一病毒,复制过程所依赖的 RNA 多聚酶是易于错配的 RdRp。与许多其他 RNA 病毒一样,其缺乏修正机制,因此往往出现较多的错配,表现出高度的变异率。多次复制和变异导致产生多种不同变异株,各分离株之间 HCV 存在着不同程度的差异,形成 HCV 株的不均一性。根据各分离株的序列分析,按各株之间差异程度可分为各种准种或称准株和不同的基因型以及多种亚型。

1.准种

准种是同一受感染个体内有多种不同 HCV 株共存的现象。与 HIV 感染相似,HCV 受感染者体内存在着以一株为主的多株感染,称为准种。准种之间的核苷酸差异甚小,仅为 1% 或 2% 的核苷酸不均一性。准种的出现不能单纯理解为多株同时或相继感染,而是复制过程中受到免疫压力,病毒通过变异逃避机体免疫监督和清除的结果。HCV 的母婴传播研究显示:一个多株感染的母亲可将某一优势株传播给婴儿,但是经过演化后在婴儿体内出现的病毒优势株并不是母体当时最为常见的病毒株。

有研究认为,准种导致 ALT 升高有所差异,一些资料提示 HCV 准种多样性较显著,与肝脏疾病的严重性有关,考虑这可能是肝脏内导致细胞毒性 T-淋巴细胞袭击目标增加的结果,但此机制尚待证实。

准种对于 α-干扰素治疗的应答也似有差异,干扰素治疗后随着病毒复制降低,同时也使病毒株的不均一性减少。然而也可见到干扰素治疗后,某些 HCV 准种却变成了优势毒株,这些优势株对干扰素治疗应答甚差。

2.基因型

丙型肝炎病毒在复制过程中,核苷酸替换频率相对较高,每年每位点为 $10^{-3}\sim10^{-2}$,这些复制的错配每年每个位点产生 10～100 个核苷酸替换变异株。核苷酸替换变异株能否形成可持续存在的变异株,则因替换的部位而异。HCV 基因组不同的区域其遗传保守性不相同,高保守区是编码具有关键功能的区域,例如编码聚合酶和其他非结构蛋白、核蛋白、5′端非编码区和内核糖体进入位点等是具有特殊功能的区域,核苷酸在这些区域出现替换,可以导致具有预定功能区域结构上的改变。如果这些区域出现核苷酸替换,很少能继续存在下去。而基因组的其他区域包括高变区,则对于核苷酸替换比较耐受。因此,这些区域也是确定核苷酸序列细微变异的最佳部位。

病毒 RNA 聚合酶引起高频率核苷酸随机替换和错配,经过长时期缓慢的遗传演化,导致 HCV 形成高度不均一性病毒,各分离株之间仅有 70% 的均一性。因此,HCV 的基因遗传性、分子和亲缘性是基因分型依据的基础。

根据 HCV 分离株核苷酸序列同源性分类,序列间同源性较大者称作基因型,其核苷酸同源性为 55%～72%(平均 64.5%);同一基因型内不同序列间称基因亚型,亚型之间核苷酸同源性为 75%～86%(平均 80%)。HCV 共分 6 个基因型,分别以阿拉伯数字 1、2、3 等表示;各亚型用英文字母 a、b、c 等表示。

HCV 基因型的地理分布:世界各地区 HCV 的基因型别有一定的差异,在美国主要是 1 型,其中 1a 和 1b 大致相等,另外 10% 的 HCV 感染为 2 型,6% 为 3 型;欧洲的基因型分布与北美相似以 1 型为主,尤以 1b 型多见;斯堪的纳维亚地区 50% 的 HCV 感染是 3 型病毒感染;3 型也见于远东(特别是泰国)、巴基斯坦、印度部分地区和澳大利亚;4 型主要见于中东地区;5 型常见于南非;6 型常见于中国香港。综合我国有关基因分型的资料提示:我国的 HCV 基因分型与日本类似,以 1b 和 2a 为主,其他基因型少见。但我国不同地区基因型亦有明显不同,在南方城市 1b 型占 90% 以上,从南到北基因 2a 型逐渐增多。

HCV 基因分型的意义:其临床意义在于其与干扰素治疗的应答和疗程密切相关,详细情况将在本节治疗部分介绍。HCV 基因分型也可用于追踪传播来源,但 HCV 的基因型别是否影响丙型肝炎的自然史和临床表现,仍有争议。有研究发现,1b 型 HCV 分离株多见于较严重肝病,发展成肝硬化者比 1a、2a、2b 感染者更为多见。而有研究认为 HCV 感染的病情严重性取决于多种因素。例如,病毒的血清水平、感染时间、性别、年龄、是否合并饮酒以及 HBV 感染等,而与 HCV 基因型关系不明显。

二、流行状况与传播方式

本病呈世界性分布。据报道全球 HCV 的感染率平均为 3%(0.1%～5.0%),估计全球约有 1.7 亿 HCV 携带者,其中约 4 百万在美国,5 百万在西欧,东欧的发病率似高于西欧。在工业化国家 20% 的急性肝炎、70% 的慢性肝炎、40% 的终末期肝硬化,以及 60% 的肝细胞性肝癌均系 HCV 感染所致,30% 的肝脏移植患者是 HCV 感染的后果。每年新增的有症状感染估计为 1～3 例/100 000,实际感染患者数显然高于此数字,因为多数是无症状感染。90% 以上输血后肝炎和 25% 以上急性散发性肝炎为丙型肝炎。

在我国不论急性还是慢性丙型肝炎,北方地区均高于南方地区。

近年发达国家 HCV 的感染率有所降低，这是因为：①通过筛查献血员，输血和血液制品的传播显著降低。②由于对医疗器械病毒传播的重视，HCV 通过注射的传播率显著降低，静脉药瘾共用注射器仍是主要的传播方式，在一些国家因为实施注射器交换计划使其传播率明显降低。

（一）输血及血制品传播

HCV 主要经血液或血液制品传播。输血后丙肝病毒的感染率与献血员的 HCV 携带状态有关。美国与日本的献血员抗-HCV 检出率为 1.2%～1.4%，意大利为 0.9%，法国为 0.7%，德国为 0.4%，英国为 0.3%～0.7%。我国各地区的调查结果不一，用 PCR 检查血清 HCV RNA 的结果表明，职业供血员 HCV RNA 的检出率为 27%（17/74），而义务献血员仅是 1.85%（1/54）。职业性供血员的阳性率显著高于义务献血者。

我国曾报道一次丙型肝炎的暴发流行，因单采血浆回输红细胞过程中，血液交叉污染引起丙型肝炎病毒的传播，献血浆员 15 000 人，约 2600 人发病（17.4%）。此外，在山东、安徽及湖北等地也陆续发现采浆献血员抗-HCV 阳性率显著高于一般献血员。我国已停止单采血浆和禁止有偿献血，使通过输血途经传播 HCV 的概率大为降低。但由于窗口期的存在，目前还不能完全杜绝输血导致丙型肝炎的发生。

经常暴露血液者，如血友病患者、妇产科、外科医师、手术者、胸外手术体外循环患者、肾移植血液透析患者及肿瘤患者、输入大量库血、或多次输血均极易感染丙型肝炎。例如，西班牙与英国的血友病患者，因多次接受血液与血液制品，抗-HCV 的检出率为 64% 与 85%。我们发现反复输血的血友病患者的抗-HCV 阳性率达 83.3%。应用未曾筛查 HCV 的献血员的血液制品，如免疫球蛋白、Ⅷ因子以及血浆，是 HCV 感染的重要危险因素。近年由于应用敏感的多抗原抗-HCV检测试剂筛查后，使输血后感染的发生率显著减低，据报道每次输血后感染的危险性已经降低到 0.01%～0.9%。自从采取灭活病毒措施后，在一些发达国家血液制品已不再是 HCV 感染问题的来源。

（二）注射、器官移植、透析和其他有创途径传播

静脉毒瘾共用注射器是 HCV 感染的高危因素，在美国和澳大利亚静脉药瘾是 HCV 感染的主要来源，HCV 感染率随着药瘾时间的延长而增高，注射 5 年后感染 HCV 者达 50%～90%。在德国 40%、西班牙 70%、英国 81% 的静脉药瘾者抗 HCV 阳性。据对云南昆明 441 名药瘾者的分析，抗 HCV 阳性率为 60.54%。

应用 HCV 感染供体的器官移植和骨髓移植也是 HCV 感染的重要来源。肾移植患者的丙型肝炎发病率较高。一项前瞻性研究调查了 405 名肾移植患者，肝炎发病率为 10.4%（42/405），其中 64%（27/42）为丙型肝炎。

血液透析（hemodialysis，HD）患者因为反复透析和输血是 HCV 感染的高危人群，血液透析者的 HCV 感染率为 41.0%～81.2%，其中移植后再透析者为 56.52%。与 HCV 感染相关的 HD因素包括：HD 次数，HD 每增加 100 次，感染 HCV 的危险增加 6.1%；透析机共用及消毒；透析机复用；不规范操作；患者自身因素，营养不良和免疫受损者对 HCV 易感性增高。此外，文身、穿耳环、消毒不严格的牙科治疗也可导致 HCV 感染。近年因内镜操作引起的 HCV 感染引起了重视。

HCV 与 HBV 以及 HIV 相似，可以通过极少量感染性液体从一个体传播给另一个体，从而引起严重疾病。在医疗手术操作中由于被污染的、锐利的手术器械刺破手套，或针刺伤手指，可经皮感染。我们曾对两所医院 1213 名医务人员进行了抗-HCV 检测，发现其 HCV 感染率甚

低,仅为0.33%。医务人员感染造成的医源性感染比较少见,值得注意的是文献已有诸如心脏外科、麻醉科及妇科医师将HCV传播给患者的数起事件报道。

(三)性接触传播

性接触途径传播HCV已得到证实,但是与乙型肝炎相比较,发生的频率较低。性行为中的血液污染可增加HCV感染风险。欧美的报道表明,伴有慢性HCV感染者的异性配偶的感染率较低(0~6.3%),但最近有亚洲的报道发现其感染率较高(7.3%~27.0%)。抗-HCV阳性率较高是否有其他因素存在,例如静脉药瘾,尚不清楚。在异性性活动中有研究认为HCV感染与首次性交时间、性伴数、其他性传播疾病史和是否用安全套有关。有报告认为妓女HCV感染往往与外伤、药瘾以及其他性传播疾病有关。男性传播给女性比女性传播给男性更为容易。根据330例到性病防治所检查的性乱者分析,血清抗-HCV阳性率为4.9%,其中患性病者阳性率为6.7%。为探讨HCV在家庭内传播的可能性,对16例(男性7例,女性9例)输血后肝炎患者的唾液、精液、阴道分泌物作HCV RNA检测,并对其子女作HCV感染状况调查。结果表明:HCV感染患者的精液、唾液和阴道分泌物的HCV RNA检出率分别为57.1%(4/7)、31.2%(5/16)和22.22%(2/9)。家庭成员中2例配偶感染HCV,16个家庭中无一子女蒙受感染。提示HCV感染在家庭内有可能通过性活动在夫妻之间传播,虽然在唾液内可检出HCV RNA,但其传播的概率甚低,与HBV感染者的家庭聚集性相比较,HCV感染的家庭聚集性远低于HBV感染。

(四)母婴传播

母婴传播的概率各报道结果不尽相同。由于对母婴传播定义不同,不能进行直接比较。母婴传播严格定义包括:①在大于18个月龄的婴儿体内可检测到抗-HCV阳性。②在3~6个月龄婴儿体内检测到HCV RNA。③在一个婴儿体内至少2次随机检测HCV RNA阳性。④婴儿体内ALT增高。⑤或在母亲和婴儿体内检测到同样的基因型。

综合不同的报道,抗HCV阳性母亲将HCV传播给新生儿的危险性为2%左右,若母亲在分娩时HCV RNA阳性,则传播的危险性升高至4%~7%。母亲体内病毒含量高,婴儿感染的概率亦随之增加。合并HIV感染以及体内高HCV RNA载量是造成围产期感染的危险因素。垂直传播在儿童10~15岁之前很少出现HCV感染相关症状和体征。近20%的儿童可清除病毒,50%为慢性无症状感染,30%表现为伴有ALT升高的慢性感染。丙型肝炎的母婴传播可发生于宫内、产程和哺乳期,可能以宫内感染为主,而宫内感染主要是胎盘传播,羊水传播的可能性很小。

(五)生活密切接触传播

散发的HCV感染者中有40%无明确的输血和血制品、注射史,称社区获得性感染,其中大部分由生活密切接触传播。

三、丙型肝炎的发病机制

丙型肝炎的特征是易慢性化,60%~85%将发展为慢性感染,慢性丙型肝炎的自然病程也有非常大的差异,常以ALT和AST水平的显著波动为特征,起病轻微,缓慢进展,常常在十年或数十年后才出现明显症状,进一步发展成肝硬化和肝细胞性肝癌。由于缺乏稳定的体外细胞培养系统和适当的小动物作为研究模型,使研究受到限制,HCV感染造成肝细胞损害的机制以及为何HCV感染易于慢性化目前仍不清楚。

(一)HCV 引起肝损害的机制

目前普遍认为,HCV 引起肝细胞受损主要是由免疫介导的,但病毒的直接损害也起一定作用。

1.免疫介导性损伤

免疫介导性损伤是 HCV 发病的主要因素。有较多的证据提示 HCV 感染的肝脏损伤是免疫反应介导的:①受 HCV 感染的肝细胞数量少,而肝组织炎症反应明显,两者形成反差。②HCV 感染的典型组织学表现是肝脏的淋巴细胞浸润,而并不是被感染细胞出现病变。③从丙型肝炎患者肝脏中分离出 HCV 特异性 T 细胞克隆。免疫组化证明,丙型肝炎肝实质坏死区主要为 $CD8^+$ 淋巴细胞浸润,免疫电镜观察到 $CD8^+$ 细胞与肝细胞直接接触。④HCV 结构蛋白转基因小鼠未观察到这些小鼠的肝脏出现损伤。因此,认为是宿主对病毒的免疫应答导致肝细胞损伤。

丙型肝炎的发病可能还与自身免疫反应有关。除抗体依赖性细胞介导的细胞毒反应外,还发现部分患者血清抗肝肾微粒体抗体等自身抗体阳性。

2.病毒直接作用

Kagawa 等研究发现,丙型肝炎患者血清 HCV RNA 含量和 HCV 抗原的出现与血清 ALT 水平呈正相关,经干扰素治疗后,随着 HCV RNA 含量的减少,ALT 水平逐渐降低。因此认为 HCV 的复制伴随肝细胞的损伤可能是 HCV 直接对肝细胞作用的结果。丙型肝炎患者肝组织病理学表现也支持这一观点。急性丙型肝炎肝组织病变部位有显著的嗜酸性变和较多的嗜酸小体形成,而炎性细胞数目较少且常在肝窦聚集,提示存在 HCV 对感染细胞的直接破坏。

(二)慢性化机制

病毒的变异特别是准种的形成,逃脱机体免疫系统的清除是病毒感染持续存在的主要原因之一。近年发现急性自限性 HCV 感染的特征具有明显的多克隆、多特异性 $CD4^+$ MHCⅡ类分子和 $CD8^+$ MHCⅠ类分子限制性 T 细胞反应。HCV 感染的缓解与产生高水平 γ-干扰素的 Th1 细胞因子模式占优势有关。

慢性 HCV 感染的特征是外周血中 MHCⅠ类分子和 MHCⅡ分子限制性 T 细胞反应较弱,可能抗病毒免疫反应在病毒高速合成时,在数量上不足以控制感染。除诱导外周血 T 细胞耐受和消耗外,HCV 还可能通过以下方式逃避机体的免疫清除:减少机体免疫系统发现 HCV 的机会;减少病毒抗原的表达;干扰抗原的呈递;降低抗病毒细胞因子效率;增加 HCV 感染细胞对 CTL 所介导杀伤的抵抗力以及突变等逃避机体的免疫监控。

HCV 的体液免疫对宿主的保护作用、在丙型肝炎发病机制和 HCV 感染自然病程中的作用均不十分清楚。抗-HCV 抗体似乎不能保护机体免受 HCV 再感染,这些抗体可能与 HCV 感染相关的自身免疫现象以及丙型肝炎的肝外症状如肾小球肾炎、关节炎有关。

(三)HCV 的致癌机制

HCV 导致 HCC 的机制尚不清楚,因为 HCV 复制不经过反转录成 DNA 的阶段,并不能与宿主的基因组相整合,因而致癌机制可能与 HBV 不相同。由于 HCV 所致 HCC 90%伴有肝硬化,对 HCV 感染回顾性分析发现 HCV 感染到 HCC 出现一般需要 20~30 年,并且绝大多数伴有肝硬化现象。因此现在认为,长期持续慢性炎症引起的肝纤维化和免疫介导的细胞死亡引起的肝再生可能是发展为 HCC 的因素。但亦有少数无肝硬化的 HCV 感染者发生肝癌。HCV 蛋白质的直接作用尚待确定,有研究证实 HCV 非结构蛋白 NS3 具有丝氨酸蛋白酶及 RNA 解旋酶活性,且 NS3 具有转化小鼠 NIH 3T3 细胞的能力,转化的细胞移植入裸鼠体内可形成纤维肉瘤。多项研究显示,NS5A 能作用于中心粒和纺锤体,引起延迟分裂和错误分裂,导致染色体畸变。核心蛋白和 HBx 一样,能使宿主细胞抵抗氧化损伤,使 HCV 感染的细胞逃脱免疫损伤,也使癌变细胞得以存活。然而,大部分研究采用人工模型,仅能提供潜在机制的线索,需在更多的相关模型中确定。此外,确定 HCV 蛋白质和患者受感染的肝细胞非常困难。由于这些原因,目前关于 HCV 直接致癌作用的实验数据非常少,需要进一步实验来阐明这些问题。

四、丙型肝炎的临床表现

(一)潜伏期

本病潜伏期为 3～26 周,平均 7.4 周。我国由单采血浆回输红细胞引起的一次丙型肝炎病毒感染,潜伏期为 35～82 天,平均(53.4±16.5)天。另一次由输入美国进口的 Ⅷ 因子所引起的丙型肝炎,潜伏期为 7～33 天,平均 19 天。

(二)临床类型

1.急性丙型肝炎

一般较乙型肝炎为轻,多为临床无症状型。HCV 感染后 1～2 周内即可检测出 HCV RNA,平均 50 天(15～150 天)出现血清 ALT 升高,表明已出现肝脏损伤。仅 25%～35% 的患者出现乏力、食欲缺乏、恶心和右季肋部疼痛,少数伴低热,轻度肝大,部分患者可有脾大。黄疸发生率很低,仅 5% 左右。无症状的隐匿性感染多见。急性丙型肝炎主要的肝功能异常为 ALT 升高,但峰值一般低于急性乙型肝炎。ALT 升高曲线分 3 种类型:单相型、双相型和平台型。单相型可能是一种急性自限性感染,很少慢性化;双相型临床表现较重,慢性化率也较高;平台型 ALT 升高持续时间较长。在患者出现症状时,仅 50%～70% 患者血清中可检出抗-HCV,感染后 3 个月血清中抗-HCV 检出率达 90%。

2.无症状 HCV 携带者

血清学检查抗-HCV 及 HCV RNA 阳性,但是反复检测 ALT 均在正常之内,其表现与 HBV 携带者类似,称为 HCV 无症状携带者。无症状携带状态较多见于免疫缺陷患者。无症状抗 HCV 阳性献血员的肝活检表明,至少 31% 为慢性活动性肝炎,9% 已有间隔纤维化病变。

3.慢性丙型肝炎(chronic hepatitis C,CHC)

约 85% 的急性丙型肝炎发展成为慢性肝炎,慢性肝炎的发展经过因个体而异,但与其感染方式有关,输血后丙型肝炎的组织学活动性改变较静脉药瘾者更为显著。

有回顾性研究分析慢性丙型肝炎 18 年的病情经过,认为输血后肝炎的病死率并不高于对照组人群。而另一前瞻性研究认为,虽然 CHC 多数并无特殊的临床表现,但却是一种缓慢进展性疾病,一般经过十余年方才显示出临床表现,逐渐发展成肝硬化。但亦有报道慢性肝炎在 4 年内已经发展成肝硬化,慢性丙型肝炎伴有肝硬化的患者进展成肝细胞性肝癌的概率较高,其从慢性肝炎到肝细胞性肝癌的间期为 20～30 年,相对甚短。

4.特殊临床类型

虽然一般丙型肝炎起病经过较轻,但亦可见急性丙型肝炎暴发型与亚急性型经过,或慢性迟发性肝功能衰竭等严重表现。HCV 单独感染极少引起急性和亚急性肝衰竭,HCV 相关的急性和亚急性肝衰竭主要见于重叠感染 HBV 或 HIV、过量饮酒、应用肝毒性药物等情况。HCV 感染所致的肝衰竭与其他嗜肝病毒引起的肝衰竭临床表现并无不同,可表现为急性、亚急性和慢性过程。但有研究表明,在乙肝所致急性重症肝炎时,由于宿主的免疫应答增强,HBV的复制被抑制,而在丙型肝炎急性重症肝炎时,在出现昏迷时仍可见持续性HCV复制,这提示丙型急性重症肝炎与乙型肝炎不同,HCV仍处于高度复制状态。

另一特殊表现类型是胆汁淤积性经过,病情进行性进展,并出现肝脏功能衰竭。与乙型肝炎相类似,这种类型主要见于肝脏移植患者。

(三)病毒血症与感染类型

通过对输血后HCV感染者的系列血清标本进行抗-HCV的检查及HCV RNA研究,发现HCV感染的病毒血症有3种类型。

1.急性感染的短暂病毒血症

主要见于急性自限性丙型肝炎。应用PCR法可在ALT升高之前检出HCV RNA,但病毒血症持续时间较短,仅数天或数月。而抗-HCV往往要在ALT升高后数天或数月才能检出。

2.慢性感染的持续病毒血症

HCV RNA可在急性期、ALT升高之前检出,并且持续存在。

3.慢性感染的间歇病毒血症

表现在感染早期出现病毒血症,其后病毒血症消失数月,几年以后,重新出现病毒血症。重新出现的病毒血症与急性阶段出现病毒血症相似,一般在ALT出现升高之前,提示肝内病毒活动性复制。

(四)HCV与HBV重叠感染

由于HCV的传播途径与HBV相似,因此HCV与HBV的重叠感染是我国一特殊问题。HCV感染有时发生在HBV感染的基础上,有时为同时感染。国际上报道慢性HBV感染者10%～15%发生HCV共感染,主要发生于静脉药瘾者。我国一项关于静脉药瘾者HBV和HCV共感染调查,219例静脉药瘾者中有171例发生HBV/HCV共感染(78.1%),而对照人群仅6.7%(6/90)。大学生体检中HBsAg和抗HCV共阳性者仅0.48%。

我们发现66例轻症慢性乙肝病毒感染中,3例抗-HCV阳性(4.55%),而61例重症乙型肝炎(2例亚急性重症肝炎,59例慢性重症肝炎)中22例抗-HCV阳性(36.07%)。HBV/HCV重叠感染的重症肝炎与单纯HBV感染的重症肝炎,两组的胆红素、AST/ALT及病死率比较,有明显的差异。说明重叠感染组的肝细胞坏死远较单纯HBV感染的重症肝炎严重,病死率前者为77.27%,高于后者(51.28%)。国外也有类似报道,认为在重症肝炎中有较高的抗-HCV检出率。表明HCV的重叠感染可加剧肝脏损害。重症乙型肝炎患者对HCV易感性高的原因,推测除与输血治疗有关外,可能由于本身严重的肝脏病变,使机体不能有效地限制HCV复制,而出现大量HCV的活跃复制。

(五)HCV感染与肝细胞性肝癌

回顾性随访研究发现,从HCV感染发展成肝细胞肝癌平均约30年。有报告黑猩猩感染HCV后7年发展成肝细胞肝癌。慢性HCV感染者有20%～30%在20～30年内发生肝硬化,而发生肝硬化后每年有1%～4%的机会发生肝癌。

(六)HCV感染与酒精性肝硬化

临床发现酒精性肝硬化抗-HCV检出率较高,按瑞士的报告为8%(9/107),西班牙为47%(7/15)。比较组织学改变与血清学检测结果,发现有HCV抗体者,组织学常见有病毒所致慢性肝脏病变。慢性HCV感染合并嗜酒肝脏病变常较严重和较快进展成肝硬化,形成肝癌的概率也更高。研究发现 HCV 感染者每天嗜酒量与 HCV 的复制水平呈正相关,表明乙醇可促进 HCV 复制,导致更严重的肝脏病变。乙醇也可能影响干扰素的疗效,嗜酒者 HCV RNA 的清除率往往很低,因此对 HCV 感染者应积极告诫患者戒酒,特别是在抗病毒治疗过程中。

(七)HCV 感染与自身免疫性肝炎

据报道在自身免疫性肝炎中抗-HCV 的检出率为 40%～80%。此结果有两种可能:在自身免疫性肝炎中确实有较高的抗-HCV 假阳性反应,或者自身免疫性肝炎可能与 HCV 感染有关。现已明确 HCV 可诱导产生自身抗体,且存在 HCV 相关性自身免疫性肝病和肝外自身免疫状态。一项前瞻性研究表明,36% 的慢性 HCV 感染者伴有冷凝球蛋白血症,70% 类风湿因子阳性,41% 伴有抗组织抗体(如 ANA、SMA、LKM 和抗甲状腺抗体),49% 伴唾液腺病变,5% 发生扁平苔藓。

(八)HCV 感染与脂肪肝

关于 HCV 感染与肝脏脂肪变性之间的关系,近年来积累了丰富的临床和实验室资料,业已证实,HCV 是引起肝脏脂肪变性的重要因素。

肝脏脂肪变性是 CHC 的一个显著的病理学特征。Castera 等对 558 例 CHC 患者进行分析,发现 54% 的患者合并脂肪肝,重度占 10%,是肝纤维化的独立相关因素。Rubbia-Brandt 等对 254 例 CHC 患者的肝脏脂肪变性进行分析,43%(109/254)的患者有显著的肝脏脂肪变性;在 HCV 基因 3 型感染的患者中合并脂肪肝的比率显著升高,且重度脂肪肝比例较高;CHC 患者合并脂肪变与酒精摄入量、HCV 基因 3 型等显著相关,但与人体重指数是否有关报道不一。Hwang 等对 106 例中国血统的 CHC 患者进行分析,发现 52% 的患者合并脂肪肝,合并脂肪肝组甘油三酯和 γ-谷氨酰转肽酶水平显著高于不合并脂肪肝组,而且肝纤维化发生率也显著升高。Adinolf 等的研究结果表明,在 HCVRNA 水平高的患者中,肝脏脂肪变性的比率显著升高。表达 HCV 多聚蛋白或 HCV 结构蛋白的转基因的 C57BL/6 小鼠模型中研究也发现,随着时间的推移,小鼠出现了时间相关性的肝脏脂肪变,而且雄性转基因小鼠的肝脏脂肪变更为显著。应用 HCV 结构基因建立的转染细胞系,也发现了细胞中存在着脂肪滴,HCV 实验感染的黑猩猩也发生了肝脏脂肪变。HCV 结构和非结构蛋白转基因小鼠发生脂肪变的病理学特征,与临床上见到的肝脏脂肪变的性质和特点基本相同。

HCV 慢性感染引发脂肪肝的作用机制复杂,大致可以总结为如下几方面:引发胰岛素抵抗;引起脂代谢异常;影响代谢过程中的各种相关因素,如代谢途径中相关酶类、调节代谢途径中相关激素、与胰岛素受体结合及作用的过程等。最终,在这些因素的相互作用下,HCV 慢性感染导致肝脏脂肪变性。而胰岛素抵抗可能是此类代谢性疾病发病机制的中心环节。

(九)HCV 感染的肝外表现

现已明确 HCV 不仅引起肝脏病变,而且可能因为诱导自身免疫反应或形成免疫复合物,与一些感染的肝外表现有关。HCV 感染的肝外表现既可出现在急性肝炎期,也可出现在慢性期。根据肝外表现与 HCV 感染的相关程度,可将 HCV 的肝外表现分为 3 类。

特发性冷凝球蛋白血症的特征是血管炎、关节炎、Raynaud 综合征和紫癜,偶尔可见神经病变和肾小球性肾炎,过去的研究认为,本病可能与乙型肝炎病毒感染有关,但并未得到证实。近年流行病学和血清学研究表明,冷凝球蛋白血症与 HCV 感染有密切关系,患者的血清中不仅有较高的抗-HCV 检出率,有报道 HCV RNA 病毒血症达 90%,并且可在患者的皮肤和肝脏内用免疫组织化学方法检出 HCV 抗原,应用干扰素治疗也显示出一定的效果。冷凝球蛋白血症血管炎往往需应用激素和血浆置换治疗。

迟发性卟啉症的特征是细胞中尿卟啉脱羧酶活性低下或缺乏，临床表现为皮肤损害，特点为皮肤脆性增加、青肿和水疱形成，可出现出血、色素沉着、多毛症和形成硬化性囊肿，常伴有肝脏损伤。有报道发现其抗-HCV 检出率达 62%～82%，HCV RNA 检出率高达 66%～100%，认为本病与 HCV 感染有关。目前认为 HCV 可能是具有迟发性卟啉症遗传素质者的一个诱发因素，其发病可能还有其他因素参与。

膜增生性肾小球性肾炎与 HBV 感染的关系早已明确，近年研究在肾组织活检中免疫组织化学检查发现 HCV 的核心抗原，提示膜增生性肾炎与 HCV 有一定的关系。有人用大剂量的干扰素进行治疗，结果尿蛋白下降、HCV RNA 阴转、肾组织活检显示肾脏病变好转。

五、HCV 感染的特异性检测

常用的丙型肝炎病毒感染特异性检测方法有检测血清抗 HCV 抗体的酶联免疫吸附试验（enzyme linked immunosorbent assay，ELISA）、重组免疫印迹试验（recombinant immune blot assay，RIBA）及检测肝和血清中 HCV RNA 反转录聚合酶链反应（RT-PCR）和基因分型等。

(一)ELISA 检测血清抗-HCV

利用各种 HCV 重组蛋白作为抗原检测血清中的抗-HCV 抗体。现主要采用第三代酶免疫试验试剂（EIA-3），除含有核心和 NS3 区蛋白作为包被抗原外，还额外加上 HCV 基因组 NS5 区编码蛋白作为包被抗原。特别适合用于筛查献血员，感染至血清学转换的间期 7～8 周。应用 ELISA 检测血清中抗-HCV 的主要问题是：不能区分是急性或慢性感染，是新近的感染还是过去的感染，而且也不适宜评价治疗的效果。所检出的是 IgG 抗体，仅是 HCV 感染的指标，抗-HCV IgG 并不是保护性抗体。急性感染的患者用目前的试剂检测，72% 的病例抗-HCV 阳性，约 13% 的患者 6～9 个月才可测到抗体，2% 的病例在 9 个月以后仍然不能检出抗体。由于 ELISA 试剂因素，特别是在 ALT 正常的献血员往往出现假阳性反应，有时有必要作验证实验排除其中的假阳性反应。

理论上抗-HCV IgM 的检测有其独特的意义，在自限性病例中，抗-HCV IgM 消失，而在慢性化病例仍阳性。提示抗-HCV IgM 可作为演变为慢性的指标，对指导抗病毒治疗似有一定的价值。但是，抗-HCV IgM 的检测未能广泛应用于临床，这是因为：①虽然 HCV-IgM 有利于急性感染的诊断，但是并不能作为急性感染的指标，因为 IgM 不仅存在于急性期患者，而且慢性 HCV 感染者也有较高的检出率（达 71%～90%）。②理论上 IgM 出现早于 IgG 抗体，但是实际上急性输血后肝炎往往两者同时出现。为提高 IgM 抗体的检出率往往需要用葡萄球菌 A 预先吸附 IgG 抗体后，再作 IgM 抗体检测。③IgM 抗体的检出与患病的时间、ALT 水平以及组织病变的活动度之间也未见相关关系。因此，IgM 抗体的检测仍是一个待研究的问题。

(二)重组免疫印迹试验(RIBA)

又称验证试验，以确认标本 ELISA 阳性的特异性，特别是那些无明显危险因素的阳性反应者，例如 ALT 正常者、自愿献血者以及自身免疫疾病患者、高丙球血症患者和长期冻存的血清标本，建立了条带免疫印迹法试验或称重组免疫印迹试验。用 HCV 5-1-1、C-100 抗原、C-22 与 C-33 等抗原检测相应抗体，出现针对 4 种抗原中任何 2 种抗原反应者为阳性。此方法操作较繁琐，价格昂贵，现已被 HCV RNA 检测所代替。

（三）血清内 HCV RNA 定性检测

HCV 在血清中的含量极低，一般方法不能检出。目前，已建立反转录-巢式 PCR 法检查 HCV RNA。所用引物均根据 HCV 基因 5′端保守区域设计，先用一套外引物进行首次 PCR，然后在第一次 PCR 基础上，再用一套内引物，对第一次 PCR 产物进一步放大扩增，扩增产物的大小为两个内引物之间的 DNA 片段，扩增产物再作电泳观察结果。本法灵敏度高，可测到低于黑猩猩最小感染剂量（CID/mL）10 倍的血清病毒含量。

必须注意，PCR 是一极其敏感的检测方法，很易出现假阳性或假阴性结果。欧洲 86 个试验室曾对一批参比血清进行了检测，其结果是 16% 试验室的结果较好，29% 的试验室漏诊弱阳性标本，55% 的试验室出现假阳性或假阴性结果。说明引物设计、标本处理、试验室内污染、操作方法等均可影响实验的结果。因此，对于 HCV RNA 的检测有必要标准化，包括引物设计，操作规范，试验条件的标准化等。

（四）血清内 HCV RNA 定量检测

由于病毒血症血清负荷与感染性、传播的危险性、婴儿感染，以及评价抗病毒治疗的效果存在着一定的关系，因此临床上常需要对 HCV RNA 进行定量检测，目前定量检测方法主要有两种。一是 RT-PCR 定量法，是根据 HCV RNA 与一合成内定量标准（IQS）共同扩增，IQS 与病毒序列的差异仅是插入一特异性探针，以一对具有生物素化的 5′-UTR 引物扩增，扩增产物作系列稀释，在微孔板上对 HCV RNA 和 IQS-探针杂交，此外还有其他类似的方法。PCR 法定量具有高度敏感性，但较烦琐和费时。另一定量方法称为 bDNA（branchDNA）信号扩增技术，方法较简便，重复较好，但是其敏感性却低于 RT-PCR 定量法。RT-PCR 技术的灵敏度一般为 500～1 000 Eq/mL，而第二代 bDNA 技术的灵敏度为 200 000 Eq/mL。因此，有 10%～30% 经 RT-PCR 检出 HCV RNA 阳性的慢性患者其 bDNA 检测为阴性。

（五）HCV 的基因分型

目前有多种方法可用于 HCV 的基因分型，主要有：①PCR 产物直接测序。②反向杂交（如线性探针分析）。③特异性 PCR。④PCR 扩增后限制性片段长度多态性（RFLP）。⑤实时定量 PCR 扩增后熔合曲线。⑥特异性抗体。⑦质谱仪分析限制性片段质量多态性。5′非翻译区（UTR）高度保守，又足以区分亚型，与 NS5B 分型结果高度一致，但不能有效区分亚太区高流行的 6a-1 和 1/Ib 型。核心区测序分析可有助于鉴别 6a-1 型。如不能有效鉴定 6a-1 型，则影响 1/Ib 型接受干扰素（IFN）治疗的持续病毒学应答（SVR）预测。

（六）HCV 感染的自然史

自然史研究存在一些无法克服的不利因素。难以确定获得感染的时间，原发感染往往无症状，而疾病进展缓慢。自然史数据因研究方法不同而异，比如是前瞻性还是回顾性研究。不同研究人群所得出的结论也不同，如肝病门诊患者、献血者、社会调查、输血后感染等。

HCV 感染临床经过的特征是多数患者为隐匿性起病，一般病情经过缓慢。急性 HCV 感染：①20%～30% 患者有症状。②暴发性肝衰竭非常罕见。③暴露后 2～8 周的时间出现 ALT 升高。④暴露后 1～2 周血清中可检测到 HCV RNA。⑤ALT 升高和出现临床症状之前 HCV RNA 可达峰值。⑥20%～50% 患者可以自发清除病毒。⑦有症状和女性患者更易清除病毒。⑧大多数病毒的清除在最初 12 周内。⑨50%～85% 的慢性化率。

约 15% 的 HCV 感染者自然恢复，多数急性感染患者发展成慢性，疾病的进展缓慢，从急性肝炎发展到终末期肝病平均约≥20 年。具有生化改变的慢性感染者多数组织学显示轻度至中度坏死性炎症病变和轻度纤维化,20%～30%的患者发展为慢性进展性肝病,最终导致肝硬化和肝细胞癌。HCV感染10年以内往往表现为病情似乎较轻,感染20年后肝硬化和肝癌发生率显著上升。

很多因素在HCV感染发展成肝硬化中起着重要作用:①感染时的年龄,老龄人获得感染疾病进展往往较迅速,感染在年轻人的进展较缓慢。②所有的研究均指出嗜酒是慢性丙型肝炎发展成肝硬化的重要协同因素。③协同HIV感染。④协同HBV肝炎。⑤其他:如感染持续时间、性别、免疫抑制情况(如合并HIV感染或器官移植)、肥胖和胰岛素抵抗、合并有其他病毒感染、ALT升高以及遗传因素等都与肝病的进展相关。虽然ALT升高提示活动性肝损伤,但正常的ALT水平亦不能排除显著的肝脏疾病;基线肝脏病理变化水平如炎症活动度及纤维化分级是进展为肝硬化的预测指标;一旦进展为肝硬化,HCC的年发生率为1%～4%。基线甲胎蛋白(alpha-fetoprotein,AFP)升高者发生率更高。此结果说明在已经形成或疑似肝硬化的患者有必要经常作超声波和AFP检查,监测肝细胞性肝癌的发生。近年根据回顾性和前瞻性观察对于HCV的自然史取得了比较一致的认识。

HCV感染自然史的共识:①急性感染患者应监测自发的病毒清除,有症状者及女性更易清除病毒。②慢性HCV感染者血清ALT升高提示肝脏损害进展,ALT正常也不能排除显著的肝脏损害,纤维化指数(Metavir指数>2或Ishak指数>3)提示进展性肝脏损害。③慢性HCV感染中,酒精摄入和胰岛素抵抗在疾病进展中的作用已得到广泛认同,推荐酒精的摄入量应该低于世界卫生组织酒精性肝病指南中的数值,建议通过运动和饮食控制达到理想体重指数(BMI)来控制糖尿病和胰岛素抵抗。④HCV感染者失代偿肝硬化年发生率3%～4%,HCC年发生率1.4%～6.9%。代偿期肝硬化患者10年生存率是80%,失代偿肝硬化患者10年生存率锐减至25%左右。HCC是慢性HCV感染常见的危及生命的并发症,对肝硬化患者应该进行常规的监测以早期发现HCC。⑤IFN治疗对于防止HCV相关性肝硬化发生有益。在获得SVR的患者中,失代偿肝硬化的5年发生率是1%。获得生化应答的患者,失代偿的5年发生率是9.1%。

(七)丙型肝炎的肝脏组织病理及免疫病理改变

丙型肝炎的肝组织学改变与其他病毒所引起的肝脏病变相似,难以区别,但是丙型肝炎的组织学改变有其特点。例如,肝细胞明显嗜伊红变、肝窦单核细胞浸润、库普弗细胞活化、肝细胞内脂肪聚集、汇管区淋巴细胞聚集和胆小管损伤。这些特征并不是特异性的,也可见于其他类型病毒性肝炎,其区别仅是量与程度的差异而已。

1.急性丙型肝炎

肝活检组织病理改变常见:①肝实质肝细胞内可见大脂肪滴。②肝窦壁细胞明显活化,库普弗细胞增生,肝窦内可见淋巴细胞,有时还有浆细胞、嗜酸性粒细胞和中性粒细胞。③肝细胞质内见不规则嗜伊红变及嗜伊红小体。④肝细胞形成气球样变,胞质疏松,肝细胞膜界限分明,似中毒性肝细胞损害改变。汇管区病变一般较急性甲型与乙型肝炎轻,但个体间差异较大,轻者仅见淋巴细胞浸润为主,重者可见大量滤泡状淋巴细胞聚集,重症也可见片状坏死与桥接坏死,以及小胆管损伤。反复急性发作的丙型肝炎患者,连续肝活检证实其中10%～15%伴有肝硬化病变。

2.慢性丙型肝炎

(1)汇管区病变:汇管区见不同程度的淋巴细胞、浆细胞浸润,可出现类淋巴细胞聚集和滤泡伴有生发中心形成。这种病变虽不是丙型肝炎的特异性改变,但却是丙型肝炎的典型病变。免疫组织化学研究显示,生发中心内含有活化的 B 细胞,为滤泡树突细胞网络所包绕,其外围见 B 细胞带、大量的 T 细胞和少量巨噬细胞、浆细胞、嗜酸性粒细胞以及中性粒细胞。

(2)肝炎相关胆管损伤:病变的特征是汇管区胆管上皮细胞肿胀,形成空泡、核排列不规则和假复层形成,基底膜可出现断裂,有时可见淋巴细胞侵入,这些侵入细胞为 CD4$^+$ 或 CD8$^+$ T 细胞,偶尔见浆细胞或中性粒细胞浸润。胆管病变可见于各种肝炎,但是在丙型肝炎比较多见,约 25% 的慢性丙型肝炎病例可见这种病变。

(3)碎屑坏死:在肝脏实质和汇管区结缔组织界面肝细胞破坏,伴有淋巴细胞浸润称为碎屑坏死。其特征是界板不规则,汇管区炎症通过界板扩张到汇管区周围肝脏实质,炎性细胞围绕并侵犯损伤肝细胞,出现单个细胞坏死,嗜伊红或气球样变性。可出现肝细胞凋亡,形成凋亡小体。较大的凋亡小体含有细胞核片段,被称为嗜伊红小体,这些嗜伊红小体游离在肝窦内,最后被库普弗细胞吞噬和消化,上述病理改变与其他病毒所引起的肝脏病变相同。

(4)小叶内病变:与其他原因引起的肝脏病变相似,在小叶内见坏死性炎症改变,呈多灶性分布("斑点状"),主要由凋亡细胞构成。可见不同大小散在分布的凋亡小体、淋巴细胞和浆细胞在病灶内聚集以及吞噬清除凋亡细胞和其他残骸的肥大的库普弗细胞。除细胞坏死外,可见肝细胞气球样变;严重者第 3 区带见肝细胞脱落,中心至中心或中心至汇管区桥接坏死和不同程度的淤胆现象;或多小叶坏死伴有基质萎陷,脂肪变性一般为大空泡性细胞内脂肪聚集,呈轻度、中度或重度改变,在活检中占 30%~70%(平均约 50%)。

3.肝脏组织内病毒抗原的检出

不论是用酶免疫法还是用免疫荧光法均能成功地在组织内显示病毒抗原的定位。研究证实血清 HCV RNA 阳性的患者,约 75% 以上组织中可以检出 HCV 抗原。272 份不同肝病肝脏组织,用免疫组织化学酶免疫法以 NS3 单克隆抗体和多克隆抗-HCV 抗体检测肝脏内 HCV 抗原,结果分别为 19 例(7.54%)及 25 例(9.92%)检出 NS3 和 HCV 抗原表达。HCV 抗原阳性颗粒主要定位于肝细胞质内,多表现为胞质均质型分布,部分肝细胞肝癌的组织中见阳性物质绕核周分布或呈包涵体状。除少数组织中阳性细胞较多呈弥散性分布外,大多数组织中的阳性细胞较少,呈散在或簇状分布于肝脏小叶内。阳性细胞周围多数无坏死灶和炎性浸润,但是病毒抗原也可见于坏死灶残余肝细胞,或见于再生肝细胞和浸润的单个核细胞之中,以及汇管区胆小管上皮细胞内见病毒抗原表达。肝内 HCV 抗原阳性细胞可正常或呈不同程度的变性。但是从总体上看来 HCV 抗原表达与肝脏损伤以及病变严重性并无相关关系。HCV 是否具有直接致肝细胞病变作用,还是肝脏损伤系免疫性损伤是一尚待研讨的问题。

4.HCV 抗原在外周血单个核细胞内检出

HCV 可以感染 PBMC,单个核细胞内检出病毒抗原和 HCV RNA 正、负链。说明 HCV 存在于外周血细胞的细胞质内,并且可能在其中复制。HCV 感染 PBMC 是否可以影响其功能,不利于 HCV 的清除,使疾病慢性化仍不清楚。临床观察发现:干扰素治疗 HCV 感染后,部分患者外周血清中已经不能检出 HCV RNA,但在 PBMC 中仍然可以检出 HCV RNA,外周血细胞成为 HCV 隐藏的场所,推测这可能是干扰素治疗后疾病复发的一个因素。

5.HCV 抗原在其他肝外组织中检出

除 PBMC、唾液腺、精液外,有报道在其他肝外组织内,例如淋巴结、骨髓细胞、脾细胞、胰腺、肾脏、肾上腺和甲状腺内检出 HCV 抗原和 HCV RNA,并证实存在 HCV RNA 负链。但是在这些组织内 HCV 抗原的分布甚少,感染细胞未见明显病变。HCV 的肝外感染以及肝外复制场所的意义尚待进一步研究。

六、预防

目前,尚无有效的预防性丙型肝炎疫苗可供使用。丙型肝炎的预防主要采取以下措施。

(一)筛查及管理

根据中华人民共和国卫生行业标准《丙型肝炎筛查及管理》,对丙型肝炎高危人群进行筛查及管理。医疗卫生机构和体检机构可在体检人员知情同意的前提下,将丙型肝炎检测纳入健康体检范畴。对静脉药瘾者进行心理咨询和安全教育,劝其戒毒。对育龄期备孕妇女进行抗-HCV筛查,如抗-HCV阳性,则应检测 HCV RNA,如果 HCV RNA 阳性,应尽快治愈后再考虑怀孕。如妊娠期间发现丙型肝炎,可以考虑继续妊娠,分娩并停止哺乳后再进行丙型肝炎的抗病毒治疗。

(二)严格筛选献血员

严格执行《中华人民共和国献血法》,推行无偿献血。通过检测血清抗-HCV 和 HCV RNA,严格筛选献血员。

(三)预防医源性及破损皮肤黏膜传播

推行安全注射和标准预防,严格执行《医院感染控制规范》和《消毒技术规范》,加强各级各类医疗卫生机构医院感染控制管理,要大力加强开展血液透析、口腔诊疗及有创和侵入性诊疗等服务项目重点科室的院内感染控制管理。医疗机构要落实手术、住院、血液透析、侵入性诊疗等患者的丙型肝炎检查规定,为易感人群和肝脏生物化学检测不明原因异常者提供检查服务,医务人员接触患者血液及体液时应戴手套。严格消毒透析设备、肠镜、胃镜、手术器械、牙科器械等医疗器械,严格规范注射、静脉输液、侵入性诊断治疗等医疗行为,使用自毁型注射器等安全注射器具。加强文身、文眉、修脚等行业使用的文身(眉)针具、修脚工具和用品卫生消毒管理,不共用剃须刀及牙具等。

(四)预防性接触传播

对 MSM 和有多个性伴侣者应定期检查,加强管理。建议 HCV 感染者使用安全套。对青少年应进行正确的性教育。

(五)预防母婴传播

对 HCV RNA 阳性的孕妇,应避免延迟破膜,尽量缩短分娩时间,保证胎盘的完整性,避免羊膜腔穿刺,减少新生儿暴露于母血的机会。

(六)积极治疗和管理感染者

只要诊断为 HCV 感染,不论疾病分期如何,符合抗病毒治疗指征的感染者均应该治疗。治疗所有 HCV 感染者可适度降低传播风险。

七、影像学诊断

目前,常用的影像学诊断方法包括腹部超声检查、电子计算机断层扫描成像和磁共振成像等,主要目的是监测慢性 HCV 感染肝硬化疾病进展情况,发现占位性病变和鉴别其性质,尤其是监测和诊断 HCC。

(一)腹部 US 检查

操作简便、直观、无创性和价廉,US 检查已成为肝脏检查最常用的重要方法。该方法可以协助判断肝脏和脾脏的大小和形态、肝内重要血管情况及肝内有无占位性病变,但容易受到仪器设备、解剖部位及操作者的技术和经验等因素的限制。

(二)CT 检查

CT 检查是肝脏病变诊断和鉴别诊断的重要影像学检查方法,用于观察肝脏形态,了解有无肝硬化,及时发现占位性病变和鉴别其性质,动态增强多期扫描对于 HCC 的诊断具有高灵敏度和特异度。

(三)MRI 检查

MRI 检查无放射性辐射,组织分辨率高,可以多方位、多序列成像,对肝脏的组织结构变化如出血坏死、脂肪变性及肝内结节的显示和分辨率优于 CT 和 US。动态增强多期扫描及特殊增强剂显像对鉴别良性和恶性肝内占位性病变优于 CT。

八、病理学诊断

肝活组织检查(简称肝活检)对丙型肝炎的诊断、炎症活动度和纤维化分期评价、疗效和预后判断等方面至关重要。丙型肝炎的肝脏组织病理学与其他病毒性肝炎相似,可有小叶内及汇管区炎症等多种病变。其病理学特征包括:肝窦内可见单个核细胞串珠样浸润;汇管区可见淋巴细胞聚集性浸润,甚至淋巴滤泡样结构形成;可见小胆管损伤,甚至小胆管结构破坏,细胞角蛋白 19 或 CK7 免疫组织化学染色有助于鉴别;可见肝细胞大小泡混合或大泡性脂肪变性,区带分布不明显,基因 3 型、1 型和 4 型较易见,肝活检组织学评价建议采用 Metavir 或 Ishak 评分系统。急性丙型肝炎无肝纤维化,肝细胞脂肪变性较轻或无,一般无界面炎(旧称碎屑样坏死),临床上除非与其他肝病相鉴别,通常不行肝活检。

九、临床诊断

(一)急性丙型肝炎的诊断

(1)流行病学史:有明确的就诊前 6 个月以内的流行病学史,如输血史、应用血液制品史、不安全注射、文身等其他明确的血液暴露史。

(2)临床表现:可有全身乏力、食欲减退、恶心和右季肋部疼痛等,少数伴低热,轻度肝大,部分患者可出现脾大,少数患者可出现黄疸。多数患者无明显症状,表现为隐匿性感染。

(3)实验室检查:ALT 可呈轻度和中度升高,也可在正常范围之内,有明确的 6 个月以内抗-HCV 和(或)HCV RNA 检测阳性的结果。部分患者 HCV RNA 可在 ALT 恢复正常前转阴,但也有 ALT 恢复正常而 HCV RNA 持续阳性者。

有上述(1)+(2)+(3)或(2)+(3)者可诊断。

(二)慢性丙型肝炎的诊断

(1)诊断依据:HCV 感染超过 6 个月,或有 6 个月以前的流行病学史,或感染日期不明。抗-HCV 及 HCV RNA 阳性,肝脏组织病理学检查符合慢性肝炎。或根据症状、体征、实验室及影像学检查结果综合分析,亦可诊断。

(2)病变程度判定:肝组织病理学诊断可以判定肝脏炎症分级和纤维化分期。HCV 单独感染极少引起肝衰竭,HCV 重叠 HIV、HBV 等病毒感染、过量饮酒或应用肝毒性药物时,可发展为肝衰竭。

(3)慢性丙型肝炎肝外表现:肝外临床表现或综合征可能是机体异常免疫应答所致,包括类风湿性关节炎、眼口干燥综合征、扁平苔藓、肾小球肾炎、混合型冷球蛋白血症、B细胞淋巴瘤和迟发性皮肤卟啉症等。

十、治疗目的和治疗终点

抗病毒治疗的目标是清除HCV,获得治愈,清除或减轻HCV相关肝损害和肝外表现,逆转肝纤维化,阻止进展为肝硬化、失代偿期肝硬化、肝衰竭或HCC,提高患者的长期生存率,改善患者的生活质量,预防HCV传播。其中进展期肝纤维化及肝硬化患者HCV的清除可降低肝硬化失代偿的发生率,可降低但不能完全避免HCC的发生,需长期监测HCC的发生情况;Child-Pugh评分A和B级的肝硬化患者HCV的清除有可能延缓或降低肝移植的需求,对该部分患者中长期生存率的影响需进一步研究;肝移植患者移植前抗病毒治疗可改善移植前的肝功能及预防移植后再感染,移植后抗病毒治疗可提高生存率。治疗终点定义为抗病毒治疗结束后12或24周,采用敏感检测方法(检测下限≤15 IU/mL)检测血清或血浆HCV RNA检测不到(SVR 12或24)。

十一、泛基因型方案

(一)索磷布韦/维帕他韦

每片复合片剂含索磷布韦400 mg及维帕他韦100 mg,1片,1次/天,治疗基因1～6型初治或者聚乙二醇干扰素α联合利巴韦林或联合索磷布韦(pegylated IFN-α, ribavirin and sofosbuvir, PRS)经治患者,无肝硬化或代偿期肝硬化疗程12周,针对基因3型代偿期肝硬化或者3b型患者可以考虑增加RBV,失代偿期肝硬化患者联合RBV疗程12周。含NS5A抑制剂的DAAs经治患者,如果选择该方案,需要联合RBV疗程24周。在Ⅰ期临床试验中,索磷布韦/维帕他韦治疗12周,在基因1型(纤维化F0～F4,基因1a型为主)、2型(纤维化F0～F4)、3型(纤维化F0～F3)、4型(纤维化F0～F4)、5型(纤维化F0～F3)和6型(纤维化F0～F4)的SVR12率分别为99%、100%、97%、100%、97%和100%;索磷布韦/维帕他韦治疗12周,在基因3型(纤维化F4)和基因5型(纤维化F4)的SVR 12率分别为91%和100%;索磷布韦/维帕他韦联合RBV治疗12周,在失代偿期肝硬化基因1a型、1b型、2型、3型和4型的SVR率分别为94%、100%、100%、85%和100%。

以我国人群为主的亚洲临床试验结果显示,索磷布韦/维帕他韦12周,在基因1a型、1b型、2型、3a型、3b型和6型的SVR12率分别为100%、100%、100%、95%、76%和9%。有限数据显示,索磷布韦/维帕他韦治疗我国基因3b型无肝硬化患者12周的SVR率为96%,肝硬化患者的SVR率为50%,因此,在基因3b亚型流行率超过5%的地区,需要分辨出基因3b亚型。基因3b型肝硬化患者如使用此方案,建议加用RBV治疗12周。

对于接受索磷布韦/维帕他韦治疗12周的患者,因不良事件而永久停止治疗的患者比例为0.2%,出现任何严重不良事件的患者比例为3.2%,其中失代偿期肝硬化人群中为18%。在临床试验中,头痛、疲劳和恶心是在接受12周索磷布韦/维帕他韦治疗的患者中最常见(发生率≥10%)的治疗引起的不良事件。上述及其他不良事件在接受安慰剂治疗的患者与接受索磷布韦/维帕他韦治疗的患者中的报告频率相似。

(二)格卡瑞韦/哌仑他韦

每片复合片剂含格卡瑞韦 100 mg/哌仑他韦 40 mg,3 片,1 次/天,治疗基因 1~6 型,初治无肝硬化患者,以及非基因 3 型代偿期肝硬化患者,疗程 8 周;初治基因 3 型代偿期肝硬化患者 12 周。PRS 经治患者、非基因 3 型无肝硬化患者疗程 8 周,代偿期肝硬化患者 12 周。基因 3 型 PRS 经治患者疗程 16 周。不含 NS 5 A 抑制剂但是含蛋白酶抑制剂(proteinase inhibitor,PI)的 DAAs 经治基因 1 型患者疗程 12 周,含 NS 5 A 抑制剂不含 PI 的 DAAS 经治基因 1 型患者,疗程 16 周。既往 NS 5 A 抑制剂联合 PI 治疗失败的患者,以及 DAAs 治疗失败的基因 3 型患者不建议使用该方案。该方案禁用于肝功能失代偿或既往曾有肝功能失代偿史的患者。

在Ⅱ期临床试验中,格卡瑞韦/哌仑他韦疗程 8 周,在基因 1 型(纤维化 F0~F3,基因 1a 型为主)、2 型(纤维化 F0~F3)、3 型(纤维化 F0~F3)、4 型(纤维化 F0~F3)、5 型(纤维化 F0~F3)和 6 型(纤维化 F0~F3)的 SVR 12 率分别为 99.8%、99%、97%、100%、100% 和 100%;格卡瑞韦/哌仑他韦治疗 12 周,在基因 1 型(纤维化 F4)、2 型(纤维化 F4)、4 型(纤维化 F4)、5 型(纤维化 F4)和 6 型(纤维化 F4)的 SVR 率为 99%、100%、100%、100% 和 100%;格卡瑞韦/哌仑他韦治疗 16 周,在基因 3 型(纤维化 F4)的 SVR 12 率为 96%。

格卡瑞韦/哌仑他韦针对基因 3 型患者初治非肝硬化疗程为 8 周,初治代偿期肝硬化疗程需 12 周;经治患者伴或不伴肝硬化,需要延长疗程至 16 周。因此,在基因 3 型流行率超过 5% 的地区,需要分辨出基因 3 型。

对于接受格卡瑞韦/哌仑他韦治疗的患者,因不良事件而永久停止治疗的患者比例为 0.1%,在肝或肾移植患者中出现任何严重不良事件的患者比例为 2%。在临床试验中,头痛和疲乏是在接受格卡瑞韦/哌仑他韦治疗的患者中最常见(发生率≥10%)的不良事件。安慰剂治疗组患不良反应的发生率与本品治疗组相似。

(三)索磷布韦联合达拉他韦

索磷布韦 400 mg(1 片)联合达拉他韦 100 mg(1 片),1 次/天,疗程 12 周。肝硬化患者加用 RBV,对于 RBV 禁忌的肝硬化患者,需将疗程延长至 24 周。国外一项Ⅱb 期临床试验的数据显示,SVR 率为 95%~100%。

(四)索磷布韦/维帕他韦/伏西瑞韦

每片复合片剂含索磷布韦 400 mg/维帕他韦 100 mg/伏西瑞韦 100 mg,1 片,1 次/天,治疗基因 1~6 型,既往含 NS 5 A 抑制剂的 DAAs 治疗失败患者,疗程 12 周。针对基因 1a 型或基因 3 型患者,不含 NS 5 A 抑制剂的 DAAs 治疗失败患者,或者基因 3 型肝硬化患者,建议选择该方案治疗 12 周。索磷布韦/维帕他韦/伏西瑞韦主要用于 DAAs 治疗失败患者,针对基因 3 型初治或 PRS 经治肝硬化患者,可以考虑选择此方案。

十二、基因型特异性方案

(一)基因 1 型

1.达拉他韦联合阿舒瑞韦

达拉他韦片 60 mg(1 次/天)和阿舒瑞韦软胶囊 100 mg(2 次/天),治疗基因 1b 型无肝硬化或代偿期肝硬化患者,疗程 24 周。日本的一项开放该方案的Ⅲ期临床试验数据 33 显示,基因 1b 型对干扰素不适合/不耐受患者的 SVR 24 率为 87.4%,无应答或部分应答患者为 80.5%;肝硬化患者与非肝硬化患者 SVR 率相似,分别为 90.9% 和 84.0%。

2.奥比帕利＋达塞布韦±RBV 方案

奥比他韦(12.5 mg)/帕立瑞韦(75 mg)/利托那韦(50 mg)复合单片药(奥比帕利 2 片,1 次/天,与食物同服),以及达塞布韦 250 mg,1 片,2 次/天,基因 1b 型无肝硬化或代偿期肝硬化患者疗程12 周;轻度至中度肝纤维化的初治基因 1b 型患者可以考虑治疗 8 周。基因 1a 型无肝硬化患者,联合 RBV 疗程12 周;基因 1a 型肝硬化患者,联合 RBV 疗程 24 周。

3.艾尔巴韦/格拉瑞韦

每片复合片剂含艾尔巴韦 50 mg 和格拉瑞韦 100 mg,1 片,1 次/天,治疗基因 1 型初治以及聚乙二醇干扰素 α 联合利巴韦林(pegylated IFN-α and ribavirin,PR)经治患者,疗程 12 周。但是针对基因 1a 型,在既往抗病毒治疗过程中就失败的患者,需要联合 RBV,并且疗程延长至16 周。中国基因 1a 型流行率仅为 1.4%。

在包含 115 例中国慢性丙型肝炎受试者的一项国际多中心试验 C-CORAL 中,基因 1、4、6 型及初治、伴或不伴肝硬化的受试者接受艾尔巴韦/格拉瑞韦治疗 12 周。本试验入选的115 例中国受试者的中位年龄为 46(20~77)岁;48% 为男性;平均体质量指数为 24 kg/m²;72% 基线HCV RNA 水平超过5.9 $\log_{10}$ U/mL;17% 存在肝硬化;92% 为基因 1b 型,4% 为基因 1 型其他亚型,4% 为基因 6 型感染者。总体上,基因 1 型、伴或不伴肝硬化的初治受试者接受本品治疗12 周,98%(109/111)的受试者达到了 SVR,<2%(2/111)患者因复发未达到 SVR。无论是否伴有肝硬化,SVR 率基本一致。

4.来迪派韦/索磷布韦

每片复合片剂含索磷布韦 400 mg 和来迪派韦 90 mg,1 片,1 次/天,可用于成人以及大于12 岁的青少年患者。无肝硬化患者疗程 12 周,初治的无肝硬化患者也可以 8 周疗程。代偿期或失代偿期肝硬化患者,应联合 RBV 疗程 12 周;或者,如有 RBV 禁忌或不耐受,则不使用RBV,但疗程延长至 24 周。

在一项包含中国的国际多中心开放标签临床试验中研究了来迪派韦/索磷布韦的疗效,该试验在初治和经治的基因 1 型慢性 HCV 感染者中评估了 12 周的安全性和疗效。接受治疗的中国受试者($n=206$)平均年龄为 47 岁;50.0% 男性,总计 32/206 受试者(15.5%)在基线时患有代偿期肝硬化,100/206 受试者(48.5%)为经治患者。基线 HCV RNA 平均值为 6.3 $\log_{10}$ U/mL,82.5% 的受试者基线 HCV RNA 超过 5.9 $\log_{10}$ U/mL。206 例受试者,无论是否伴有肝硬化,SVR 12 率均为 100%。

对于中国受试者,最常见的治疗相关不良事件[均占 1%(2/206)]为恶心、胃食管反流病、疲劳、发热、头痛和 ALT 升高。此方案安全性好,未发现不良事件而停用来迪派韦/索磷布韦的病例。

国外数据显示,使用该方案治疗总体 SVR I2 率为 93%~99%。ION-3 临床试验在基因 1 型初治非肝硬化患者中评估了联合或不联合 RBV 8 周来迪派韦/索磷布韦或者 12 周来迪派韦/索磷布韦治疗疗效。患者按照 1:1:1 的比例随机分入三个治疗组,并按 HCV 基因亚型分层(1a与 1b)。不联合 RBV 的 8 周来迪派韦/索磷布韦治疗疗效不差于联合 RBV 的 8 周来迪派韦/索磷布韦治疗和 12 周来迪派韦/索磷布韦治疗。在基线 HCV RNA<6.8 $\log_{10}$ U/mL 的患者中,8 周来迪派韦/索磷布韦治疗的 SVR 12 率为 97%(119/123),12 周来迪派韦/索磷布韦治疗的SVR 12 率为 96%(126/131)。

（二）基因 2 型

索磷布韦（400 mg 1 次/天）和 RBV（<75 kg 者 1 000 mg 1 次/天；≥75 kg 者 1 200 mg 1 次/天），疗程 12 周。肝硬化患者，特别是肝硬化经治患者，疗程应延长至 16～20 周。该方案的总 SVR 12 率为 95%，无肝硬化患者可达 97%，而肝硬化患者为 83%。但是如果其他可以治疗基因 2 型的泛基因型方案可及时，不建议仅用一种 DAA 索磷布韦联合 RBV 治疗。

索磷布韦/来迪派韦 400 mg/90 mg，1 次/天，疗程 12 周。一项在中国台湾开展的 3b 期临床试验中，43 例感染 HCV 基因 2 型、伴 HBV 感染者，接受索磷布韦/来迪派韦 12 周，SVR 12 率达 100%。

（三）基因 3 型

索磷布韦（400 mg 1 次/天）和 RBV（<75 kg 者 1 000 mg 1 次/天；≥75 kg 者 1 200 mg 1 次/天），疗程 24 周。非肝硬化初治患者采用此方案 SVR 率为 94%，非肝硬化经治患者为 87%，而肝硬化经治患者 SVR 率仅为 60%，因此，肝硬化经治患者不建议选择此方案。如果泛基因型方案可及时，不建议选择此方案。中国开展的 Ⅲ 期临床试验显示，索磷布韦联合 RBV，疗程 24 周，126 例基因 3 型患者中，95.2% 患者获得 SVR 12。

（四）基因 4 型

中国患者基因 4 型流行率非常低，基因 4 型患者可以选择的基因型特异性方案如下。

1.艾尔巴韦/格拉瑞韦

艾尔巴韦/格拉瑞韦 1 片，1 次/天，治疗基因 4 型初治以及 PR 经治患者，疗程 12 周。但是在抗病毒治疗过程中就失败的患者，需要联合 RBV，并且疗程延长至 16 周。

2.来迪派韦/索磷布韦

来迪派韦/索磷布韦 1 片，1 次/天，可用于成人及大于 12 岁的青少年初治患者，无肝硬化或者代偿期肝硬化，疗程 12 周。经治患者不建议使用此方案。

3.奥比帕利联合 RBV 方案

奥比他韦（12.5 mg）/帕立瑞韦（75 mg）/利托那韦（50 mg）复合单片药（奥比帕利，2 片，1 次/天，与食物同服），联合 RBV，无肝硬化或代偿期肝硬化患者疗程 12 周。

（五）基因 5/6 型

来迪派韦/索磷布韦 1 片，1 次/天，可用于成人及大于 12 岁的青少年初治患者，无肝硬化或者代偿期肝硬化，疗程 12 周。经治患者不建议使用此方案。

治疗方案汇总见表 2-2 及表 2-3。

表 2-2　初治或 PRS 经治的无肝硬化丙型肝炎病毒感染者治疗方案

基因型	既往治疗经验	SOF/VEL	GLE/PIB	SOF/VEL/VOX	SOF/LDV	GZR/EBR	OBV/PTV/r+DSV
基因 1a 型	初治	12 周	8 周	不推荐	12 周	12 周	不推荐
	经治	12 周	8 周	不推荐	12 周+RBV/24 周	16 周+RBV	不推荐
基因 1b 型	初治	12 周	8 周	不推荐	8 周/12 周	12 周	8 周（F0～F2），12 周（F3）
	经治	12 周	8 周	不推荐	12 周	12 周	12 周
基因 2 型	初治	12 周	8 周	不推荐	12 周	不推荐	不推荐

基因型	既往治疗经验	SOF/VEL	GLE/PIB	SOF/VEL/VOX	SOF/LDV	GZR/EBR	OBV/PTV/r+DSV
	经治	12周	8周	不推荐	12周	不推荐	不推荐
基因3型	初治	12周	8周	不推荐	不推荐	不推荐	不推荐
	经治	12周	16周	不推荐	不推荐	不推荐	不推荐
基因4型	初治	12周	8周	不推荐	12周	12周	不推荐
	经治	12周	8周	不推荐	不推荐	16周+RBV	不推荐
基因5型	初治	12周	8周	不推荐	12周	不推荐	不推荐
	经治	12周	8周	不推荐	不推荐	不推荐	不推荐
基因6型	初治	12周	8周	不推荐	12周	不推荐	不推荐
	经治	12周	8周	不推荐	不推荐	不推荐	不推荐

注:PRS,聚乙二醇干扰素α联合利巴韦林或索磷布韦;SOF,索磷布韦;VEL,维帕他韦;GLE,格卡瑞韦;PIB,哌仑他韦;VOX,伏西瑞韦;LDV,来迪帕韦;GZR,格拉瑞韦;EBR,艾尔巴韦;OBV,奥比他韦;PTV,帕立瑞韦;r,利托那韦;DSV,达塞布韦;RBV,利巴韦林。

表 2-3　初治或 PRS 经治的代偿期肝硬化丙型肝炎病毒感染者治疗方案

基因型	既往治疗经验	SOF/VEL	GLE/PIB	SOF/VEL/VOX	SOF/LDV	GZR/EBR	OBV/PTV/r+DSV
基因1a型	初治	12周	12周	不推荐	12周+RBV/24周	12周	不推荐
	经治	12周	12周	不推荐	不推荐	16周+RBV	不推荐
基因1b型	初治	12周	12周	不推荐	12周+RBV/24周	12周	12周
	经治	12周	12周	不推荐	12周+RBV/24周	12周	12周
基因2型	初治	12周	12周	不推荐	12周+RBV/24周	不推荐	不推荐
	经治	12周	12周	不推荐	12周+RBV/24周	不推荐	不推荐
基因3型	初治	12周+RBV	12周	12周	不推荐	不推荐	不推荐
	经治	12周+RBV	16周	12周	不推荐	不推荐	不推荐
基因4型	初治	12周	12周	不推荐	12周+RBV/24周	12周	不推荐
	经治	12周	12周	不推荐	不推荐	16周+RBV	不推荐
基因5型	初治	12周	12周	不推荐	12周+RBV/24周	不推荐	不推荐
	经治	12周	12周	不推荐	不推荐	不推荐	不推荐
基因6型	初治	12周	12周	不推荐	12周+RBV/24周	不推荐	不推荐
	经治	12周	12周	不推荐	不推荐	不推荐	不推荐

注:PRS,聚乙二醇干扰素α联合利巴韦林或索磷布韦;SOF,索磷布韦;VEL,维帕他韦;GLE,格卡瑞韦;PIB,哌仑他韦;VOX,伏西瑞韦;LDV,来迪派韦;GZR,格拉瑞韦;EBR,艾尔巴韦;OBV,奥比他韦;PTV,帕立瑞韦;r,利托那韦;DSV,达塞布韦;RBV,利巴韦林。

十三、含聚乙二醇干扰素 α 的方案

(一)达诺瑞韦联合利托那韦及 PR

达诺瑞韦(Danoprevir,DNV)100 mg,1 片,2 次/天,加上利托那韦 100 mg,1 片,2 次/天,联

合聚乙二醇干扰素 α180 μg,皮下注射,1 次/周,以及 RBV,每天总量 1 000 mg(体质量<75 kg)或者 1 200 mg(体质量≥75 kg),分 2～3 次口服,治疗基因 1b 型非肝硬化患者,疗程 12 周。

在中国大陆进行的 Ⅱ 期临床试验(MAKALU 研究)纳入的 70 例初治、非肝硬化、基因 1 型患者,给予达诺瑞韦联合利托那韦及 PR 治疗 12 周,SVR 12 率可达 96%(66/69)。在之后的 Ⅲ 期临床试验(MANASA研究)中纳入 141 例受试者,SVR 12 率可达 97%。

(二)索磷布韦联合 PR

聚乙二醇干扰素 α(1 次/周)、RBV(<75 kg 者 1 000 mg 1 次/天;≥75 kg 者 1 200 mg 1 次/天)和索磷布韦 400 mg 1 次/天三联治疗,治疗基因 1～6 型,疗程 12 周)。但是从药物费用以及药物不良反应考虑,不建议选择此方案。

除以上已经在中国上市的 DAAs,还有许多 DAAs 正在进行临床试验,或者已经完成临床试验并向国家药品监督管理局药品审评中心提交了新药注册申请。

1.可洛派韦(Coblopasvir,CLP)

可洛派韦联合索磷布韦,一项 Ⅱ 期临床试验:纳入初治的基因 1、2、3 或 6 型 HCV 感染者 110 例,10.9%的患者合并代偿期肝硬化。1 例无肝硬化的患者未能完成随访,退出研究。109 例患者 SVR 12 率为 99.1%,1 例 6 型肝硬化患者出现病毒学复发。大部分不良事件不需要治疗,可以自行缓解。国内大陆开展的一项单臂、开放标签、期试验数据显示总体 SVR 12 率为 97%。

2.拉维达韦(Ravidasvir,RDV)

拉维达韦是一种高耐药屏障的泛基因型 NS 5 A 抑制剂。中国大陆 Ⅱ/Ⅲ 期临床实验中 424 例初治无肝硬化 HCV 基因 1 型患者,接受拉维达韦联合达诺瑞韦、利托那韦和 RBV 治疗 12 周,总体 SVR 12 率为 96%(ITT 分析)和 99%(PPS 分析)。1 位患者因为药物变态反应中断治疗。试验期间未发生与治疗相关的严重不良事件(serious adverse event,SAE)。泰国和马来西亚开展的国际多中心,拉维达韦联合索磷布韦 Ⅱ/Ⅲ 期临床试验纳入了 300 例 HCV 基因 1、2、3、6 型受试者。ITT 分析显示,12 周疗程在非肝硬化受试者中总体 SVR 12 率为 97%(213/219),24 周疗程在肝硬化受试者中 SVR 12 率为 96%(78/81),基因 3 型肝硬化中为 96%。

3.依米他韦(Yimitasvi,YMV)

依米他韦联合索磷布韦,一项 Ⅱ 期临床试验纳入 129 例初治和经治无肝硬化的基因 1 型患者,其中 18.6%为经治患者。总体 SVR 率为 98.4%(ITT 分析)和 100%(PPS 分析)。初治患者 SVR 率为98.10%,经治患者 SVR 率为 100%(24/24)。试验过程中未发生治疗期间病毒学失败(包括突破、反弹和疗效不佳)、治疗结束后复发等情况。大部分不良事件不需要治疗,可以自行缓解。未发生与研究相关的≥3 级的不良事件或 SAE,未出现受试者因为不良事件而终止治疗或导致死亡的情况。

(王芳娟)

第四节　丁型病毒性肝炎

丁型病毒性肝炎简称丁型肝炎(hepatitis D),其病原体丁型肝炎病毒(hepatitis D virus,

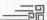

HDV)是一种缺陷 RNA 病毒,必须在有 HBV 感染存在时才能感染宿主。乙型肝炎合并丁型肝炎病毒感染时常使病情加重、慢性化,甚至发展为急性重症肝炎,是肝炎防治中的一个重要问题。

一、丁型肝炎病毒的流行病学

(一)HDV 感染是一种世界流行性疾病

丁型肝炎病毒在地中海国家、中东、中非和南美北部高度流行。在西方国家 HBV 感染的静脉药瘾者 HDV 感染也高度流行。全球超过 3.5 亿人有慢性 HBV 感染,其中 1 500 万～2 000 万合并 HDV 感染(同时感染或重叠感染)。

在巴西西部的亚马孙流域、委内瑞拉山区和太平洋西部的 HBsAg 阳性者中,丁型肝炎也流行。巴西西部的亚马孙流域 HDV 感染率很高,且患病率和病死率也高。

(二)我国 HDV 感染的流行状况

我国存在 HDV 感染,不仅存在于边疆少数民族地区,也存在于中原、东南及我国的北方地区。各地区的 HDV 感染率报告不一,可能与检查方法及对象有关。如在武汉地区,曾对作血脂普查的 698 份"健康"血清进行检查,其中 HBsAg 携带率高达 22.4％(RIA),但均未检出抗-HD。但在慢性肝病患者的肝脏组织中却多次证实有 HDAg 的存在。

(三)HDV 感染的传播方式

HDV 的传播方式与 HBV 相同,主要为肠道外途径传播。HDV 感染的发生与注射、针刺、输血或血液制品的使用等有关。静脉药瘾者、同性恋者、血友病患者以及血液透析患者为高危人群。人口拥挤、居住条件不良、开放性皮肤损伤以及蚊虫叮咬等均可促进 HDV 的传播。

二、丁型肝炎病毒的生物学及分子生物学

丁型肝炎病毒颗粒为一球形大颗粒,大约 36 nm,病毒颗粒由外壳和核衣壳结构构成。其外壳系协同感染的乙型肝炎病毒提供的表面蛋白(HBsAg)。核衣壳是一粗糙的球形结构,直径约 19 nm,内含有 60 个 HDV 抗原(HDAg)多肽和长约 1750 个碱基对 RNA(HDV RNA)。病毒颗粒在感染性血清中的浓度约为每毫升 10^9～10^{10} 颗粒。在 CsCl 密度梯中的浮密度为 1.25 g/mL。HDV 对各种灭活剂敏感,如用甲醛溶液灭活乙肝疫苗,也可使 HDV 丧失感染性,但 HDV 比较能耐干热,对脂溶剂如氯仿也较敏感。

(一)病毒结构

1.HDV 外壳

由乙肝病毒的表面蛋白构成,其中 94％ 为 HBsAg(P24/P27),1％为前 S1(P39/P42),5％为前 S2 蛋白(P33/P36),其组成与乙肝 22 nm 小圆颗粒相似。除 HBV 作为辅助病毒,为 HDV 提供外壳外,其他嗜肝病毒如土拨鼠肝炎病毒(WHV)和鸭肝炎病毒(DHBV)也可以用其表面蛋白为 HDV 提供外壳。嗜肝病毒为 HDV 提供外壳的意义,过去认为 HDV 的复制必须依赖于 HBV 感染的存在,故称为缺陷病毒(defectivevirus)。现已知 HBV 所提供的外壳组成中,含有较多的前 S2 成分,前 S2 能结合人多聚清蛋白,对 HDV 吸附在肝细胞膜上,侵入肝细胞可能有重要作用。最近 Kuo 等用克隆化的 HDV 序列转染培养的细胞,将 HDV 基因组的三聚体插入真核表达载体中,当培养细胞受到感染后,不仅出现 HDV 序列的 DNA 指导合成,而且出现 RNA 指导合成,基因及反义基因 RNAs 均来自 RNA 模板。该研究结果表明,HDV RNA 指导的 RNA 合成不一定需要嗜肝 DNA 病毒为 HDV 提供外壳,但是它在 HDV 侵入肝细胞、包装、

成熟释放和再感染等环节中,在 HDV 复制周期中的确切作用,仍是一个待研究的问题。

2.丁型肝炎病毒抗原(HDAg)

(1)HDAg 存在于病毒颗粒中,也存在于感染的肝细胞核中。推测有一种非常类似糖皮质蛋白受体结合样物质,促使 HDAg 向肝细胞核转移。

(2)根据预测的氨基酸序列,195 个氨基酸长的 HDAg 呈碱性。在 pH 6～9 时,带有 12 个正电荷。这种正电荷与 HDAg 和 HDV RNA 相结合有关。利用重组蛋白进行研究,发现 HDAg 与 HDV RNA 结合区域位于该蛋白的中间部位,该区域含有亮氨酸拉链样结构,也是各个 HDV 分离株中最为稳定的区域。HDAg 与 HDV RNA 结合,除了装配病毒颗粒外,还与病毒复制过程有关。实验发现 HDAg 不能与其他 RNA 结合,这种与 HDV RNA 结合的特异性可能与 HDV RNA 的二级结构有关。

(3)体内合成的 HDAg 有一处或多处丝氨酸磷酸化。

(4)根据对 HDAg 氨基酸序列预测,HDAg 氨基酸序列存在两个较独特的区域,每个区域由连续的7个蛋氨酸组成,称为蛋氨酸拉链样序列。一般认为这种结构有助于蛋白质与蛋白质之间的相互作用,即像拉链那样,可以把两种蛋白质结合在一起。这种拉链样结构位于 HDAg 的氨基端,并可能使 HDAg 多肽具有小螺旋样结构特征,从而该区域可位于结构蛋白的表面。因此,一个 HDAg 可能与另一个 HDAg 分子形成同源二聚体,也可与其他蛋白质形成异源二聚体。

3.HDV 的基因组

HDV RNA 为一单股共价闭合环状负链 RNA,约含有 1 679 个核苷酸,具有明显的二级结构。

HDV RNA 序列的一个明显的特点是鸟嘌呤(G)和胞嘧啶(C)含量高达 60%,且其内部许多区域具有互补性,因而在 70% RNA 分子之间存在自我碱基配对(self-base pairing),形成具有多个杆状结构的二级结构,从而达到高度的稳定性。HDV 患者感染的肝脏中可检出 3 种 HDV RNA,约 300 000 基因组 RNA,50 000 反义基因组 RNA 和 600 mRNA。mRNA 转录子仅带有编码病毒蛋白 HDAg 的信息。血清中检出的病毒 RNA 链,被认为是基因组的单键、呈明显负极性的 RNA。基因组和反义基因组两者有核酶(ribozymes)的特征,具有进行自我-断开(self-cleavage)和自我-连接(self-ligation)的能力。

编码 HDAg 的开放阅读框位于反义基因组 RNA 链上,除编码 HDAg 的开放阅读框外还有一些开放阅读框能编码 100 多个氨基酸,定位于基因组和反义基因组链。然而,这些开放阅读框架的起始和终末密码位点不同,推测多肽大小各分离株各不相同。因此,来自活体的依据认为其无功能性作用。

4.HDV RNA 的复制

HDV 复制的机制尚不明了。由于 HDV 不具有反转录的作用,因此不能够以 RNA 为模板,转录成 DNA 的复制中间体进行复制。由于从感染的肝脏中分离得到的 HDV RNA 有多种形态,有线状、环状,某些比基因组更长,而且在肝组织内还存在互补基因组 RNA。因此人们推测 HDV 的复制不同于已知的动物病毒,可能与植物类病毒(viroids)相似,可能是通过双滚动周期模式复制其 RNA。以 RNA 为模板进行 RNA 指导下的 RNA 合成(RNA-directed RNA synthesis),其复制所用的酶为宿主的 RNA 聚合酶Ⅱ。复制中产生 3 种 RNA:基因组 RNA,反义基因组 RNA 以及充当翻译 HDAg 的 mRNA,编码大小两种 HDAg。通过滚动周期复制所形成的

HDV RNA 多聚体,可在自我断开位点切开而形成单聚体;再通过自我连接位点连接,成为环状 HDV RNA。

(二)类似植物病毒

鉴于 HDV RNA 短小,具有单键、环状结构、负链特征,HDV 感染肝组织内存在互补 RNA,以及需要辅助病毒提供外壳等特点,这都与动物病毒不同,而与植物病毒有许多相似之处。类病毒为微小的具有感染性的 RNA 分子,可引起一些植物疾病,由单键 RNA 构成(含 300～400 个核苷酸),形成共价结合闭锁环状分子。在自然情况下,由于广泛的分子内碱基配对,形成稳定的双键杆状结构。类病毒亦无外膜,但不需要辅助病毒的帮助,也不编码多肽。协生病毒具有类病毒样结构,但为外膜所包裹,是某些植物病毒双基因组的主要结构。卫星病毒例如卢塞恩一过性条纹病毒与 HDV RNA 有较多的相似性,卫星病毒不仅具有类病毒一样的结构,而且也是一种缺陷分子,其复制依赖于一种不相关的辅助病毒的帮助。与 HDV 相同,辅助病毒二重感染卫星病毒可使病情加重,同时也可使其辅助病毒的复制受到抑制。HDV 除与卫星病毒非常相似外,HDV RNA 与类病毒样病原体之间在结构上,也有一些同源性的序列片段。HDV RNA 的复制方式也可能与类病毒相似,类病毒通过内源性复制酶活性以卷环式机制进行复制。若 HDV 的复制确以此种方式进行,尚待进一步探讨活性复制酶的来源。有关 HDV 类似植物病毒的生物学意义目前尚不清楚。

(三)病毒的变异和基因分型

不同 HDV 分离株之间,遗传变异甚大,在有的株与株之间相互同源性仅在 60%～70% 之间,变异最大的区域位于非 HDAg 编码区,如从第一个核苷酸到第 300 核苷酸之间,变异往往超过 20%。各株之间同源性最好的区域是位于自我断开和自我连接位点周围的核苷酸。

至少有 8 种 HDV 基因型已被确定。HDV 基因 1 型是最常见的基因型,分布在全世界,尤其在欧洲、中东、北美和北非。相比之下,基因 2 型见于远东,基因 3 型只见于南美洲北部。基因 4～8 型主要见于非洲患者,例如加蓬的妊娠妇女。在非洲 HDV 基因 4～8 型感染与 HBV A～E 基因型感染有关。HDV 基因 1 型与疾病的轻重有关,而基因 2 型与轻度疾病病程有关。

(四)动物模型

HDV 是一种缺陷 RNA 病毒,它的感染需要嗜肝病毒的协助。现已证明,嗜肝病毒家族中,除 HBV 外,土拨鼠肝炎病毒(WHV)及鸭乙型肝炎病毒(DHBV),也能为 HDV 提供外壳蛋白支持 HDV 感染。因此,黑猩猩、土拨鼠及北京鸭 HDV 试验性感染模型,对研究 HDV 的生物特征及 HDV 感染的自然史等具有重要的价值。

1.黑猩猩的实验性感染

黑猩猩对 HBV 易感,因而首选作为 HDV 实验性感染动物。黑猩猩 HDV 感染的研究证实:抗-HBc 阳性动物对 HDV(与 HBV 感染)具有免疫力,动物对接种不引起任何反应,说明对 HBV 具有免疫力的动物亦对 HDV 感染不敏感。②以 HDV 和 HBV 同时感染不具有任何 HBV 标志的黑猩猩,可在接种后 1～8 周从血清中检出 HBsAg,肝组织内可检出 HBcAg。在第 4 周后,肝脏组织内可见 HDAg,第 7 周血清出现 HDAg。血清出现 HBsAg 后第 4 周,转氨酶活性升高,且呈双峰样经过。第 7 周后,血清中出现抗-HBs,第 9 周相继出现抗-HBs 及抗-HD。动物所表现的肝脏炎症改变常为自限性经过。③若黑猩猩已有 HBV 感染,为慢性 HBsAg 携带状态时,在接种后 3 周,HBsAg 携带的动物肝内出现 HDAg,第 4 周后血清中出现 HDAg。第 9 周出现抗-HD。多次接种 HDV 可见发病潜伏期进行性缩短。重叠感染者病情较严重,迁延性经过,形成慢性肝炎。肝脏病变进行性发展,动物可在数月或数年内死亡。

2.土拨鼠的实验性感染

土拨鼠是野生草食性动物。Summers 等发现土拨鼠携带与人类 HBV 相似的肝炎病毒,称为土拨鼠肝炎病毒(woodchock hepatitis virus,WHV)。WHV 与 HBV 相似,有一表面蛋白外壳(WHsAg),实验证实土拨鼠也可支持 HDV 的复制;为研究 HDV 感染提供了一个经济而有用的动物模型。以 HDV 接种到 WHsAg 携带的土拨鼠,可在接种后1~5周的血清中出现 HDAg,第2~8周达到高峰。用免疫组化的方法在肝细胞核及细胞质内证实有 HDAg 存在,肝组织在接种后3~8周出现典型的肝炎病变。

3.北京鸭实验性感染

鸭乙型肝炎病毒(duck hepatitis B virus,DHBV)的形态、DNA 结构和 DNA 聚合酶等与 HBV 相似。Ponzetto 等将含有未经稀释的鸭乙肝病毒血清接种到受精鸭卵巢中,使子代鸭感染鸭乙型肝炎,在2.5~6个月鸭龄时接种 HDV 阳性血清,然后采血检查 HDAg 和 HDV RNA。结果表明,接种 HDV 1~2周后,有短暂的病毒血症,并可查出 HDV RNA。这一实验说明 DHBV 也可支持 HDV 的复制。但抗-HD 的滴度低,肝脏无明显的组织学改变,不形成慢性 HDV 感染。

4.树鼩实验性感染

国内李奇芬等以 HBV/HDV 协同感染树鼩,证实协同感染后血清中出现 ALT 升高,HBsAg、HDAg、抗-HD 阳性,并见短暂的 HDV 病毒血症,肝脏出现组织学病变,且可检出 HDAg,提示树鼩有可能建立 HBV/HDV 协同感染模型,值得进一步研究。

三、HDV 感染的发病机制

目前所知关于 HDV 感染的发病机制是有限的。临床观察发现丁型肝炎主要是免疫介导的疾病过程。然而,特殊的临床病例提示 HDV 感染可出现细胞病变。例如,南美北部严重丁型肝炎的暴发与肝脏疾病罕见的组织学特征有关,该特征能代表细胞病变的病毒本质。这些急性重症肝炎病例大部分是 HDV 基因3型引起的。

关于 HDV 的细胞免疫应答已有几项研究,这些研究指出,宿主 T 细胞应答的数量和质量可能与感染控制的程度有关。我们发现 HDV 感染患者细胞毒性 $CD4^+$ T 细胞水平高于 HBV 或 HCV 感染者。值得注意的是,一般情况下肝脏中 $CD4^+$ T 细胞水平高于外周血,且随年龄增长而累积,这一特点可能是年龄较大的患者丁型肝炎进展更快的一种解释。

总的来说,至少在 HDV 基因1型和2型感染患者中,丁型肝炎主要是一种免疫介导疾病。因此,抗病毒治疗的目标应该是增强抗-HDV 免疫及减少病毒血症而使感染得到长期控制。有趣的是,HIDIT-1 试验报道,最早的证据是 HDV 感染者 HDV 特异性 T 细胞应答的质量能预测 Peg IFN-α-2a 治疗的效果。需要注意的是,有研究显示,HDV 可通过阻断 Tyk2 激活而干扰 IFN-α 信号通路,从而阻止 STAT1 和 STAT2 的活化及易位到细胞核,从而降低抗病毒治疗疗效。

多种肝炎病毒的同时感染与病毒复制交互抑制的不同模式有关。HDV 经常抑制 HBV 复制。70%~90%丁型肝炎患者乙型肝炎早期抗原(HBeAg)阴性,且血清 HBV DNA 低水平。早期共转染实验显示 delta 蛋白能减少 3.5 kb HBV RNA 和 2.1 kb HBV RNA 的细胞内水平。这一现象可能的解释是 HDV p24 和 HDV p27 蛋白抑制 HBV 增强子 pⅡE1 和 pⅡE2,并抑制

HBV 复制。另外，Williams 等发现 HDV p27 可反式激活 IFN-α 诱导的 Mx1 基因（也称为 MxA），从而抑制 HBV 复制。

尽管 HDV 对 HBV 有影响，但仍有 15%～30%丁型肝炎患者 HBeAg 和（或）HBV DNA 阳性。然而，对 HBeAg 阳性的丁型肝炎患者的病程没有很好的研究。重要的是，在 HDV 同时感染的情况下，甚至 HBeAg 阳性患者可能出现 HBV DNA 阴性。另一方面，HBV 前核心终止密码子能在丁型肝炎患者中产生。因此，HBeAg 阴性患者能有显著的 HBV DNA 水平，并需要对乙型肝炎行抗病毒治疗。HBV 病毒血症水平是 HBV 单一感染者疾病进展的一个最重要的预测指标。同样地，HBV 和 HDV 同时感染者应该监测 HBV 病毒血症且必要时进行治疗，HBV 病毒血症也能促进丁型肝炎患者向临床终点的发展。

1/3 以上的丁型肝炎欧洲患者与 HCV 同时感染。在这种情况下，需要重点指出在三重感染患者中，HDV 不仅能抑制 HBV 复制还能抑制 HCV 复制。在 HBV 和 HDV 重叠感染者中慢性 HCV 感染甚至能被清除。少于 1/5 的抗-HCV 抗体阳性，HBsAg 阳性和抗-HDV 抗体阳性患者 HCV RNA 阳性。然而，抗-HCV 抗体阳性和 HCV RNA 阴性患者真正从 HCV 感染恢复的数量，或在病毒同时感染的情况下 HCV 复制是否正好被抑制是不清楚的。病毒优势能随时间而改变，因此三重肝炎病毒感染的患者应该密切随访，且应考虑对主导病毒进行治疗。

四、HDV 感染的特异性检测

HDV 感染的检测对于确定 HDV 感染为现在感染，还是既往感染，区别 HDV 与 HBV 同时感染（co-infection）还是重叠感染（superinfection），估计预后等均具有重要的意义。但 HDV 感染的检测当前还存在一些问题：①HDV 感染的抗体应答较差，而且多变。急性丁型肝炎仅出现低水平的抗-HD，甚至常在急性病变开始后数周才出现抗体应答。②可用于检测血清中丁型肝炎抗原及抗体的试剂还很不普及，亦不够稳定。③许多敏感的检测方法，技术上很复杂，目前仅限于研究单位应用。

（一）丁型肝炎病毒抗原的检测

肝组织内的 HDAg 检测由 Rizzetto 用 HDV 感染患者的高滴度抗-HD 血清作直接免疫荧光或免疫酶法检出肝组织内存在 HDAg。迄今仍认为肝内抗原检测是"金标准检测方法"。肝内 HDAg 可用免疫荧光染色在肝冰冻切片上检出，也可用直接免疫酶法在甲醛溶液固定的石蜡包埋组织切片上，用常规方法在光镜下检出。HDAg 可见于细胞核内，也可见于胞质内。本方法较简便，不仅可以明确病因及了解病理改变；而且对估计预后，指导治疗有重要的价值。由于免疫酶染色的抗体来自受感染患者的血清，虽然容易获得，但并不理想，难以标准化，且具有感染性，现已有人研制抗-HD 的单克隆抗体及人工合成 HDAg，用以免疫家兔，获得抗-HD 化学多肽，可望用于 HDV 抗原的检测。

在受感染者的血清中，也可用酶免疫试验（enzyme immunoassay，EIA）、放射免疫试验（radioimmunoassay，RIA）以及 Western 印迹技术检测；美国最近一项研究表明：在急性 HDV-HBV 同时感染的病例，RIA 法仅能在 26% 的患者中检出 HDAg。与之相反，爱尔兰 Shattock 等报道，用 EIA 检测，发现 100% 的患者有 HDV 抗原血症。西班牙的研究报告，89% 的急性丁型肝炎患者在发病的第 2 周可检出 HDAg。出现这种差异的原因可能是所用的检测方法敏感性不同，也可能与标本采集的时间有关。由于 HDAg 在血中出现早，而且仅持续 1～2 周。因此，多数临床疑诊为急性丁型肝炎的患者检测时已为时过晚，不能检出 HDAg。

慢性丁型肝炎病毒感染的患者中,用 RIA 或 EIA 很少能检出 HDAg,推测可能是因为血清中的 HDAg 与抗-HD 形成了免疫复合物,因而用这些方法不能检出。Western 印迹法可以解决这个问题,因为用本法可通过蔗糖将血清中的病毒颗粒与抗-HD 分离开来。Western 印迹分析在变性后进行聚丙烯酰胺凝胶电泳,可使标本中剩余的抗体与抗原离解。用 Western 印迹法可见到 HDAg 呈相对分子质量大小为 24 000 及 26 000 的 2 种抗原特异性蛋白。

(二)丁型肝炎病毒抗体的检测

血清中检测丁型肝炎病毒抗体是一种非常有用的诊断方法,抗-HD 可用 RIA 和 EIA 法检测,现已有商品试剂盒供应,一般检测 IgG 和 IgM 抗体(总抗-HD)。

急性丁型肝炎感染 3~8 周时约 90％可检出现抗-HD,一般为低滴度(＜1/100),但在急性期后仍持续存在。由于抗-HD 的出现在时间和程度上往往有差异。因此,若疑为急性 HDV 感染,必须在数周内作多次重复检测。最近已建立了检测 IgM 型抗-HD 的方法,本法有助于诊断急性 HDV 感染。在急性 HBV/HDV 同时感染时,约 93％的病例出现一过性 IgM 型抗-HD 阳性。如果同时有总抗-HD 滴度的升高,更可证实诊断。丁型肝炎重叠感染时,HDV 的抗体应答更为可靠且稳定。早期很容易检出高滴度的 IgM 和总抗-HD(＞1/1 000 000)。抗 HD 滴度超过 1/1 000 即可认为具有诊断价值。但对免疫缺陷患者,抗-HD 检测并不可靠。如果血清出现持续性高滴度的抗-HD,即可确诊为慢性丁型肝炎感染。

(三)丁型肝炎病毒 RNA 的检测

在血清中能通过分子杂交或 RT-PCR 的方法检测 HDV RNA。杂交检测有 10^4~10^6 基因组/mL 的检出下限。这个技术已经被更敏感的 RTPCR 代替,它的检出限为 10 基因组/mL。在肝脏标本中,HDV RNA 能通过原位杂交进行检测。然而,这一方法不常规使用,因为非常难做且耗时间。现在新的自动化检测方法使动态随访治疗期间感染患者血清中的病毒 RNA 成为可能。

五、HDV 感染的临床表现

HDV 感染有两种类型,HDV 与 HBV 同时感染和在慢性 HBV 感染的基础上再感染 HDV,称为重叠感染。

(一)HBV 与 HDV 同时感染

多数 HBV/HDV 同时感染的 HDV 复制现象并不显著(HDAg 仅一过性在肝内检出,而在血清中不能检出)。这些病例肝脏的病变轻微,血清中常一过性检出 HBsAg,仅见血清抗-HD IgM 阳性反应,呈一过性、自限性经过,故 HDV 感染常被漏诊。急性 HBV 和 HDV 同时感染导致 90％以上患者病毒完全清除,但由于 HBV 复制活跃,HDV 的复制表现可非常明显,在一段较长的时间内血液及肝脏中均可检出 HDAg,这类患者常为重症或急性重症肝炎。HDV 只在少数慢性 HBsAg 携带者和 HDV 重叠感染中自发清除。HD 抗原血症的出现一般与肝脏损伤程度有关,提示有严重的肝脏炎症。同时感染大多可自行缓解,不发展为慢性,这类急性肝炎很难与 HBV 单独感染相区别,常见转氨酶升高为双相性经过,这可能是 HBV 与 HDV 相继感染的表现。根据黑猩猩实验感染的研究,HBV/HDV 同时感染的潜伏期为 4~20 周。这类急性肝炎常见于输血、用血液制品后及静脉药瘾者。HBV 和 HDV 同时感染患者的组织病理学比单独 HBV 感染患者的更严重,这在黑猩猩实验中也已证实。

(二)慢性 HBV 携带者重叠感染 HDV

慢性 HBV 携带者重叠感染 HDV 较 HBV/HDV 同时感染更为常见。HDV 重叠感染可呈无症状经过，由于已有 HBV 感染，常见 HDV 明显的复制，其肝炎症状较同时感染为重，表现为慢性肝炎急性发作或恶化形成慢性 HDV 感染，或甚至成为急性重症肝炎。在重叠感染时，血清及肝脏中可检出 HDAg，抗-HD IgM 与 IgG 阳性反应。无症状性 HBV 携带者重叠感染 HDV，如果过去未曾检查过乙肝指标，常会误诊为急性乙型肝炎。但血清学检查抗-HD IgM 与 IgG 阳性，而抗-HBc IgM 阴性或抗-HBc IgG 阳性，说明是慢性 HBV 携带者与 HDV 的重叠感染。HBV 携带者 HDV 重叠感染过去往往被误认为由于休息、饮食及药物治疗不当所致肝炎恶化，而实际上是因为 HDV 重叠感染所致。

(三)HDV 与暴发性乙肝

急性暴发性乙肝伴有 HDV 感染（由于 HBV/HDV 同时感染或 HBV 携带者 HDV 重叠感染所致）的发病率与形成因素尚不完全清楚。在 HDV 高发地区，据报告 HBV/HDV 同时感染形成急性重症肝炎的概率较高。例如，在意大利为 30%（25/82），在洛杉矶的静脉药瘾者达 41%（14/34）。而在 HDV 感染低发区，如美国与爱尔兰，HDV 感染在乙型肝炎所致急性重症肝炎中并不占重要地位，百分率极低。

(四)慢性 HDV 感染

HBV 携带者重叠 HDV 感染，虽也可自限或缓解，但多数形成慢性肝炎，病情出现进行性发展。例如，意大利报道 24 例 HBsAg 携带者重叠 HDV 感染中，20 例发展为慢性活动性肝炎。过去认为 HBsAg 携带者重叠感染 HDV 应用 RIA 在血清中不易检出 HDAg，这可能是因为血清中的抗原与抗-HD 形成了免疫复合物而不能检出。但应用免疫转印技术却可证实有持续性抗原血症存在。在慢性肝炎也可应用 HDV cDNA 探针作杂交，在血清中检出 HDV RNA。在慢性 HDV 感染的肝脏内常可检出 HDAg 及 HDV RNA。区别持续性 HDV 感染与既往 HDV 感染可作血清抗-HD IgM 和抗-HD IgG 检查。但应注意，慢性 HDV 感染时抗-HD IgG 常为高滴度阳性反应，可与既往感染相鉴别。如抗-HD IgM 与抗-HD IgG 两者在 HBV 携带者均为高滴度阳性反应时，提示为进行性慢性 HDV 感染。慢性 HBV 感染者为 HDV 最主要的宿主，是 HDV 感染的重要来源。

(五)HDV 与慢性肝病

慢性 HDV 感染多有活跃的肝脏病变。例如意大利报告 HBsAg 携带者 32% 的 CAH、52% 的肝硬化肝内均可检出 HDAg。另一报告在伴有 CAH 与肝硬化的 HBsAg 阳性儿童中，几乎全部伴有 HDV 感染，说明 HDV 感染是发展成慢性肝病的一个重要因素。但在美国，仅在静脉药瘾者的慢性肝病中有特别高的 HDV 检出率。伴慢性 HDV 感染的肝病患者，多数有明显症状，但明显严重的肝病也可见于无症状携带者。一组无症状但肝功能异常的 HBsAg 携带者的肝活检表明，61% 抗-HD 阳性者病理改变为 CAH 或肝硬化，或两者并存。因此，建议对抗-HD 阳性的无症状 HBsAg 携带者，作肝活检检查以确定慢性肝脏病变的性质。

(六)HDV 感染的临床经过特征

根据 111 例慢性 HBV 患者肝组织中发现 10 例 HDAg 阳性的回顾性分析，其临床特点如下

1.反复发作

10 例患者中有 9 例有反复肝炎发作的病史，病程分别为 2～8 年。在此期间，肝功能反复异常，肝炎症状不能缓解。其中有的患者在 2 年内因 ALT 升高、黄疸而住院 5～6 次。

2.急性肝炎样表现

10 例患者中有 1 例为 HBsAg 无症状携带者,肝功能和临床表现无异常,突然出现发热、恶心、呕吐及 ALT 升高等急性肝炎样表现。

3.病情重

HDAg 阳性患者病情多较严重。其中 5 例有肝硬化(2 例死于肝功能衰竭,有 2 例反复出现食管静脉曲张破裂出血、便血及腹水等肝功能失代偿现象,并转外科行门腔静脉分流术治疗);另 4 例有明显炎症,仅 1 例炎症较轻。本组病例的临床经过特征说明:乙肝重叠感染 HDV 者,临床表现多为病情反复发作,迁延不愈,病情呈进行性,发展为肝硬化、肝功能衰竭或食管静脉曲张破裂出血,有的病例出现急性肝炎症状,如果过去乙肝病史不明,往往误诊为急性肝炎。因此,临床上对慢性乙肝患者突然急性发作或反复发作,病情进行性进展者,应考虑重叠 HDV 感染的可能,应及时检查血清中的抗-HD IgM 或肝组织内的 HDAg,以明确诊断。

六、肝脏病理改变与免疫病理

(一)HDV 感染的肝脏病理改变

HBsAg 携带者伴有慢性 HDV 感染、急性 HDV 感染发展为慢性的系列肝活检的组织病理学改变。认为 HDV 感染者的肝脏组织学改变,与其他类型病毒所引起的肝炎并无明显的组织学差异。在慢性肝炎患者的肝活检标本中,见汇管区及其周围炎症及碎屑样坏死等明显炎症病变,且常伴有肝硬化。肝小叶内见明显的单个核细胞浸润,肝细胞嗜酸性变及嗜酸性小体形成;肝细胞内有时可见微小滴状脂肪变。HDV 感染者的肝活检标本常见灶性、融合性与桥接坏死。肝细胞内 HDAg 在急性肝炎较少,而随着肝脏病变的慢性化而增加,在其晚期肝硬化时,HDV 抗原表达常较低。

我们曾对肝组织内不同病毒复制状态的慢性肝病组织学变化进行比较,其中肝组织内存在两种病毒复制(HDAg⁺/HBcAg⁺)33 例,仅有 HDV 复制者(HDAg⁺/HBcAg⁻)33 例,仅有 HBV 复制者(HDAg⁻/HBcAg⁺)25 例。同样亦发现,HDAg 阳性与 HDAg 阴性者的病理表现基本一致,各病变指标并无质的差异,而仅是量的不同。

(二)HDAg 在肝组织内表达的形式

应用抗-HD 血清作直接酶免疫或直接免疫荧光检查,可显示肝组织内的 HDV 抗原表达。HDAg 在肝细胞核内表现为均匀分布的细颗粒,在胞质中的表达可为局限于胞质内里包涵体状,或弥散性分布在胞质内。在 144 份 HDAg 阳性标本中,53 份为单纯胞核型,82 份为单纯胞质型,9 份为混合型(既有胞核型也有胞质型)。

HDAg 阳性细胞在肝组织内的分布形式多为散在分布,HDAg 阳性肝细胞散在于阴性肝细胞之间,或成簇分布,较少为弥漫分布。

HDAg 主要定位于肝细胞核内,也可见于肝细胞质内。肝细胞核的染色体区可检出 HDAg,表现为弥散性或片状分布。HDAg 表现为不规则的颗粒样结构,直径 20～30 nm。这些 HDAg 阳性颗粒表现为单个颗粒分布,或成簇状分布。在肝细胞质内 HDAg 见于细胞质基质内,也可见游离的或与内质网膜相连接的核糖体中,在核糖体内显示阳性的 HDAg 免疫染色。提示核糖体可能是 HAD RNA 翻译 HDAg 的场所。HDAg 再从核糖体进入胞质的基质中,而后再聚集在细胞核内。细胞质与核内抗原代表着 HDAg 扩散的不同阶段。

(三) HDAg 在不同类型 HBsAg 阳性肝病肝组织内的检出率

HDAg 在肝组织内的检出率不仅与不同地区的感染率有关,而且也与不同类型肝病有关。虽然有报告认为 HDAg 在无症状携带者、急性肝炎、慢性肝炎、重症肝炎及肝硬化均可检出,但一般认为以慢性肝炎、重症肝炎和肝硬化的检出率较高。

根据对 2346 例不同病理类型肝病肝组织内 HDAg 直接酶免疫染色检查的结果分析,HDAg 在急性肝炎中的检出率最低,为 3.28%;慢性肝病次之(8.60%～10.59%),肝炎后肝硬化高达 14.32%。此外,HDAg 的检出率与临床病情有一定的关系,如在一组临床诊断为无症状 HBsAg 携带者中,均未检出 HDAg,而另一组 50 例 HBsAg 阳性重症肝炎的肝组织中,HDAg 的检出率却高达 16%。

HDV 重叠感染与肝病的活动性和慢性化有关。HDV 感染对部分患者肝硬化的发病以及重症肝炎的形成起着不可忽视的作用。

(四) HDAg 表达与肝脏病变的关系

表达胞质型 HDAg 的肝细胞形态可为正常,也可为明显萎缩的肝细胞。HDAg 可见于疏松改变或气球样变性的肝细胞,或者坏死区残留的肝细胞内。胞核型 HDAg 阳性肝细胞形态大多为光镜下正常的肝细胞,偶尔也可见少数核型 HDAg 表达的肝细胞呈高度疏松化。Kojima 在免疫电镜下见到存在 HDAg 的肝细胞,特别是胞质内有 HDAg 的肝细胞与无 HDAg 的肝细胞相比,有较严重的变性改变。这些改变包括内质网扩大、核糖体与内质网膜分解和线粒体异常等改变。在浆膜型 HBsAg 与 HBcAg 表达部位常有淋巴细胞浸润现象,但在 HDAg 阳性肝细胞周围则常不见淋巴细胞浸润。

上述观察结果表明,HDAg 表达的肝细胞多有变性改变,其周围很少见到炎性细胞浸润,间接地支持 HDV 可通过直接致细胞毒作用而造成肝细胞损伤。但是必须注意到,乙肝合并丁肝病毒感染的肝脏病变是复杂的,有的 HDAg 阳性肝细胞并无变性改变;HDAg 阳性肝细胞周围也有时出现如 Kojima 所见的炎性细胞浸润,肝细胞病变与 HDV 感染的细胞数之间并无平行关系。这些现象可能是同时存在着 HBV 感染以及机体免疫状态共同相互作用的结果,不能肯定病变是 HDV 直接的细胞毒性作用,还是免疫及炎症改变,或者两者共同作用导致肝脏损伤的结果。

(五) HDV 感染与肝细胞癌

我国是肝癌的高发区,已证实癌周肝组织内 HBsAg 和 HBcAg 的检出率分别为 76% 和 30%,在癌组织内的检出率分别为 14% 和 6%,表明肝癌与 HBV 感染有密切的关系。HDV 感染在肝癌发病中的意义尚不清楚,推测 HDV 在癌变中由于引起肝细胞坏死、炎症及肝硬化可能对致癌起着促进作用。

(六) HDV 感染与 HBV 复制的关系

HDV 与 HBV 复制的关系目前认识尚不一致,多数认为 HDV 感染对 HBV 的复制有抑制作用。血清学研究表明:重叠 HDV 感染的慢性 HBV 感染者,血清中 HBsAg、HBeAg、HBV DNA 及 HBV 聚合酶等指标的滴度降低。在 167 例 HDV 抗原阳性的标本中,同时检出了 86 份 HBcAg 阳性。通过双染色发现,HDAg 与 HBcAg 定位于不同的肝细胞内,在同一肝细胞内偶见 HDAg 与 HBcAg 同时存在。提示 HDV 对 HBV 复制的抑制并不完全,HBV 与 HDV 也可在同一肝细胞内复制。此两者的协同感染在致病中的生物学意义,尚待进行深入研究。

七、丁型肝炎的诊断

HBsAg 阳性者至少应该检测一次抗-HDV IgG 抗体。没有证据提示在缺乏抗-HDV 抗体时能直接检测到 HDV RNA，因为 HDV 感染者都会产生抗-HDV 抗体。据我们所知，缺乏抗-HDV抗体的免疫低下患者，存在 HDV 病毒血症的病例仍然没有报道。然而，抗-HDV 抗体存在不一定表明活动性丁型肝炎，HDV 感染恢复 HDV RNA 可以消失。长期如此，感染恢复后抗-HDV 抗体可以消失。但是，抗-HDV 抗体也能持续很多年，甚至经历 HBsAg 血清学转换或肝移植。

HDV 感染应该以检测到血清 HDV RNA 来证实。如果血清 HDV RNA 阳性，应该评估肝脏疾病的分级和分期，监测肝细胞癌并考虑抗病毒治疗。可以进行 HDV RNA 定量检测。然而，没有证据表明血清 HDV RNA 水平与任何临床标志物活性或肝脏疾病阶段有关，同样与HCV 感染无关。这说明 HDV RNA 定量只对抗病毒治疗有用。多项研究正在评估关于根据HDV RNA 下降水平决定抗病毒治疗的停药规则。Erhardt 等提出对 Peg IFN-α-2b 治疗 24 周后血清 HDV RNA 水平下降少于 3 个 log 的患者继续治疗没有意义。Yurdaydin 等认为使用常规重组 IFN-α 获得 SVR 的 HDV 感染患者与不能清除 HDV 感染的患者相比，通常在治疗开始的 3～6 个月内血清 HDV RNA 水平下降。

丁型肝炎只发生在与 HBV 同时感染或重叠感染情况下，要保证 HBV 感染一定成立，包括HBV DNA 定量和 HBeAg、抗-HBe 抗体检测。同样地，必须检测抗-HCV 抗体和抗-HIV 抗体。以我们的经验，检测出抗-HDV 抗体阳性的患者中有 1/3 以上抗-HCV 抗体也检测出阳性，这一发现与其他研究小组是一致的。病毒性肝炎患者诊断应当包括肝病分级和分期，因为丁型肝炎能快速进展且疾病本身严重。由于治疗方案的选择有限，故开始评估 IFN 治疗的风险和益处时应该考虑肝纤维化的程度。针对丙型肝炎和乙型肝炎，纤维化的非侵袭性血清学标志和弹性扫描已被广泛地研究。然而，对丁型肝炎有用的信息非常有限。肝病分期定量评估，如 AST 与血小板比率指数（APRI）或 AST 与 ALT 比值，在有或无纤维化或肝硬化的丁型肝炎患者之间显著不同。目前，尚无有关 HDV 感染者瞬时弹性扫描方面的研究，因此肝活检仍是 HDV 感染诊断的关键。

总而言之，确立诊断的第一步是检测抗-HDV 抗体，然后通过肝脏中 HDAg 免疫组织化学染色或血清 HDV RNA 检测明确诊断。如果 HDV 感染被确诊，下一步是评估肝脏分级和分期以明确患者接受 IFN 治疗是否有益。

八、HDV 感染的治疗

实验与临床观察均已证明，HDV 感染是乙型肝炎慢性化及进行性发展的重要因素。HDV 感染在我国 HBV 患者的并发率已初步确定为 6%～10%。我国 HBsAg 携带率高达 10%～15%，尽管 HDV 感染率相对较低，但可累及成千上万的 HBsAg 携带者及慢性 HBV 感染患者。HDV 感染在 HBsAg 携带人群中的传播可造成病情的进展、加重及恶化等严重后果。因此，HDV 的防治在肝炎的防治中具有重要意义。

丁型肝炎是病毒性肝炎中唯一没有确定治疗方法的。然而，一些治疗策略可以采用。对于HDV 感染的监测应被强制执行。不同病毒占主导地位的形式与不同的临床转归有关，且需要采取不同的治疗策略。然而，随着时间的推移病毒水平不一定稳定，因此，患者随访期间需要进行合适的治疗。

(1)类固醇、左旋咪唑、利巴韦林、胸腺素等已多次试用,但均未获得显著疗效。

(2)核苷及核苷类似物:如果 HBV 聚合酶抑制剂用于丁型肝炎的治疗,则必须考虑变异的选择,包括 HBV 聚合酶抑制剂的耐药和 HBsAg 结构可能发生的变化,还有 HBV 聚合酶和 HBsAg 重叠的开放阅读框。尤其是 HBV 感染用拉米夫定治疗期间经常出现 rtM204V HBV 聚合酶变异,它与编码在 s195 和 s196 位置上的 HBV 小包膜蛋白的基因改变有关。HDV 通过 HBV 包膜蛋白壳体化。Vieether 等证明,拉米夫定诱导的 sW196L 或 sW 196SHBsAg 变异抑制 HDV 颗粒的分泌。一个法国小组也证实上述结果,并指出 sW196SHBsAg 变异导致 HDV 颗粒装配受损。这些研究的临床结局不清,因为 HDV 颗粒不分泌的意思是细胞将由 HDV 抗原填充,这可能会引起细胞病变。这些数据表明,如果 HBsAg 变异被诱导,HDV 的致病性可能改变,丁型肝炎则应该避免不必要的核苷或核苷类似物治疗。

(3)重组 IFN-α:意大利一项随机研究发现,使用高剂量 IFN-α 是重要的,因为这种治疗与丁型肝炎患者获得长期有效的结局有关。一些试验已经延长了 IFN-α 治疗,从 HDV RNA 清除的方面来说似乎治疗 2 年优于较短的治疗持续时间。然而,IFN-α 高剂量和延长治疗只有少数患者能耐受,因此对大多数患者来说治疗的选择仍非常有限。

(4)Peg IFN-α:2006 年的 3 个小规模试验,评价了 Peg IFN-α 用于丁型肝炎的治疗效果,这些研究观察使用 Peg IFN-α-2b 治疗 48 周或 72 周。法国 Castelnau 等的研究包括 14 名完成1年治疗的患者,发现 6 名患者(43%)获得 SVR(定义为治疗结束后 6 个月未检测到血清 HDV RNA)。值得注意的是,接着 Andreas Erhardt 和同事的研究发现,12 名患者采用相似的治疗方案,但只有 2 名患者获得 SVR。这项研究中治疗的前 6 个月期间 HDV RNA 血清水平下降似乎能预测 SVR。规模最大的研究包括 38 名接受 Peg IFN-α-2b 治疗 72 周的患者,有 22 名还在前 48 周接受利巴韦林治疗。有 8 名患者(21%)在治疗结束后 24 周 HDV RNA 阴性。重要的是,利巴韦林没有明显效果,这与更早更小规模的试验一致,无法证明利巴韦林的抗-HDV 活性。

HIDIT-1 试验包括 90 名来自德国、土耳其和希腊的患者。患者随机分配到接受每周180 μg Peg IFN-α-2a 加每天 10 mg 阿德福韦酯,每周 180 μg Peg IFN-α-2a 加每天安慰剂,或每天 10 mg阿德福韦酯三组中,且均治疗 48 周。两个 Peg IFN-α-2a 组显示经过 48 周治疗,血清 HDV RNA 水平平均值比单用阿德福韦酯组显著下降。治疗后,HDV RNA 在接受包括 Peg IFN-α-2a 治疗的患者中未被检出。Peg IFN-α-2a 联合阿德福韦酯组显示,经过 48 周治疗,血清 HBsAg 水平下降1.1log10 IU/mL。这些数据与来自希腊的报道一致,同时还发现接受 IFN-α 长期治疗的丁型肝炎患者血清 HBsAg 水平显著下降。

(5)肝移植:肝移植是丁型肝炎肝硬化末期患者治疗的唯一选择。由于在被动免疫接种抗-HBsAg抗体和给予 HBV 聚合酶抑制剂的大多数人中,肝移植后 HBV 再感染可被预防,HDV 再感染在移植后不会发生。因此,丁型肝炎患者移植后的效果很好,5 年存活率显著高于因慢性肝衰竭等其他原因而行肝移植的患者。值得注意的是,肝移植后 HDV RNA 从血中快速消失,并与血清 HBsAg 水平同步下降。

总的来说,HIDIT-1 试验说明:首先,超过 40% 患者 Peg IFN-α-2a 对 HDV 有显著的抗病毒疗效,25% 患者在治疗 48 周后获得 SVR。其次,阿德福韦酯在 HDV RNA 血清水平下降方面很少有效,但对 HBV 复制水平显著的患者可以考虑使用。第三,Peg IFN-α-2a 加阿德福韦酯联合治疗对血清 HBV DNA 水平或血清 HDV RNA 水平的下降没有作用。最后,为使 HDV 感染者

HBsAg 血清水平下降,Peg IFN 加核苷类似物联合治疗优于任何一种单药治疗。

九、HDV 感染的预防

业已肯定,乙肝疫苗不但可预防 HBV 的感染,对 HBV 免疫者亦不再感染 HDV,故也可预防 HDV 的感染。但在 HBsAg 携带者或 HBsAg 慢性肝炎,如何预防 HDV 重叠感染仍是一个问题。Papper 设想未来的 HDV 疫苗不仅可预防 HBsAg 携带者的 HDV 重叠感染,亦可防止 HDV 重叠感染所出现的严重后果,如严重慢性肝炎与急性重症肝炎。因而 HDV 疫苗的研制仍然是一个不容忽视的问题。

HDV 病毒的传播方式与途径和 HBV 相同,预防 HBV 传播的措施,均适用于 HDV,特别是控制医源性感染(如注射、输血、血液制品、针刺、化验采血等),对防止 HBV 及 HDV 的传播具有重要的意义。

（胡　岩）

第五节　戊型病毒性肝炎

戊型病毒性肝炎(viral hepatitis E,HE)简称戊型肝炎,是由于戊型肝炎病毒(hepatitis E virus,HEV)引起的急性传染病,是经粪-口途径传播的非甲非乙型肝炎。其临床表现与甲型病毒性肝炎相似,但本病黄疸型多见,常见于青壮年,孕妇易感性高,病情较重,经及时治疗,预后较好。

一、戊型肝炎病毒(HEV)及其生物学

(一)HEV 生物学特征

HEV 是大小 27～34 nm(一般在 30～32 nm)的单股、正链无包膜的 RNA 病毒,其表面有许多凹陷和突刺形成锯齿状结构,偶尔可见厚壳状破碎的颗粒。部分纯化的 HEV 沉降系数为 183S,酒石酸钾-甘油密度梯度离心其飘浮密度为 1.29 g/cm^3。不少观察发现 HEV 相当容易破坏,在蔗糖变速离心中易受破坏,悬液中的病毒于 -70 ℃与 $+8$ ℃之间极不稳定,液氮中则极为稳定。在碱性环境中较稳定,可存在于肝内胆汁和胆囊胆汁中。长期保存需放在液氮内,镁或锰离子有助于保持病毒颗粒的完整性。HEV 可能是一个尚未分类的新病毒族成员或是小杯状病毒中一个单独的病毒群。

(二)病毒的基因组与复制

HEV 有 4 种基因型,即 1、2、3 和 4 型。目前世界上流行的 HEV 主要有两个基因型,分别以 HEV 缅甸株和墨西哥株为代表,从我国分离的 HEV 与缅甸株属同一亚型。HEV 缅甸株,称 HEV(B)的基因组核苷酸序列分析表明:HEV 为单股、正链 RNA 病毒,其核苷酸链长度约为 7 500 个碱基,3′末端具有 poly A 结构,含有 150～200 个腺苷;5′末端含有 27 个碱基的非编码区,其中含有 3 个开放阅读框架。开放阅读框架 1(open reading frame,ORF-1)主要编码非结构蛋白,如 RNA 依赖的 RNA 多聚酶、三磷酸核苷结合酶等。该区具有所有正链 RNA 病毒保留的氨基酸特征:①具有特征性 GDD 三肽(位于氨基酸第 1 550～1 552 位),这种三肽是 RNA 依赖的 RNA

多聚酶的一部分。②两处同源性最好的区域,均与三磷酸核苷结合酶有关。位置 A:位于氨基酸第 975～982 之间;位置 B:在位置 A 的下游 46 个氨基酸处,即氨基酸第 1 029～1 032 处。推测位置 B 可与 Mg-ATP 复合物中 Mg^{2+} 作用。

开放阅读框架 2(ORF-2):开始于 5 147 处核苷酸,计 1 980 个核苷酸长。终止于 3′末端 PolyB 的上游 65 个碱基处。推测该框架编码病毒结构蛋白。该区所编码的多肽为一种新蛋白质,具有如下特征:①在 N 端有明显的疏水性,紧接疏水区后为亲水区。疏水区包括一个典型的信号序列(氨基酸位置 5～22)。②在氨基酸残基 22～322,大约 10% 的氨基酸为精氨酸,使多肽一半的等电点增高至 10.35 左右。③开读框架 2 编码核衣壳蛋白,核及壳蛋白带正电荷,在包被基因组时可有效中和 RNA 的负电荷。

开读框架 3(ORF-3)共含 369 个碱基与开读框架 1、2 相互重叠,该区可编码能为 HEV 感染人及动物血清所识别的免疫反应多肽。

目前已证实 HEV 可在非人类的灵长类动物中复制,HEV 的分泌量呈波浪状,多次传代可缩短潜伏期,不同的 HEV 株毒力不同,但细胞培养尚未获得成功。关于 HEV 复制的部位与途径目前尚不清楚,据推测 HEV 感染经胃肠道感染入血后在肝脏复制,这些过程大多数发生在肝炎症状出现前。

2000 年前我国散发性戊型肝炎的 HEV 以 1 型为主。而近年研究表明,包括香港在内,从患者分离的 HEV 以 4 型为主。

(三)HEV 血清型

目前对 HEV 的免疫学反应知之甚少,虽然发现有多种 HEV 分离株,但它们之间有血清交叉反应,也有交叉保护作用,对易感动物接种某地区分离株,两年后再用另一分离株感染,可获得交叉保护,出现抗 HEV 升高,表明存在免疫记忆。因此推测 HEV 有多种分离株,但只有一种血清型。值得注意的是,在印度收集的患者粪便悬液中,含有病毒样颗粒,与 HEV 形态不一样,该病毒样颗粒可在恒河猴中引起肝炎,但并不产生针对该病毒样颗粒的血清学反应。另外,从中亚地区收集的 HEV,也不能与明确诊断的 HEV 感染者的特异性抗 HEV 发生反应。推测除 HEV 外可能还存在另一种肠道传播的非甲非乙型肝炎病原。

二、HEV 感染的检测方法

(1)血清学:用酶联免疫吸附试验检测血清 HBsAg、抗-HBc IgM、抗-HAV IgM 及抗 CMV IgM 均阴性,而急性期血清抗-HEV IgM 阳性或急性期抗-HEV 阴性至恢复期阳性。

王占英等应用反转录-巢式聚合酶链反应检测 32 例戊型肝炎患者系列血清 HEV RNA,并与抗-HEV IgM 和抗-HEV IgG 比较,结果:HE 患者发病 1 周内,血清 HEV RNA 阳性率(96.6%)明显高于抗-HEV IgM 和抗-HEV IgG,发病 2 周后,血清 HEV RNA 大部分患者阴转,而抗-HEV IgM 和抗 HEV IgG 阳性率明显增高(分别为 71.1% 和 97.8%)。结果提示:发病后 1 周内,检测血清 HEV RNA 作为早期诊断指标最敏感,但发病后 2 周血清抗-HEV 阳性率增加,作为诊断指标抗-HEV 比 HEV RNA 敏感。

(2)急性期患者粪便中免疫电镜可找到 HEV 颗粒。

(3)肝组织活检:肝组织学病变与急性病毒性肝炎相似,但病变较轻。据国内刘志华等报道,3 例 HE 患者肝穿结果显示肝小叶结构轻度紊乱,汇管区稍扩大,伴较多炎性细胞浸润。肝细胞呈灶性"中毒性"改变,胞质疏松、气球样变,胞质内淤胆和细胞灶性溶解性坏死,毛细胆管胆汁淤积显著,有胆栓形成,肝窦内库普弗细胞增生。有学者报道大多数 HE 患者的肝组织病理改变呈中度损坏,偶可见亚大块或大块坏死。

三、流行病学

本病流行与社会经济、卫生水平和文化素质等密切相关,世界各地均有发生,主要见于亚洲和非洲一些发展中国家。亚洲有印度、尼泊尔、巴基斯坦、日本、泰国和中国;在亚洲次大陆本病呈地方性流行。本病流行有明显季节性,多发生于雨季或洪水后。

(一)传染源

主要是患者及隐性感染者的粪便污染水源或食物。

(二)传染途径

(1)经水传播:主要水源被患者的粪便污染所致。根据流行情况分为两种类型。一为短期流行,即水源被一次性污染,流行数周;二为长期流行,即水源持续性被污染所致。其流行达数月之久。

(2)经食物传播:患者(特别是潜伏期)的粪便污染食物而致局部流行。

(3)日常生活接触传播本病有明显家庭聚集性。

(4)血液传播。

(5)母婴传播。

(6)动物源性(猪可能是我国戊型肝炎的传染源)。粪-口途径是主要传播途径。

四、临床表现

潜伏期一般为 2～9 周,平均 6 周。

本病多见于青壮年,15～39 岁占 70%,男性发病率高于女性,两者之比(1.3～3.0)∶1,孕妇易感性高,重症者较多,且早产、死胎率高,晚期妊娠患者病死率亦较高。老年患者起病较隐袭,淤胆型肝炎所占比例较高,黄疸深,持续时间长,病程相对较长,恢复较慢。重型肝炎相对较多,并发症多,易继发感染。由于病毒株不同,毒力不同,其引起的病变程度和临床表现也不同。本病起病急,临床上分为急性黄疸型和无黄疸型。大多数为急性黄疸型。

在免疫抑制人群中,基因 3 型 HEV 可呈慢性持续性感染,可进展为肝硬化;在肝移植受者中 HEV 感染可能是导致慢性肝炎的病因之一。

五、诊断

戊型肝炎的诊断,主要根据流行病学资料和临床表现,结合实验室检查。如出现急性肝炎临床症状,急性期患者血清 HEV RNA 阳性和(或)粪便中免疫电镜找到 HEV 颗粒,或发病 1 周后血清抗-HEV IgM 和(或)抗 HEV IgG 阳性;或急性期抗 HEV 阴性,但恢复期抗 HEV 阳性者均可确诊。如无条件作上述特异性血清学检测,可用血清排除法:凡经血清学检查不符合甲型、乙型及丙型病毒性肝炎,无输血传播病毒(TTV)、巨细胞病毒、EB 病毒及其他肝炎病毒感染,经流行病学资料证实为经粪-口感染者,可诊断。

乙型和丙型病毒性肝炎,可重叠感染戊型肝炎,引起慢性肝炎的急性发作,造成严重的肝功能损伤,甚至重症肝炎。在诊断戊型肝炎时应结合过去病史,作乙型和丙型肝炎有关病原学检查。

六、HEV 感染的防治

治疗:戊型肝炎的治疗与甲型病毒性肝炎相似。对一些症状明显患者采用护肝、降酶、退黄支持等治疗。老年淤胆型戊肝患者,可加用腺苷蛋氨酸(思美泰)联合熊去氧胆酸;重症戊型肝炎患者或合并其他肝炎病毒的重症患者,采用人工肝支持系统治疗,可显著改善临床症状及生化指标,提高治愈率。对戊型肝炎孕妇的处理,特别强调早期诊断,早期治疗。对重型肝炎患者除一般基础综合治疗外,应加强支持疗法,密切观察病情变化,早期应用清蛋白及少量多次输注新鲜血,对防止出血,促进肝细胞再生,增强机体免疫力和肝功能恢复等均有积极作用。并应积极防治脑水肿及肝肾综合征等各种并发症的发生。对晚期妊娠患者预防产后出血是抢救成功的关键。

预防:同甲型病毒性肝炎。普通免疫球蛋白预防戊型肝炎无效,疫苗尚在研究中。鉴于本病目前尚无免疫预防方法,预防重点是切断粪-口传播途径,加强饮用水及粪便的管理,加强卫生宣传,改善环境卫生,认真贯彻执行食品卫生法等。在戊型肝炎流行区实施避孕对降低戊型肝炎的发病率和病死率有重要意义。此外,还应加强对献血员和血液制品的筛查。

(高志芳)

第六节　其他病毒所致肝炎

自从病毒性肝炎的主要致病因子甲、乙、丙、丁、戊 5 种肝炎病毒得到分离,临床上已能检测出绝大部分嗜肝病毒。但是仍然有 12%～18% 的输血后肝炎和散发性肝炎的病因尚未完全明确。进一步的流行病学研究和实验研究表明,确实存在可经肠道或肠道外传播而引起肝炎的致病因子。临床上已提出多种诊断,如隐源性肝炎、己型肝炎、庚型肝炎、M/P 型肝炎、非甲乙丙型肝炎、非甲乙丙丁戊型肝炎、肝炎相关再生障碍性贫血等。因此,某些肝功能不良患者不能排除"新型肝炎病毒"或"过客病毒"感染的可能性。随着分子生物学技术的突飞猛进及其在临床上的广泛应用,陆续发现了 GBV-C/HGV、TTV 家族、SEN 病毒等新型肝炎相关病毒。然而,大量相关研究未能显示这些所谓"新型肝炎病毒"就是导致某些不明原因的急慢性肝炎甚至急性重症肝炎的致病因子。此外,还有一些非嗜肝病毒感染可引起肝脏炎症。这些病毒主要引起全身性疾病,肝脏仅为继发性被累及,而且很少引起典型的肝炎症状,由于多出现在免疫功能受损的患者,故常与其他疾病重叠感染。一般肝脏实质性病变较轻,但也可出现严重的肝损害。

一、己型肝炎病毒

Bradley 等在对黑猩猩进行非甲非乙型肝炎交叉感染实验时发现两种血清学类型迥然不同的病毒颗粒:一种是直径小于 80 nm,易被氯仿灭活,现在被证实为 HCV;另一种是耐氯仿,类似于肠道病毒的病毒颗粒,后来被推测为己型肝炎病毒(HFV)。己型肝炎病毒(hepatitis French virus,HFV)是英国的 Fagan 等人命名的。他们在一项前瞻性研究中发现:肝移植术后 7 天再次出现急性肝功能衰竭患者的临床表现和肝脏组织病理学改变符合病毒性损害,而且移植物和自身肝细胞胞质中都发现直径 60～70 nm、有包膜的病毒样颗粒。类似的病毒样颗粒在泰国和尼泊尔的散发性急性肝功能衰竭患者中也被发现。在目前的检测水平下,以上病例均与已知的5型肝炎病毒无关。同年,Deka 等用一名患者的粪便提取物感染恒河猴和 Hep-2 细胞系,发现了一种新的导致非甲至非戊型肝炎的肠道致病因子——HFV(命名待正式认可)。病毒颗粒直径为 27～37 nm,在感染猴和肠道型非甲至非戊型肝炎患者的粪便提取物中均检测到了 20 kb 长的病毒 DNA。然而 Uchida 等则认为:所谓的 HFV 其实就是 HBV 的"沉默"突变株,该突变株在 X 基因编码区有 8 个核苷酸的缺失,增强子Ⅱ/核心蛋白启动子也发生了突变,突变的结果使 HBV 的复制和蛋白表达受到抑制,因而不能检测到"沉默"HBV 的血清学标志——HBsAg、HBcAb,但用 PCR 方法从这些非甲至非戊型肝炎患者的血清中扩增获得了 HBV DNA。HFV 属于双股 DNA 病毒,病毒分类是否与 HBV 同属于一科目前尚无定论,其真正本质也尚待进一步的实验证实。

己型肝炎潜伏期较丙型肝炎略长,平均 61 天。HFV 对人有一定的致病性,在感染猴和患者体内都发现了不同程度的肝损害,但有关 HFV 感染后的其他临床症状、特点及临床转归尚无报道。目前尚未建立 HFV 的 ELISA 检测方法,主要采用 PCR 方法进行检测。

二、GB 病毒 C/庚型肝炎病毒(GBV-C/hepatitis G virus,HGV)

(一)病原学

GBV-C/HGV 属于黄病毒家族,为单股正链 RNA 病毒。GB 组肝炎病毒分为 3 种:GBV-A、GBV-B、GBVC。GBV-A 和 GBV-C 较近,而同 GBV-B 相差较远。GBV-A 是一种感染狨的病毒,GBV-B 则是一种人类病毒,GBV-C 能感染这两种种属的个体。GBV-C 与 GBV-A 的进化关系较近,和 HCV 的同源性只有 28%。HGV 与 HCV 全序列同源性为 43.4%～47.8%,与 GBV-A、GBV-B、GBV-C 的同源性分别为 65.4%、35.3% 和 84.9%,氨基酸同源性分析显示 GBV-C/HGV、GBV-A 在生物进化上形成了一个区别于 HCV 的独立分支,GBV-B 单独形成另外一个分支。

GBV-C/HGV 基因组长约 9 300 个核苷酸,只有一个开放阅读框架,编码约 2 900 个氨基酸,开放阅读框前有约 400bp 的非编码区,3′端也有一约 150bp 的非编码序列。GBV-C/HGV 编码的前体多聚蛋白的氨基端为结构蛋白,羧基端为非结构蛋白,依次可分为核心蛋白(C)、包膜区蛋白(E1、E2)及非结构蛋白(NS2/NS3/NS4/NS5)。非结构蛋白内保守区域为丝氨酸蛋白酶(NS3)、RNA 螺旋酶(NS5)和 RNA 依赖的 RNA 聚合酶区。HGV 基因具有高度的可变性,以编码区变异最大。目前认为 E2 区的 N 端变异较多,但无明显高变区。E2 区蛋白具有很好的抗原性,可诱导机体产生中和抗体。GBV-C/HGV 同 HCV 一样存在不同基因型,即 GBV-C 原型(GB 型)、HGV(HG 型)和新型(亚洲型)。

(二)流行病学

GBV-C/HGV 感染广泛分布于美洲、欧洲、非洲、亚洲等地区。

HGV 经血液或血液制品传播,所以受血者、静脉药瘾者、同性恋者、性工作者和接触血源的医务人员及长期血液透析者均为 GBV-C/HGV 的高危人群,但是也有报道暴发性 GBV-C/HGV 肝炎病例中没有上述危险因素。初步调查显示,GBV-C/HGV 在各类慢性肝病中检出率约为10%;在输血后肝炎、丙型肝炎患者中检出率较高;在多次受血者,尤其静脉吸毒者中可高达20%;供血员中达 1%～3%。中国的 GBV-C/HGV 感染率较国外高;非甲至非戊型肝炎中绝大多数是庚型肝炎病毒感染所致。由于与 HBV 及 HCV 有共同的传播途径,所以 GBV-C/HGV

有较多的双重或重复感染的病例,混合感染可能是 HGV 感染的主要形式。在 HCV 感染者中似乎有更高的 HGV/GBV-C 感染率,在混合感染时其致病性、机体免疫反应和预后会有所变化。

母婴垂直传播也是 GBV-C/HGV 的一种重要传播形式,与 HCV、HIV-1 相比,GBV-C/HGV 的母婴传播率较高。进一步研究获知在低危人群中 GBV-C/HGV 围产期母婴垂直传播的概率小,并且不同的生产方式(如自然生产、剖宫产等)也影响了 GBV-C/HGV 的传播概率,其中以剖宫产的 GBV-C/HGV 传播概率最小。

(三)临床特征与病理改变

GBV-C/HGV 病毒血症可在感染者体内持续存在相当长一段时间,最长者达 13 年。GBV-C/HGV 既可引起急性肝炎,也可引起慢性肝炎。庚型肝炎一般临床症状较轻,黄疸较丙型肝炎少见,临床表现较乙、丙型肝炎轻,多数急性感染呈亚临床表现,且近 50% 的 GBV-C/HGV 感染者 ALT 值正常。也有呈重型表现。少数慢性患者 ALT 水平呈间歇性或持续性升高,停用抗病毒药物后出现反跳。慢性化低于丙型肝炎,单纯 HGV 感染病例较少见,这可能由于同 HCV 有类似的传播途径所致。单纯 GBV-C/HGV 感染所致肝炎症状与 HBV 或 HCV 混合感染患者临床表现无明显区别,这可能同 GBV-C/HGV 的致病性低有关。但也有报道乙肝患者重叠感染 GBV-C/HGV 可加重病情。从 HGV 感染发展到肝硬化需较长时间,但一旦发生则可能进展很快,特别是 HBV 与 HCV 合并 GBV-C/HGV 多重感染。在血清和肝组织 HBV 和 HCV 阳性的患者中可检出 HGV RNA 阳性典型病例,提示肝癌的发生可能同 HBV、HCV 和 HGV 协同相关。

庚型肝炎的病理改变同丙型肝炎非常相似,主要表现为汇管区淋巴细胞浸润、肝实质性炎症、灶性坏死、嗜酸性改变和细胞皱缩;溶酶体保持完整,但有凋亡小体形成;慢性庚型肝炎可见有碎屑样坏死及界板破坏。说明 GBV-C/HGV 同 HCV 感染致病机制可能一样,并非直接对肝细胞损伤,而免疫介导损伤可能是主要原因。

(四)实验诊断

目前对 GBV-C/HGV 感染的检测方法主要有两种:一种是 ELISA 法检测 GBV-C/HGV 抗体;另一种是用 RT-PCR 法检测 GBV-C/HGV RNA。两者检出率并不一定呈平行相关。因目前对 HGV 各抗原的研究尚不充分,故用 ELISA 法检测 GBV-C/HGV 抗体诊断 GBV-C/HGV 感染缺乏说服力,唯有用 PCR 法诊断 GBV-C/HGV 感染较可靠。随着对 GBV-C/HGV 感染分子生物学研究的迅速发展,有必要采用和合成多肽引物来提高 GBV-C/HGV 感染诊断的特异性和敏感性。

(五)治疗和转归

庚型肝炎治疗除一般的保肝与抗病毒药物治疗外,研究最多的是 α-干扰素治疗。因其抗病毒作用强,GBV-C/HGV 同 HCV 一样对干扰素较敏感,治疗后 HGV 标志消失,常伴有血清 ALT 复常及肝组织学改善。但也有认为,病毒被暂时抑制,未能根除,停药后病毒复制仍会恢复到原来水平,有可能同干扰素的用量、疗程和 GBV-C/HGV 基因型别等因素相关。总之,干扰素等常用抗病毒药物对 GBV-C/HGV 的疗效目前尚不肯定。

庚型肝炎的转归可以表现为快速痊愈,升高的 ALT 恢复正常,病毒血症消失;也可以迁延成慢性,患者有间歇性的传染性。

三、TT 病毒家族

TTV 家族包括了原浆型 TTV、SANBAN、TUS01、TJN01、YONBAN、TTV 样微小病毒

（TTV-likeminivirus，TLMV）。

（一）病原学

TTV 是一种单链无包膜环状 DNA 病毒，其基因组全长 3.9 kb。在基因组序列、编码的蛋白和生物物理性质上与圆环病毒科（circoviridae）非常接近，但在大小、核酸及氨基酸水平上有差异，目前 TTV 还未被精确分类，也有学者将其归类于微小病毒科（Parvoviridae）。病毒基因组分为约 1.2 kb 的非翻译区和 2.6 kb 的翻译区，非翻译区中含有一个 GC 丰富区，能形成茎环特征性二级结构，可能与病毒复制有关。翻译区包含两个开放阅读框架（ORF），ORF-1 位于该基因组的 589～2898 位核苷酸，编码 770 个氨基酸；ORF-2 位于 107～712 位核苷酸，编码 202 个氨基酸。ORF-1 N 端为富含精氨酸的高亲水区。ORF-1 和 ORF-2 可能分别编码衣壳蛋白和非结构蛋白，且部分 ORF 相互重叠。TTV 虽为 DNA 病毒，但变异率很高。目前已报道的变异株包括 SANBAN、TUS01、TJN01、YONBAN、TLMV 等。由于目前尚无统一的分型方法，TTV 基因型难以定论。目前一致的意见是 TTV 的基因型和 TTV 是否存在高变区，都应该在比较不同地区 TTV 全基因组序列后，方可得出合理的结论。

（二）流行病学特性

继日本之后，中国、英国、德国、泰国、巴西、新西兰、中非也先后发现了 TTV 的存在。TTV 在人群中的分布极为广泛，据各国对不同人群 TTV 感染的流行病学调查，一般人群的 TTV DNA 阳性率多在 10％以上。TTV 主要经血液传播，暴露于血液的人群（如职业供血员、静脉药瘾者、血液透析和输血患者等）TTV DNA 阳性率明显高于一般人群。TTV 的性传播可能不起主要作用。TTV 不仅可以通过输血、血液制品传播，而且还可以通过母婴垂直传播。母乳也可能是婴儿 TTV 的传播途径。TTV 的传播不仅限于输血和母婴传播，日常生活接触极有可能是 TTV 传播的重要途径，是造成人群高比例携带的原因。粪便中检出 TTV DNA 提示肠道传播可能也是 TTV 传播的途径之一。

（三）临床特征和致病性

TTV 的感染率虽然不低，但其致病性却不强。总的来讲，绝大多数 TTV 感染者都表现为无症状的携带者，无明显的肝炎生化改变，肝穿活检亦无明显病理变化。在少数有丙氨酸氨基转移酶（ALT）升高的病例中，TTV 也常被较快清除而表现为急性的或一过性的感染。但也有资料显示，TTV 感染与暴发型肝炎、肝炎后肝硬化、ALT 长期波动的慢性肝炎等有一定的关系。对有明显肝炎症状的 TTV 感染者，应积极进行保肝治疗，注意营养和休息，禁酒，避免使用对肝脏有损害的药物。TTV 感染后能否引起肝脏炎症反应，存在较大的争议，但目前倾向于认为 TTV 不具致病性。

（四）实验诊断

目前，TTV 的检测方法主要是 PCR，也有人探索利用斑点杂交的方法对其进行检测。在 TTV 的检测中 PCR 方法与斑点杂交方法相比较，PCR 方法的灵敏性远高于斑点杂交法，但是斑点杂交法的特异性要优于 PCR，把两者结合起来不失为一种理想的方法。采用免疫沉淀法可检测血清中的抗-TTV，但由于该技术较为复杂，且易出现实验误差，不宜用于大规模筛检。最近，国内已有一些公司建立了抗-TTV 酶联免疫法，具有灵敏度好、特异性强、操作简便等优点。

（五）治疗

TTV 感染尚无特效药物治疗，曾有人应用干扰素治疗丙肝合并 TTV 感染的患者。也有应用泛昔洛韦治疗 TTV 感染的患者。抗病毒药物对 TTV 的作用机制如何，是否类同抗乙肝病毒,也值得进一步研究。

四、SEN 病毒

(一)病原学特点

SENV 是一组无包膜、单链、环状 DNA 病毒,属圆环病毒科。血清中 SENV 的 CsCl 浮密度为 1.33～1.35 g/mL,病毒颗粒直径大约为 30 nm。根据其基因组的差异,可分为 SENV A～H 8 种亚型,各亚型间基因序列差异在 15％～50％。病毒基因组全长依不同的病毒株而异,约 3.2～3.8 kb。整个基因组结构和 TTV 类似,有 3 个开放阅读框架(ORF),其中 ORF-1 与 ORF-2 交错重叠,ORF-3 位于 ORF-1 的 3′末端。在 ORF-1 的 N 末端有一个富含精氨酸/赖氨酸区域,此区域在大多数 SENV 中高度保守。虽然结构上与 TTV 类似,但其核苷酸及氨基酸序列与 TTV 原型相比同源性分别小于 55％和 37％。

(二)流行病学特点

在献血者中 SENV 的感染率为 13％,在接受过输血的人群中超过 70％。SENV-D 和 SENV-H 在供血者中感染率很低(低于 1％),而在与输血相关的非甲至非戊型肝炎患者中感染率超过 50％,这表明 SENV-D 和 SENV-H 可能与输血相关的非甲至非戊型肝炎的发生有关。SENV 主要通过输血及血液制品的输注来传播,静脉吸毒、共用注射器传播也是 SENV 的重要传播方式。其他传播方式,包括血液透析、血浆置换、肝脏移植、粪-口途径和母婴垂直传播等,目前均有报道。

(三)临床特点和致病性

SENV 有可能引起急性或慢性肝炎,尤其是在慢性非甲至非戊型肝炎患者中,SENV 的检出率很高(68％),但大多数 SENV 阳性者并不发病。SENV 可长期存在于感染者体内,在 31 名感染者中,45％体内 SENV 可持续存在 1 年以上,13％可持续存在 12 年。对 10 名非甲至非戊型肝炎患者进行病毒血症发生与 ALT 水平变化相关性的研究表明,SENV 感染发生于 ALT 升高之前或在 ALT 升高的同时。

SENV 可与其他病毒联合感染,在 HCV 感染者中,SENV 检出率可达 11％;在 HBV 感染者中可达 20％,而在 HIV 感染者和静脉吸毒的人群中 SENV 的阳性率超过 21.5％。SENV 与 HCV 合并感染的患者其 ALT 水平并不比 HCV 单独感染者的 ALT 水平高,这表明联合感染并不加重丙型肝炎患者的病情。目前已发现 SENV-D 株和 SENV-H 株与输血相关的非甲至非戊型肝炎的发生有某些关联,但要证明 SENV 是输血后非甲至非戊型肝炎的致病因子还需要进一步的证据。

对肝细胞癌患者作 SENV 检测,发现 SENV 单独导致肝癌的可能性不大。然而调查儿童 SENV 感染状况时却发现 SENV-D 型在急性重症肝炎患者中感染率高达 60％,因此认为 SENV-D 亚型可能是导致急性重症肝炎的危险因素之一。

(四)实验诊断

目前针对 SENV 的 ORF-1 序列已建立了检测病毒基因组的 PCR 方法。所用引物对从 A～1 的每种 SENV 变异株特异,也就是说一对引物不能通过单一的 PCR 反应检测出所有的 SENV 变异株。

虽然目前已明了 SENV 基因组的完整序列,但尚未确定免疫决定簇。因此,至今还没有血清学方法来检测病毒抗原或抗病毒抗体。

（五）治疗

应用 α-干扰素对慢性丙型肝炎患者重叠 SENV 感染进行治疗,发现 SENV 对 α-干扰素治疗敏感,16 例患者中有 15 例出现 SENV DNA 水平下降,其中 11 例(69%)表现为持续下降。联合利巴韦林用药,发现 HCV 和 SENV-D 对高剂量治疗都很敏感,但 SENV 影响 HCV 对药物应答尚存争议。

通过 HBV DNA 对拉米夫定的应答发现,SENV 感染组与无感染组之间存在显著性差异,表明慢性乙型病毒性肝炎患者在治疗过程中重叠 SENV 感染可能会使 HBVDNA 对拉米夫定的应答率下降。

（范志颖）

第七节　特殊人群病毒性肝炎

一、妊娠期病毒性肝炎

我国是 HBV 的高流行区,孕妇对 HBV 的易感性和非孕妇相同,孕妇中 HBsAg 的检出率与同龄妇女一致;孕妇甲型肝炎和丙型肝炎的发病率和普通人群相似;而戊型肝炎则在孕妇中高发。因此妊娠期妇女患病毒性肝炎相当常见。由于妊娠本身的特殊性。孕妇患病毒性肝炎后,临床表现、诊断、鉴别诊断、治疗和预后均不同于普通人群,具有自身的特点,对此应有足够的重视。

（一）妊娠期肝脏及肝功能的变化

妊娠是一个复杂的正反馈生理过程,一旦启动,需要由母体向胎儿提供逐日增加的蛋白质、脂肪、碳水化合物和各种维生素,肝脏负担日渐加重。妊娠期肝脏大小及外形通常无变化,组织学结构正常,偶可有一定改变。肝细胞核大小及形状略不一致,双核肝细胞可增多,胞质内有脂肪空泡,库普弗细胞增大。电镜下可见滑面内质网增生,线粒体肥大。妊娠时全血容量增加 30%～40%,平均增加约 1 500 mL,主要是血浆,约增加 1 000 mL,红细胞约增加 500 mL,出现血液稀释。肝血流量占心排血量由平时的 35% 降至 28%,由于全血量和心排血量增加,肝血流量仍维持在正常范围内。2/3 的健康孕妇因雌激素水平增高,有肝掌和蜘蛛痣,分娩后消失。

由于下腔静脉受压和奇静脉系统血流量增加,约半数孕妇可出现轻度的食管静脉曲张。孕妇胆道平滑肌松弛,胆囊排空时间延长,肝脏合成胆固醇增加,因而容易发生胆石症。妊娠特别是末期可有轻微肝功能试验的改变(表 2-4)。

妊娠时可发生一些血清酶和血清蛋白的改变,在临床鉴别诊断中极易引起混淆,必须动态检测,正确解释。正常妊娠整个孕期均不会引起 ALT 和 AST 的升高,其他血清酶如 GGT、5′-NT、LDH 等肝功能指标亦正常。血清胆汁酸包括甘氨胆酸、牛磺胆酸和鹅去氧胆酸,常在正常范围内。血清 ALP 随胎盘的成熟自妊娠开始就逐渐升高,分娩时达峰值,一般很少超过正常值上限的 4 倍,产后 2 周恢复正常,ALP 升高并非肝病,系由胎盘产生的 ALP 同工酶(ALP$_4$)释放入血所致,胎儿死亡迅速下降。血清蛋白电泳显示清蛋白下降,α 和 β-球蛋白升高,γ-球蛋白正常,A/G下降。除溶血卵磷脂外其他脂类均增加,甘油三酯增加 3 倍,胆固醇增加 2 倍以上。血清胆红素多正常,因妊娠时血红蛋白代谢增加,2%～6%的孕妇可升高,多为 17.1～34.21 μmol/L,并不足以引起临床黄疸、妊娠期血浆纤维蛋白原较非孕时增加 5%,凝血因子 II、V、VII、VIII、IX 及 X 均增加,但凝血酶原时间始终保持在正常范围内。甲胎蛋白仅在胎儿体内能检出,约妊娠 30 周时达峰值,临近分娩时迅速下降,除所孕胎儿为无脑儿或存在脊柱裂,或母亲患原发性肝癌外,孕妇血清通常检测不到 AFP。

表 2-4　正常妊娠时实验室检查的改变

参数	改变	改变最大的妊娠期
总蛋白	下降	中
清蛋白	约降低 20%	中
α-球蛋白	升高	晚
β-球蛋白	升高	晚
γ-球蛋白	正常或轻度下降	—
A/G	下降	晚
纤维蛋白原	升高	中
胆红素	正常或轻度升高	晚
凝血酶原时间	正常	—
甘油三酯	升高 3 倍	晚
胆固醇	升高 2 倍以上	晚
铜蓝蛋白	升高	晚
总胆汁酸	正常	
ALT/AST	正常	
GGT	正常	
5'-NT	正常	
ALP	升高	晚
LDH	正常	
α-FP	正常(除非无脑儿、胎儿脊柱裂或母亲肝癌)	—

(二)妊娠和病毒性肝炎的相互影响

1.妊娠对病毒性肝炎的影响

肝脏在妊娠期与非妊娠期有一定区别,妊娠对肝脏有潜在的影响,妊娠生理变化可改变病毒性肝炎的病理生理过程和预后。妊娠期新陈代谢旺盛,胎儿在母体内的呼吸,排泄等功能靠母亲完成,肝脏负担加重。妊娠期内分泌变化,由卵巢、胎盘产生的激素增多,从而妨碍肝脏对脂肪转运及胆汁排泄,可加重肝炎。妊娠妇女对热量需要比孕前平均增加 20%,铁、钙及多种维生素和蛋白质需要增加,而妊娠期胃酸减少,胆汁分泌受到影响,故消化能力减弱,容易造成营养不足,罹患肝炎后不容易恢复。

妊娠对不同临床类型的病毒性肝炎影响不同,主要看肝脏储备功能如何。如果肝脏代偿功能良好,多无明显妨碍,临床过程与非孕状态类似;如果出现黄疸,肝功能损害较重,则比同龄非孕妇女更容易重症化。

妊娠伴发急性无黄疸型肝炎和轻度慢性肝炎患者,总的说来,一般不会危及患者的生命,预后是良好的。国外有人报道,7例轻度慢性肝炎患者在7～8年内共妊娠10次,产前产后均很顺利,妊娠期间生化指标及临床表现均无变化,急性无黄疸型肝炎和轻度慢性肝炎时肝功能储备较好,妊娠并不改变其病理生理过程。大部分HBV无症状携带者妊娠期间肝功能无变化,可安然渡过整个妊娠期,仅个别报告可致病变活动。

妊娠对于急性黄疸型肝炎的影响则完全不同。妊娠特别是晚期妊娠伴发急性黄疸型肝炎时,患者发生重型肝炎的可能性以及病死率远比非妊娠妇女大。

中、重度慢性肝炎和失代偿性肝硬化的女性患者,常有闭经、月经减少,无排卵周期、不育和性欲减退等,这类患者极少怀孕,但病变静息的慢性肝炎和代偿期肝硬化怀孕者并不太少见。由于肝脏炎症可反复活动,一旦妊娠常可能导致肝炎的恶化,甚至诱发慢性重型肝炎。

如果肝硬化已属晚期,肝脏的代偿能力已经很差和(或)食管静脉曲张已极明显,因妊娠血浆容量和心搏出量增加,腹内压增高,必然会增加食管静脉曲张破裂出血的可能。

2.病毒性肝炎对妊娠的影响

病毒性肝炎发生于妊娠早期,可加重妊娠反应,或将肝炎的胃肠道症状误认为是妊娠反应而耽误病情。发生于妊娠晚期时,妊娠高血压综合征的发生率明显增高。孕妇患肝炎时凝血因子合成减少,分娩时比正常产妇容易发生产后出血。重型肝炎对母婴威胁甚大,病死率远比患重型肝炎的非孕妇女高。

国内文献认为,早、中期妊娠患病毒性肝炎可有20％～30％的流产率;发生于妊娠末期的病毒性肝炎,可能引起早产、死产和新生儿窒息,与正常妊娠对比,早产率为(35％～45％)∶10％,死产率为(5％～20％)∶0,新生儿窒息率为15％∶3％。

目前认为肝炎病毒致畸的可能性不大,亦不引起先天性疾病。甲型肝炎病毒和戊型肝炎病毒不能使婴儿成为慢性携带者,都不发生围产期传播,感染HBV母亲的新生儿日后大多发展成为HBV无症状携带者,对HBsAg单一阳性的母亲所生婴儿,用乙肝疫苗可阻断HBV传播,对HBsAg、HBeAg双阳性母亲所生婴儿,应用乙型肝炎免疫球蛋白(HBIG)和乙型肝炎疫苗联合以阻断其传播,方法和剂量参考有关章节。对HBV的免疫预防可同时阻断HDV的传播。HCV的围产期传播估计0～2％,但主要来自同时感染HIV的母亲,除隔离措施外,尚无可用于阻断HCV母婴传播的疫苗制剂。

(三)鉴别诊断

妊娠期特有的疾病常有黄疸和肝功能损害,容易与病毒性肝炎相混淆,须加以鉴别。

1.妊娠肝内胆汁淤积症

妊娠肝内胆汁淤积症(intrahepatic cholestasis of pregnancy,ICP)是一种在妊娠期特有的肝内胆汁淤积,多发生于妊娠晚期,病程经过比较良好,常随妊娠中止而迅速恢复,再次妊娠又可复发。不少患者主要表现为皮肤瘙痒,无可见黄疸,称为妊娠瘙痒症。

发病机制可能与雌激素有关,主要理由是:本病仅见于孕妇,且70％病例见于妊娠晚期;口服避孕药,特别是对非妊娠期的本病患者,可诱发瘙痒和黄疸;应用合成的乙烯雌二醇亦可诱发类似的瘙痒和黄疸;妊娠中止或分娩后,黄疸迅速消退或减轻;本病可与蜘蛛痣及肝掌并存,两者均与雌激素增加有关。推测雌激素变化可抑制毛细胆管膜上的 Na^+、K^+-ATP 酶,并抑制胆红素及胆酸盐的排泄,影响毛细胆管的通透性,使胆汁水分外渗,导致胆汁黏稠,形成胆栓,引起肝内胆汁淤积。孕酮的变化在奉病中亦起一定作用。同时,黄疸常发生于患者妊娠晚期,特点是常伴有明显的皮肤瘙痒;瘙痒可发生于黄疸出现前1～2周,亦可与黄疸同时出现;瘙痒常很严重,夜间尤甚,黄疸多属中度,血中胆红素一般不超过85.51 μmol/L,以直接胆红素为主,故尿胆红素均阳性,大便颜色亦可变浅,但多不明显。瘙痒及黄疸一般于患者分娩后2周内消失,再次妊娠常再次出现。血清ALP、5′-NT及GGT均明显升高,胆固醇可增高至15.34 mmol/L,血清总胆酸常增高至正常值的10～100倍;血清转氨酶可正常,亦可增高至正常值的3～4倍以上。肝脏活检主要为淤胆,无肝细胞坏死。

根据以上特点,与病毒性肝炎的主要鉴别点为,患者黄疸多发生于妊娠晚期,终止妊娠后血清胆红素迅速消退,瘙痒为首发症状,先于黄疸出现,一般健康情况好,可进行家务劳动,血清ALT正常或轻度升高,胆汁酸明显增高,可增加10～100倍,有家族史,再次妊娠有明显复发倾向,口服避孕药可出现黄疸和皮肤瘙痒。

除适当休息、注意营养外,无须特殊治疗。瘙痒严重时,可口服考来烯胺2～4 g,每天3次,使胆酸及雌激素随粪便排除,从而可阻断胆酸与雌激素的肠肝循环。考来烯胺能妨碍脂溶性维生素的吸收,故应补充维生素K。长期黄疸者应给予维生素K,肌内注射,大剂量应用S-腺苷-L-蛋氨酸(思美泰)1 000 mg/d静脉注射,共20天,可降低血清胆汁酸和胆红素,减轻瘙痒。妊娠35周应入院观察,37周可终止妊娠,以减少胎儿宫内窘迫和死胎的发生。为防止产后大出血,产前需查PT,异常者做好输血准备。产时应加强第三产程处理,胎儿分娩后立即静脉注射麦角新碱,加强子宫收缩,促胎盘排除,减少产后出血。产后不宜服口服避孕药。

2.先天性非溶血性黄疸

成人先天性非溶血性黄疸包括两种类型,一类为非结合胆红素增高型,另一类结合胆红素增高型。前者称Gilbert综合征,后者又分两型,Ⅰ型为Dubin-Johnson综合征,Ⅱ型为Rotor综合征。患者有阳性家族史,除黄疸外,其他症状和体征多缺如。黄疸间歇出现,妊娠前即有黄疸,并因妊娠诱发或加重,一般情况良好,无须治疗。Gilbert综合征应用苯巴比妥退黄有效。肝组织活检时,Dubin-Johnson综合征患者的肝脏组织肉眼呈黑色或黑绿色,镜下可见肝细胞内有特异性色素(既非铁质,也非脂褐素,可能为黑色素)沉着;Gilbert综合征和Rotor综合征的肝脏组织常无明显异常。

3.妊娠剧吐

妊娠剧吐常发生于妊娠早期,与妊娠晨吐发生时间相似,但两病并不相同。其病因未明,可能与情绪紧张及营养不良有关。我国近年由于生活营养条件改善,本病已属少见。病程经过良好,重症者如未经妥善治疗,偶亦可致死亡,原因并非肝病,多为失水、酸中毒及营养不良。

肝组织在光镜下可见小叶中心胆色素沉着,少量脂肪泡,可有肝内毛细胆管胆汁淤积,一般无坏死。临床上有剧吐,继之黄疸,出现胆红素尿。血胆红素轻度增高,部分病例转氨酶轻度或中度升高。一旦呕吐被控制,肝功能迅速好转,不需特殊治疗。

4.药物性黄疸

在妊娠早期病毒性肝炎需与氯丙嗪引起的肝内胆汁淤积相鉴别,其特点如下:有由于剧烈呕吐而用氯丙嗪治疗的病史;黄疸多在给药的4周内产生;常常有皮疹;停用氯丙嗪后黄疸消失。

妊娠妇女静脉滴注2 g四环素可发生四环素脂肪肝,其病理、临床过程和预后与急性脂肪肝近似。

5.妊娠急性脂肪肝

妊娠急性脂肪肝(acute fatty liver of pregnancy,AFLP)是以妊娠晚期发生肝细胞脂肪浸润、急性肝衰竭为特征的疾病,与妊娠期重型肝炎最难鉴别。HBV 无症状携带的孕妇发生 AFLP,因 HBsAg 阳性而极易被误诊为重型乙型肝炎。本病和 Reye 综合征、中链及长链脂肪酰辅酶 A 脱氢酶缺乏症、四环素中毒、丙戊酸钠中毒等统称为微囊泡性脂肪病,病理特征是肝细胞内含大量脂肪微囊泡。发病机制认为系脂质代谢紊乱。

肝内存在大量脂肪,占肝重的 10%～20%。脂肪呈微囊泡状充满于肝细胞内,肝细胞增大。脂肪浸润尤以小叶中心部为明显。小叶结构多数正常,多无明显炎症细胞浸润或坏死。胰腺细胞及肾小管上皮细胞内亦常有脂肪堆积,这可能是 AFLP 容易合并胰腺炎及肾衰的病理基础。

AFLP 的临床特点为,常发生于妊娠第 36～40 周,绝大多数发生于初产妇。起病急剧,常有上腹部剧痛、淀粉酶增高,酷似急性胰腺炎,重度黄疸,血清胆红素增高,但尿中胆红素阴性。有黄疸而尿胆红素阴性是本病的特点,原因未明,可能是肾小球基底膜增厚,不能滤过胆红素。急性肾衰竭出现早,肝缩小不明显,B 超声检查呈典型脂肪声像。如能早期诊断,迅速采取剖宫产终止妊娠,可降低孕妇病死率,好转病例可完全恢复,不遗留永久性肝病,可再次怀孕,再次妊娠复发罕见。

6.妊娠高血压相关性肝病

妊娠高血压综合征是指妊娠晚期出现的高血压、蛋白尿、水肿及抽搐等一系列综合征,包括先兆子痫、子痫、溶血合并高转氨酶及低血小板综合征、肝脏梗死、血肿和破裂。

妊娠晚期出现的高血压、蛋白尿、水肿三联征称先兆子痫,在先兆子痫基础上出现抽搐或昏迷称子痫。HELLP 综合征、肝脏梗死、血肿和破裂病情介于先兆子痫、子痫之间。本病发病机制未明,目前认为主要机制是节段性血管痉挛导致血管病变和 DIC,因而该病属于血管内皮损伤性病变,脑、肾、肝、血液等多器官系统均可累及,肝脏病变是全身性病变的局部表现,可反应其严重程度。肝窦有纤维蛋白/纤维蛋白原沉积,门管区周围肝细胞可发生缺氧、坏死,甚至梗死。

临床上常有头痛、视力模糊、呕吐、右上腹痛及压痛。后者系由于肝大、包膜下血肿所致。血肿可破裂引起休克及大量血性腹水,如不及时抢救,即可致命。严重病例出现反复抽搐和昏迷。有不同程度的 ALT、AST 升高。除非发生溶血和肝破裂,血清胆红素一般不升高。

本类疾病与病毒性肝炎鉴别不难,主要鉴别点为肝功能损害之前出现高血压、蛋白尿和水肿,黄疸少见。

(四)处理

1.预防

向育龄妇女宣传病毒性肝炎对妊娠的危害性是十分重要的,尚未康复或病情活动的女性肝病患者必须避孕,病毒性肝炎痊愈或病变静息后至少半年方可怀孕,最好避孕 2 年。慢性肝炎患者一旦怀孕,处理有时进退两难,十分棘手。避孕是最好的预防办法。

妊娠期妇女要特别注意预防戊型肝炎。戊型肝炎主要是通过粪-口途径传播的,目前尚无疫苗,普通丙种球蛋白无预防效果,预防的重点措施是注意饮食和个人卫生,严把病从口入关。

2.治疗要点

强调早发现、早诊断、及时休息、充分营养。治疗原则同一般肝炎,但轻型应按普通型、普通型则按重型处理。

(1)急性黄疸型肝炎:妊娠早期和中期伴发急性黄疸型肝炎,应严格卧床休息,给予高蛋白饮食,密切观察病情。黄疸较深者,应及时住院,按较重的肝炎患者进行治疗。

如为妊娠晚期伴发急性黄疸型肝炎者,则应马上入院,按重型肝炎处理,密切观察病情,尽量争取肝炎痊愈后再分娩。

对妊娠伴发急性黄疸型肝炎患者,一股多不主张人工终止妊娠,包括刮宫产在内。终止妊娠不但不能有效地挽救患者生命,反而有可能加重肝脏负担。

(2)急性无黄疸型、轻度慢性肝炎:预后比较良好,一般不需终止妊娠。但应特别强调休息和营养(高蛋白饮食),如不重视休息和营养,则病情仍有恶化之可能。如果患者的胃肠道症状(恶心、呕吐)比较严重,则应按较重的肝炎处理,如静脉滴注葡萄注射糖,加大量维生素 C 及葡聚内酯(肝泰乐)等。对于诊断妊娠伴发戊型肝炎者,不论有无黄疸都必须慎重对待,按较重的肝炎患者处理。

(3)慢性中、重度肝炎或肝硬化:最好早期终止妊娠。如患者肝功能良好,或肝硬化处于代偿期,食管静脉曲张轻微且非常需要妊娠者,则可在密切观察下继续妊娠,但分娩时应尽量不要用力,且可用产钳以缩短第二产程;要尽量防止产后大出血,做好应付食管静脉曲张大出血的准备。如肝脏炎症明显活动(黄疸、血浆蛋白明显异常)或肝硬化晚期(大量腹水、反复静脉曲张出血或出现昏迷)的患者,则应坚决地早期终止妊娠。对于初诊时已属妊娠晚期的患者,原则上仍应争取正常分娩,而不行剖宫产。如有产科指征,估计不能承担妊娠,则积极终止妊娠,中止方式依母胎情况而定,如可挽救胎儿,则剖腹,否则以引产为宜。

(4)妊娠晚期:妊娠晚期患病毒性肝炎,不论病情轻重,一律按重型肝炎处理,应及早住院,尽量使肝功能恢复,维持足月产。即使发生重型肝炎,亦不主张人工终止妊娠,否则衰竭的肝脏难堪手术负荷,对母体的危险性更大。临产时应用止血药物,分娩后立即给宫缩剂,防止出血过多。

(5)妊娠期重型病毒性肝炎:妊娠期重型病毒性肝炎的处理原则基本上与非妊娠相同,但有其特点,主要为容易出现 DIC,出血现象严重,肝肾综合征出现早。要注意这方面的治疗和预防。前已述及一般不行人工终止妊娠,近来有人主张应尽早分娩,认为经短期保肝治疗和纠正凝血功能后,及时行选择性剖宫产,抢救成功的希望较保守处理大。

(6)产褥期:产褥期常规应用对肝脏无毒性的抗生素,避免产褥感染使肝炎病情恶化。产后不宜哺乳,防止母婴传播和加重肝脏负担。

二、老年人病毒性肝炎

老年人病毒性肝炎的发病率在老年人传染病中居于首位。临床上具有易忽略、易误诊、易黄疸、易加重、并发症多、危险性大等特点,诊断中须与内、外、感染科多个病种鉴别,治疗上须顾及多个系统器官,不可不多加注意。

(一)流行病学

1.各型病毒性肝炎的流行病学特点

(1)甲型肝炎:病原为甲型肝炎病毒(HAV),是一种线状单股 RNA 病毒。传染源为急性期患者和亚临床感染者。经粪-口途径传播,水、食物为主要传播介质,近些年由毛蚶、泥蚶等贝壳类水产品引起的爆发流行屡有发生。人群普遍易感,感染后可获持久免疫力,再感染者极少见。其流行与各地的经济状况、居住条件、卫生水平密切相关。

人群中抗-HAV 阳性率随年龄增长而升高。上海居民平均阳性率为 51%,30 岁以上者阳性率 90%,50 岁以上者接近 100%。在抗-HAV 阳性者中,多数人是通过亚临床感染而获得免疫的。因此,老年人多已在中、青年时期感染过甲肝病毒并已产生免疫,进入老年期以后患甲型肝炎的机会少于非老年人。

(2)乙型肝炎:病原为乙型肝炎病毒(HBV),是一种环状双股DNA病毒。传染源为急、慢性乙肝患者以及HBV携带者。可通过血液、唾液、胆汁、阴道分泌物、乳汁、精液等多种途径传播。人群普遍易感,感染后可获一定免疫力。

我国乙肝感染率、发病率和HBsAg阳性率呈两个高峰:10岁以前,30～40岁。40岁以后随年龄增长HBsAg阳性率下降,抗-HBs阳性率上升。老年人乙型肝炎一般都处于慢性肝炎或肝炎肝硬化阶段,可能是在青、中年时期感染而转为慢性。新近感染而发生急性乙型肝炎者少见。

(3)丙型肝炎:病原为丙型肝炎病毒(HCV),是一种线状单股RNA病毒。传染源为急性临床型、亚临床型丙肝患者、慢性丙肝患者以及无症状HCV携带者。主要经血或血液制品传播。人群普遍易感。呈世界性分布。我国一般健康人群HCV感染率为3.2%。

丙肝感染主要与暴露机会相关,与年龄无直接关系。老年人丙型肝炎多有输血制品或手术史。不少资料显示老年人丙型肝炎明显多于非老年人,这可能与老年人疾病多、手术和输血制品机会多有关。

(4)丁型肝炎:病原为丁型肝炎病毒(HDV),是一种环状单股RNA病毒。传染源为急、慢性丁肝患者及HDV携带者。可经血、血制品、围产期以及日常生活接触传播。人群普遍易感,感染后不能形成持久免疫力,可发生HDV再感染。呈全球分布。我国属低感染区,抗-HDV、HDAg及HDV RNA阳性率分别为1.46%、4.25%、3.70%。老年人感染率亦低。

(5)戊型肝炎:病原为戊型肝炎病毒(HEV),是一种线状单股RNA病毒。主要传染源是潜伏期末和急性期患者。主要经水、食物传播,一些散发病例与进食贝壳类水产品可能有关。感染后可获一定免疫力,未发现二次发病者。发展中国家多见。我国一般人群戊肝感染率为8.2%。

抗-HEV阳性率随年龄增长而升高。发病者主要分布在15～49岁年龄组。老年人戊型肝炎占戊型肝炎患者的22%。在老年人急性肝炎中,戊型肝炎相对多见。这可能与以往戊型肝炎的流行不如甲型肝炎广泛,因而在中、青年时期由亚临床感染获得免疫的机会较少有关。

2.我国老年人病毒性肝炎的病因构成

我国部分地区老年人急性病毒性肝炎以戊型肝炎相对多见,其次为丙型肝炎;慢性病毒性肝炎以乙型肝炎多见,其次亦为丙型肝炎;重型肝炎和肝炎肝硬化则主要由乙型肝炎病毒引起。老年人甲型肝炎发病较少,丁型肝炎罕见。与非老年人比,老年人丙、戊型肝炎较多,甲、乙型肝炎较少。

我国幅员辽阔,而戊型肝炎的发生与流行地域有关,丙型肝炎的发生与医疗条件有关,因此在东西、南北、城乡之间可能各有不同。唯慢性肝炎、重型肝炎、肝炎肝硬化仍以乙型肝炎病毒引起者为主,各地较为一致。

(二)临床表现特点

1.老年人病毒性肝炎临床表现特点

(1)起病阶段,因老年人对自觉症状不敏感,易延迟就诊,也易漏诊、误诊。

(2)发生于肝脏老化、衰退的基础上,各临床型的病情都比非老年人重,危险性比非老年人大,恢复较非老年人慢。广州一组148例老年人病毒性肝炎中死亡9例(病死率6.08%),20～40岁对照组150例中死亡2例(病死率1.33%,$P<0.05$)。另几组病死率报告:辽宁102例,病死率6.9%,明显高于非老年人(1.9%,$P<0.05$);江苏江阴78例中13例(16.7%),显著高于同期非老年组(3.5%,$P<0.001$);江苏南通84例中12例(14.4%);江苏苏州46例中8例(17.39%);安徽滁州33例中4例(12.1%)。有对照者均显著高于非老年组。

（3）重型肝炎发生率高,且病情凶险,病死率高。广州 148 例中重型肝炎 12 例,所占比例显著高于对照组。辽宁 102 例中重型肝炎 5 例,占 4.9%。北京一组资料显示:老年人重型肝炎 92% 为慢性重型肝炎,6% 为亚急性重型肝炎,2% 为急性重型肝炎;慢性重型肝炎中伴肝硬化者占 80%,明显高于青中年组(61%,$P<0.05$);病死率达 82%,显著高于青中年组(32%,$P<0.001$)。

（4）急、慢性肝炎黄疸发生率高,且黄疸较重。有报道老年人黄疸型肝炎占 93.2%,其中中度以上黄疸占 63.2%;老年人肝炎黄疸持续时间(平均 43 天)显著长于其他年龄组(平均 20 天左右)。辽宁 102 例资料也显示老年人肝炎黄疸发生率高、程度深 TBil(203 ± 172) $\mu mol/L$,与同期非老年组比有非常显著差别($P<0.01$);黄疸持续时间平均为 39.2 天,最长达 157 天。淤胆型肝炎较其他年龄组多见,恢复缓慢。

（5）并发症多且重。北京一组资料显示老年人重型肝炎有并发症者占 94%,显著高于青中年组(66%,$P<0.001$);并发症多者有 6 种;常见并发症依次为电解质紊乱、肝肾综合征、肝性脑病、肺部感染、消化道出血、原发性腹膜炎伴休克、脑水肿伴脑疝。

（6）常与多种老年病伴随存在,相互影响,有时轮流加重,使病情显著复杂化。老年人常见的糖尿病、高血压、冠心病、脑血管病、肺部感染、泌尿系统感染、骨质疏松所致骨折等等,都可能介入肝炎的病变过程,成为使病情复杂化或加重的因素,甚至成为直接致死的因素。

2.老年人病毒性肝炎常见并发症

（1）上消化道出血:老年人重型肝炎、肝炎肝硬化相对多见。重肝、肝硬化使老年人原已脆弱的胃黏膜血流和胃黏膜屏障进一步削弱,容易出现胃黏膜损害出血。门脉高压则引起食管、胃底静脉曲张破裂出血。出血可引起心肌缺血缺氧,导致心绞痛。缺血缺氧还可在心肌和传导系统退行性改变基础上引起期前收缩等心律失常,从而进一步加重缺血缺氧。出血引起氮质血症,老年人出血后氮质血症持续时间较长,部分可达 1～2 周。出血后肝功能损害加重,易诱发肝性脑病。出血还可诱发脑血栓形成,或引起震颤等神经精神症状。

（2）原发性腹膜炎:老年重肝、肝硬化患者由于肠道菌群分布改变、肠黏膜屏障功能减弱、整体和局部的免疫功能低下,容易发生原发性腹膜炎。老年人原发性腹膜炎临床症状往往不典型。常见症状为发热,但多数为低热或无热。仅半数患者有腹部压痛及反跳痛。可有白细胞计数升高、核左移。腹水为渗出性。腹水细菌培养阳性率低。原发性腹膜炎的发生常使肝功能进一步恶化。老年人原发性腹膜炎,继而发生肝性脑病、肝肾综合征者多于非老年人。

（3）各系统感染:老年人细胞免疫以及对感染的多种防御能力均低下,若伴有糖尿病等则免疫力更为低下;病毒性肝炎进一步降低老年人的免疫能力,使各种感染更易发生或加重。除原发性腹膜炎外的各系统感染中,肺部感染最为常见,胆道、泌尿系统、肠道感染以及败血症亦不少见。老年人感染常见特点:往往发热不高或无热,但也可出现高热而导致神经系统损害;局部炎性刺激症状(如尿路刺激征)可不明显,但炎性分泌物(如痰)往往不少;白细胞总数可不高,中性粒细胞比例多升高。老年人感染易加重,易出现并发症,恢复较慢。各种感染进一步加重肝脏负担,使肝炎病情加重,易诱发肝性脑病、肝肾综合征等更严重的并发症。

（4）肝性脑病:老年人重肝、肝硬化特别是有门-体静脉分流的患者易并发肝性脑病。老年人肝性脑病第 1 位诱因为上消化道出血,第 2 位为感染,其他常见诱因有电解质紊乱、高蛋白饮食、便秘等。对以上诱因的预防、及早发现与及时处理是防止肝性脑病的重要措施。老年人肝性脑病,其昏迷程度与预后的关系较非老年人更密切。有报道昏迷不低于Ⅲ度的老年患者病死率达 100%,而非老年患者为 25.6%。由于老年患者各系统器官的功能及贮备能力均降低,并发症多,因而老年人肝性脑病的病死率高,可达90％以上。

(5)肝肾综合征:见于重肝、肝硬化患者。可继发于消化道出血、大量利尿剂应用、感染、某些药物的使用等。出现急性肾功能不全表现:少尿或无尿,氮质血症,水、电解质和酸碱平衡紊乱等。病死率极高。

(三)诊断与鉴别诊断

1.诊断标准

老年人病毒性肝炎的病因分型、临床分型及诊断标准与非老年人无异。

2.诊断注意事项

(1)老年人出现持续的疲乏、食欲缺乏及恶心等消化道症状,应考虑肝炎可能,应认真询问病史,做好肝脏体检,及时检查肝功能。

(2)发现肝功能异常,应作肝炎病毒标志物检测,并了解有否应用损肝药物、有否摄入含酒精物质或其他损肝物质,注意排除引起肝功能异常的其他因素。

(3)依据流行病学、症状、体征、实验室检查,结合患者的各方面情况及动态变化,特别是老年人各型病毒性肝炎的流行病学与临床表现特点,综合分析,作出诊断,并确定病因分型与临床分型。

(4)注意并发症的出现,及时诊断并发症。

(5)注意伴随病变的诊断,注意伴随病变与预后关系的分析。病情加重与否,抢救是否成功,不少情况下正是取决于这些伴随病变,如糖尿病、冠心病等,有时甚至是一些不引人注目的小毛病。

3.鉴别诊断

(1)药源性肝病:老年人病多,用药多,肝脏的药物转化和解毒功能减退,发生药物性肝损害的机会远多于非老年人。因此,老年人出现肝功能异常以及肝炎症状、体征时,应首先注意有否应用损肝药物。对于原有乙、丙、丁型肝炎病毒慢性感染者,则损肝药物可能成为病毒性肝炎肝损害加重的诱因。

(2)细菌感染:引起的肝功能异常以胆道感染最为常见,其次为肺炎,其他如肝脓肿、膈下脓肿、急性肾盂肾炎、败血症等。胆道感染可有黄疸、食欲缺乏、乏力、消化道症状等,ALT也可高达200 U/L以上,须与肝炎鉴别。肺炎可有ALT升高,幅度一般不大。老年人感染多,而症状常常不典型,由胆道感染、肺炎或其他感染引起的肝功能异常很容易被误诊为肝炎。在已有肝炎病毒感染的情况下,细菌感染也可以成为肝炎加重的诱因。

(3)肝、胆、胰肿瘤:原发性或继发性肝癌、胆管癌、壶腹癌、胰腺癌等,好发于老年人,病程中可有乏力、食欲缺乏、黄疸、消化道症状、肝大、肝功能异常等类似肝炎的表现,须注意鉴别。

(4)其他传染病:EB病毒、腺病毒、柯萨奇病毒B群、巨细胞病毒、单纯疱疹病毒、风疹病毒、人免疫缺陷病毒等均可引起肝脏炎症,出现类似病毒性肝炎表现;伤寒、斑疹伤寒、布鲁杆菌病、钩端螺旋体病、疟疾、华支睾吸虫病、血吸虫病等也可引起ALT升高、肝大,须注意鉴别。

(5)其他肝胆胰疾病:脂肪肝在老年人颇为常见,病程中可有ALT轻度增高,须与肝炎鉴别;此外如原发性胆汁性肝硬化、原发性硬化性胆管炎、肝结核、肝淀粉样变性、先天性非溶血性黄疸(如Gilbert综合征)等,亦须注意鉴别。

(6)其他:胃炎、溃疡病、胰腺炎、肠寄生虫病等可引起轻度ALT增高,各种心脏病心力衰竭可引起淤血性肝损害,有时须与肝炎鉴别。

只要在诊断思维中注意到了与有关病种的鉴别,通过详细询问病史、体检,认真收集实验室资料和其他检查资料,再给以全面的分析,作出正确的鉴别诊断一般不太困难。

(四)治疗

1.老年人病毒性肝炎基本治疗方法

(1)休息与营养支持:有肝功能异常者均应注意适当休息,病情较重者应卧床休息。避免过度劳累,避免熬夜。给予清淡、营养充足、易于消化吸收的饮食。因食欲缺乏、恶心呕吐、腹胀、腹泻等影响进食者,可输液补充营养。避免饮酒,避免煎、烤、炸食品,避免有损肝脏的饮食、药物摄入。不少患者经适当的休息与营养支持即能渡过症状高峰,走向康复。

老年人的休息与营养支持治疗,应结合每位患者各系统器官的功能状态及伴随病变的情况全面考虑。长时间卧床易诱发呼吸道感染、压疮等,凡确需长时间卧床者应做好翻身、拍背等护理。糖尿病、高脂血症者应注意控制总热量。肾功能减退者应予优质蛋白饮食,控制植物蛋白摄入。肝性脑病者应控制饮食中的蛋白以及其他含氮物质,从静脉补充支链氨基酸,并酌情补充清蛋白。

(2)针对肝功能损害的治疗:在肝炎活动、肝功能受损的时期,应尽可能控制肝脏炎症,减轻肝损害,促进肝细胞的修复和肝功能的恢复。保肝药一般有两类。一类是中草药制剂,如强力宁、甘利欣、水飞蓟宾、联苯双酯、齐墩果酸、垂盆草、云芝多糖、黄芩苷等,有保护肝细胞,促进肝功能恢复的作用。另一类为营养、代谢、维生素类药物,如门冬氨酸钾镁、肌苷、维生素 C 以及常用的葡醛内酯等,通过其营养代谢作用而在一定程度上保护肝细胞。保肝药的治疗作用尽管常受到质疑,但临床很少不用它。

老年人应用保肝药物应少而精,充分注意对于伴随病变的影响。例如,对于有糖尿病或骨质疏松的患者,有激素样不良反应的药物应避免使用。

在针对肝功能损害的治疗中,中药辨证论治值得重视。在肝炎活动期,以清肝胆湿热加疏肝活血的方法最常用。但老年人体质各异,有肝肾阴虚、肝阳上亢、脾虚气弱、痰湿壅盛等,还可以有脾胃虚寒、肾阳虚等。应把肝炎的一般特点与各个老年患者的具体体质状态结合,辨证论治,随证遣方;不可只执一方,把中药当西药用。

(3)减轻、消除淤胆:对于淤胆,也以中药辨证论治为好,根据患者体质可选择清利湿热、凉血活血、解毒治痰诸法。可用以减轻淤胆的西药有熊去氧胆酸、苯巴比妥、肾上腺皮质激素等,不良反应均不少,都宜慎用。

(4)抗肝纤维化:研究较多的有桃仁制剂、丹参制剂、虫草头孢菌丝、粉防己碱等,多为中药制剂。

(5)治疗并发症:上消化道出血、原发性腹膜炎、肝性脑病、肝肾综合征的治疗。

(6)治疗伴随病变:治病为了救人,治疗伴随病变不是直接治疗肝炎,但却是老年肝炎患者治疗、抢救成功的极重要环节。治疗伴随病变须注意各病变之间的相互关系,特别是与肝炎的关系,分清轻重缓急,尽量减少用药种类,避免损肝、损肾或有其他重要不良反应的药物。

(7)抗肝炎病毒:最常用者为干扰素,有广谱的抑制病毒复制的作用,急性丙肝治疗后 HCV RNA 转阴率 80%～92%,慢性丙肝治疗后 HCV RNA 转阴率 35%～69%,慢性乙肝治疗后 HBeAg 转阴率34%～67%,HBV DNA 转阴率 43%～80%,但老年人疗效不如非老年人。此外常用者有单磷酸阿糖腺苷、聚肌胞、阿昔洛韦、利巴韦林等,效果不如干扰素。近年上市的拉米夫定(贺普丁)为一种核苷类似物,对 HBV 有特异的抗病毒活性,通过抑制病毒 DNA 的合成而抑制 HBV 复制,进而减轻肝脏炎症,减轻肝细胞坏死,减缓肝纤维化的进展,使用方便,每天一次口服 100 mg(1 片),吸收良好,长期使用耐受性良好,老年人不须调整剂量,仅中到重度肾损害者须调整剂量。

(8)肝脏及其功能的替代:肝移植在临床处于摸索阶段,成为老年人病毒性肝炎的常用治疗方法尚需时日。人工肝方法有多种,具有类似肝脏的解毒作用,对肝性脑病患者意识的恢复有帮助,也处于临床摸索阶段。

2.老年人各型病毒性肝炎的治疗

(1)急性肝炎的治疗:休息、营养支持、中药、少而精的保肝药。甲、戊型肝炎不转慢性,不必用抗病毒治疗。急性丙型肝炎可转慢性,可早期采用抗病毒治疗,例如肌内注射干扰素等,以减少转为慢性的概率。老年人急性乙型、丁型肝炎较少,必要时也可采用抗病毒治疗。

(2)慢性肝炎的治疗:根据具体病情,选用适当的休息与营养支持治疗、针对肝功能损害的治疗、抗肝纤维化治疗。老年人慢性乙型肝炎多已有较长病程,抗病毒治疗效果较差,但拉米夫定服用方便,不良反应少,有条件者可试用。老年人慢性丙型肝炎可试用干扰素治疗。

(3)淤胆型肝炎的治疗:休息、营养支持、针对肝功能损害的治疗、针对淤胆的治疗。抗病毒治疗参见急、慢性肝炎。

(4)重型肝炎的治疗:重症监护,绝对卧床休息直至黄疸消退,加强营养支持,不能进食者静脉补液,补充人血清蛋白或血浆,维持水电解质及酸碱平衡,防止继发感染及其他并发症,改善微循环和调整免疫功能,针对并发症的治疗,人工肝的应用等。不能忘了伴随疾病的治疗。

(5)肝炎肝硬化的治疗:休息与营养支持,减轻肝损害和促进肝功能恢复,抗肝纤维化,改善微循环与调整免疫,伴随病变治疗,并发症治疗。

(五)预防

甲型肝炎、戊型肝炎的预防同一般人群。乙型肝炎应在青、中年时期防止或控制感染,以免转为慢性肝炎、肝硬化。丙型肝炎的主要预防措施是血制品的质量控制和尽量避免使用血制品。丁型肝炎的预防与乙、丙型肝炎同。

(王芳娟)

第三章

结核病的预防与控制

第一节　结核病防治服务体系

一、疾病预防控制机构

疾病预防控制机构主要指各级疾病预防控制中心内设的结核病预防控制中心（所、科）和独立设置的结核病预防控制中心（院、所），在结核病防治工作发挥"牵头抓总"和"桥梁纽带"作用。

（一）国家级疾病预防控制机构

中国疾病预防控制中心负责全国结核病防治的业务指导和技术管理工作。

（1）为制定有关结核病防治的法律、法规、规章、政策、标准和防治规划等提供科学依据和技术支持，并协助卫生健康行政部门组织实施。

（2）参与国家结核病防治规划实施指南等技术规范的制定，开展结核病防治规划培训、技术指导、督导及评估工作。

（3）指导全国结核病预防性工作，协助计划免疫部门制定结核病疫苗接种策略和实施预防接种管理，制订预防性治疗指南及实施方案，指导结核感染控制工作。

（4）负责全国结核病管理信息系统的维护、升级及信息安全，不断完善结核病监测与评价体系，收集、分析、利用和反馈结核病防治信息，开展结核病疫情监测和流行病学调查，对结核病防治策略和措施进行研究、督导与评价。

（5）组织实施结核病防治综合质量控制工作，指导结核病实验室网络建设和临床质量控制，开展抗结核药品管理与监控评价。

（6）制定国家结核病防治健康促进策略，编写和制作健康教育材料，组织开展全国结核病防治健康促进和健康教育相关工作。

（7）组织开展结核病防治有关研究，推广新技术和新方法。

（二）省级疾病预防控制机构

省级疾病预防控制机构是指省级疾病预防控制中心内设结核病预防控制中心（所、科）或保留独立的省级结核病预防控制中心（院、所），如同时承担下级［地（市）级、县（区）级］结核病防治职责，则相关职责见对应部分。

（1）根据国家结核病防治规划的要求，结合当地实际为制订全省结核病防治规划、技术规范、工作计划等提供技术支持，并协助组织实施。

（2）开展结核病防治规划培训、技术指导、督导及评估工作。

（3）协助当地卫生健康行政部门对全省结核病定点医院进行规划布局、提供技术支持及对基层结核病健康管理进行指导和培训。

（4）指导本省结核病预防性工作，协助计划免疫部门实施结核病疫苗预防接种管理，制订预防性治疗实施方案，组织辖区内各医疗卫生机构结核感染控制工作的开展。

（5）收集、核对、分析和反馈结核病防治信息，监测辖区肺结核疫情，及时准确报告、通报疫情及相关信息，开展流行病学调查和疫情处置。

（6）组织开展辖区内疫情报告、诊疗、患者管理和综合质量控制工作。

（7）组织开展结核病防治健康促进和健康教育相关工作。

（8）开展结核病预防控制应用性研究。

（三）地（市）级疾病预防控制机构

地（市）级结核病预防控制机构是指内设的从事结核病预防控制工作的专业科（所、室）的地（市）级疾病预防控制中心、独立结核病预防控制中心（院、所），以及由卫生健康行政部门指定的医疗卫生机构，如同时承担下级［县（区）级］结核病防治职责，则相关职责见对应部分。

（1）根据省级结核病防治规划的要求，结合当地实际情况，协助制定本地（市）结核病防治规划和技术规范，并协助组织实施。

（2）开展结核病防治规划培训、技术指导、督导及评估工作。

（3）指导本地（市）结核病预防性工作，协助计划免疫部门实施结核病疫苗预防接种管理，制订预防性治疗实施方案，指导辖区内各医疗卫生机构结核感染控制工作的开展。

（4）监测辖区肺结核疫情，及时准确报告、通报疫情及相关信息，开展流行病学调查和疫情处置。

（5）组织开展结核病重点人群的监测与预防工作。

（6）组织开展辖区内疫情报告、患者管理和实验室工作的质量控制。

（7）组织开展结核病防治健康促进和健康教育相关工作。

（8）开展结核病预防控制应用性研究。

（四）县（区）级疾病预防控制机构

县（区）级结核病预防控制机构是指内设的从事结核病预防控制工作的专业科（所、室）的县（区）级疾病预防控制中心、独立结核病预防控制中心（院、所），以及由卫生健康行政部门指定的医疗卫生机构。

（1）根据省级、地（市）级结核病防治规划的要求，结合当地实际情况，协助制订本县（区）结核病防治规划或工作方案，并协助组织实施。

（2）建立并完善沟通机制，牵头组织召开各部门联席会议，通报结核病疫情、协调工作进度。

（3）开展结核病防治规划培训、技术指导、工作督导及评估。

（4）协助计划免疫部门实施结核病疫苗预防接种管理，制订预防性治疗实施方案，组织辖区内各医疗卫生机构结核感染控制工作的开展。

（5）监测辖区肺结核疫情，及时通报疫情及相关信息，开展流行病学调查和疫情处置。

（6）组织开展结核病重点人群的主动发现、监测与预防工作。

（7）组织开展辖区内疫情报告、患者管理工作和实验室工作的质量控制。

（8）组织开展结核病防治健康促进和健康教育相关工作。

（9）开展对基层结核病健康管理工作的检查、评估和培训工作。

（10）负责组织开展重点人群的主动筛查,组织基层医疗卫生机构落实肺结核患者治疗期间的规范管理,组织开展肺结核或者疑似肺结核患者及密切接触者的追踪工作。

二、结核病定点医疗机构

县级及以上地方卫生健康行政部门指定专门的医疗机构负责本辖区结核病患者的诊断、治疗和管理。结核病定点医疗机构应符合《医疗机构管理条例》规定并达到呼吸道传染病诊疗和防护条件,按要求设置专门结核病门诊,在现有编制基础上应适当增加结核病医师和公共卫生护士。

（一）省级结核病定点医疗机构

（1）为疑难、重症及耐多药肺结核等患者提供诊断、治疗和关怀服务,与下级定点医疗机构建立有效的患者转诊制度,落实出院后管理。

（2）做好肺结核患者报告、登记和相关信息的录入工作。

（3）为符合条件的结核分枝杆菌潜伏感染者提供预防性治疗服务。

（4）协助疾病预防控制机构开展全省结核病规范诊疗的业务培训,以及结核病诊疗的技术指导;对地(市)和县(区)级定点医疗机构提供技术指导。

（5）协助疾病预防控制机构开展本省结核病诊疗质量控制和评估工作。

（6）组织开展结核病诊断治疗新技术和新方法的应用研究。

（7）对肺结核患者和家属进行健康教育。

（8）开展机构内的结核感染控制工作。

（二）地(市)级结核病定点医疗机构

（1）为疑难、重症及耐多药肺结核等患者提供诊断、治疗和关怀服务,与县(区)结核病定点医疗机构建立有效的患者转诊制度,落实出院后管理。

（2）做好肺结核患者报告、登记和相关信息的录入工作。

（3）为符合条件的结核分枝杆菌潜伏感染者提供预防性治疗服务。

（4）协助疾病预防控制机构开展对县(区)级定点医疗机构的规范化诊疗业务培训,并提供技术指导。

（5）协助疾病预防控制机构开展本地(市)结核病诊疗质量控制和评估工作。

（6）对肺结核患者及家属开展健康教育。

（7）开展机构内的结核感染控制工作。

（三）县(区)级结核病定点医疗机构

（1）为普通肺结核患者提供诊断、治疗、关怀和管理服务。

（2）为符合条件的结核分枝杆菌潜伏感染者提供预防性治疗服务。

（3）根据疾病预防控制机构统一安排对基层结防人员进行指导和培训。

（4）向上级定点医疗机构转诊疑难重症和疑似耐多药肺结核患者。

（5）负责肺结核患者报告、登记和相关信息的录入工作。

（6）对病原学阳性的肺结核患者的密切接触者、其他主动筛查发现的可疑者进行结核病检查和治疗,协助开展疫情处理。

（7）对肺结核患者及其家属进行健康教育。

（8）开展机构内的结核感染控制工作。

三、基层医疗卫生机构

基层医疗卫生机构是结核病防治的最基底单位，包括社区卫生服务中心/站、乡镇卫生院、村卫生室等，承担的结核病防治工作任务包括以下内容。

（1）负责推介、筛查、转诊有可疑症状的就诊者或疑似结核病患者。

（2）协助县（区）级疾病预防控制机构落实辖区内重点人群的主动筛查工作。

（3）负责肺结核患者、接受预防性治疗的潜伏感染者居家服药治疗期间的督导管理。

（4）追踪肺结核或疑似肺结核患者、中断治疗的患者、有可疑症状的密切接触者。

（5）对患者及家属、辖区内居民开展健康教育。

（6）在县（区）级疾控机构的指导下开展本机构结核感染控制工作。

四、其他医疗机构

其他医疗机构指除结核病定点医疗机构之外的其他机构，包括各类综合医疗机构、妇幼保健院、中医院、健康体检机构等，这些医疗机构是大多数肺结核可疑症状者的首诊机构，在结核病防治工作的任务包括以下内容。

（1）对发现的肺结核或疑似肺结核患者，按规定进行疫情报告。

（2）负责将肺结核转诊到本县（区）定点医疗机构。

（3）对急重症和合并其他疾病的重症结核病患者给予治疗。

（4）新生儿的卡介苗预防接种，新近结核分枝杆菌潜伏感染者抗结核预防性治疗。

（5）传染病（包括结核病）感染控制。

（6）从业人员、学生、新兵等健康体检。

（7）对患者相关的健康教育。

（孙长寿）

第二节 防治策略

根据《"健康中国2030"规划纲要》（以下简称《纲要》）和《"健康中国"行动计划（2019—2030）》，到2030年，我国主要健康指标进入高收入国家行列，人均预期寿命较目前增加3岁，达到79岁。《纲要》中明确提到结核病，即"建立结核病防治综合服务模式，加强耐多药肺结核筛查和监测，规范肺结核诊疗管理，全国肺结核疫情持续下降"。经过我国结核病防治工作实践的不断积累，在实施遏制结核病策略等的经验基础上，基于全球终结结核病流行策略，借鉴国内外的相关科学探索和循证医学科学证据，形成了我国结核病防治策略。

一、政府领导与保障

（一）加强政府领导

各级政府要进一步加强组织领导，将结核病防治工作作为重要民生建设内容，纳入当地经济社会发展规划和政府目标管理考核内容,结合工作实际制订本辖区结核病防治规划及实施方案,落实各项防治责任,完成规划任务。

(二)完善服务体系

各地区要完善结核病分级诊疗和综合防治服务模式,建立健全疾病预防控制机构、结核病定点医疗机构、基层医疗卫生机构分工明确、协调配合的服务体系。疾控机构牵头负责管理辖区结核病防治工作,对开展结核病防控工作的医院、基层医疗卫生机构进行指导、管理和考核,提高疾控机构、医院、基层医疗卫生机构"防、治、管"三位一体的综合服务能力。各级定点医疗机构结核病门诊和住院病房要达到呼吸道传染病诊疗和感染控制条件,各级疾病预防控制机构设有独立的结核病防治科,负责结核病防治工作,定点医疗机构和基层医疗卫生机构要配备具有执业资质的临床医师和护士负责结核病诊疗工作。加强人员培训,提高服务能力,落实传染病防治人员卫生防疫津贴政策。

(三)强化保障政策

逐步将临床必需、安全有效、价格合理、使用方便的抗结核药品和实验室检测项目按规定纳入基本医保支付范围;逐步将肺结核(包括耐多药肺结核)纳入基本医疗保险门诊特殊病种支付范围;对符合条件的贫困结核病患者及时给予相应的治疗和救助;采取各种措施,切实提高报销额度,降低患者自付比例,避免患者家庭发生灾难性支出。

(四)促进部门合作

在国务院防治重大疾病工作部际联席会议办公室的统筹协调下,各部门应共同组织实施结核病防治工作。各级发展改革部门负责加强相关机构基础设施建设;教育部门负责加强学校结核病防控工作;科技部门负责加强结核病科研任务的统筹布局;民政部门负责指导地方落实社会救助政策;财政部门合理安排补助资金并加强资金监管;扶贫部门负责加大对贫困人口结核病患者的扶贫开发支持力度;医保部门负责完善医保政策;公安/司法部门、农业农村部门等通过监管人群疾病防治、人畜禽共患病联防联控等参与结核病防控工作。

二、结核病预防

(一)预防接种

按照国家免疫规划要求,为新生儿、婴幼儿接种卡介苗,不断提高卡介苗接种覆盖率和接种质量。

(二)预防性治疗

逐步对结核分枝杆菌潜伏感染者中的结核病发病高危人群开展预防性治疗,特别是 HIV 感染者/AIDS 患者、与病原学阳性肺结核患者有密切接触的 5 岁以下儿童和与活动性肺结核患者密切接触的学生等新近潜伏感染者。

(三)感染控制

医疗卫生机构等高风险区域要将肺结核可疑症状者和肺结核患者与其他人员进行分区管理,实行预检分诊,肺结核可疑症状者和患者采取佩戴医用外科口罩等防护措施、倡导咳嗽礼仪,医护人员佩戴医用防护口罩、诊室和病区保证良好通风并采用紫外线等消毒和灭菌措施进行感染控制。

三、发现患者和治疗管理

(一)早期发现

因症就诊、主动筛查和健康体检是早期发现患者的主要方式。各级各类医疗卫生机构应当在诊疗工作中落实首诊负责制,加强对有肺结核可疑症状者的排查,发现疑似患者及时报告、转诊到当地结核病定点医疗机构;对病原学检查阳性肺结核患者和耐多药肺结核高危人群进行耐药筛查;积极推广耐多药快速检测技术,尽早发现耐药患者。

疾病预防控制机构、定点医疗机构和基层医疗卫生机构要相互配合,做好对病原学阳性肺结核患者的密切接触者、HIV 感染者/AIDS 患者、65 岁及以上老年人、糖尿病患者等结核病重点人群的主动筛查工作,加强来自高疫情地区的出入境人员结核病主动筛查工作。

将结核病筛查纳入学校入学、流动人口和监管场所等人群的健康体检中,筛查项目包括症状筛查、感染筛查、胸部 X 线检查等,以便早期发现传染源。健康体检机构发现肺结核疑似患者应及时报告、转诊到当地结核病定点医疗机构。

(二)规范诊疗

各级定点医疗机构要根据肺结核门诊诊疗规范、临床路径和结核病防治工作规范等有关技术指南要求,对肺结核患者进行诊疗,接受临床诊疗质控,确保患者全程规范治疗,减少耐药发生。对确诊的利福平耐药肺结核患者,应规范其住院治疗及出院后登记治疗管理。各地区要完善结核病医疗质量管理工作机制,根据本地实际制定结核病医疗质量管理相关制度、规范和具体实施方案,将结核病诊疗纳入医疗质量控制工作体系。各地应指定儿童结核病定点医疗机构,规范儿童结核病诊断和治疗服务。对传染性肺结核患者的儿童密切接触者中发现的潜伏性感染者进行随访观察或给予预防性治疗。

(三)药品保障

规范抗结核药品临床使用,推荐使用固定剂量复合剂(FDC)进行抗结核治疗。完善一线、二线抗结核药品采购机制,加强药品质量抽检,确保抗结核病药品保障供应,保证药品质量安全,确保抗结核药品不间断供应。

(四)健康管理

按照国家基本公共卫生服务项目要求落实肺结核患者健康管理服务,推进结核病患者家庭医师签约服务制度,开展全流程、全链条、全方位的患者关怀,充分利用移动互联网等新技术开展随访服务,提高患者治疗依从性。

四、重点人群和重点场所结核病防控

(一)TB/HIV 双重感染

对 HIV 感染者和 AIDS 患者进行结核病筛查,在 AIDS 流行重点县(区)为结核病患者提供 HIV 检测服务。负责结核病和 AIDS 诊疗的定点医疗机构要建立健全合作机制,共同做好双重感染者的筛查、诊治和管理。

(二)老年人和糖尿病患者

依托基本公共卫生服务项目,结合老年人健康体检和糖尿病患者季度随访,落实结核可疑症状筛查,对有可疑症状的人员及时进行胸部 X 线检查或转诊至当地结核病定点医疗机构进一步诊断。

(三)病原学阳性患者的密切接触者

对于病原学阳性患者的密切接触者进行主动筛查。对未发病或者结核感染筛查试验阴性的密切接触者,在半年后、1年后应再次进行症状筛查,发现有症状者立即转诊至定点医疗机构进一步检查。

(四)流动人口

按照属地管理原则,做好流动人口结核病患者诊断、报告、转诊追踪、信息登记和治疗、随访服务、密切接触者筛查等工作,并做好跨区域治疗患者的转出和接收,及时更新治疗随访信息,做好基本医保异地就医直接结算工作,对流动人口聚集场所开展宣传教育工作。

(五)学校结核病防控

加强部门合作,建立卫生健康、教育等部门定期例会和信息通报制度。全面落实新生入学体检、健康教育、改善校园环境、晨检、因病缺勤病因追查和登记等综合防控措施,对学校中的肺结核患者密切接触者开展筛查,及早发现肺结核患者和感染者,进一步加强学校结核病疫情监测和处置;开展预防性治疗,加强患者治疗管理,防止学校出现散发疫情或突发公共卫生事件。

(六)监管人员

开展入监(所)结核病筛查和日常监测,落实肺结核患者治疗管理,对即将出监(所)的尚未完成治疗的肺结核患者,监狱管理部门应组织监管场所及时做好转介工作,由地方定点医疗机构继续完成治疗,并将患者信息上报属地疾病预防控制机构,由基层落实患者管理。

(七)其他场所人员

针对人口密集场所,如养老院/敬老院、福利院、精神病院、有员工集体住宿的厂矿企业和部队等,应积极做好出现结核病病例后的接触者筛查等处置工作,减少疫情播散,有条件的地区可加强主动监测。

五、宣传教育

以政府倡导、社会动员和健康教育的策略为指引,利用各类社会资源组织开展结核病防治的领导开发和政策环境改善等健康促进活动;动员社会相关部门、企事业单位、社会团体、公众人物和志愿者等参与到结核病防治工作中,形成政府主导、多部门合作、全社会共同参与的良好氛围;同时采取多种途径和传播手段,对社会公众和重点目标人群、重点场所开展与时俱进、创新多样的结核病健康教育活动。

六、信息化管理

规范结核病信息报告,提高结核病管理信息的及时性、完整性和准确性,强化信息整合,实现疾病预防控制机构、医疗卫生机构、基层医疗卫生机构、医保经办机构之间纵向、横向的信息共享,逐步实现结核病患者全疗程信息化管理,充分利用远程医疗和远程教育网络,开展结核病诊疗和防治技术指导和培训。

七、科学研究与国际合作

开展多层次多形式的学术交流和医学教育,培养结核病防治人才,提升防治人员工作能力和研究水平。支持结核病防治研究,在结核病新型诊断试剂、疫苗和药物研发,中医药防治方案以及耐多药肺结核优化治疗方案等方面给予重点支持。加强结核病防治工作国际交流与合作,及时总结推广科研成果和国际合作经验,为我国结核病防治工作提供技术支撑。

(孙长寿)

第三节　工作计划制订与实施

结核病防治工作计划的制订应该从工作现状分析着手,通过对防治工作领域中的各类问题的梳理和系统分析,找出影响工作质量和效果的关键因素,从而有针对性地制订重点工作和任务。

一、现状分析

现状分析是工作计划制订的基础和起点,只有对上一年度防治工作内容和成效等进行了客观、详尽的分析,才能梳理出未来的重点工作及应该加强的工作领域。

在现状分析中,首先要对上一年度开展的工作进行系统整理和分析,包括疫情分析报告、督导报告、各类总结报告(如召开的各种工作会议及会议决议的实施情况、举办的各类活动及活动总结)等,明确本地区的疫情现状及影响因素,结核病防治策略和措施的实施进展情况。然后根据分析结果,结合本年度工作要求及实际,制订带有经费预算的年度工作计划。

二、制订原则

工作计划的制订应与结核病防治规划的要求相一致,同时也要考虑与相关部门的工作协调一致,应遵循以下原则。一是合理性,工作计划应在对既往所有的资料和数据进行综合分析的基础上制订。二是整体上最优,在制订计划时,应该对各种制约因素进行综合分析,权衡利弊,使订的计划具有目的性、相关性和整体性等特征。三是效益性,要在对资源和现状进行分析的基础上,争取以同样的资源投入获得最大的产出,或者以最低的费用投入获得尽可能多的效果。四是社会性,结核病防治的利益相关方包括社会、部门及相关的个体(如医务人员、患者、普通民众等),计划应以整体利益为出发点,也要充分注重社会效益。

在工作计划的制订中,应该重点关注工作内容、工作方法、工作分工(工作负责人)、工作进度(完成期限)等四个要素。工作任务和要求应该明确,并根据实际情况,统筹安排,制订出具体的数量、质量和时间进度要求等。

三、工作计划的框架及实施要点

工作计划应在分析工作现状的基础上,制定年度工作指标,并描述主要的行动计划,以及对年度计划的督导、考核、质控与评价的指标。内容要点包括以下内容。

(一)防治现状

主要对上年度的工作进展及存在的问题进行简要回顾和系统总结,重点围绕本地区基本情况,上年度工作进展,疫情情况、工作指标的完成情况以及该地区在结核病防治领域存在的问题及面临的挑战等进行描述,从而为工作计划中重点工作领域的制订提出基础依据。

(二)工作指标

根据上级工作要求和本地区实际情况,制定主要年度工作指标。指标的设置应考虑上年度的工作计划完成情况及本地区实际工作面临的挑战和制约因素。若现状分析显示某一工作领域存在较大问题,则可以针对问题产生的原因设计和增加针对性的指标,以促进该问题的有效解决。

(三)行动措施

行动计划内应重点描述工作计划中的主要活动以及保障措施。重点强调其中的重要活动由谁来负责,活动的内容与方式,需要达到什么目标或标准。其中应包括以下几方面内容。

在技术措施中,应重点描述以下工作。

1.加大肺结核患者发现力度

肺结核患者发现是结核病防治工作中基础性工作,应根据本地实际,在工作计划中提出加强患者发现的具体举措。如果是既往执行得很好的措施,可作简要的描述。而对于近期新增的重要工作,如全民健康体检结核病筛查,基层医疗卫生机构推荐肺结核可疑症状者工作以及将65岁以上老年人和糖尿病患者的结核病筛查的工作纳入健康管理工作规范的内容,则需进行详细说明。对既往患者发现工作中存在的问题,如痰培养或分子生物学检测工作开展得不理想,也要根据存在问题的原因,提出相应的对策措施以及工作要求。

耐药患者发现也是目前重点和难点工作之一,因此要重点强调此项工作,并对其中技术环节提出量化的具体要求。如要求县级负责把病原学阳性痰标本和涂阴培阳患者的培养阳性菌株运送地市级定点医疗机构开展耐药检测和菌种鉴定等,每周运送痰标本/菌株不少于1次,同时也要关注实验室的污染率和涂阳培阴率等指标。

2.加强患者的治疗和管理

目前结核病防治工作重点强调患者的规范治疗和质量控制。工作计划中可以根据本地的实际,对定点医疗机构提出工作要求。例如可在工作计划中要求各级定点医疗机构要根据肺结核门诊诊疗规范、临床路径、结核病防治工作规范等要求,对肺结核患者进行规范诊断,使用固定剂量复合制剂(FDC)进行规范治疗。也可提出对定点医疗机构每年至少开展两次临床诊疗质控工作的量化指标要求。肺结核患者的治疗管理工作是保证治疗效果,减少耐药性发生的重要措施,工作计划中可根据基本公共卫生服务管理规范、本地区的治疗管理流程以及存在的问题提出具体要求。如果本地区在治疗管理中采用了创新方法和手段(移动互联网和电子药盒等新技术)开展患者随访管理,则需要详细提出具体的工作要求。

3.强化健康促进

健康促进是结核病预防控制工作的重要措施,也是目前结核病控制中比较薄弱的环节,因此在工作计划中要将健康促进的相关措施进行量化,提出健康促进活动开展的频次、受教育人群的数量和招募志愿者的数量等指标,或根据本地区的疫情现状,提出重点对某一人群(如结核病患者及其家属、密切接触者、就诊患者、学生、TB/HIV双重感染者、流动人口、老年人、糖尿病患者等重点人群)开展有针对性的健康促进工作,也可对开展健康促进效果评估提出要求。

4.加强培训工作

培训工作是提高结核病防治质量的重要手段,也常常是结核病控制工作的薄弱环节。工作计划中也要强调此项工作,如明确提出县级对乡(镇)级的培训频次和内容要求,也要明确提出乡(镇)级对村级的培训频次和内容要求。培训中,要采用统一的培训教材,培训后要进行培训效果考核评价,考核不合格的要进行复训,尤其是强化对新入职人员的强化培训。这样可以提高培训的效果和基层工作人员的业务水平。如果县区级有条件,也可以将远程医疗和远程视频网络培训列入工作计划。

(四)督导、考核与评价

在卫生健康行政部门组织领导下,开展相关机构的督导和技术指导工作。应按照本地区的年度工作要求,列出督导考核的责任人、对象、频度及工作要求。如有必要,对县级结核病定点医疗机构,每两个月督导和技术指导一次,重点了解诊疗流程、患者登记、病案书写和网络报告等的工作开展情况及工作质量;每半年开展一次临床诊疗质控检查,了解临床诊疗过程中存在的问题及工作质量。疾控机构对非定点医疗机构每季度开展一次督导和技术指导,了解结核病患者诊断、疫情报告和转诊工作质量。对基层医疗卫生机构每季度开展一次督导和技术指导,了解患者推介转诊、患者追踪、治疗管理以及健康教育等工作开展情况。针对学校结核病聚集性疫情时有发生的形势,建议每季度抽取一定数量的学校开展督导和现场指导,尤其是发生有师生结核病患者的学校,要增加患者督导和现场指导的频度。

季度分析报告和年度工作报告的撰写对于工作计划的过程和结果监控,以及工作的调整与改进具有重要的意义。因此工作计划中可以提出每季度由疾控中心组织撰写季度分析报告,重点了解疫情情况,工作进展,存在的问题,工作建议。年底由卫生健康行政部门组织撰写年度分析报告,重点了解全年疫情形势,防治工作进展及成效,存在的问题,工作建议。

(五)明确经费预算

带有经费预算的工作计划是结核病管理规范化的重要举措,预算是完善、服务于工作计划的重要内容,预算的编制过程同时也是工作计划的制订过程,是工作计划执行成效的重要影响因素。缺少预算的工作计划,也使得计划的工作活动难以开展,工作目标难以完成;因不掌握经费量而导致的资金安排使用不合理,往往使得工作实施中难以区分轻重缓急,有"头重脚轻"的感觉,或者只能采用"拆东墙补西墙"的办法,导致工作计划流于形式,不能真正地付诸实施。因此只有经费预算与工作计划有机结合,才能清楚地了解工作计划中的经费需求总量,已有的经费额度、来源、经费的缺口等,从而有目的、有条理地实施工作计划。因此,在实际工作中,我们要求要制订操作性强、易于执行和监控的带有经费预算的工作计划。其主体是计划,而计划中的每项活动都附有预算,这样才能保证工作活动的有效实施和经费保障。

四、重点工作领域开展的工作及成效

(一)患者发现

应重点关注患者发现策略和措施的落实情况。如高疫情地区是否开展了患者主动发现工作;基层医疗卫生机构对可疑者的推介转诊情况;医疗机构对于肺结核或疑似肺结核患者的报告和转诊情况;定点医疗机构根据国家制定的诊断标准或临床路径及时为就诊的肺结核可疑症状者提供痰菌实验室检查、胸部 X 线检查等诊疗服务情况;对密切接触者、HIV 感染者/AIDS 患者、羁押人群等高危人群以及老年人、学生、糖尿病患者、流动人口等重点人群开展主动筛查情况。县级定点医院开展病原学检查工作情况以及推荐耐多药可疑者至地市级以上定点医疗机构进行检查诊断情况。

(二)治疗管理

应重点关注肺结核患者治疗管理措施的落实情况。如基层医疗卫生机构是否按照基本公共卫生要求对肺结核患者开展随访管理工作;定点医院是否落实对肺结核患者的减免政策,免费提供一线抗结核药品治疗和随访检查的情况;定点医院对肺结核患者的治疗采用了国家的标准方案及使用抗结核固定剂量复合制剂(FDC)的情况;定点医院按照国家临床路径等规范要求开展肺结核患者的随访检查和辅助治疗的情况。耐多药患者管理应重点关注,对出院后的耐多药患者按照定点医疗机构制订的治疗方案和疗程进行随访管理。

(三)实验室建设

应重点关注痰涂片、培养和分子生物学诊断设施、设备的配备、人员培训、临床工作开展和质量控制情况,以及实验室生物安全等。例如:人员是否经过培训并能够规范操作及结果解释和报告;是否装备了推荐的 LED 显微镜,是否装备了痰培养和药敏检测设备、分子生物学诊断设备等;实验室的分区和生物安全状况,是否装备了生物安全柜、高压灭菌装置等;是否参加室间质控,如痰涂片盲法复检、分子生物学检测及药物敏感性试验能力验证及是否合格情况等;是否将各项检测技术合理地应用于临床诊断。

(四)健康促进

应重点关注是否将结核病健康促进纳入了相关工作计划和工作安排;是否有针对性地开展了宣传教育工作;各有关部门、社会团体和新闻媒体在发挥各自优势,改进创新方式和方法,增强宣传教育实效,营造社会氛围等方面的做法和成效等。可通过健康教育活动的种类、数量、覆盖人群、宣传效果、大众结核病知识知晓率等数据与上一年度的比较,分析健康教育领域的工作开展情况及成效。

(五)药品管理、培训及督导

应重点关注药品管理中是否有供应不及时现象,是否存在大量抗结核药品过期和破损等。通过查阅各类培训班的测评结果以及督导中检查工作人员对结核病防治相关问题是否能够正确地理解和操作,评价培训工作效果。通过核查年度督导工作报告,确定各级督导工作是否存在问题,如督导频度是否达标,督导质量是否达到规范的工作要求等。

(六)综合质量控制

应重点关注各级是否成立结核病防治综合质量控制的有关组织,是否制定专人负责结核病防治综合质量控制工作,是否按要求按期开展结核病防治综合质量工作有关工作,是否切实提高结核病防治工作质量等。

(孙长寿)

第四节　卡介苗预防接种

一、接种对象及方法

(一)接种对象

出生 3 个月以内的婴儿或 3 月龄至 3 岁用 5 U PPD 试验阴性的儿童(PPD 试验后 48～72 小时局部硬结在 5 mm 以下者为阴性)。

(二)接种剂量

0.1 mL。

(三)接种途径

皮内注射。

(四)接种部位

上臂外侧三角肌中部略下处。

二、卡介苗接种要求和补种原则

(一)接种要求

儿童应在 12 月龄内完成卡介苗接种。由于婴儿早期对卡介苗的耐受性更好,卡介苗越早接种越好。

(二)补种原则

未能在出生后及时接种卡介苗的小于 3 月龄儿童可直接补种卡介苗;3 月龄至 3 岁儿童对 PPD 试验阴性者补种;满 4 岁及以上儿童不予补种卡介苗。最好应在儿童满 3 月龄之前完成卡介苗的补种,以尽量避免 PPD 试验。

三、卡介苗的接种禁忌和注意事项

(一)接种禁忌

(1)已知对该疫苗的任何成分过敏者。

(2)患急性疾病、严重的慢性疾病、慢性疾病的急性发作期和发热者。

(3)免疫缺陷、免疫功能低下或正在接受免疫抑制剂治疗者。

(4)患脑病、未控制的癫痫和其他进行性神经系统疾病者。

(5)患湿疹或其他皮肤病患者。

(二)注意事项

(1)严禁皮下或肌内注射。

(2)接种卡介苗的注射器应专用,不得用作其他注射,以防产生化脓反应。

(3)以下情况者慎用:家族和个人有惊厥史者、慢性疾病者、癫痫史者、过敏体质者。

(4)开启疫苗瓶和注射时,切勿使消毒剂接触疫苗。

(5)疫苗瓶有裂纹、标签不清或失效者、疫苗复溶后出现浑浊等外观异常者均不得使用。

(6)疫苗开启后应立即使用,如需放置,应置 2～8 ℃,并于半小时内用完,剩余均应废弃。

(7)应备有肾上腺素等药物,以备偶有发生严重变态反应时急救用。接受注射者在注射后应在现场观察至少 30 分钟。

(8)注射免疫球蛋白者,应至少间隔 1 个月以上接种本品,以免影响免疫效果。

(9)严禁冻结。

(10)使用时应注意避光。

(三)我国对 HIV 抗体阳性母亲所生儿童接种卡介苗的建议

根据我国《预防接种工作规范》,HIV 抗体阳性母亲所生儿童在出生后应暂缓接种卡介苗;当确认儿童 HIV 抗体阴性后再予以补种;当儿童确认 HIV 抗体阳性,不予接种卡介苗。

四、接种不良反应的诊治

(一)一般反应

1.临床表现

(1)非特异性反应:皮内接种卡介苗后2～3天内,接种部位皮肤略有红肿,可隆起一凸痕,约30分钟后消失。

(2)特异性反应:在接种后2～3周出现,局部发生红肿、丘疹状浸润硬块,平均直径10 mm左右,逐渐软化为白色脓疱,可自行破溃,直径3～5 mm,8～12周后大部分愈合,结痂脱落后可在局部形成一稍凹陷的瘢痕(即卡疤),整个过程持续2～3个月。

(3)全身反应:一般无全身反应,少数人在接种1～3个月内,接种侧腋下淋巴结(少数在锁骨上或对策腋下淋巴结)可出现轻微肿大,但不超过10 mm,有时出现破溃化脓。

2.治疗

(1)一般不需处理 但要注意局部清洁,防止继发感染。为避免接触水或用手抓挠,可用干燥消毒纱布包扎。

(2)脓疱或浅表溃疡可涂1％龙胆紫,使其干燥结痂;有继发感染者,可在创面撒布消炎药粉,不要自行排脓或揭开结痂。

(二)局部脓肿(强反应)

1.临床表现

卡介苗接种后局部脓肿直径超过10 mm,愈合时间超过12周,或接种部位形成直径在10 mm以上的较深溃疡。强反应的临床表现基本上与一般反应相似。

2.治疗

(1)水疱或脓疱:小水疱或脓疱可用1％龙胆紫涂抹,使其收干结痂。大水疱或脓疱,先用灭菌注射器抽取渗出液,再用1％龙胆紫涂抹,必要时用5％～10％硼酸软膏涂敷,严防继发感染。

(2)溃疡:用异烟肼粉或利福平粉涂敷于溃疡面,用无菌纱布包扎,视溃疡情况可每天或2天换药1次。换药前用3％硼酸水或盐水冲洗溃疡面。

(3)结痂:若已干燥结痂。注意保护好痂皮,待其自然脱落。

(三)淋巴结炎(淋巴结肿大)

1.临床表现

(1)卡介苗接种后同侧局部淋巴结肿大超过1cm或发生脓疡破溃,淋巴结可一个或数个肿大。

(2)分泌物涂片检查可发现抗酸杆菌,培养阳性,菌型鉴定为卡介苗株,淋巴结组织病例检查为结核病变。

2.治疗

(1)若局部淋巴结继续增大,可口服异烟肼或加用利福平,局部用异烟肼粉末或加用利福平涂敷,最好采用油纱布,起初每天换药1次,好转后改为2～3天换药1次。大龄儿童可以采用链霉素局部封闭。

(2)脓疡有破溃趋势,应及早切开,用20％对氨基水杨酸油膏纱条或利福平纱条引流。若脓疡自发破溃,用20％对氨基水杨酸软膏或利福平粉剂涂敷。

(四)骨髓炎

1.临床表现

本病好发部位以四肢长骨,尤以股骨、胫骨、骨骺及股骨颈为多见,可单发也可多发,有的病例可形成脓肿。呈慢性良性过程,症状一般轻微,可有轻度发热、病变部位肿胀、轻度疼痛与功能障碍,患儿全身健康状况良好。

2.治疗

用异烟肼和利福平治疗,疗程至少 6 个月。因为卡介苗菌株对吡嗪酰胺存在天然耐药性,故联用时不加吡嗪酰胺。

(五)全身播散性卡介苗感染

1.临床表现

卡介苗接种后出现局部淋巴结肿大破溃、愈合慢、同时合并全身淋巴结结核、肺结核和(或)肝脾结核、腹腔结核和(或)脑膜炎等其他部位结核。一般表现为长期发热、体重下降或不增、易合并机会性感染。诊断依赖于体液标本培养有结核分枝杆菌生长,组织活检可查到结核分枝杆菌和结核病变,菌型鉴定为卡介苗株。

2.处理原则

联合抗结核治疗,一经发现,转上级有关医疗单位诊治。

(六)卡介苗接种事故

接种卡介苗时误种皮下或肌肉,以及超剂量接种引起的事故最为多见。

1.临床表现

接种局部在 2～5 天内出现红肿,以后发生硬结,发展成中心软化、破溃而成脓肿。接种部位同侧腋窝、锁骨下可伴有淋巴结肿大。

可有体温升高,伴有乏力、烦躁、食欲减退,个别儿童肺部可闻及干性或湿性啰音。

X 线检查可见肺纹理增加和肺异常阴影,但极少引起肺部结核。

2.治疗

(1)全身治疗:口服异烟肼,儿童 8～10 mg/kg,1 次顿服,每天总量不得超过 300 mg,至局部反应消失。同时口服维生素 C、维生素 B_6,以减少异烟肼反应。如在服异烟肼的同时加服利福平,则效果更好。反应严重者可肌内注射异烟肼,儿童每天 40～60 mg/kg,分 1～2 次注射,疗程 1 个月。

(2)局部治疗:立即用异烟肼 50 mg 加于 0.5％普鲁卡因溶液中,作局部环形封闭,每天1次,连续 3 天后改为每 3 天 1 次,共计 8～10 次。已发生溃疡者,在用异烟肼液冲洗后,再用异烟肼粉撒于溃疡面,并可同时应用利福平(具有广谱抗菌作用)。

(孙长寿)

第五节　重点人群防治

HIV/AIDS、65 岁以上老年人群、糖尿病患者等是结核病发病高危人群。对这些重点人群进行结核病发病监测,强化结核病主动筛查,是降低结核病疫情的重要手段。

一、结核分枝杆菌/人类免疫缺陷病毒双重感染

结核病是 HIV 感染者/AIDS 患者常见的可治愈的感染性疾病,也是 HIV 感染者/AIDS 患者最常见的死亡原因。合并艾滋病的患者与单纯结核病患者相比增加了诊断及治疗的难度。TB/HIV 双重感染防治工作同时涉及了艾滋病防治机构和结核病防治机构,要做好 TB/HIV 双重感染防治工作需要两个机构共同努力、密切协作。

(一)组织管理

1.组织领导

各级成立 TB/HIV 双重感染防治领导小组和技术工作组,由卫生健康行政部门牵头,结核病防治机构会同艾滋病防治机构具体负责组织协调和联络工作。

领导小组由各级卫生健康行政部门、疾病预防控制机构和医疗机构等相关领导组成,负责组织、协调本辖区 TB/HIV 双重感染防治工作,制订年度工作计划,落实防治工作经费,开展监督、评估等工作。

技术工作组由各级结核病防治机构、艾滋病防治机构和 TB/HIV 双重感染定点治疗机构等相关专家组成,负责本辖区 TB/HIV 双重感染防治技术指导,组织专业培训,实施疫情监测和数据的统计分析,制订疑难病例诊断、治疗方案,开展不良反应处理等工作。

2.机构任务

(1)艾滋病防治机构任务:①为随访的 HIV 感染者和患者常规提供结核病可疑症状问卷筛查,并将问卷筛查阳性者转介到属地结核病防治机构进行检查。②为新报告的和随访的 HIV 感染者和患者每年至少安排一次结核病检查。③对结核病防治机构送检的结核病患者血液标本进行 HIV 抗体检测,并将检测结果反馈给结核病防治机构。④为 TB/HIV 双重感染患者提供免费艾滋病抗病毒治疗和随访管理服务。⑤按要求将 TB/HIV 双重感染相关信息录入艾滋病综合防治信息系统;向结核病防治机构提供与 TB/HIV 双重感染防治有关的信息。

(2)结核病防治机构任务:①为艾滋病防治机构转介的 HIV 感染者和患者提供结核病病原学检查和胸部 X 线检查服务,并将检查和诊断结果反馈给艾滋病防治机构。②艾滋病高、中流行县(区),动员新登记的结核病患者接受 HIV 抗体检测,采集血液标本并送艾滋病检测实验室检测;艾滋病低流行县(区),动员有艾滋病高危行为的结核病患者接受 HIV 抗体检测,采集血液标本并送艾滋病检测实验室检测。对不能采集患者血液标本的机构,转介患者到艾滋病防治机构进行 HIV 抗体检测。③为 TB/HIV 双重感染患者提供免费的抗结核治疗和随访管理服务。④按要求将结核病患者 HIV 抗体检测结果及 TB/HIV 双重感染患者的结核病治疗相关信息录入结核病管理信息系统。

(二)艾滋病合并结核病患者发现

1.在结核病患者中发现 AIDS 患者

在 AIDS 中、高流行地区,结核病防治机构应采用"医务人员主动提供 HIV 检测与咨询(即 PITC)"的方式为结核病患者提供 HIV 抗体检测,并作为常规检测项目。PITC 基本要素包括:检测前告知、实验室检测、检测后咨询。

(1)检测对象:在结核病防治机构新登记的各型结核病患者(除外既往已明确知晓为 HIV 感染者)。

(2)检测前动员:在动员结核病患者做 HIV 抗体检测时应遵循"知情不拒绝"的原则。医务

人员应让结核病患者获得有关 HIV 抗体检测的信息，请患者自主做出选择，并给予患者充分考虑的时间，解答患者提出的相关问题。结核病定点医疗机构可通过给患者发放"结核病患者接受 HIV 抗体检测重要性"宣传单或参照宣传单的内容向患者进行讲解，从而使患者能够接受检测。患者有权拒绝 HIV 抗体检测，而不影响其接受国家规定的其他免费检查和治疗。

（3）HIV 抗体检测。

1）血样采集：采血前要核对患者的姓名和编号。用真空采血管抽取 5mL 静脉血，室温下自然放置。血样采集后做好标记。如果结核病定点医疗机构和艾滋病检测实验室距离较近，则由艾滋病检测实验室负责采集血液并检测。注意预防结核病患者与 HIV 感染者和 AIDS 患者的交叉感染。如果结核病定点医疗机构距离艾滋病检测实验室较远，患者又不愿到艾防机构实验室采集血液，则由结核病定点医疗机构负责采集血液，于当天将全血送到艾滋病检测实验室。

2）血样处理和保存：如果采集的血样当天不能送到 HIV 抗体检测实验室，应对样品进行适当处理：将血样在室温下自然放置 1～2 小时，待血液凝固和血块收缩后用 3 000 r/min 的离心机离心 15 分钟，然后将血清分离，置于分离管中。分离出的血清样品应放置于 2～8 ℃环境中冷藏保存，1 周内送样检测。

3）血样运送和接受：使用冷藏箱（温度保持在 2～8 ℃）运送样品，由经过培训的专人运送，必须填写"接送样记录单"的送样记录部分，并签名。由经过培训的实验室人员接收血样。接收时首先核对样品与送样记录；然后按照由外向内对包装、标记和样品运输过程中的温度进行评价；之后应在生物安全柜中打开包装，检查样品管有无破损和溢漏，如发现破损或溢漏应立即将尚存留的样品移出，对样品管和盛器消毒，同时报告有关领导和专家；检查样品的状况：有无溶血、微生物污染、血脂过多、黄疸以及抗凝样品是否有血凝块等。验收完毕，验收人员填写"接送样记录单"的接样记录部分，并签名。

4）血样检测：按照《全国艾滋病检测技术规范》进行 HIV 抗体检测。对于初筛阳性样品按照相关规定进行 HIV 确认实验。为增加结果的可靠性，应尽量再次采集患者的第二份血样，对两份样品分别进行确认检测。

5）检测结果报告：HIV 抗体检测实验室及时将检测结果反馈给结核病定点医疗机构。

6）生物安全：对所有的样品均应视为具有潜在的传染性，应按照未知的具有传染风险的样品、以安全的方式进行操作。①采血使用真空采血管和蝶形针头，谨慎操作，防止发生刺伤皮肤和造成外界污染。操作时采血人员要按照医疗常规的要求操作。②分离血样时，离心机要使用密闭的罐和密封头，以防样品溢出或在超/高速离心时形成气溶胶。③废弃物均应视为感染性废弃物，处置应符合实验室生物安全要求。④对艾滋病职业暴露后的预防按照《全国艾滋病检测技术规范》执行。一旦发生职业暴露，紧急采取局部处理措施：用肥皂和水清洗玷污的皮肤，用生理盐水冲洗黏膜；如有伤口，应轻轻挤压，尽可能挤出损伤处的血液，用肥皂水或清水冲洗；伤口应用消毒液浸泡或涂抹消毒，并包扎伤口。然后进行暴露危险性评估，必要时采取预防性药物治疗。

（4）检测后咨询与转介。①HIV 抗体检测后阴性结果咨询：对 HIV 抗体检测结果为阴性的结核病患者，可在其抗结核治疗随访时由结核病定点医疗机构医务人员提供检测后阴性结果咨询，即告知患者检测结果，继续提供抗结核治疗服务；如果患者进一步求询，再与当地艾滋病咨询员联系，寻求帮助。②HIV 抗体检测后阳性结果咨询与转介：对于 HIV 抗体检测结果为阳性的结核病患者，结核病定点医疗机构医务人员应立即联系患者复诊，同时联系艾滋病咨询员；将患者转介到艾防机构,由艾滋病咨询员向患者提供检测后咨询。结核病定点医疗机构应与艾防机构密切合作,继续向患者提供抗结核治疗服务。

(5)信息保密:在结核病患者中发现 HIV 感染者和患者的工作应该遵循保密的原则。未经患者同意不得将其姓名、检测结果和有关个人、家庭、工作、治疗、转介等信息透露给他人。患者"知情同意书""结核病患者 HIV 抗体检测结果登记本"和电子信息等要妥善保存,要求采取专人负责、专用档案盒、专柜存放和在计算机上设置密码等保密措施。

2.在 HIV 感染者和患者中发现结核病患者

《全国结核菌/艾滋病病毒双重感染防治工作实施方案》要求:艾滋病防治机构应对新报告的 HIV 感染者和患者,无论有无结核病可疑症状均进行结核病检查;对随访的 HIV 感染者和患者,每年至少为其安排一次结核病检查;对随访的 HIV 感染者和患者进行常规的结核病可疑症状问卷筛查,症状筛查阳性时进行结核病检查。如艾防机构自身不具备结核病检查能力,须转介到结核病防治机构进行结核病检查。

结核病防治机构对艾滋病防治机构转介的 HIV 感染者和患者开展结核病检查,检查内容包括结核病病原学检查和胸部 X 线检查;将检查结果反馈给艾滋病防治机构。确诊的结核病患者要纳入规划管理并及时录入结核病管理信息系统。

(1)结核病可疑症状问卷筛查:艾滋病防治相关机构,包括:抗病毒治疗机构、自愿咨询检测门诊、美沙酮门诊和戒毒所、劳教所、监狱等场所,应借助"结核病可疑症状筛查问卷"在 HIV 感染者和患者被诊断为 HIV 感染时和之后的每次随访时常规开展结核病可疑症状筛查。

(2)结核病可疑症状者转诊。①转诊对象:出现上述筛查问卷中任何一项症状者,应及时转诊。②转诊方式和要求:如果艾防机构不具备结核病相关检查能力,应转介结核病可疑症状者到当地结核病防治机构,收集当日即时痰、夜间痰、次日晨痰各一份进行痰涂片抗酸染色(或其他结核病病原学检测)及 X 线胸片等结核病相关检查。不能转送结核病可疑症状者时,转送其痰标本及临床资料。转介时,用当地艾滋病防治机构现有的"医学转介卡"一联留底,一联交给患者,一联送结核病防治机构。

(3)结核病相关检查。

1)结核病病原学检查。①痰涂片检查:包括姜-尼氏抗酸染色、荧光染色显微镜检查。②痰标本分枝杆菌分离培养:包括固体培养基培养及液体培养基培养。液体培养的阳性率较罗氏培养基高约 10%～20%,而且获得结果的时间也较短,所以在条件允许的情况下,建议以液体培养代替固体培养。有条件的单位应常规对 HIV 阳性患者进行菌种鉴定。③结核分枝杆菌核酸检测:包括脱氧核糖核酸及核糖核酸检查。

2)影像学检查:艾滋病合并肺结核的影像学表现,主要取决于机体的免疫状态。一般认为在 HIV 感染的早期,$CD4^+T$ 淋巴细胞无明显减少时,其影像表现与无免疫功能损害的肺结核相似,多表现为典型肺结核的影像特点。而在 HIV 感染的中期及后期,即 $CD4^+T$ 淋巴细胞明显减少或极度减少时,机体处于中度及重度的免疫抑制状态,此时的肺结核多为不典型肺结核的表现。此外,不仅抑制结核分枝杆菌生长的巨噬细胞功能降低,而限制病灶发展的朗格汉斯巨细胞等功能亦明显受到抑制,难以形成结核性肉芽肿等,形成肺结核病灶的不典型改变。常见以下几种表现:①病变部位不典型,多呈多叶多段分布,可以双上肺受累为主,亦可双下叶或全肺同时受累。单叶受累较为少见,无特定的好发部位。②多种形态的病灶阴影共存,且主要为片状或斑片状阴影,严重者有融合趋势,有的伴有播散性改变。在 CT 上主要表现为段性阴影,融合性阴影及小叶中心性阴影等。有报道认为在 $CD4^+T$ 淋巴细胞耗减的同时，继而导致巨噬细胞、自然杀伤细胞、B 淋巴细胞等功能低下，故病变多表现为肺部的渗出性改变。③病灶可形成空洞，可单发或多发，部分可有液平出现。④肺门及纵隔淋巴结肿大出现率高，CT 平扫密度均匀，增强后部分均匀强化（增殖性病变），大部分为不规则环状强化，中心干酪样坏死不强化。⑤合并胸膜炎为常见改变，单侧或双侧胸腔积液，少量至中等量。

（4）结核病的诊断：肺结核的诊断是以病原学实验室检查为主，结合胸部影像学、流行病学和临床表现、必要的辅助检查及鉴别诊断，进行综合分析作出的。按照《肺结核诊断标准（WS 288－2017）》，肺结核分确诊病例、临床诊断病例和疑似病例。肺外结核的诊断：结核按部位及脏器命名，组织病理检查或结核病原学检查阳性为确诊病例；无病理学及病原学检查阳性结果的临床诊断病例，需依据脏器受损的局部症状及全身结核中毒症状，相应辅助检查结果，必要时结合诊断性治疗疗效做出综合诊断。

艾滋病合并结核病患者的结核病临床症状、体征和 X 线表现常不典型，病原学阳性检出率低于未感染 HIV 的肺结核患者，且发生肺外结核的比例较高。因此，HIV 感染者和患者的结核病诊断比未感染 HIV 的结核病诊断更加困难。

合并 HIV 感染的结核患者，由于细胞免疫功能降低，改变了结核病的临床特征，因此临床表现不典型。早期可无明显症状，随着病变进展，患者可表现咳嗽、咳痰、咯血痰或咯血，盗汗，疲乏，间断或持续午后低热，背部酸痛，食欲缺乏，体重减轻，女性患者可伴有月经失调或闭经，部分患者可有反复发作的上呼吸道症状；儿童还可表现发育迟缓等。少数患者起病急剧，特别是在急性血行播散性肺结核、干酪性肺炎以及结核性胸膜炎时，多伴有中、高度发热，胸痛和不同程度的呼吸困难等。60%～70%伴肺外结核，肺外结核的常见部位是淋巴结。并常常发生全身粟粒结核。临床上有时发生急性结核性心包炎导致的慢性心包皮皮肤窦道，胸壁寒性脓肿，多发性结核性胸脓肿，腕关节、睾丸结核，甚至肠结核引起的急腹症等。

（三）艾滋病合并结核病患者的治疗

及早发现艾滋病合并结核病患者，及时提供抗结核、抗病毒治疗和机会性感染的预防性治疗，可有效减少患者死亡，降低结核进一步传播风险。

1.抗结核治疗

（1）对艾滋病合并结核病患者抗结核治疗原则与未感染 HIV 的结核病患者相同，抗结核治疗尽可能采用每天治疗方案，并根据患者体重，决定用药量，最好使用固定剂量复合制剂（FDC）。

（2）有些患者可能会在抗病毒治疗期间，尤其是在抗病毒治疗初期出现新的结核病症状，临床医师应高度警惕是否发生免疫重建综合征的可能。

（3）对于艾滋病合并结核病患者，使用利福喷汀增加利福霉素耐药风险，应避免使用。

（4）利福布丁较利福平具有高度亲脂性和较弱的肝色素酶 CYP450 诱导作用，对于需要同时接受抗病毒治疗的患者，可以考虑选用利福布丁代替利福平与其他抗结核药品组成治疗方案抗结核治疗。

（5）艾滋病合并结核病患者采用标准抗结核疗程（6 个月）都能取得良好的治疗效果，如果患者开始抗结核治疗两个月后仍有临床症状或者细菌学检查（痰涂片/痰培养）阳性者，抗结核治疗疗程可适当延长。

2.抗病毒治疗

根据我国艾滋病和活动性肺结核治疗指南规定，结核病一经诊断，应立即开展抗结核治疗，之后无论 CD4$^+$T 淋巴细胞计数水平,都要尽快(在抗结核治疗 2～8 周内,最多不超过 8 周)开展抗病毒治疗。对 CD4$^+$T 淋巴计数<200/μl 者应在抗结核治疗 2～4 周内开始 ART;CD4$^+$T 淋巴计数在 200～500/μL 者应在抗结核治疗 2～4 周、最长 8 周时开始 ART;CD4$^+$T 淋巴计数>500/μL 也应在 8 周内开始 ART。治疗过程中要注意药物不良反应及药物相互作用,必要时进行药物浓度检测。如果已经开始了抗病毒治疗后诊断有活动性结核的,在继续抗病毒治疗的前提下立即开始抗结核治疗,同时要评估原有的抗病毒治疗方案,首选含有依非韦伦(EFV)的抗病毒治疗方案。

抗病毒治疗以门诊治疗为主。对少数伴有合并症、危急和重症患者,对抗病毒药物严重过敏和(或)有严重不良反应的患者,可住院观察并予以治疗。

具体治疗方案参照《国家免费艾滋病抗病毒药物治疗手册》。

3.机会性感染的预防性治疗

机会性感染是艾滋病患者死亡的主要原因,随着感染 HIV 时间的增加,机体免疫力逐渐下降,HIV 感染者对各种机会性感染的易感性也逐渐增加。

与复杂且成本较高的抗病毒治疗相比,很多机会性感染可以使用相对简单、便宜的药物进行有效的预防或治疗,其中使用复方新诺明预防肺孢子菌肺炎(PCP)就是其中最具代表性的一种。此外,复方新诺明除对 PCP 有较好的治疗和预防作用外,对其他多种机会性感染,如弓形虫,肺炎球菌、流感嗜血杆菌、非伤寒沙门氏菌和金黄色葡萄球菌导致的感染性疾病也有一定的预防和治疗作用。复方新诺明预防性治疗是对 HIV 阳性患者开展早期医疗关怀最经济最有效的干预策略,是国家免费艾滋病抗病毒药物治疗的重要配合措施。

(四)结核分枝杆菌/人类免疫缺陷病毒双重感染预防

1.预防策略

(1)采取有效的干预措施,防止结核病患者感染 HIV。

(2)采取有效的结核感染控制措施,防止 HIV 感染者和 AIDS 患者感染结核菌。

(3)对已感染了结核菌但尚未发展为活动性结核病的 HIV 感染者或 AIDS 患者,开展结核病预防性治疗,以降低其发展成为活动性结核病患者的风险。

2.结核感染控制

对于 HIV 感染者和患者而言,结核感染控制尤为重要。因此,必须推动结核感染控制措施的实施,以防止结核病在医疗卫生机构内的传播,特别是对于防止耐多药和广泛耐药结核病的发生,更为至关重要。

(1)主要场所:HIV 感染者和患者可能聚集或出入的地方,主要包括所有艾滋病防治相关机构(HIV 自愿咨询检测门诊、艾滋病治疗机构、美沙酮门诊、针具交换点、感染者关爱小组的活动场所,以及某些监管场所,例如监狱、戒毒与康复中心等)、结核病防治机构、传染病医院或综合医院感染科等。

(2)主要措施:①加强患者发现工作,尽可能早地诊断和治疗结核病。②将已知的结核病患者、结核病可疑症状者与其他 HIV 感染者分开,包括优先为前者提供相关服务、隔离候诊、隔离治疗等。③告知结核病患者、结核病可疑症状者正确的咳嗽方式及其重要性,向患者提供口罩,并要求其就诊时全程佩戴。④在耐多药和广泛耐药结核病治疗机构提高抗病毒治疗服务(培训人员或者安排一名艾滋病防治工作人员常规地间歇工作在这样的机构),使得艾滋病合并耐多药或广泛耐药结核病患者在该机构内就能够得到所需的艾滋病治疗和关怀服务,而避免让艾防机构的 HIV 感染者和患者接触到耐药结核病患者。

3.异烟肼预防性治疗

对排除了患有活动性结核病的 HIV 感染者和患者应提供结核病预防性治疗,目的是预防 HIV 感染者和患者中的结核菌潜伏感染者发展为活动性结核病患者。推荐异烟肼预防性治疗(IPT)。

二、学校结核病防控

学校结核病防控策略包括常规防控措施、散发疫情和突发公共卫生事件应急处置。疾病预防控制机构应为学校实施常规防控措施提供技术指导和技术支持、开展学校结核病疫情监测和疫情处置。

(一)为学校提供技术支持

1.健康体检

在教育行政部门和学校选择体检机构开展健康体检时,可为其选择具备条件的体检机构、确定体检方案和数据收集等提供指导。如体检机构既往未进行过结核分枝杆菌感染检测、或有检测人员或检测方式的变动,疾病预防控制机构或定点医疗机构应按照学校的要求,对体检机构的从业人员进行技术培训,并开展质量控制。

2.健康教育

在教育行政部门组织学校结核病防控培训或健康促进时,疾病预防控制机构应按照学校的要求为其授课或制作针对性的健康教育材料,提高辖区内学校卫生管理人员、校医及教师的结核病防治专业知识和技能,并为学校开展健康教育效果评价提供技术支持。

(二)开展学校结核病疫情监测和报告

1.开展学校肺结核单病例预警信号接收和信息核实

县(区)级疾病预防控制机构一旦收到学校肺结核单病例预警信号,要及时组织其辖区的基层医疗卫生机构,核实患者住址及学校信息,填写"学生年龄段/教师肺结核患者信息核查表",并于 24 小时内在预警系统中勾选"是否为疑似事件"。

对于年龄在"3～24 岁"其他人群的肺结核患者,经核实一旦确认为"幼托儿童"或"学生"或"教职员工";或患者现住址跨县(区)变更,均要于 24 小时内在传报卡上做相应更正。

疾病预防控制机构也应定期浏览中国疾病预防控制信息系统,以免遗漏学校肺结核疫情信息。

2.开展学生/教职员工患者的信息反馈

发现本地学校的学生/教职员工患者,应在 24 小时内向病例所在学校通报;发现非本地学校的学生/教职员工患者,应填写"跨区域学生肺结核患者告知单",并在 48 小时内向学校所在地疾病预防控制机构通报,必要时可由上级疾病预防控制机构逐级通报相关信息。"跨区域学生肺结核患者告知单"见《中国学校结核病防控指南》。

3.多渠道获取学校结核病舆情信息

疾病预防控制机构应与当地舆情监测部门(如卫生健康行政部门、宣传或公安部门等)合作,充分利用各种渠道获得的舆情信息,及时发现并核实学校肺结核疫情。

4.定期开展监测数据汇总分析

县(区)级疾病预防控制机构应根据当地结核病疫情现状、学校结核病疫情特征等进行流行趋势分析和预测,及时发现高风险学校,将分析结果向本级卫生健康行政部门和上级疾病预防控制机构报告,并向教育部门通报学校疫情分析情况。

5.进行疫情报告

如一所学校内发生 2 例及以上有流行病学关联的病例,县(区)级疾病预防控制机构于 24 小时内在《中国疾病预防控制信息系统》中填报"疫情报告表",并根据处置情况及时填报"疫情处置进展表"。

如一所学校内发生 3 例及以上有流行病学关联的病例,县(区)级疾病预防控制机构应向同级卫生健康行政部门、上级疾病预防控制机构报告。

如一所学校在同一学期内发生 10 例及以上有流行病学关联的结核病病例,或出现结核病死亡病例,学校所在地的县(区)及卫生健康行政部门根据现场调查和公共卫生风险评估结果判定构成突发公共卫生事件后,县(区)级疾病预防控制机构应于 2 小时内在突发公共卫生事件管理信息系统上报告。

(三)开展学校结核病疫情处置

确认学生或教职员工患者及其学校信息后,县(区)级疾病预防控制机构要在 24 小时向学校发送《学校结核病病例处置告知书》(见《中国学校结核病防控指南》)。如发现辖区外的学校肺结核患者,应在 48 小时内通知学校所在地的疾病预防控制机构。

1.开展患者个案调查

疾病预防控制机构人员要在学校的配合下,尽快对肺结核患者开展个案调查,了解患者的发病和就医过程、掌握其患病后的活动范围和接触人员情况等。调查主要内容包括患者的基本情况,发病、就诊和诊疗经过,接触史、发病后的主要活动,诊断治疗情况,目前的健康状况等,个案调查表见《中国学校结核病防控指南》。

如患者已回到原籍,可请原籍所在地疾病预防控制机构协助完成。

2.进行密切接触者筛查

(1)筛查工作要求:疾病预防控制机构应在学校协助下,根据学校提供的校内密切接触者名单和患者个案调查所收集的其他密接者信息,组织开展密切接触者筛查,并填写"学校肺结核患者接触者筛查一览表"。接触者筛查应在完成指示病例个案调查后的 10 个工作日内完成。

(2)筛查方案。①15 岁以下接触者:进行肺结核可疑症状筛查和结核菌素皮肤试验(TST)/γ-干扰素释放试验(IGRA)/其他感染检测,有可疑症状者或 PPD 强阳性/EC 阳性/IGRA 阳性者须进一步进行胸部 X 线片检查。②15 岁及以上接触者:进行肺结核可疑症状筛查、TST/IGRA 检测/其他感染检测和胸部 X 线片检查。对肺结核可疑症状者、PPD 强阳性/EC 阳性/IGRA 阳性者、胸部 X 线片异常者进行病原学检查,病原学阳性者需进一步开展菌种鉴定和药物敏感性试验。有条件的地区建议保留菌株,以备开展菌株间同源性检测。

(3)特殊情况处理:对未按要求接受筛查者,疾病预防控制机构应督促学校再次组织筛查;已返回原籍的密切接触者,可委托学生原籍地疾病预防控制机构协助开展筛查。

(三)筛查后处理

(1)对疑似肺结核患者,疾病预防控制机构应指导学校做好隔离工作。

(2)对排除了结核病诊断但 PPD 强阳性/EC 阳性/IGRA 阳性者,应在知情同意的原则下,与学校共同动员其接受预防性治疗,并指导学校做好预防性治疗的管理和评价工作。对于不接受预防性治疗者,应在首次筛查后 3 月末、6 月末、12 月末对其各进行一次胸部 X 线片检查。

(四)环境消毒

对肺结核患者到过的教室、宿舍、图书馆、计算机房、餐厅等场所,以及使用过的物品进行消毒。可采用紫外线照射或化学消毒法进行空气消毒和物表消毒。

三、流动人口

(一)健康教育

在流动人口聚集场所(如建筑工地、厂矿企业等),应重点开展结核病健康教育工作,提高流动人口结核病防病意识。针对不同对象要开展有针对性的结核病防治知识宣传,对于流动人口、雇工单位或个体老板等不同人群,重点宣传结核病防治核心信息;对于流动人口结核病患者重点宣传坚持规则服药治疗、保持良好治疗依从性的重要性和必要性、国家和地区针对流动人口患者诊疗方面的惠民政策,以及治疗过程中患者转出和转入的要求及注意事项等。

(二)患者发现

结核病定点医疗机构的医师接诊肺结核可疑症状者时,要询问患者是否为流动人口。对于确诊的流动人口患者要给予重点关怀;同时进行登记和报告。健康体检机构要按照相关规定对参与体检的流动人口务工人员,进行肺结核病筛查:对发现的肺结核患者及疑似肺结核患者进行结核病疫情报告,并转诊至属地的定点医疗机构。

(三)患者管理

提倡流动人口患者在居住地接受治疗管理。按照《结核病患者健康管理服务规范》要求,充分尊重患者的隐私,与患者协商治疗管理的方式,为患者提供弹性时间的督导服药和访视服务。有条件的地区,应为患者提供交通费和营养补助,以及心理支持等方面的人文关怀。对于要回原籍或前往其他地区的患者,则实施跨区域患者管理,保证患者转出前后治疗管理过程的有效衔接。

(四)转入患者治疗管理信息反馈

转入地将转入患者后续的治疗随访检查信息(包括实验室检查结果、胸部影像学检查结果)和治疗转归等信息及时录入专报系统,转出地可通过专报系统查看该患者在转入地的后续治疗管理情况。

四、老年人和糖尿病患者

疾病预防控制机构指导基层医疗卫生机构开展老年人和糖尿病患者的结核病防治健康教育、健康档案管理、日常就诊时的肺结核可疑症状和高危因素筛查,同时结合基本公共卫生服务项目工作,在老年人年度体检和糖尿病患者季度随访中做结核病症状筛查,积极落实结核病症状筛查工作和后续胸部 X 线免费检查工作。

疾病预防控制机构应收集和分析"老年人肺结核可疑症状筛查和推介情况表"和"糖尿病患者肺结核可疑症状筛查和推介情况表"等统计分析报表,推进老年人和糖尿病患者的结核病主动筛查工作。同时结合基本公共卫生项目的考核和结核病防治工作督导,加强对老年人和糖尿病患者结核病主动筛查工作的督查和评价。

五、监管人群

疾病预防控制机构应协助监管机构做好监管人群的结核病防控工作,并提供必要的技术支持,包括肺结核患者发现、治疗管理、健康教育、出监(所)的转接和管理等。

（一）患者发现

1.入监（所）筛查

疾病预防控制机构协助监管机构对所有新入监（所）人员进行包含结核病症状筛查和胸部影像学检查的结核病筛查,有条件的地区可同时开展潜伏感染检测,筛查结果记录在"监管人员结核病筛查一览表"中。

2.在押人员年度筛查

疾病预防控制机构协助监管机构对所有在押人员进行包含结核病症状筛查和胸部影像学检查的结核病筛查,每年一次,有条件的地区可同时开展潜伏感染检测,筛查结果记录在"监管人员结核病筛查一览表"中。

3.被动发现

鼓励在押人员自我报告,或在监舍指定监测人员负责发现并报告肺结核可疑症状者,对在押人员中的肺结核可疑症状者,通过胸部影像学检查和实验室检测进一步确诊。

4.密切密接者筛查

疾病预防控制机构应协助监管机构对活动性肺结核患者的密切接触者（与患者同监舍居住或共处于封闭或通风不良的场所、该监区所有的工作人员、探视该患者的人员）进行筛查,应同时开展结核病症状筛查和胸部影像学检查;可同时开展潜伏感染检测。

疾病预防控制机构应组织县（区）级结核病定点医疗机构医师、监狱医院或司法系统指定医疗机构医师共同根据实验室检查结果、胸部影像学检查结果,按照肺结核诊断标准进行诊断。对排除了结核病的潜伏感染者可开展预防性治疗,并在"监管人员结核病预防性治疗登记本"上登记。

（二）监管场所内的治疗管理

对确诊的活动性肺结核患者,尤其是病原学阳性肺结核患者,进行隔离治疗,并实施监狱工作人员直接面视下的督导服药。

（三）健康教育

监管场所在疾病预防控制机构的指导下,开展多种形式的结核病相关知识健康教育活动,提高监管人员的防病识病意识,在本人或他人出现肺结核可疑症状后能够尽快向管理人员报告。

（四）出监（所）后转诊

对服刑期满、但尚未完成抗结核治疗的患者,监管机构所在地的疾病预防控制机构要将患者的登记和治疗管理信息,提供给患者户籍所在地的县（区）级疾病预防控制机构,填写"肺结核患者出监（所）转出单",并由其负责组织落实后续的治疗管理。

县（区）级疾病预防控制机构/结核病防治机构在接到通知后,与患者取得联系,落实其后续的治疗管理。对未能到位的患者,疾病预防控制机构/结核病防治机构应开展追踪工作。

（孙长寿）

第六节　患　者　发　现

早期发现、规范治疗、治愈结核病患者是结核病防治工作最重要措施。结核病患者发现包括:结核病可疑症状者、结核病发病高危人群筛查,疑似结核病患者推介及追踪、结核病诊断等。

疾病预防控制机构在结核病患者发现工作中主要负责结核病患者发现策略制定、指导并组织开展结核病患者主动筛查、结核病疑似患者追踪等工作。

一、发现策略

(一)发现对象

咳嗽、咳痰≥2周,咯血或血痰是肺结核的主要局部症状,具有以上任何一项症状者为肺结核可疑症状者。此外,胸闷、胸痛、低热、盗汗、乏力、食欲减退和体重减轻等为肺结核患者常见的全身症状。

活动性肺结核患者是发现的主要对象。

(二)患者发现方式

1.因症就诊

具有肺结核可疑症状的患者,直接前往定点医疗机构结核门诊就诊。医师要对其进行结核病的相关检查,检查内容包括:结核病病原学、影像学等。这是目前我国结核病发现主要方式。没有条件开展结核病相关检查的机构,应当将肺结核病可疑症状者推介至结核病定点医疗机构。对转诊或推介未到位的患者,疾病预防控制机构要开展追踪,组织基层医疗卫生机构督促并尽力确保其到结核病定点医疗机构进行及时诊治。

具体可分为三类。

(1)直接就诊:具有肺结核可疑症状的患者,直接前往定点医疗机构结核门诊就诊。医师要对其进行结核病的相关检查,对发现的确诊和疑似肺结核患者按照有关规定进行疫情报告。

(2)推介:在能够开展影像学检查的基层医疗卫生机构中,医师要对可疑症状者进行检查,将发现的疑似肺结核患者推介至结核病定点医疗机构;没有条件开展影像学检查的机构,则直接将可疑症状者推介至结核病定点医疗机构。

(3)转诊和追踪:非定点医疗机构和定点医疗机构的非结核门诊,对就诊的可疑症状者进行检查,及时将发现的肺结核或疑似肺结核患者转诊到结核病定点医疗机构的结核门诊。对已进行疫情报告但未到结核病定点医疗机构就诊的肺结核和疑似肺结核患者,疾病预防控制机构要组织开展患者追踪工作,督促患者到结核病定点医疗机构进行诊治。

2.主动筛查

疾病预防控制机构组织结核病定点医疗机构和基层医疗卫生机构对辖区内病原学阳性肺结核患者的密切接触者、HIV感染者和AIDS患者等发病高危人群开展结核病筛查。各地可根据实际情况因地制宜开展主动筛查工作,如对学生、监管人员、集中居住的农民工、厂矿企业的工人和疫情高发区域的特定人群等结核病高危人群。

3.健康体检

开展健康体检的各级各类医疗卫生机构将在健康体检过程中发现的肺结核或疑似肺结核患者及时转诊至结核病定点医疗机构进行诊治。

二、肺结核患者的主动发现

疾控机构要结合当地结核病疫情、社会经济发展状况等因素,因地制宜开展结核病主动发现工作。

(一)病原学阳性肺结核患者密切接触者检查

1.病原学阳性肺结核患者密切接触者的定义

指与登记的病原学阳性肺结核患者在其确诊前 3 个月至开始抗结核治疗后 14 天内直接接触的人员。根据密接者的身份不同,分为家庭内密切接触者(家庭成员)和家庭外密切接触者(同事、同学等)。

2.筛查程序

(1)结核病定点医疗机构的接诊医师/护士需对登记的病原学阳性肺结核患者进行有关密切接触者的宣传教育,告之密切接触者检查的重要性,并询问与病原学阳性肺结核患者密切接触的家属及非家属的基本信息,及时登记在"病原学阳性肺结核患者密切接触者症状筛查记录本"上。

(2)通过询问或电话联系病原学阳性肺结核患者,了解其密切接触者是否有肺结核可疑症状,将症状筛查结果填写在"病原学阳性肺结核患者密切接触者症状筛查记录本"上。对于陪伴患者就诊的密切接触者,医师应当在患者就诊时进行面对面的问询。

(3)请患者将结核病防治宣传材料转交给密切接触者,并通知有肺结核可疑症状的密切接触者 1 周内到县级定点医疗机构接受结核病检查。陪伴患者就诊的密切接触者,如有肺结核可疑症状应当及时进行检查。

(4)县(区)级疾控机构人员应每天在"结核病管理信息系统"中浏览辖区内登记的肺结核患者信息,将病原学阳性肺结核患者按照现住址通知所在社区卫生服务中心/乡镇卫生院。社区卫生服务站/村卫生室医师在接到上级专业机构管理肺结核患者的通知单后,应在开展第一次入户随访时,对患者的密切接触者进行症状筛查,对于有肺结核疑似症状的人员督促其尽快到结核病定点医疗机构筛查。

(5)定点医疗机构在接诊中遇到密切接触者前来筛查时,应将信息补充到"病原学阳性肺结核患者密切接触者症状筛查记录本"上,县(区)级疾控制机构与定点医疗机构信息共享。如发现超过 1 周未及时就诊者,县(区)级疾控机构应通知患者现住址所在地的社区卫生服务中心/乡镇卫生院。社区卫生服务中心/乡镇卫生院应进行电话调查或通知村卫生室社区卫生服务站进行入户调查,再次督促有可疑症状的密切接触者到结核病定点医疗机构就诊。

3.登记检查信息

对有症状的密切接触者进行检查后,应及时将检查结果记录到"病原学阳性肺结核患者密切接触者症状筛查记录本"上,同时要在"初诊患者登记本"上登记。

4.随访观察

患者确诊时密切接触者应接受上述筛查,确诊为活动性结核患者的密切接触者应进行报告登记并纳入规范化治疗管理。

对排除了结核病诊断的密切接触者,疾控机构应按期提醒密切接触者现住址所在地的社区卫生服务中心或乡镇卫生院,在半年后、1 年后再分别以电话或入户等方式对密切接触者进行一次随访,发现有症状者立即转诊至定点医疗机构接受检查。

(二)老年人结核病筛查

不同地区可根据本地基本公共卫生服务项目中老年人体检的执行情况、当地的结核病疫情和社会经济发展水平,对 65 岁及以上老年人开展结核病筛查。

1.症状筛查

基层医疗卫生机构在对老年人进行年度健康体检时,对其进行面对面的肺结核可疑症状筛查和健康教育。如发现有肺结核可疑症状,要将其推介至结核病定点医疗机构进行结核病检查。

2.胸部 X 线检查

对于在基本公共卫生服务项目老年人健康体检中含有胸部影像学检查内容的地区,基层医疗卫生机构还要对老年人,尤其是具有高危因素(如既往结核病患者、低体重营养不良者、免疫抑制剂使用者等)的老年人进行胸部 X 线检查。如发现有胸片异常,要将其转诊至结核病定点医疗机构进行结核病检查。

对于筛查发现的肺结核可疑症状者或疑似肺结核患者,如未按时前往结核病定点医疗机构接受检查,由县(区)级疾控机构通知基层医疗卫生机构人员于 1 周内进行家访或电话访问,了解其是否已前去就诊,督促未就诊者及时就诊检查。

(三)糖尿病患者结核病筛查

筛查对象包括糖尿病门诊确诊的糖尿病患者、已纳入社区管理的糖尿病患者。

1.糖尿病门诊筛查

与当地所有医疗卫生机构的糖尿病门诊合作,对新诊断的糖尿病患者开展肺结核可疑症状筛查和(或)胸部 X 线检查,将发现的肺结核可疑症状者或疑似肺结核患者推介至县(区)级结核病定点医疗机构进行结核病检查。

2.社区筛查

基层医疗卫生机构在对糖尿病患者进行季度随访时,要对患者进行肺结核可疑症状筛查和健康教育。对发现的肺结核可疑症状者,将其推介至结核病定点医疗机构进行结核病检查。

对于有条件的基层医疗卫生机构,除进行季度症状筛查外,每年还要对具有高危因素(如既往结核病患者、低体重营养不良者/超重者、血糖控制不佳者等)的糖尿病患者进行 1 次胸部 X 线检查。如发现有胸片异常,要将其转诊至结核病定点医疗机构进行结核病检查。

三、肺结核患者/疑似患者追踪

县(区)级疾控机构指定专人对医疗机构在中国疾病预防控制信息系统中报告的肺结核患者或疑似肺结核患者信息进行浏览、核实,组织基层医疗卫生机构对转诊未到位患者进行追踪,督促患者到结核病定点医疗机构就诊。具体工作要求如下。

(一)查重并导出肺结核/疑似肺结核患者网络报告信息

查重和导出对象包括辖区内以及辖区外医疗卫生机构报告的"现住址"为本辖区肺结核/疑似肺结核患者。

1.查重

县(区)级疾控机构每天对医疗卫生机构网络报告的肺结核或疑似肺结核患者进行浏览,并逐一查重,对于重复报告的传染病报告卡进行删除,并在传报卡备注中标注重卡号或病例信息。

重卡的合并与删除原则:两张传报卡均为非利福平耐药卡或均为利福平耐药卡,或有一张是未收治的非利福平耐药卡片,信息系统无法进行自动重卡合并。

2.导出

县(区)级疾控机构将查重后网络报告中肺结核或疑似肺结核患者的基本信息导出或抄录到"肺结核患者或疑似肺结核患者追踪情况登记本"(以下简称"追踪登记本")中。

(二)核实肺结核/疑似肺结核患者到位情况

"传染病报告卡"的"备注"栏中注明住院的患者,通过与报告医疗卫生机构住院部核实,确定患者已住院,则应在追踪登记本的"备注"栏中注明。

"传染病报告卡"的"备注"栏中未注明住院或者已经出院的患者,将"追踪登记本"中肺结核或疑似肺结核患者的基本信息与定点医疗机构的"初诊患者登记本"。和转诊单等记录等进行核对,并补充"到位情况"等信息。

(三)追踪未到位肺结核/疑似肺结核患者

1.追踪对象

辖区内以及辖区外医疗卫生机构报告的"现住址"为本辖区肺结核/疑似肺结核患者。具备下列情况之一者为追踪对象。

(1)医疗卫生机构报告或转诊的非住院肺结核/疑似肺结核患者 24 小时内未到辖区内结核病定点医疗机构就诊者。检查结果为"利福平耐药"的患者在报告后的 3 天内未到本辖区耐多药肺结核定点医疗机构就诊者。

(2)在医疗卫生机构进行住院治疗的肺结核患者,出院后 3 天内未与当地定点医疗机构取得联系的患者。

2.追踪方法

(1)县(区)疾控机构电话追踪:由县(区)疾控机构负责追踪的人员直接与患者电话联系,了解患者未就诊原因,劝导患者到定点医疗机构就诊和治疗。

(2)村卫生室(社区卫生服务站)现场追踪:对没有电话或通过电话追踪 3 天内未到位的患者,县(区)疾控机构追踪人员与乡镇卫生院(社区卫生服务中心)电话联系,或将"患者追访通知单"以电子文档或传真等形式,发送至乡镇卫生院(社区卫生服务中心),告知患者的详细情况。乡镇卫生院(社区卫生服务中心)接到信息后,及时通知村卫生室(社区卫生服务站)与患者进行联系,劝导患者到定点医疗机构就诊。

(3)乡镇卫生院(社区卫生服务中心)现场追踪:经电话和村卫生室(社区卫生服务站)追踪的患者,若 5 天内未到定点医疗机构就诊,乡镇卫生院(社区卫生服务中心)应主动到患者家中了解具体情况,劝导患者到定点医疗机构就诊。同时电话通知或填写"患者追访通知单"第二联,向县(区)级疾控机构进行反馈。

(4)县(区)疾控机构现场追踪:经县(区)疾控机构电话追踪、村卫生室(社区卫生服务站)现场追踪以及乡镇卫生院(社区卫生服务中心)乡(村)追踪,7 天内仍未到位的患者,县(区)级疾控机构追踪人员应主动到患者家中了解具体情况,劝导患者到定点医疗机构就诊。

对于在辖区内耐多药肺结核定点医疗机构确诊但尚未前往接受治疗的利福平耐药患者,地(市)级疾病预防控制机构要组织开展追踪工作,督促患者前往耐多药定点医疗机构进行治疗。并将相关的信息填写在"利福平耐药肺结核患者追踪管理登记本"上。

患者追踪方法的流程见图 3-1。

(四)追踪到位情况订正

在"追踪登记本"的"到位情况""追踪未到位原因"和"未追踪"栏目中填写患者的到位情况和核实诊断结果。

(五)转诊和追踪结果的反馈

县(区)疾控机构应每月采用反馈表的方式将患者转诊和追踪到位情况、肺结核的核实诊断情况反馈转诊单位、参与追踪的乡镇卫生院(社区卫生服务中心)医师和村卫生室(社区卫生服务站)医师,并对他们的合作表示感谢。定点医疗机构将转诊、追踪到位的患者信息及时完整的填写到初诊患者登记本中,每季度与传染病报告系统进行核对,同时与放射科、院感系统等进行漏报核查。

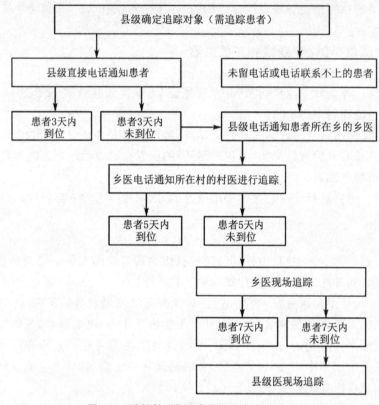

图 3-1　肺结核/疑似肺结核患者追踪流程

（孙长寿）

第七节　感　染　控　制

结核病定点医疗机构需要开展结核感染控制组织管理、落实感染控制措施。

一、结核感染控制工作的组织和管理

结核病定点医疗机构不仅应在机构内开展结核感染控制的组织管理工作,还需要参与辖区层面的结核感染控制的技术管理。

(一)机构内结核感染控制的组织管理

1.加强组织领导,重视结核感染控制

医疗卫生机构要将结核感染控制工作纳入本机构医院感染管理的组织体系,并建立相应的管理机制。机构内的结核感染控制工作领导应由机构内的高层分管领导担任,以保障结核感染控制工作所需要的预算,并提供足够的资源;感染控制委员会应为机构的结核感染控制工作提供技术指导;开展风险评估,制订感控计划并督促执行,为员工开展结核感染控制培训;开展监控和评价工作,以不断提高机构内的感控工作质量;成立结核感染控制工作组,具体负责开展感染控制的日常工作,落实各项感控措施,这些工作组分布在机构内各相关科室,为感染控制委员会提供结核感控措施实施状况的报告。

2.建立健全结核感染控制的规章制度和工作规范

建立健全结核病防治相关的工作制度、接诊制度、卫生管理制度、探视制度、消毒隔离制度、感染监测制度、废弃物处理制度和个人防护制度,按照生物安全的要求建立健全实验室管理制度、建立实验室标准操作程序,并指定专人负责监督和检查各项管理制度的落实。

3.开展结核感染风险评估

结核感染风险评估需由本机构感染控制委员会和感染控制工作组成员共同开展。

机构内的高风险区域包括接诊确诊或疑似结核病患者的诊室、结核病房、放射检查室、实验室开展痰菌检查室、其他生成气溶胶的场所(如留痰室、支气管镜检室、肺部外科手术室、使用高速手术器械的尸检室)等,这些区域都是结核病患者集中或者产生高浓度气溶胶或者相对密闭的场所,感染风险很高。行政办公楼、员工生活区及室外区域属于低风险的区域。

4.制订并落实本机构的结核感染控制计划

根据风险评估的结果,分析目前结核感染控制工作中存在的问题,并提出解决的方案、所需的资源和合理的时间期限,从最容易解决且影响巨大的领域着手,对发现的问题和解决方案进行优先排序,形成书面的结核感染控制计划,并确定专门部门或专人负责计划的实施。

5.开展结核感染控制培训和健康教育

根据不同部门及人员的工作职责和工作性质开展有针对性的感染控制、职业安全防护的技术培训,培训分为岗前培训和继续培训,对新上岗人员应进行岗前培训,以后每年应进行一次知识更新的培训,培训内容应根据实际情况做适当调整。培训后应有相关培训记录,将培训工作的组织开展情况、培训效果等写入结核感染控制工作报告之中。

需采用多种方式对高度怀疑传染性肺结核的就诊者和肺结核患者进行健康教育。

6.开展定期监控与评价

医疗卫生机构应开展定期的自我检查和评估。采用查阅资料、现场观察、现场检测和关键知情人访谈的方式,对机构结核感染控制工作的组织管理、各个控制措施的实施现况进行评价,尤其是高风险区域的通风量和气流流向、紫外线杀菌灯的辐照强度、医护人员医用防护口罩的佩戴情况等。基于评价结果,提出有针对性的改善建议。监控与评价应至少一年进行一次。

7.开展结核病患病和结核感染的监测

对本机构员工每年进行结核病可疑症状筛查和胸部 X 线检查,对具有可疑症状者或胸片异常者开展痰检。有条件的地区定期开展结核分枝杆菌感染检测和预防性治疗。

(二)参与辖区结核感染控制工作的组织和管理

结核病定点医疗机构领导应是地区结核感染控制领导小组的成员,负责本级结核感染控制工作的组织、协调与督导,建立结核感染控制的工作机制和管理机制,将感染控制措施的实施情况和效果纳入年度考核指标之中。

结核病定点医疗机构感染管理科的感染控制管理人员、能力强的医护人员应与疾病预防控制机构的相关专家共同组成技术小组,负责本级结核感染控制的技术指导,组织专业培训,实施监控与评价等工作。

二、结核感染控制措施

结核感染控制措施包括行政控制措施、环境控制措施和个人防护措施,在不同的区域均应实施相应的结核感染控制措施。

(一)行政控制措施

行政控制是最重要的控制措施,是在医疗卫生机构内有效控制结核分枝杆菌传播的第一道防线,主要通过建立良好的规章制度来做到分诊、隔离、及时启动有效治疗和呼吸道卫生。这一措施的核心是结核病患者的早发现、早诊断、早隔离、早分开、早治疗。

1.肺结核可疑症状者/结核病患者的门诊管理

结核病门诊应自成一区,并严格执行预检分诊制度。

(1)门诊应合理布局,在患者就医路径上使高度怀疑传染性肺结核和已诊断的肺结核患者与其他普通患者分隔开,最好为其设专用挂号、收费、取药窗口、留痰室、诊室、观察室、治疗室、化验室等。

(2)挂号处或咨询处的人员先问就诊者一些简单问题,发现肺结核可疑症状和体征者应立即转到分诊处,并告知/给予患者佩戴医用外科口罩。

(3)分诊处人员对怀疑肺结核的就诊者,对其进行咳嗽礼仪教育,安排其到指定的独立候诊区域候诊。

(4)候诊室应通风良好,并在候诊区域设立标牌和设置带盖的、加上消毒液的痰盂。尽量安排这些就诊者优先诊治。

(5)设置独立的结核病诊室,并保证患者单独诊治。

(6)设置单独的留痰室,应通风良好;或在室外通风良好处留痰。

(7)对复诊的肺结核患者,应安排专门的诊室、或在指定时间前来复诊,尽量减少其与其他就诊者接触。

2.结核病患者的住院管理

(1)需住院治疗的结核病患者,应将其安置在隔离病区/病房;如果隔离病房数量有限,应优先考虑隔离病原学阳性的肺结核患者;隔离病房的患者需与其他患者分开诊治。

(2)无法对结核病患者进行隔离、采取将结核病患者与其他患者分开区域管理的医疗机构,应保证结核病病房的良好通风,且将结核病患者的病床置于病房的下风向。这些单独的病房或病区最好在单独的建筑物内。

(3)指导隔离病房的患者注意咳嗽礼仪,患者离开病房时应佩戴医用外科口罩。

(4)医务人员及家属应尽量避免在不必要的情况下进入隔离病房。

(5)除非紧急情况,隔离病房的患者在传染期最好不予手术治疗。

3.降低实验室的暴露风险

医疗卫生机构需建立健全结核病实验室生物安全管理制度及标准操作程序,并要求实验室人员按照要求执行。

(二)环境控制措施

环境控制是医疗卫生机构结核感染控制的第二道防线,主要措施包括合理布局、通风和紫外线照射消毒。

1.区域布局原则

医疗卫生机构的建筑设计和服务流程,应满足"防止医院内交叉感染,防止污染环境和病原微生物传播扩散"的要求进行区域划分,严格区域管理。

在新建、改建与扩建时,建筑布局应合理,符合医院卫生学要求,并应具有隔离预防的功能,区域划分应明确、标识清楚。结核分枝杆菌传播的高风险区域应相对集中,处于整个建筑群的下风向并通风良好。

2.通风

通风是将新鲜的室外空气或经过滤处理的室内空气排放到某一空间,将气体分布到整个空间,同时让部分空气排出此空间,从而稀释此空间可吸入感染性微滴核浓度的过程。通风分为自然通风、机械通风、混合通风和通过高效微粒空气过滤器的循环风。在此过程中需要注意两个问题,即通风量和通风方向。

通风量通常以"每小时换气次数(ACH)"表示(计算公式如下)。当每小时流入房间的空气量与室内容积相同时,为1个单位ACH。为了降低结核分枝杆菌空气传播的危险,至少需要12单位ACH。

ACH=(每小时空气进入量或排出量(m³))/(室内容积(m³))

通风方向应始终保持从清洁区到半污染区到污染区,最后排到室外。通常将气体从建筑物后面排放到室外,而不是排放到候诊区。

3.紫外线照射消毒

为达到结核感染控制的目的,应使用上层空间紫外线灯照射杀菌,要求室内空气上下循环、流动(建议维持在2~6单位ACH),房间有足够的高度。照射时室内人员可以活动,但灯管的维护和更换需要由接受过相关培训的人员完成。

不能使用上层空间紫外线灯的机构,在采用悬吊式或移动式紫外线杀菌灯进行空气消毒时,应:①在室内无人状态下使用;②灯管吊装高度距地面1.8~2.2 m;③安装紫外线杀菌灯管的数量应满足平均照射能量≥1.5 W/m³;④紫外线杀菌灯的辐照强度应达到要求:普通30W新灯辐照强度≥100 μW/cm²为合格,使用中紫外线灯管辐照强度≥70 μW/cm²为合格;⑤房间内保持清洁干燥,每次照射时间不少于30分钟;温度低于20 ℃或高于40 ℃,相对湿度大于60%时应适当延长照射时间。

在使用过程中,应保持紫外线灯表面的清洁,至少每2周用酒精棉球擦拭1次;发现灯管表面有灰尘、油污时,应随时擦拭。

4.其他措施

可根据实际情况酌情选用下述化学消毒措施。

(1)空气消毒:不宜常规采用化学消毒剂进行空气消毒。采用本方法时,无关人员应撤离现场,配制和使用时均应注意个人防护。可采用150 g/L过氧乙酸熏蒸1~2小时,用量按照1 g/m³计算,门窗要关闭。消毒结束后,打开门窗通风换气。

(2)地面和物体表面的清洁和消毒:地面、物体表面应当每天定时清洁,有污染时可采用:①5 000 mg/L过氧乙酸擦拭、浸泡或喷洒,作用1小时;②1 000~2 000 mg/L含氯或含溴消毒剂擦拭、浸泡或喷洒,作用1小时。

(3)其他物品消毒及处理。①每病床须设置加盖容器,装足量1 000~2 000 mg/L有效氯消毒液,用作排泄物、分泌物随时浸泡消毒,作用时间1小时。消毒后的排泄物、分泌物按照医疗卫生机构生物安全规定处理。每天应当对痰具进行高压灭菌或高水平消毒。②患者使用的便器、浴盆等要定时消毒,用 1 000～2 000 mg/L 有效氯消毒液浸泡 30 分钟。③患者的生活垃圾和医务人员使用后的口罩、帽子、手套、鞋套及其他医疗废弃物均按《医疗废物管理条例》及《医疗卫生机构医疗废物管理办法》执行。

(三)个人防护

个人防护是医疗卫生机构内结核感染控制的第三道防线,其主要措施是医务人员佩戴医用防护口罩、手套、隔离服和防护性面罩等。

1.标准预防

医务人员在诊疗工作中,应遵守标准预防的原则及基本措施,包括根据需要佩戴口罩、手套、面罩(防护面屏),穿隔离衣,遵守手卫生要求;接种疫苗实施主动免疫等。

2.基于空气传播的防护措施

(1)医护人员:医护人员在接触肺结核可疑症状者、传染性肺结核患者、进行高风险操作时,均需佩戴医用防护口罩。在佩戴医用防护口罩之前,需进行适合性测试。在进入实验室、耐多药结核病房等特殊环境时,还需使用其他防护用品,可根据操作的不同危险级别或生物安全水平来选择并正确使用。

(2)结核病患者家庭成员:患者住院治疗期间,家属尽量减少到医院探视患者;若必须探视,应佩戴医用防护口罩。在佩戴医用防护口罩之前,需要针对每个佩戴人员进行适合性测试。

(3)其他人员:其他人员在进入结核病传染高风险区时,应佩戴医用防护口罩,并尽量缩短停留时间。

(孙长寿)

第八节　疾病监测信息的管理与利用

结核病监测信息在结核病防控工作中起着重要作用,及时、准确和完整的结核病监测信息是制定结核病防治策略和措施、评价结核病防治工作效果与质量以及预测结核病流行趋势的重要依据。依据《中华人民共和国传染病防治法》《结核病防治管理办法》《传染病信息报告管理规范》等法律、法规的要求,各级疾病预防控制机构应及时、准确、完整地记录和指导辖区内医疗机构完成结核病病例的报告登记,按要求录入或交换到国家结核病监测系统中。

一、监测内容与流程

(一)肺结核报告管理

(1)县区级疾病预防控制机构应每天浏览辖区内的"传染病报告卡",了解本辖区肺结核报告情况,在 24 小时内对医疗机构上报的肺结核患者诊疗信息进行审核并督促错误信息修正。

(2)各级疾病预防控制机构应定期对辖区内医疗机构报告的确诊或疑似肺结核病例进行浏览查重。

(3)对于学校肺结核单病例预警信息,在核实信息后 24 小时内更新传报卡信息。

(4)对未及时到结核病定点医疗机构就诊的肺结核或疑似肺结核患者,各级疾病预防控制机构应及时开展追踪工作,并将不到位原因在获得信息后 48 小时内完成系统录入。

(5)各级疾病预防控制机构定期开展结核病监测数据质量检查,检查内容包括监测系统中结核病信息报告的及时性、完整性和准确性,对发现的问题提出改进建议。

(二)结核病患者病案登记与跨区域管理

1.病案登记管理

承担结核病诊疗的定点医疗机构,应将其确诊的全部结核病患者(陈旧性结核除外)信息在结核病监测系统中进行登记,包括肺结核和肺外结核患者。要将结核病患者 HIV 抗体检测结果及 TB/HIV 双重感染患者的结核病治疗相关信息录入系统,不再负责患者诊断治疗的疾病预防控制机构也要关注患者病案信息,对未按时复诊的患者进行追踪,叮嘱其尽快到定点医院检查,保证患者治疗信息的完整性。

仍然承担诊断治疗和随访管理的疾病预防控制机构的职责和操作参见第三篇第四章报告、转诊与登记。

2.跨区域管理

对于不在本区域管理的普通患者和耐药患者,原管理单位要将现管理单位在监测系统中标识,确保现管理单位可以浏览到患者联系信息和既往的诊疗信息。

转入的肺结核患者可根据患者实际到位和管理情况选择"代管""重新登记"和"拒治"三种情况,并将患者的到位管理信息及时的反馈原管理单位。

(三)手工报表与机构信息管理

对于无法通过结核病监测系统个案信息直接获得的工作信息要按季度报表或年度报表的形式进行记录和报告,如经费投入、药品管理、培训、督导和健康促进等;同时对定点医疗机构填报的初诊患者检查情况进行审核。

疾病预防控制机构收集的"散发疫情发生情况记录表"应实时录入,季度报表要求在下 1 季度第 1 个月的 10 天前完成系统录入;年报表要求在次年的 1 月 31 日之前完成系统录入。省级和地(市)级负责对所辖区域内的季度和年度录入报表进行审核,并要求在录入当月月底前完成。

各级疾病预防控制机构负责收集并更新辖区内结核病防治机构的相关信息,主要包括机构设置、诊疗和实验室检测能力等。每年的 1 月 15 日前地(市)级疾病预防控制机构要对辖区内结核病防治机构的上报机构信息进行审核,省级疾病预防控制机构要求在每年的 1 月 31 日前完成机构信息审核。

(四)耐药监测

尽管常规工作中对病原学阳性的新患者以及耐药高危人群进行了较高比例的利福平耐药筛查,但缺乏对其他抗结核药物的耐药情况进行系统监测和评价,为全面掌握我国耐药结核病流行现状,并动态监测耐药结核病变化趋势,了解耐药发生的影响因素,在全国持续开展耐药监测仍然非常必要。

1.监测点

目前的全国耐药结核病监测点仍延用之前全国结核病耐药基线调查抽取的县区,未来根据需求可能进行调整或进一步扩点。

2.监测方法

监测周期为当年的 1 月 1 日到 12 月 31 日,期间符合纳入标准的病原学阳性的初、复治结核病患者均应纳入,同时按照标准信息采集内容收集患者信息并进行后续耐药性的检测。

各级疾病预防控制机构应负责本辖区内监测点项目的组织实施、病例纳入比例的监控及督导、信息填写及录入的及时性和质量的监控及指导、分离菌株的鉴定、药物敏感性试验及基因分型的开展、菌株保藏与运输、进展汇报及结果汇总等。当年监测工作完成后,于次年的5月底,由省级疾控机构将信息表录入数据库、药敏结果记录表和菌株运送至国家结核病参比室。

各监测点定点医疗机构在常规工作的基础上,对照结核病耐药监测的纳入和排除标准,对于符合纳入标准的病原学阳性初、复治患者,依据结核病患者信息表的内容及时采集患者信息,正确区分初、复治患者。对结核病可疑者进行宣教,留取合格的标本供实验室检测,实验室检测项目包括涂片、培养和结核分枝杆菌核酸检测,涂片及结核分枝杆菌核酸检测阳性菌株均需开展分离培养,分离培养阳性菌株临时保存并进行菌株的运送。

二、监测信息的分析与利用

(一)信息分析的要求

(1)各级疾病预防控制机构负责本辖区的监测信息的分析、报告和反馈,利用信息报告资料定期(季度、年度)开展结核病监测信息分析,将监测信息的分析结果以信息、简报或报告等形式向同级卫生健康行政部门和上级疾病预防控制机构报告,并将信息反馈给同级结核病定点医疗机构、非定点医疗机构及基层医疗卫生机构等机构。有重点地开展结核病的流行特征分析,以及结核病防治工作进展及效果等专题分析。

(2)各级疾病预防控制机构每季度首月的5天前完成季度报表的上报或审核,每年的1月15日前完成年度报表的上报和审核。

(3)各级疾病预防控制机构定期开展对本辖区的结核病信息报告工作的考核和评估。

(二)常用监测指标

1.患者发现

(1)肺结核患者新登记率:指某一地区,在一定期间内,发现并登记的新患者和复发肺结核患者数占该地区人口数的比率。

(2)肺结核患者登记率:指某一地区,在一定期间内,发现并登记的肺结核患者数占该地区人口数的比率。

(3)肺结核患者病原学阳性率:指某一地区、一定期间内,登记的肺结核患者(不包含单纯结核性胸膜炎)中病原学阳性患者的比例。

(4)初诊患者数占全人口比例:指某一地区、在一定期间内到结核门诊就诊的初诊患者占全人口的比例。

(5)患者来源构成情况:指某一地区、一定期间内登记的不同来源的患者占全部患者的比例。

(6)复治患者占全部肺结核患者的比例:指某一地区、一定期间内登记的复治患者占登记肺结核患者的比例。

(7)儿童肺结核患者占登记肺结核患者的比例:指某一地区、一定期间内,登记的小于15岁的肺结核患者占登记肺结核患者的比例。

(8)结核性胸膜炎患者占登记肺结核患者的比例:指某一地区、一定期间内,登记的结核性胸膜炎(单纯性及合并胸膜炎)占登记肺结核患者的比例。

(9)病原学阳性肺结核患者密切接触者症状筛查率:指某一地区、一定期间内,对新登记的病原学阳性肺结核患者的密切接触者进行症状筛查的人数占密切接触者总数的比例。

(10)病原学阳性肺结核患者有症状的密切接触者检查率：指某一地区、一定期间内，对新登记的病原学阳性肺结核患者的密切接触者中有肺结核可疑症状者进行检查的人数占筛查发现有症状的人数的比例。

(11)初诊患者查痰率：指某一地区、一定期间内，在结核病定点医疗机构接受痰标本检查（包括痰涂片、痰分枝杆菌分离培养、分枝杆菌核酸检查等任意一项）的初诊患者数占该期间到结核病定点医疗机构就诊的初诊患者数的比例。

(12)涂阴肺结核患者痰培养或分子生物学检查率：指某一地区、一定期间内，在结核病定点医疗机构接受痰培养或者分子生物学检查的涂阴肺结核患者数占该期间诊断的涂阴肺结核患者数的比例。

(13)报告肺结核患者和疑似肺结核患者的总体到位率：指某一地区，在一定时期内，通过医疗机构转诊和疾病预防控制机构追踪到位的和其他情况下到位的肺结核患者或疑似肺结核患者占应转诊的肺结核患者或疑似肺结核患者的比例。

2.结核病实验室服务

(1)痰涂片检查的盲法复检覆盖率：指某一地区、一年内，参加盲法复检的实验室数量占辖区内常规开展涂片镜检的实验室总数的比例。

(2)涂片镜检盲法复检不合格的实验室比例：某一地区、一定期间内，涂片盲法复检中出现的不合格实验室数占参加盲法复检实验室总数的比例。

(3)初诊患者痰涂片阳性检出率：指某一地区、在一定期间内，痰涂片镜检实验室检查发现的痰涂片阳性的初诊患者数占所有接受初诊痰涂片检查患者数的比例。初诊患者三个痰标本中有一个标本涂片检查结果阳性即为初诊涂片阳性患者。

(4)涂阳培阴率：指某一地区、在一定期间内，某实验室在进行分枝杆菌分离培养的过程中，涂片检查结果阳性但培养结果阴性的初诊患者数占所有涂片阳性并且进行培养的初诊患者总数的比例。

(5)涂阴培阳率：指某一地区、在一定期间内，某实验室在进行分枝杆菌分离培养的过程中，涂片检查结果阴性但培养结果阳性的初诊患者数占所有涂片阴性并且进行培养的初诊患者总数的比例。

(6)县(区)级具备分离培养能力的实验室比例：指某一地区、在一定期间内具备分离培养能力的县(区)实验室数占县(区)级实验室总数的比例。

(7)地(市)级具备传统表型药敏试验能力的实验室比例：指某一地区，在一定时间内具备传统表型药敏试验能力的地(市)级实验室数占地(市)级实验室数量的比例。

(8)地(市)级具备结核病菌种鉴定能力的实验室比例：指某一地区，在一定时间内具备菌种鉴定能力的地(市)级实验室数量占地(市)级实验室数量的比例。

(9)地(市)级具备结核分枝杆菌耐药基因检测能力的实验室比例：指某一地区，在一定时间内具备结核分枝杆菌耐药基因检测能力的地(市)级实验室数量占地(市)级实验室数量的比例。

(10)县(区)级具备结核分枝杆菌核酸检测能力的实验室比例：指某一地区，在一定时间内县(区)级具备结核分枝杆菌核酸检测能力的实验室数量占县(区)级实验室总数的比例。

3.患者治疗管理

(1)肺结核患者接受治疗率：指在某地区、一定期间内，接受治疗的肺结核患者占登记肺结核患者的比例。

(2)病原学阳性患者 2、3 个月末痰菌阴性率:指在某地区、一定期间内,病原学阳性患者治疗至 2、3 个月末时痰涂片或痰培养阴性的肺结核患者占登记病原学阳性肺结核患者的比例。

(3)病原学阳性患者治愈率:指在某地区、一定期间内,治愈的病原学阳性患者占登记的病原学阳性肺结核患者的比例。

(4)病原学阴性患者完成治疗率:指在某地区、一定期间内,完成治疗的病原学阴性患者占登记病原学阴性患者的比例。

(5)肺结核患者成功治疗率:指在某地区、一定期间内,治愈和完成疗程的肺结核患者占登记肺结核患者的比例。

(6)失访率:指在某地区、一定期间内,登记患者中失访患者的比例。

(7)病死率:指在某地区、一定期间内,登记的患者中因结核病死亡的人数占登记患者数的比例。

(8)失败率:指在某地区、一定期间内,登记的患者中治疗失败患者数占登记患者数的比例。

4.患者健康管理

(1)规则服药率:指一定地区,一定期间内,规则服药的患者数占同期辖区内已完成治疗的肺结核患者人数的比例。

规则服药:指整个疗程中,患者在规定的服药时间内实际服药次数占应服药次数的 90% 以上。

(2)患者管理率:指基层医疗卫生机构管理的肺结核患者占应管理的肺结核患者比例。

管理:指辖区内确诊的患者中,具有第一次入户随访记录。

(3)规范管理率:指基层医疗卫生机构规范管理的肺结核患者占应管理的肺结核患者比例。

规范管理:指辖区内确诊的患者中,具有第一次入户随访记录,同时在患者治疗期间每月至少有 1 次随访和相应的随访记录。

5.利福平耐药肺结核防治

(1)病原学阳性患者耐药筛查率:指在某一地区,一定期间内,登记的病原学阳性患者开展耐药检测的比例。

(2)高危人群耐药筛查率:指在某一地区,一定期间内,开展耐药检测的高危人群的比例。其中耐药肺结核高危人群包括慢性排菌患者/复治失败患者、密切接触利福平耐药肺结核患者的病原学阳性肺结核患者、初治失败患者、复发与返回的患者和其他复治患者、治疗 2 个月末痰涂片或培养仍阳性的初治涂阳患者。

(3)肺结核患者利福平耐药检出率:指在某一地区,一定期间内,接受药敏试验的患者中检出利福平耐药肺结核患者的比例。

(4)利福平耐药患者纳入治疗率:指在某一地区,一定期间内,发现的利福平耐药患者中接受规范治疗方案患者的比例。

(5)利福平耐药患者治愈率:指某一地区,一定期间内,接受治疗的利福平耐药患者中治愈患者的比例。

(6)利福平耐药患者成功治疗率:指某一地区,一定期间内接受治疗的利福平耐药患者中成功治疗患者的比例。

(7)利福平耐药患者失访率:指在某地区、一定期间内,纳入治疗的利福平耐药患者中失访患者的比例。

(8)利福平耐药患者治疗失败率:指在某地区、一定期间内,纳入治疗的利福平耐药患者中治疗失败患者的比例。

6.TB/HIV 双重感染防治

(1)HIV 感染者和 AIDS 患者的结核病可疑症状筛查率:指某地区当年可随访的 HIV 感染者和 AIDS 患者(HIV/AIDS)中接受过结核病症状筛查患者的比例。

(2)HIV 感染者和 AIDS 患者接受结核病检查的比例:指某地区当年接受过结核病影像学检查或和细菌学检查的 HIV/AIDS 占当年可随访的 HIV/AIDS 患者的比例。

(3)新登记结核病患者接受 HIV 抗体检测的比例:指某地区,一定期间内,接受 HIV 抗体检测的结核病患者占同期登记的结核病患者的比例。

(4)TB/HIV 双重感染患者接受抗病毒治疗率:指某地区,一定期间内,登记的 TB/HIV 双重感染患者中接受抗病毒治疗患者的比例。

(5)TB/HIV 双重感染患者同时接受抗结核和抗病毒治疗的比例:指某地区,一定期间内,TB/HIV 双重感染患者同时接受抗结核和抗病毒治疗的比例。

(6)TB/HIV 双重感染患者抗结核治疗治愈率:指某地区、一定期间内,结核病病原学阳性TB/HIV 双重感染患者中治愈的患者的比例。

(7)TB/HIV 双重感染患者抗结核成功治疗率:指某地区、一定期间内,接受抗结核治疗的TB/HIV 双重感染患者中成功治疗患者的比例。

7.流动人口结核病防治

(1)非户籍肺结核患者占当地登记患者的比例:指某地区、一定期间内,非户籍肺结核患者占所在地登记肺结核患者总数的比例。

(2)非户籍肺结核患者成功治疗率:指在某地区、一定期间内,成功治疗的非户籍肺结核患者占该时段登记的非户籍肺结核患者的比例。

(3)跨区域肺结核患者到位信息反馈率:指在某地区、一定期间内,转入地对所有跨区域转入的肺结核患者向转出地发送到位信息反馈的比例。

(4)跨区域肺结核患者到位率:指在某地区、一定期间内,到位的跨区域肺结核患者例数占该时段全部跨区域肺结核患者的比例。

(5)跨区域肺结核患者转出比例:指在某地区、一定期间内,转出的肺结核患者占该地登记肺结核患者的比例。

(6)跨区域转出肺结核患者成功治疗率:指在某地区、一定期间内,成功治疗的跨区域转出肺结核患者占该时段跨区域转出患者的比例。

8.药品供应与管理

(1)缺货率:指某地区每季度各种抗结核药品缺货天数占季度总天数的百分比。缺货,是指库房中(包括门诊药房)没有在有效期内的药品储存。

(2)过期或破损率:指某地区过期或破损药品总数量占季度内库存总数量的比例。

9.学校等重点场所和重点人群

(1)学生肺结核患者就诊时间:指某一地区、在一定期间内,诊断的学生肺结核患者从出现症状到首次去医疗卫生机构就诊的平均天数。

(2)学生肺结核患者占登记肺结核患者的比例:指某一地区、一定期间内,登记的职业为学生的肺结核患者占登记肺结核患者的比例。

（3）学校肺结核单病例预警信号响应及时率：指某一地区、一定期间内，在收到预警信号后24 小时内完成响应工作的信号数，占同期发送的全部预警信号数的比例。

三、资料的保存与安全管理

（一）资料保存

各级疾病预防控制机构、定点医疗机构和基层医疗卫生机构应安排专人负责辖区内结核病疫情监测信息资料的分类归档保管，实行专人专柜管理。纸质传染病报告卡及传染病报告记录保存三年；各级结核病定点医疗机构登记的初诊患者登记本、实验室登记本等资料，以及疾病预防控制机构收集的规划活动信息资料等至少保存五年；病案记录资料至少保存十五年。

（二）安全管理

（1）各级疾病预防控制机构、定点医疗机构应当根据信息安全三级等级保护的要求，制定相应的制度，建立分级电子认证服务体系，加强对系统用户的安全管理。

（2）系统内所有用户必须进行实名制登记。在未获得司法授权或法律部门另有规定情况下，不能以任何理由泄露或公开个人信息。不得转让或泄露系统账号和密码。发现系统账号和密码已泄露或被盗用时，应立即采取措施，更改密码，并向上级疾病预防控制机构报告。

（3）建立结核病信息数据使用的登记和审核制度，不得利用结核病信息从事危害国家安全、社会公共利益和他人合法权益的活动，不得泄露结核病患者个人隐私信息资料。

（孙长寿）

第九节　管理与关怀

一、治疗管理

肺结核患者（包括利福平耐药肺结核患者）在确诊后，县（区）级（或地市级耐药）结核病定点医疗机构需按照以下工作流程对患者开展治疗管理。

（一）治疗前健康教育

结核病定点医疗机构医师在治疗前要与患者进行有效沟通，建立良好的医患关系，对所有患者和（或）其家属进行有针对性的健康教育，主要内容如下。

（1）讲解结核病及抗结核药品使用及贮存方法，服药过程中可能出现的不良反应和应对措施，介绍正确的留痰方法，讲解并演示示范正确佩戴口罩的方法等。

（2）帮助患者根据治疗方案，制订合理的服药计划，告知患者坚持服药的重要性，鼓励患者按时规则服药，与患者商讨确定随访复诊的时间和计划安排。

（二）确定服药管理方式

结核病定点医疗机构医师要根据患者的实际情况（如文化程度、家庭成员组成和距离远近等），与其共同商定适宜的服药管理方式，同时嘱咐患者要配合基层医疗卫生机构医师对其开展的督导服药和随访管理工作。若患者选择"智能工具辅助管理"，定点医疗机构医师还需培训患者和（或）家属如何使用智能工具，并做好应用智能工具的各项准备和培训指导工作。

(三)通知各级医师落实治疗管理

当肺结核患者(包括利福平耐药肺结核患者)确诊或出院后,需要由基层医疗卫生机构落实患者的后续治疗管理时,结核病定点医疗机构要通知县(区)级疾病预防控制机构或患者居住地的基层医疗卫生机构落实患者治疗管理相关事宜。对于继续在本医疗机构门诊随访治疗的患者,定点医疗机构要做好后续随访管理工作,做好工作记录,按时提醒患者定期复诊检查和取药。

(四)随访复查

肺结核患者(包括利福平耐药肺结核患者)需要每月按时到县区级(或地市级耐药)结核病定点医疗机构进行复查、取药。对未按时复查和取药的患者,定点医疗机构医师首先要对患者进行电话追访。若3天内仍未到位,则通知患者所居住的县(区)级疾病预防控制机构协助追踪。

当患者复查时,定点医疗机构医师要询问患者的服药情况,核实患者剩余药量,有无漏药或错服情况,评估患者服药依从性;询问患者是否存在药物不良反应,并根据情况采取相应的处理;评估患者心理及社会支持等方面的情况;完成定期的临床评估和实验室检查,并将相关信息填写在门诊病案记录中。同时根据漏服药次数,调整患者的治疗管理方式:若患者一个月内漏服6次以上,要对患者进行"加强管理",即根据患者漏服药具体情况制订有针对性的加强督导服药管理方案并通知基层管理医师严格落实。

(五)结案评估

县区级(或地市级耐药)结核病定点医疗机构同时将"普通肺结核患者服药记录卡"(或"利福平耐药肺结核患者服药记录卡")、"肺结核患者第一次入户随访记录表"和"肺结核患者随访服务记录表"放于患者病案记录中留存。当患者停止抗结核治疗,县区级(或地市级耐药)结核病定点医疗机构要及时将停止治疗的相关信息告知基层医疗卫生机构和疾控机构。定点医疗机构根据基层医疗卫生机构上报的信息,对患者的治疗管理情况进行综合判定,并将患者的治疗管理方式和服药率等信息记录在门诊病案上。

对于住院治疗患者管理如下。

(1)定点医疗机构要对住院患者采用"医务人员管理"的方式。

(2)鼓励有条件的地区要开展病原学阳性肺结核患者的住院隔离治疗。利福平耐药肺结核患者的住院治疗应安置在相对独立的耐药病区。

(3)出院后按照门诊治疗患者的要求进行管理。

二、患者关怀

结核病定点医疗机构负责肺结核患者诊断治疗,落实治疗期间的随访检查,确保肺结核患者获得精准、有效优质的诊疗服务;及时准确报告和登记肺结核患者诊疗信息,为患者提供及时、完整的医疗档案;对病原学阳性肺结核患者的密切接触者进行检查,尽早发现或排除结核病,降低对结核病患者家庭的危害;对患者及其家属进行健康教育和心理支持,提高其对结核病的认知,增强其战胜疾病的信心,提升患者治疗依从性,从而提高治疗效果和生存质量。非结核病定点医疗机构负责结核病疫情的报告和结核病患者和疑似患者的转诊,确保结核病患者和疑似患者及时在专业机构获得有效的治疗,避免或降低其在医院或社区的进一步传播风险。医疗机构卫生服务者的患者关怀主要体现在以下几个方面:

(一)为基层医疗机构推介的肺结核可疑症状者提供快速就诊通道

通过现代信息化技术的应用,为基层医疗机构推介的肺结核可疑症状者提供县级定点医院在线预约服务,就诊前一天与患者电话联系,确认就诊时间,优先为结核病可疑症状者安排诊疗,创造便捷快速的就医通道,减少患者就医等待时间。

(二)提高结核病患者诊疗质量

全面提升地(市)、县(区)两级结核病定点医院诊疗服务能力,基本实现普通肺结核患者诊治不出县,耐多药肺结核患者不出市,确保结核病诊疗服务可及性。提升各级结核病实验室的检测能力,从而保证结核病诊断病原学阳性率,降低误诊率和漏诊率。所有县区级定点医疗机构具备痰培养和分子生物学检测能力;所有地市级以上定点医疗机构具备开展药敏试验、菌种鉴定和结核病分子生物学检测的能力。提升各级结核病医疗卫生机构的治疗和管理能力,确保肺结核患者治疗规范性和全程无缝管理。地(市)级和县(区)级结核病定点医疗机构应当设置独立的,符合感染控制要求的结核病诊疗科室和检查室,从而确保诊疗服务可及性,降低院内感染风险。加强结核病患者关怀从业人员培训,从形式上,各地可依托住院医师和全科医师培训项目,加强结核病防治知识和技能的培训,所有参与结核病可疑症状者、结核病患者和其密切接触者的接诊、检查和治疗的医疗卫生服务人员,需要充分接受国家结核病防治规划的系统培训,掌握国家结核病防治策略和措施,熟练结核病诊疗的规范,每个诊疗技术细节均需要按照规范执行,早期识别和发现结核病患者,使患者获得合理的治疗和管理,提高患者治愈率。

同时,患者每次诊疗信息按照国家规范进行登记和记录,院内可建立结核患者信息管理系统,保证不同医师接诊患者,实现结核病患者信息的无缝对接。

诊疗过程,耐心为患者提供相关咨询。对服用药物进行明确说明和指导,指导患者监测服药过程中的不良反应。对于患者的治疗依从情况,也要及时评估,并与基层医疗卫生机构负责结核患者管理的医师加强沟通,保证患者完成治疗。

(三)结核病患者心理支持

加强以尊重、认同为基础的医患沟通,为结核病患者提供心理支持。结核病改变了患者的生活状态,带来了精神和心理压力,不少人在疾病的折磨下焦虑、抑郁、精神萎靡。要渡过这种种难关,除了抗结核治疗支持,心理支持也是一个重要组成部分。结核医师需要定期监测患者的精神状况,开展焦虑/抑郁筛查。运用心理学知识和方法,通过共情、信任、鼓励和关怀等,帮助患者提高自尊心,减少社会孤立,为患者提供心理和情感支持,从而有助于应对生活中的心理压力和挑战。

为结核病患者提供心理支持,结核医师需要了解心理学有关知识,学习心理学技巧。心理支持的主要内容包括:对结核病患者提供心理咨询和疏导,改善患者不良的心理状态,增强治愈和生活的信心;开展患者间的同伴交流,患者互相鼓励坚持完成治疗;根据患者实际需要,提供适当的结核病健康教育,传播结核病防治知识,以达到知识、信念、行为的改变。

(四)为患者提供营养支持

结核病能够造成营养不良,而营养不良可以导致病情恶化。部分抗结核药物也可进一步降低食欲,造成更严重的营养不良。营养不良也是影响结核病治疗效果的重要因素之一。世界卫生组织建议,当在结核病确诊并伴有营养不良时,营养支持被认为是结核病治疗需要解决的关键因素之一。医疗机构需要对结核病患者营养状况进行评估,并提出营养支持的方案和建议。对于有经济困难的患者,尽力寻求资源为患者提供营养支持。

(五)结核病患者社会支持

对于经济有困难的患者,协调扶贫以及民政部门,为结核患者争取各种扶贫救助的支持,减轻患者经济上的压力。同时为患者争取食物、辅食、餐券、交通补助、生活补助、住房补贴、民政补助等各种物质支持。

（孙长寿）

第十节　健康促进与科学研究

一、健康促进

结核病防治健康促进是结核病防控的重要手段，我国结核病防治的健康促进策略包括政府倡导、社会动员和健康教育。各级政府是结核病防治的主导责任方，应积极统筹社会各方资源，在结核病防治的领导力开发和防病政策的制定与实施等方面发挥主力军作用。应在全社会发动相关机构、企事业单位、社会团体、有影响力的公众人物和公益志愿者积极参与到结核病防治工作中，形成多部门合作和全社会共同参与的结核病防治工作局面。各级结核病防治机构要积极持续组织开展针对社会公众、重点人群和重点场所的健康教育相关活动，不断创新形式方法，活动贯穿结核病的预防和诊疗管理全过程，一方面提高公众结核病防治知识的知晓水平，促进养成良好和健康的卫生行为习惯，不断提升全民健康素养，同时促进结核病患者科学、规范治疗，及早康复，达到持续降低结核病疫情，保护人民健康的目的。

二、科学研究

加强研究和创新是全球终结结核病流行策略的第三大支柱，也是联合国可持续发展目标中"支持影响发展中国家的主要传染病和非传染性疾病相关疫苗和药物有关的研究和创新"的重要内容。

我国结核病防治规划提出要在结核病新型诊断试剂、疫苗和药物研发、中医药防治方案以及耐多药肺结核优化治疗方案等方面给予重点支持。结核病防治需要依靠科学技术，结核病相关科学研究应该面向结核病防治。《遏制结核病行动计划》中明确要在国家科学计划中设立结核病诊防治项目，加大经费投入，强化基础研究，探索拥有自主知识产权的结核病新型诊断技术，支持新型疫苗自主研发，鼓励国产抗结核药创新，优化和评估新型短程化疗方案，组织开展中医药防治结核病研究，探索中西医结合治疗方案。在传染病综合示范区，探索集诊断、治疗和预防于一体的综合干预试点，形成可推广的防控新策略和新模式，为降低结核病发病和死亡提供科技支撑。

各级各类科研机构和防治机构应密切合作，针对结核病防治工作中的科技薄弱环节加强科学研究，推动基础研究和应用研究紧密结合，加快科技成果转化，促进科学研究成果在结核病防控中发挥科技支撑作用，研发和应用新药物、新疫苗、新诊断技术等新工具，大力推行循证施治、循证决策、科学防治的政策、策略和措施。

（孙长寿）

第四章

其他感染性疾病的预防与控制

第一节　呼吸机相关肺炎的预防与控制

一、定义

呼吸机相关肺炎(VAP)是指气管插管或气管切开患者接受机械通气 48 小时后发生的肺炎,机械通气撤机、拔管后 48 小时内出现的肺炎也属于 VAP 范畴。

二、流行病学

VAP 属于医院获得性感染,我国大规模的医院感染横断面调查结果显示,住院患者中医院获得性感染的发生率为 3.22%～5.22%,其中医院获得性下呼吸道感染为 1.76%～1.94%。国内外研究结果均显示,包括 VAP 在内的下呼吸道感染居医院获得性感染构成比之首。

我国一项调查结果显示,46 所医院的 17 358 例 ICU 住院患者,插管总天数为 91 448 天,VAP 的发病率为 8.9/1 000 机械通气日。机械通气患者中 VAP 的发病率为 9.7%～48.4%,或为(1.3～28.9)/1 000 机械通气日,病死率为 21.2%～43.2%。国内外的研究结果均表明,若病原菌为多重耐药(MDR)或全耐药(PDR)病原菌,归因病死率可高达 38.9%～60%。VAP 的病死率与高龄、合并糖尿病或慢性阻塞性肺疾病(慢阻肺)、感染性休克(脓毒症休克)及高耐药病原菌感染等相关。

三、危险因素和发病机制

(一)危险因素

发生 VAP 的危险因素涉及各个方面,可分为宿主自身和医疗环境两大类因素,主要危险因素见表 4-1。患者往往因多种因素同时存在或混杂,导致 VAP 的发生、发展。

(二)发病机制

VAP 的发病机制是病原体到达支气管远端和肺泡,突破宿主的防御机制,从而在肺部繁殖并引起侵袭性损害。致病微生物主要通过两种途径进入下呼吸道。

(1)误吸。

表 4-1　医院获得性肺炎/呼吸机相关肺炎反生的危险因素

分类	危险因素
宿主自身因素	高龄
	误吸
	基础疾病(慢性肺部疾病、糖尿病、恶性肿瘤、心功能不全等)
	免疫功能受损
	意识障碍、精神状态失常
	颅脑等严重创伤
	电解质紊乱、贫血、营养不良或低蛋白血症
	长期卧床、肥胖、吸烟、酗酒等
医疗环境因素	ICU滞留时间、有创机械通气时间
	侵袭性操作,特别是呼吸道侵袭性操作
	应用提高胃液 pH 的药物(H$_2$-受体阻断剂、质子泵抑制剂)
	应用镇静剂、麻醉药物
	头颈部、胸部或上腹部手术
	留置胃管
	平卧位
	交叉感染(呼吸器械及手感染)

(2)致病微生物以气溶胶或凝胶微粒等形式通过吸入进入下呼吸道,其致病微生物多为外源性,如结核分枝杆菌、曲霉和病毒等。此外,VAP 也有其他感染途径,如感染病原体经血行播散至肺部、邻近组织直接播散或污染器械操作直接感染等。气管插管使得原来相对无菌的下呼吸道直接暴露于外界,同时增加口腔清洁的困难,口咽部定植菌大量繁殖,含有大量定植菌的口腔分泌物在各种因素(气囊放气或压力不足、体位变动等)作用下通过气囊与气管壁之间的缝隙进入下呼吸道;气管插管的存在使得患者无法进行有效咳嗽,干扰了纤毛的清除功能,降低了气道保护能力,使得 VAP 发生风险明显增高;气管插管内外表面容易形成生物被膜,各种原因(如吸痰等)导致形成的生物被膜脱落,引起小气道阻塞,导致 VAP。此外,为缓解患者气管插管的不耐受,需使用镇痛镇静药物,使咳嗽能力受到抑制,从而增加 VAP 的发生风险。

VAP 可自局部感染逐步发展到脓毒症,甚至感染性休克。其主要机制是致病微生物进入血液引起机体失控的炎症反应,导致多个器官功能障碍,除呼吸系统外,尚可累及循环、泌尿、神经和凝血系统,导致代谢异常等。

四、病原学

非免疫缺陷患者的 VAP 通常由细菌感染引起,由病毒或真菌引起者较少,常见病原菌的分布及其耐药性特点随地区、医院等级、患者人群及暴露于抗菌药物的情况不同而异,并且随时间而改变。我国 VAP 常见的病原菌包括鲍曼不动杆菌、铜绿假单胞菌、肺炎克雷伯菌、金黄色葡萄球菌及大肠埃希菌等。但需要强调的是,了解当地医院的病原学监测数据更为重要,在经验性治疗时应根据及时更新的本地区、本医院甚至特定科室的细菌耐药特点针对性选择抗菌药物。

(一)病原谱

我国 VAP 患者主要见于 ICU。VAP 病原谱中,其中鲍曼不动杆菌分离率高达 35.7%～50.0%,其次为铜绿假单胞菌和金黄色葡萄球菌,二者比例相当(表 4-2)。≥65 岁的患者中铜绿假单胞菌的分离率高于其他人群。

表 4-2　我国呼吸机相关肺炎患者常见细菌的分辨率(%)

菌种	≥18 岁	≥65 岁
鲍曼不动杆菌	12.1～50.5	10.3～18.5
铜绿假单胞菌	12.5～27.5	27.7～34.6
肺炎克雷伯菌	9～16.1	5.1～13.9
金黄色葡萄球菌	6.9～21.4	5.8～15.4
大肠埃希菌	4～11.5	1.3～6.2
阴沟肠杆菌	2～3.4	3.1
嗜麦芽窄食单胞菌	1.8～8.6	4.6～9.6

由于我国二级及以下医院高质量前瞻性的 VAP 流行病学研究尚不足,目前查到的文献绝大部分为回顾性研究,以上数据仅供参考。

(二)常见病原菌的耐药性

细菌耐药给 VAP 的治疗带来了严峻挑战。临床上 MDR 的定义是指对 3 类或 3 类以上抗菌药物(除天然耐药的抗菌药物)耐药,广泛耐药(XDR)为仅对 1～2 类抗菌药物敏感而对其他抗菌药物耐药,PDR 为对能得到的、在常规抗菌谱范围内的药物均耐药。

VAP 常见的耐药细菌包括碳青霉烯类耐药的鲍曼不动杆菌(CRAB)、碳青霉烯类耐药的铜绿假单胞菌(CRPA)、产超广谱 β-内酰胺酶(ESBLs)的肠杆菌科细菌、甲氧西林耐药的金黄色葡萄球菌(MRSA)及碳青霉烯类耐药的肠杆菌科细菌(CRE)等。我国多中心细菌耐药监测网中的中国细菌耐药监测网(CHINET)和中国院内感染的抗菌药物耐药监测(CARES)数据均显亦,在各种标本中(血、尿、痰等)CRAB 的分离率高达 60%～70%,CRPA 的分离率为 20%～40%,产 ESBLs 的肺炎克雷伯菌和大肠埃希菌的分离率分别为 25%～35% 和 45%～60%,MRSA 的分离率为 35%～40%,CRE 的分离率为 5%～18%。而来自痰标本中的某些耐药菌,如 MRSA 的发生率往往更高。

五、诊断

(一)临床诊断标准

VAP 的临床表现及病情严重程度不同,从单一的典型肺炎到快速进展的重症肺炎伴脓毒症、感染性休克均可发生,目前尚无临床诊断的"金标准"。肺炎相关的临床表现满足的条件越多,临床诊断的准确性越高。

胸部 X 线或 CT 显示新出现或进展性的浸润影、实变影或磨玻璃影,加上下列 3 种临床症候中的 2 种或以上,可建立临床诊断:①发热,体温>38 ℃。②脓性气道分泌物。③外周血白细胞计数>10×10^9/L或<4×10^9/L。

影像学是诊断 VAP 的重要基本手段,应常规行 X 线胸片,尽可能行胸部 CT 检查。对于危重症或无法行胸部 CT 的患者,有条件的单位可考虑床旁肺超声检查。

(二)病原学诊断

在临床诊断的基础上,若同时满足以下任一项,可作为确定致病菌的依据。

(1)合格的下呼吸道分泌物(中性粒细胞数＞25 个/低倍镜视野,上皮细胞数＜10 个/低倍镜视野,或二者比值＞2.5：1)、经支气管镜防污染毛刷(PSB)、支气管肺泡灌洗液(BALF)、肺组织或无菌体液培养出病原菌,且与临床表现相符。

(2)肺组织标本病理学、细胞病理学或直接镜检见到真菌并有组织损害的相关证据。

(3)非典型病原体或病毒的血清 IgM 抗体由阴转阳或急性期和恢复期双份血清特异性 IgG 抗体滴度呈 4 倍或 4 倍以上变化。呼吸道病毒流行期间且有流行病学接触史,呼吸道分泌物相应病毒抗原、核酸检测或病毒培养阳性。

六、VAP 的预防与控制措施

(一)管理要求

(1)应将 VAP 的预防与控制工作纳入医疗质量和医疗安全管理。

(2)应明确医务人员在 VAP 预防与控制工作中的责任,制订并落实 VAP 预防与控制工作的各项规章制度和标准操作规程。

(3)医院感染管理、医务、护理及其他有关部门应在各自专业范围内负责 VAP 预防与控制工作的监督管理,制订 VAP 循证措施依从性核查表,并督促落实。

(4)应制订 VAP 预防与控制知识和技能岗位培训计划,培训内容应定期根据最新循证医学证据和当地流行病学资料进行更新,并对计划的实施进行考核、评价与反馈。

(5)开展呼吸机诊疗活动的临床科室,应配备受过专业训练,具备独立工作能力的医务人员。

(6)医务人员在诊疗活动中应严格执行《医务人员手卫生规范》WS/T313 的要求,遵循洗手与卫生手消毒的原则、指征和方法。

(7)医务人员在诊疗活动中应严格执行《医院隔离技术规范》WS/T311 的要求,遵循"标准预防"和"基于疾病传播途径"的原则。患有呼吸道传染性疾病时,应避免直接接触患者。

(8)医务人员宜每年接种流感疫苗。

(二)预防措施

(1)若无禁忌证,应将患者床头抬高 30°～45°。

(2)应定时对患者进行口腔卫生,至少每 6～8 小时 1 次。

(3)宜使用 0.12%～2% 氯己定消毒液对患者口腔黏膜、牙龈等部位擦拭或冲洗,意识清醒的患者可采取漱口的方式。

(4)对患者实施肠内营养时,应避免胃过度膨胀,条件许可时应尽早拔除鼻饲管。

(5)对患者实施肠内营养时,宜采用远端超过幽门的鼻饲管,注意控制输注容量和速度。

(6)应积极预防深静脉血栓形成。

(7)对多重耐药菌如甲氧西林耐药金黄色葡萄球菌(MRSA)、多重耐药或泛耐药鲍曼不动杆菌(MDR/XDR-AB)、耐碳青霉烯肠杆菌科细菌(CRE)、多重耐药或泛耐药铜绿假单胞菌(MDR/XDR-PA)等具有重要流行病学意义的病原体感染或定植患者,应采取隔离措施。

(8)应规范人工气道患者抗菌药物的预防性使用,避免全身静脉使用或呼吸道局部使用抗菌药物预防 VAP。

(9)不宜常规使用口服抗菌药物进行选择性消化道脱污染。

(三)气道管理

(1)严格掌握气管插管指征。对于需要辅助通气的患者,宜采用无创正压通气。

(2)宜选择经口气管插管。两周内不能撤除人工气道的患者,宜尽早选择气管切开。

(3)应选择型号合适的气管插管,并常规进行气囊压力监测,气囊压力应保持在 $25\sim30\ cmH_2O(2.45\sim2.94\ kPa)$。

(4)预计插管时间超过 72 小时的患者,宜选用带有声门下分泌物吸引气管的导管。

(5)对于留置气管插管的患者,每天停用或减量镇静剂 1 次,评估是否可以撤机或拔管,应尽早拔除气管插管。

(6)应定时抽吸气道分泌物。当转运患者、改变患者体位或插管位置、气道有分泌物积聚时,应及时吸引气道分泌物。吸引气道分泌物时,应遵循无菌操作,每次吸引应更换吸痰管,先吸气管内,再吸口鼻处,每次吸引应充分。气管导管气囊上滞留物的清除方法包括以下内容。①清除方法:操作前先清除呼吸机管路集水杯中的冷凝水。协助患者取头低脚高位或平卧位。先吸引下呼吸道分泌物,再吸引口鼻腔内分泌物。将简易呼吸器与气管插管连接,操作者在患者吸气末轻轻挤压简易呼吸器,在患者呼气初用力挤压简易呼吸器,另操作者同时放气囊。再次吸引口鼻腔内分泌物。如此反复操作 2～3 次,直到完全清除气管导管气囊上滞留物为止。②注意事项:操作前应充分做好用物准备。操作时断开的呼吸机管路接头应放在无菌巾上。操作时医务人员应戴无菌手套,不宜使用镊子等替代方式。戴无菌手套持吸痰管的手应避免污染。冲洗吸痰管分泌物的无菌溶液,应分别注明"口鼻腔""气管内"的字样,不应交叉使用。

(7)对多重耐药病原体感染或定植患者、呼吸道传染性疾病患者或疑似患者,宜采用密闭式吸痰管。

(8)连续使用呼吸机机械通气的患者,不应常规更换呼吸机管路,遇污染或故障时及时更换。

(9)呼吸机管路集水杯应处于管路最低位置,患者翻身或改变体位前,应先清除呼吸机管路集水杯中的冷凝水,清除冷凝水时呼吸机管路应保持密闭。

(10)应在呼吸机管路中采用加热湿化器或热湿交换器等湿化装置,不应使用微量泵持续泵入湿化液进行湿化,加热湿化器的湿化用水应为无菌水。

(11)热湿交换器的更换频率不宜<48 小时,遇污染或故障时及时更换。

(12)雾化器应一人一用一消毒。

(13)雾化器内不宜添加抗菌药物。

(14)不应常规使用细菌过滤器预防 VAP。呼吸道传染性疾病患者或疑似患者,可使用细菌过滤器防止病原体污染呼吸机内部。

(四)消毒灭菌

(1)应遵循《医疗机构消毒技术规范》WS/T367 的管理要求和消毒灭菌基本原则。

(2)高度危险性物品应一人一用一灭菌,中度危险性物品应一人一用一消毒。应遵循《医院消毒供应中心 第 1 部分:管理规范》WS310.1 的管理要求,呼吸机螺纹管、雾化器、金属接头、湿化罐等,应由消毒供应中心(CSSD)回收,集中清洗、消毒、灭菌和供应。

(3)使用中的呼吸机外壳、按钮、面板等应保持清洁与干燥,每天至少擦拭消毒 1 次,遇污染应及时进行消毒;每位患者使用后应终末消毒。发生疑似或者确认医院感染暴发时应增加清洁消毒频次。

(4)应使用细菌过滤器防止麻醉机、呼吸机内部污染。复用的细菌过滤器清洁消毒应遵循生产厂家的使用说明,一次性细菌过滤器应一次性使用。感染性疾病患者使用后应立即更换。加热湿化器、活瓣和管路应一人一用一消毒,遇污染或故障时应及时更换。

(5)频繁接触的诊疗环境表面,如床栏杆、床头桌、呼叫按钮等,应保持清洁与干燥,每天至少消毒1次,遇污染时及时消毒,每位患者使用后应终末消毒。

(6)病床隔帘应保持清洁与干燥,遇污染时应及时更换。多重耐药菌如 MRSA、MDR/XDR-AB、CRE、MDR/XDR-PA 等具有重要流行病学意义的病原体感染或定植患者使用后应及时更换。

(五)监测

(1)应遵循《医院感染监测规范》WS/T312 的要求,开展 VAP 的目标性监测,包括发病率、危险因素和常见病原体等,定期对监测资料进行分析、总结和反馈。

(2)应定期开展 VAP 预防与控制措施的依从性监测、分析和反馈,并有对干预效果的评价和持续质量改进措施的实施。

(3)出现疑似医院感染暴发时,特别是多重耐药菌或不容易清除的耐药菌、真菌感染暴发以及发生军团菌医院感染时,应进行人员与环境的目标性微生物监测,追踪确定传染源,分析传播途径,并评价预防控制措施效果。

(刘　露)

第二节　导管相关血流感染的预防与控制

随着医疗技术的不断发展,各种血管通路的使用已经成为 ICU 重症监护室不可或缺的治疗手段。而随之伴发的导管相关血流感染问题也日益严重,是最常见的院内获得性感染之一,也是重症患者的主要致死原因之一。尽管内置血管导管所致血流感染的发生少于继发性血流感染,但它是一种严重的危及患者生命的并发症。血管导管所致血流感染由于其严重的后遗症、治疗的难度及医疗费用激增,已引起了人们的广泛重视。

一、导管相关血流感染的流行病学

导管相关血流感染(CRBSI)是指带有血管内导管或者拔除血管内导管 48 小时内的患者出现菌血症或真菌血症,并伴有发热(>38 ℃)、寒战或低血压等感染表现,除血管导管外没有其他明确的感染源。实验室微生物学检查显示:外周静脉血培养细菌或真菌阳性,或者从导管段和外周血培养出相同种类、相同药敏结果的致病菌。

(一)流行病学

1.血流感染发病率

美国每年重症监护病房的中心静脉置管日(在指定时间内特定人群中所有患者暴露于中心静脉插管的总天数)总计 1 500 万日,导管相关血流感染的发生率为 4%～8%,说明医院内这种感染的发生率有很大差异。关于 CRBSI 有很多不同的研究。各种类型导管的血行感染发生率不同,以千导管留置日来统计,从(2.9～11.3)/1 000 导管日不等。ICU 中每年发生的 CRBSI 约为 8 万例,而在整个医院范围内,预计每年发生的病例数可高达 25 万例。多项分析显示,由于 CRBSI 可导致发病率的升高和医疗费用的增长,其花费非常惊人,造成经济损失超过 90 亿美元,死亡人数超过 3 万人,超过美国总死亡人数的 1‰,发展中国家 CRBSI 的发病率是美国的3~4 倍。

我国研究显示,各种类型导管的血流感染发生率不同,以千导管留置日来统计,从 1.22‰~11.3‰导管日不等。国内对 CRBSI 感染率的报道结果差异较大。发生血流感染率较高的分别为切开留置的周围静脉导管及带钢针的周围静脉导管,而经皮下置入静脉输液及中长周围静脉导管的感染率较低;闫沛、陈丽霞、袁咏梅等研究报道,动静脉插管相关血流感染率为 1.25‰~14.‰,日感染率为 1.22‰~16.57‰;黄絮等报道,某三甲医院重症监测病房(ICU)监测 1 526 例患者,血流感染的发病率为 4.2‰,周晴、胡必杰等对上海市 65 所医院调研显示,中心静脉导管相关性血流感染(CRBSI)的发病率为 2.3‰,长期留置隧道式带套囊透析导管发生感染率最高,周围静脉留置针发生感染率最低。导管相关血流感染不仅与导管类型有关,还与医院规模、置管位置及导管留置时间有关。

2.感染病原体

患者导管置入部位周围皮肤及医务人员手部皮肤是病原菌的主要来源。在美国,至少 2/3 的导管相关血流感染病例是由葡萄球菌引起的(凝固酶阴性葡萄球菌和金黄色葡萄球菌)。此外,1/4 的感染是由革兰阴性菌及念珠菌所致,尤其是长期置留导管者。国内研究报道,引起血流感染的主要病原体以革兰阳性细菌占优势,但相比之下,真菌感染有一定的上升趋势,且多为条件致病菌。病原菌呈现一定的变迁趋势。呼邦传等研究显示,最常见的分离病原菌依次为大肠埃希菌、凝固酶阴性葡萄球菌、金黄色葡萄球菌、肺炎克雷伯菌、铜绿假单胞。而 Mohnarin 2011 年细菌耐药性监测显示,来源于血液的革兰阳性球菌占 50%,革兰阴性菌占49.8%。常见的病原菌为凝固酶阴性葡萄球菌、大肠埃希菌、克雷伯菌、金黄色葡萄球菌和肠球菌及鲍曼不动杆菌。表皮葡萄球菌感染主要是由于皮肤污染引起,约占导管相关血流感染(CRBSI)的 30%。金黄色葡萄球菌曾是 CRBSI 最常见的病原菌,目前约占院内血流感染的13.4%。2010 年医院感染横断面调查显示,引起血流感染前几位的病原体依次为大肠埃希菌、表皮葡萄球菌,金黄色葡萄球菌、其他葡萄球菌、鲍曼不动杆菌和铜绿假单胞菌等。

3.病死率

病原菌的种类与病死率有一定的相关性,金黄色葡萄球菌引起的导管相关血流感染的死亡率高达8.2%。凝固酶阴性的葡萄球菌所致的导管相关血流感染的死亡率较低,约为 0.7%。真菌所致导管相关血流感染的死亡率国内外尚无统计数据。

(二)病原体感染机理

导管相关血流感染的病原体类型可直接反映感染的发病机理。导致感染的病原体可能是多源性的,包括插入导管部位周围的皮肤、污染的导管套管、无菌操作不规范、其他部位感染的血液播散。皮肤菌群可以在导管外表面繁殖,然后沿皮下迁移至血管内段,进而导致血流感染。长期置留导管的则需要多次操作,因而导管套管可能受到污染,病原菌来自医务人员的手,随后沿导管内表面迁移至导管的血管内段,从而导致感染。

导管相关血流感染与导管周围生物膜的形成有关。生物膜是由宿主及细菌因子共同组成,宿主因素包括血小板、黏蛋白、纤维蛋白原、纤维蛋白,上述物质可以和某些病原体如金黄色葡萄球菌、念珠菌等表面的不同受体结合形成生物膜。细菌因子则指细菌分泌的纤维多糖。生物膜可抵抗宿主的免疫防御及吞噬作用,削弱抗菌药物的穿透力或抗菌剂的作用,同时是潜在的感染源。

(三)血管内导管类型

血管内导管类型多样,可从不同角度进行分类。根据置入血管类型分为周围静脉导管、中心静脉导管、动脉导管,根据留置时间分为临时或短期导管、长期导管,根据穿刺部位分为周围静脉导管、经外周中心静脉导管(PICC)、锁骨下静脉导管、股静脉导管、颈内静脉导管,根据导管是否存在皮下隧道分为皮下隧道式导管和非皮下隧道式导管,根据导管长度分为长导管、中长导管和短导管。

非隧道式中心静脉导管经皮穿刺进入中心静脉(锁骨下、颈内、股静脉)。导管型号对细菌定植有一定的危险性,导管越粗,细菌定植率越高。分析原因:由于越粗的导管对穿刺点皮肤的创伤越大,皮肤正常菌群和条件致病菌入侵定植的概率就越大,导致机体发生血流感染的可能性就越高。因此,置管时应选择合适的导管型号。

二、管理要求

(1)医疗机构应健全预防导管相关血流感染的规章制度,制订并落实预防与控制导管相关血流感染的工作规范和操作规程,明确相关部门和人员职责。

(2)应由依法取得护士、医师执业资格,并经过相应技术培训的医务人员执行血管导管穿刺。

(3)医疗机构宜建立血管导管置管专业队伍,提高对血管导管置管患者的专业护理质量。

(4)相关医务人员应接受有关血管导管的使用指征、正确置管、使用与维护、导管相关感染预防与控制措施的培训和教育并考核合格,熟悉血管导管的分类、穿刺部位及长度(见表4-3),熟练掌握相关操作规程,并对患者及相关家属进行相关知识的宣教。

表4-3 血管内导管分类、穿刺部位、长度

导管名称	穿刺部位	长度
外周静脉导管(留置针)	前臂静脉,下肢静脉	<8 cm,很少发生血行感染
外周动脉导管	通常经桡动脉插入穿刺,也可经股、腋、肱、胫后动脉插入	<8 cm
非隧道式中心静脉导管	经皮插入锁骨下、颈内、股静脉进入中心静脉	≥8 cm,长度受患者身材影响
隧道式中心静脉导管	经隧道置入锁骨下、颈内、股静脉	≥8 cm,长度受患者身材影响
肺动脉导管	导丝引导下经中心静脉(锁骨下、颈内、股静脉)插入	≥30 cm,长度受患者身材影响
经外周静脉插入中心静脉导管(PICC)	经贵要静脉、头静脉、肱静脉插入,导管进入上腔静脉	≥20 cm,长度受患者身材影响
全植入式导管(输液港)	皮下埋植,使用时用针穿刺,插入锁骨下、颈内静脉	≥8 cm,长度受患者身材影响
脐带血管导管	插入脐动脉或者脐静脉	≤6 cm,长度受患者身材影响

(5)应定期评估相关医务人员正确置管和维护导管知识的知晓和依从情况。

(6)医务人员应评估并根据患者发生导管相关血流感染,尤其是血流感染的危险因素,实施预防和控制导管相关血流感染的措施。

(8)医疗机构应逐步开展导管相关血流感染,尤其是导管相关血流感染的目标性监测,持续改进质量,降低感染发生率。

三、置管时预防措施

(1)严格掌握置管指征。

（2）严格执行无菌技术操作规程，置入中心静脉导管和经外周静脉穿刺中央静脉导管、全植入式血管通路、导丝引导下更换导管时，应遵守最大无菌屏障要求，戴工作圆帽、外科口罩、按《医务人员手卫生规范》WS/T313的有关要求洗手并戴无菌手套、穿无菌手术衣或无菌隔离衣、铺大无菌单。置管过程中手套污染或破损时应立即更换。置管环境符合无菌操作要求。

（3）外周静脉置管、导管日常维护与使用导管时戴医用口罩。插入外周静脉导管时，若手接触消毒后皮肤，应戴无菌手套，否则可戴清洁手套。

（4）选择中央静脉置管部位时，成人宜首选锁骨下静脉或颈静脉，不宜选择股静脉；连续肾脏替代治疗时宜首选颈静脉，可选股静脉。

（5）穿刺部位皮肤消毒，应按《医疗机构消毒技术规范》WS/T367的要求选择合规有效的皮肤消毒剂，年龄两个月以上患者中心静脉穿刺宜选择含0.5％以上氯己定的醇类消毒剂。

（6）消毒穿刺部位应以同心圆方式自穿刺点由内向外消毒，消毒范围应与穿刺种类一致。患者皮肤不洁时应先清洁皮肤，再消毒。应在皮肤消毒干后再进行置管等操作。

（7）置管时使用的医疗器械、器具和各种敷料等医疗用品应无菌。

（8）选择中心静脉导管时，应选择能够满足病情需要的最少端口（腔道）的导管。

（9）中心静脉导管置管后应记录置管日期、时间、部位，导管名称和型号、尖端位置等。

（10）患湿疹、疖肿等皮肤病或患者感冒、流感等呼吸道疾病时，以及已知携带或感染多重耐药菌的医务人员，在未治愈前不应进行置管操作。

四、置管后预防措施

（1）宜选择无菌透明、透气性好的敷料覆盖穿刺点，对于高热、出汗、穿刺点出血、渗血的患者应当用无菌纱布覆盖穿刺部位。

（2）应定期更换穿刺点敷料，敷料更换时间间隔见表4-4。当发现敷料松动、污染、潮湿、完整性破坏等时应立即更换。使用透明敷料加纱布固定导管时，按纱布类敷料处理。在透明敷料的标签纸上应标注导管穿刺时间、更换敷料时间并签名。

表 4-4　导管及敷料更换的时间间隔

导管类型	更换或者重新留置	穿刺点敷料的更换
外周静脉导管	成人：间隔72～96小时以上更换。小儿：除非临床需要，不必更换。	纱布敷料应每两天更换1次，透明的半透膜敷料应每7天更换1次。拔除或更换导管、敷料潮湿、松动或污染、完整性被破坏时应更换。影响对穿刺点的触诊和观察时，应每天更换，同时检查穿刺点
外周动脉导管	成人：不应为预防感染而更换导管。小儿更换导管的间隔尚未确定。压力转换器应每96小时更换1次，同时应更换系统内其他组件（包括管路系统，持续冲洗装置和冲洗溶液）	要求同上
中心静脉导管	不应为预防感染定期更换导管	要求同上
肺动脉导管	不应为预防感染定期更换导管	要求同上
脐带血管导管	不应为预防感染定期更换导管	要求同上

（3）医务人员接触置管穿刺点或更换敷料前，应按《医务人员手卫生规范》WS/T313 的要求进行手卫生。

（4）保持导管连接端口的清洁，每次连接及注射药物前，应用合法有效的消毒剂规范消毒连接端口，干后方可连接或注射药物。如有血迹污染时及时更换。

（5）应每天观察导管穿刺点有无感染征象及全身感染征象。应按《医院感染监测规范》WS/T312的要求进行导管相关血液感染及流行趋势的目标性监测，可同时开展导管穿刺点局部感染的监测。

（6）静脉治疗护士宜参与导管相关血流感染预防控制项目。

（7）紧急情况下置管难以保证无菌操作时，应在 48 小时内尽早拔管，病情需要时先更换穿刺部位重新置管。

（8）告知置管患者在沐浴或擦身时，注意保护导管，不要把导管淋湿或置于水中。

（9）在输血、输入血制品、脂肪乳剂后的 24 小时内或者停止输液后，应当及时更换输液管路。外周及中心静脉置管后，应当用生理盐水或肝素盐水进行常规冲管，预防导管内血栓形成。

（10）严格保证输注液体无菌。

（11）怀疑患者发生导管相关血流感染，或者患者出现静脉炎、导管故障时，宜由医师决定是否拔管。拔管时可做导管尖端培养、导管血培养及血培养。

（12）医务人员应每天评估保留导管的必要性，不需要时应尽快拔除导管。

（13）不宜常规更换导管，也不应为预防感染而定期更换中心静脉导管和动脉导管。

五、针对各类相关血流感染的预防措施

（一）中心静脉导管、PICC、血液透析导管及肺动脉导管

（1）不应常规更换中心静脉导管、PICC、血液透析导管或肺动脉导管以预防导管相关血流感染。

（2）非隧道式导管无明显感染证据时，可通过导丝引导更换。

（3）非隧道式导管可疑感染时不应通过导丝更换导管。

（4）中心静脉导管或 PICC 患者出现发热，应根据临床综合评估结果决定是否拔管。

（二）外周动脉导管及压力监测装置

（1）成人，宜选择桡动脉、肱动脉、足背动脉。儿童宜选择桡动脉、足背部动脉及胫骨后动脉。

（2）压力传感器使用时间应遵循产品说明书或超过 96 小时应更换。

（3）重复使用的压力传感器应根据生产厂家的使用说明进行清洗和灭菌。

（4）宜使用入口处为隔膜的压力监测装置，在使用前应用消毒剂擦拭消毒隔膜。

（5）应保持使用中压力监测系统包括校准装置和冲洗装置无菌。

（6）应减少对压力监测系统的操作。

（7）不宜通过压力监测管路给予含葡萄糖溶液或肠外营养液。

（8）宜使用密闭式的连续冲洗系统。

（三）脐血管导管

（1）脐动脉导管放置时间不宜超过 5 天，脐静脉导管放置时间不宜超过 14 天。

（2）插管之前，应清洁脐部。

（3）不宜在脐血管导管局部使用抗菌软膏或乳剂。

（4）在发生导管相关血流感染、血管关闭不全、血栓时，应拔除脐动脉导管，不应更换导管；只有在导管发生故障时才更换脐静脉导管。

（5）应使用低剂量肝素（0.25～1.00 U/mL）注入脐动脉导管封管以维持其通畅。

（四）完全植入式导管

（1）完全植入式导管使用的无损伤针头应至少每7天更换1次。

（2）植入式血管通路在治疗间隙期应至少每4周维护1次。

（3）多次发生血管导管相关血流感染者，可预防性用抗菌药物溶液封管。

（五）血液透析导管

（1）宜采用颈静脉置管。

（2）维持性血液透析患者宜采用动静脉内瘘。

（陶彩霞）

第三节　导尿管相关尿路感染的预防与控制

导尿管相关尿路感染（CA-UTI）是医院感染中常见的感染类型，仅次于呼吸道感染，占医院感染的35%～50%，而在这些尿路感染病例中，80%～90%与留置导尿管有关。留置导尿管是临床最常见的一项侵入性操作，是造成医院内感染最常见的原因之一，美国医院约25%的住院患者需要留置导尿管。导尿管选择、导尿技术操作及护理和导尿留置时间的长短等因素与导尿管相关尿路感染有关。相对于其他医院感染来说，CA-UTI的病死率较低，但是尿道插管的高使用率可引起大量的感染，使经济负担加重。

一、概述

（一）定义

导尿管相关尿路感染（CA-UTI）主要是指患者留置导尿管后，或者拔除导尿管48小时内发生的泌尿系统感染。根据感染部位的不同分为上尿路感染和下尿路感染：上尿路感染主要是肾盂肾炎，下尿路感染主要是膀胱炎、尿道炎。

导尿管相关无症状性菌尿症（CA-ASB）是指患者虽然没有症状，但在1周内有内镜检查或导尿管置入，尿液培养革兰阳性球菌菌落数$\geq 10^4$ cfu/mL，革兰阴性杆菌菌落数$\geq 10^5$ cfu/mL，应当诊断为导尿管相关无症状性菌尿症（CA-ASB）。

医院CA-UTI几乎是专有的器械相关性感染，且绝大部分患者无尿路感染相应的症状或体征。CA-ASB是全球范围内最常见的卫生保健相关感染，约占美国每年医院感染的40%。在医院有28%的患者留置了导尿管。一项研究发现，留置导尿管的患者中有31%被不适当地插入了导尿管。另一研究发现，所有保留尿管天数有36%是不必要的。

（二）CA-UTI流行病学

1.发病率

导尿管相关尿路感染（CA-UTI）是全球范围内最常见的医院相关感染，约占美国每年医院感染的40%。有80%～90%的医院获得性泌尿系统感染由导尿管引起。如留置导尿管少于

1周或1周的患者，UTI的发生率为10%～40%，长期留置导尿管（≥30天）的患者，UTI有100%的发病率。

我国相关研究资料显示，导尿管相关尿路感染率为1.1%～53.8%，日感染率为1.13‰～26.4‰，说明CA-UTI的发生率在不同的地区或不同的医院有明显的不同。刘丁等对485例留置导尿管病例调查显示，平均感染发生率为53.8%，平均每1 000床位日发生感染26.4例。导尿管留置时间与感染的发生密切相关，汕头大学医学院第一附属医院李毅萍等报道，如留置导管1～3天，CA-UTI的发生率为10.3%，留置导管≥10天，CA-UTI的发生率为97.6%。田桂平等报道留置尿管10天，尿路感染的发生率为8.7%；留置尿管20天，尿路感染的发生率为17.39%；留置尿管>30天，尿路感染的发生率为43.48%。陈佩燕等对87例留置导尿管的患者的监测结果显示，留置导尿管后3天尿路感染率为20.7%，7天后感染率为26.8%，14天后尿路感染率为31.3%。

CA-UTI的发生与插管方法、导尿管留置时间、导尿管的维护、膀胱冲洗等密切相关，苏燕娟等研究显示，引流袋更换时间与发生菌尿有显著差异（$P<0.01$）。每3天更换引流袋，菌尿发生率明显低于每天更换引流袋；每天更换引流袋，菌尿阳性率为20.83%；3天以上更换引流袋，菌尿阳性率为零。膀胱冲洗与非冲洗菌尿发生率有明显差异（$P<0.05$），每天用抗菌药物冲洗膀胱，菌尿阳性率为21.74%；不进行膀胱冲洗，菌尿阳性率为3.23%。留置尿管时间与菌尿发生率有显著差异（$P<0.01$），留置导尿管第4天，菌尿阳性率为2.13%；留置导尿管第7天，菌尿阳性率为21.28%。膀胱冲洗没有预防尿路感染的作用；相反，有增加感染的可能。

2.病原学

引起导尿管相关尿路感染的病原菌以革兰阴性杆菌为主，耐药性日渐突出。美国研究显示，大肠埃希菌是导尿相关的医院内UTI中最普遍常见的细菌，约占26%，肠球菌占16%，铜绿假单胞菌占12%，念珠菌属占9%，肺炎克雷伯菌属占6%，肠杆菌属占6%。在医院的重症监护病房里，念珠菌属在医院内UTI中占较大的比例（25.9%），接着依次是大肠埃希菌（18.9%）、肠球菌（13%）、铜绿假单胞菌（11%）、肠杆菌属（6%）。我国众多研究结果与美国数据基本相符，导尿管相关尿路感染主要病原菌依次为大肠埃希菌（35.8%～45.7%）、屎肠球菌（8.6%～10.9%）、粪肠球菌（8%～9.3%）、白假丝酵母菌（6.2%～13.5%）、肺炎克雷伯菌（7.3%～8.3%）、铜绿假单胞菌（4.3%～5.7%）。大肠埃希菌是引起CA-UTI的首位致病菌，革兰阳性菌以屎球菌和粪肠球菌为主，随着念珠菌属和肠球菌报告的增加，引起医院内导尿管相关尿路感染的病原体也发生了变化。目前念珠菌属是术后重症患者尿标本中最普遍的病原菌。国内报道真菌感染占6.2%～13.5%，抗菌药物使用引起菌群失调容易导致尿路感染。

（三）感染途径及因素

人体泌尿系统有一套自身的完整的防御机制，正常情况下膀胱内是无菌的。导尿管的使用在某种程度上损伤了泌尿系统的正常防御机制。留置导尿管是细菌侵入的途径：①插导尿管时细菌进入膀胱。②尿道周围或肛门周围的细菌沿着导尿管——黏膜接触面（导尿管外表面）迁移进入膀胱。③违反无菌操作规程，导管护理后细菌从集尿袋沿着导管内腔表面上行进入膀胱。

大多数导尿管相关的UTI是由于会阴区的病原体从外腔迁移或导尿管护理操作异常使病原体从内腔迁移进入膀胱引起感染。15%的导管相关泌尿系统感染源自外源性因素，如导尿管系统污染、护理人员污染的手、插入导尿管或维护导尿管过程中违反操作规程、应用消毒不达标的设施等而引起感染。而导尿管长时间留置尿道内，又破坏了尿道的正常生理功能，从而削弱了尿道黏膜对细菌的抵抗力,影响膀胱对细菌的冲刷作用,致使细菌容易逆行至泌尿系统生长繁殖引起感染。

生物膜的形成被认为是导管相关尿路感染发病的重要机理。细菌一旦进入尿道,尿中病原体附着至导尿管表面、增殖并开始分泌细胞外多糖,与尿中的盐和蛋白质组成细菌复合物并形成一个生物膜,它保护微生物不受抗菌剂、杀菌剂和宿主屏障的清除。目前已有能减少生物膜形成的较新技术,减少细菌和真菌的黏附,或抑制已黏附到导管的微生物的生长。

(四)临床特点

导尿管相关尿路感染不仅是病原体在尿道和膀胱黏膜的定植和炎症反应,还可发生逆行感染引起肾盂肾炎、前列腺炎、附睾炎和精囊炎。大部分患者医院内尿路感染在临床上多呈良性经过,无明显的临床症状,导尿管拔除后可自行痊愈。

在美国,导管相关尿路感染的报道多为CA-ASB,医院内尿路感染患者中有65%~75%是无症状菌尿。约30%的患者有临床症状和体征,如尿频、尿急和尿痛等膀胱刺激症,除局部症状外还表现为发热、腰痛及肋脊角叩痛、耻骨上方疼痛或压痛等。导尿管相关尿路感染如不及时控制,细菌入侵血液系统引起菌血症。医院患者中,导尿管相关菌尿症为医院血流感染的最常见原因之一,约15%的医院血流感染源于尿路。尿培养不能预测CA-UTI,在留置导尿的患者中,大肠埃希菌是最常见的细菌,约占35.62%。

大量前瞻性调查研究证实,导尿管相关尿路感染(CA-UTI)的发生与留置导尿管的时间长、导管护理的违规操作导致导尿管系统污染、女性、老年人等密切相关。女性尿道短,尿道门暴露,易发生上行性感染。女性应用导尿管后发生UTI的概率是男性的2倍。女性尿道周围区域的菌群也是十分重要的,尿道周围的菌群是重要的潜在性致病菌。留置导尿管时间的长短是导尿管相关尿路感染最重要的危险因素。

CA-UTI的症状和体征包括发热、寒战、意识改变、不适、无诱因昏睡、腰痛、肋脊角叩痛、急性血尿、盆腔不适,已拔除导尿管的患者可有排尿困难、尿频、耻骨上方疼痛或压痛。

(五)导尿管相关尿路感染的诊断标准

临床诊断:CA-UTI的诊断标准为留置导尿管、耻骨上方导尿管或间歇导尿管的患者出现UTI相应的症状、体征,且无其他原因可以解释,并且尿检白细胞男性≥5个/高倍视野,女性≥10个/高倍视野。在临床诊断的基础上,符合以下条件之一可确诊。

(1)清洁中段尿或者导尿留取尿液(非留置导尿)培养革兰阳性球菌菌落数≥10^4 cfu/mL,革兰阴性杆菌菌落数≥10^5 cfu/mL。

(2)耻骨联合上膀胱穿刺留取尿液培养的细菌菌落数≥10^3 cfu/mL。

(3)新鲜尿液标本经离心应用显微镜检查,在每30个视野中有半数视野见到细菌。

(4)经手术、病理学或者影像学检查,有尿路感染证据的。

美国感染病学会制订的导尿管相关尿路感染的诊断、预防和治疗指南,不推荐筛查CA-ASB,除非进行研究以评价干预措施对降低CA-ASB或CA-UTI的效果。对于留置导尿管的患者,仅有脓尿不能诊断为CA-ASB或CA-UTI;有症状但无脓尿的患者,提示诊断并非CA-UTI;脓尿伴CA-ASB并非进行抗菌治疗的指征。

二、管理要求

(1)医疗机构应建立健全规章制度,制订并落实预防CA-UTI的工作规范和操作规程。

（2）医疗机构应逐步开展 CA-UTI 的目标性监测，持续质量改进，有效降低 CA-UTI 的发生。

（3）医务人员应接受关于无菌技术、导尿操作、留置导尿管的维护以及 CA-UTI 预防的培训和教育，并熟练掌握相关操作规程。

（4）医务人员应评估患者发生 CA-UTI 的潜在风险，针对高危因素，实施 CA-UTI 的预防和控制措施。

三、监测要求

（1）根据导尿管使用的频率和 CA-UTI 的潜在风险，确定需要监测的患者人群。

（2）按照《医院感染监测规范》WS/T312 的要求，开展 CA-UTI 目标性监测。

（3）详细记录尿道插管指征、插管时间、插管操作者和拔管时间等。采用统一指标如导尿管使用率、CA-UTI 发生率等评价 CA-UTI 预防与控制质量。

（4）应定期分析监测资料，并及时向被监测临床科室反馈。

（5）当出现 CA-UTI 暴发或疑似暴发时，应按照《医院感染管理办法》和《医院感染暴发报告及处置管理规范》的相关要求报告和处理。

（6）不宜常规对留置导尿管的患者进行无症状性菌尿症筛查。

四、预防控制措施

（一）留置导尿管前预防控制措施

（1）严格掌握留置导尿管的适应证。

（2）仔细检查无菌导尿包，如发现导尿包过期、外包装破损、潮湿，不应使用。

（3）可重复使用的导尿包按照《医院消毒供应中心 第 2 部分：清洗消毒及灭菌技术操作规范》WS310.2的规定处理；一次性导尿包符合国家相关要求，不应重复使用。

（4）根据患者年龄、性别、尿道等情况选择型号大小、材质等的合适导尿管，最大限度降低尿道损伤和尿路感染。

（5）对留置导尿管的患者，应采用密闭式引流装置。

（6）应告知患者留置导尿管的目的，配合要点和置管后的注意事项。

（7）不宜常规使用包裹银或抗菌导尿管。

（二）放置导尿管时预防控制措施

（1）医务人员应严格按照《医务人员手卫生规范》WS/T313 的要求，洗手后，戴无菌手套实施导尿术。

（2）严格遵循无菌操作技术原则留置导尿管，动作宜轻柔，避免损伤尿道黏膜。

（3）正确铺无菌巾，避免污染尿道口。

（4）应使用合适的消毒剂，充分消毒尿道口及其周围皮肤黏膜，防止污染。

男性：洗净包皮及冠状沟，然后自尿道口、龟头向外旋转擦拭消毒。

女性：按照由上至下，由内向外的原则清洗外阴，然后清洗并消毒尿道口、前庭、两侧大小阴唇，最后会阴、肛门。

（5）导尿管插入深度适宜，确保尿管固定稳妥。

（6）置管过程中，指导患者放松，协调配合，避免污染，如发现尿管被污染，应重新更换。

(三)留置导尿管后预防控制措施

(1)应妥善固定尿管,避免打折、弯曲,集尿袋高度低于膀胱水平,不应接触地面,防止逆行感染。

(2)应保持尿液引流系统通畅和密闭性,活动或搬运时夹闭引流管,防止尿液逆流。

(3)应使用个人专用收集容器或清洗消毒后的容器定期清空集尿袋中尿液。清空集尿袋中尿液时,应遵循无菌操作原则,避免集尿袋的出尿口触碰到收集容器的表面。

(4)留取小量尿标本进行微生物病原学检测时,应消毒导尿管接口后,使用无菌注射器抽取标本送检。留取大量尿标本时可从集尿袋中采集,不应打开导尿管和集尿袋的接口采集标本。

(5)不应常规进行膀胱冲洗或灌注。若发生血块堵塞或尿路感染时,可进行膀胱冲洗或灌注。

(6)应保持尿道口清洁,大便失禁的患者清洁后还应进行消毒。留置导尿管期间,应每天清洁或冲洗尿道口。

(7)患者沐浴或擦身时应注意对导管的保护。

(8)长期留置导尿管应定期更换,普通导尿管更换时间 7～10 天,特殊类型导尿管的更换时间按照说明书规定,更换导尿管时应同时更换导尿管集尿袋。

(9)导尿管阻塞、脱出或污染时应立即更换导尿管和集尿袋。

(10)患者出现尿路感染症状时,应及时留取尿液标本进行病原学检测,并更换导尿管和集尿袋。

(11)应每天评估留置导尿管的必要性,应尽早拔除导尿管。

(12)医护人员在维护导尿管时,手卫生应严格按照《医务人员手卫生规范》WS/T313 的要求。

(陶彩霞)

第四节　手术部位感染的预防与控制

手术部位感染(SSI)的发生和治疗始终是制约外科手术治疗是否成功的一个因素。尽管对手术部位感染的发生有所持续改进,但手术部位感染率依然有较高的发生率,占医院感染的 15% 左右,居医院感染发生率的第三位。SSI 会导致手术失败、增加患者痛苦(严重的甚至死亡)、增加患者的经济负担、延长住院时间、增加医疗纠纷等。

一、手术部位感染的流行病学

(一)手术部位感染发生率

不同的医院外科手术部位感染率各不相同,手术部位感染与手术类型、患者潜在的疾病有关,发生率为 0.5%～15%。手术部位感染率居医院内感染的第三位。在美国,外科医师每月要进行大约 200 万次的操作,而且其中 2/3 是在门诊完成的。疾病预防和控制中心估计 2.7% 的手术操作会并发感染,手术部位感染占所有医院感染的 15%,手术部位感染延长住院时间 1～

3天,每例伤口感染的花费在400～2 600美元。手术部位感染的发生因手术类型的不同而不同,其中发生感染最高的是心脏手术(每100例出院患者中2.5例感染)、普通外科1.9％和烧伤/外伤1.1％。心脏手术时体外循环的使用导致宿主防御系统出现比普通手术操作更大的应激反应。王西玲等报道,我国医院手术部位感染率为7.12％。龚瑞娥、吴安华等一项针对2 399例手术患者研究显示,有110例次患者手术部位发生感染,感染率为4.59％,实施手术部位感染综合干预措施后感染率为2.12％。患者术后在住院期间发生手术部位感染占62.72％,出院后(随访感染)发生手术部位感染占36.1％～37.28％。相同种类的手术危险指数级别越高,感染发生率也越高;同样危险指数的手术中,结、直肠切除手术的感染高于其他手术类型,感染率为10.16％～37.5％,其余类别的手术的感染率则基本相同。手术切口类型级别越高,手术部位感染率越高,Ⅰ类切口感染率为2.52％;Ⅱ类切口感染率为5.79％;Ⅲ类切口感染率为9.72％;Ⅳ类切口感染率为73.75％。茅一萍等对1589例手术患者调查报道显示,有155例手术部位发生感染,感染率为9.75％。不同手术类别、相同危险指数的手术以剖腹探查手术和结肠手术感染发生最高。

(二)手术部位感染常见的病原体

美国研究报道,凝固酶阴性葡萄球菌和金黄色葡萄球菌是2种从感染手术伤口分离出来的最常见的微生物,并且分别占感染伤口的14％和20％,这些细菌是正常皮肤菌群的一部分,因此当伤口开放时可以造成污染。而我国SSI致病菌研究及2010年全国细菌监测资料显示(图4-1),手术部位标本分离的病原菌14 424株,位于手术部位感染病原体前三位的是大肠埃希菌、金黄色葡萄球菌和铜绿假单胞菌。

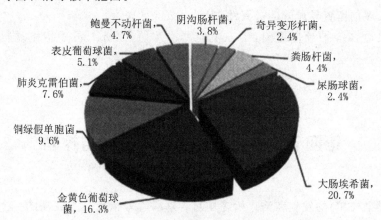

鲍曼不动杆菌,4.7%　阴沟肠杆菌,3.8%　奇异变形杆菌,2.4%
表皮葡萄球菌,5.1%
肺炎克雷伯菌,7.6%
铜绿假单胞菌,9.6%
粪肠杆菌,4.4%
屎肠球菌,2.4%
大肠埃希菌,20.7%
金黄色葡萄球菌,16.3%

图4-1　手术部位感染病原体分布

二、手术部位感染的因素

(一)手术部位感染定义

由美国感染控制与流行病学专业协会(APIC)、美国医院流行病学学会(SHEA)和外科感染协会组成的联合小组修正提出了"手术部位感染",根据这一定义,将手术部位感染分为切口感染和器官/腔隙感染。切口部位感染被进一步分为表面切口感染(包括皮肤和皮下感染)或深部切口感染(包括深部软组织),组织结构见图4-2。

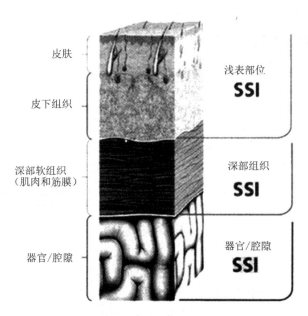

皮肤

皮下组织

深部软组织
（肌肉和筋膜）

器官/腔隙

浅表部位
SSI

深部组织
SSI

器官/腔隙
SSI

图 4-2　手术部位感染及其分类的解剖学图示

1.切口浅部组织感染

手术后 30 天以内发生的仅累及切口皮肤或者皮下组织的感染,并符合下列条件之一:①切口浅部组织有化脓性液体。②从切口浅部组织的液体或者组织中培养出病原体。③具有感染的症状或者体征,包括局部发红、肿胀、发热、疼痛和触痛,外科医师开放的切口浅层组织。

下列情形不属于切口浅部组织感染:①针眼处脓点(仅限于缝线通过处的轻微炎症和少许分泌物)。②外阴切开术或包皮环切术部位或肛门周围手术部位感染。③感染的烧伤创面,以及溶痂的Ⅱ度、Ⅲ度烧伤创面。

2.切口深部组织感染

无植入物者手术后 30 天以内、有植入物者手术后 1 年以内发生的累及深部软组织(如筋膜和肌层)的感染,并符合下列条件之一。

(1)从切口深部引流或穿刺出脓液,但脓液不是来自器官/腔隙部分。

(2)切口深部组织自行裂开或者由外科医师开放的切口。同时,患者具有感染的症状或者体征,包括局部发热、肿胀及疼痛。

(3)经直接检查、再次手术探查、病理学或者影像学检查,发现切口深部组织脓肿或者其他感染证据。

同时累及切口浅部组织和深部组织的感染归为切口深部组织感染;经切口引流所致器官/腔隙感染,无须再次手术归为深部组织感染。

3.器官/腔隙感染

无植入物者手术后 30 天以内、有植入物者手术后 1 年以内发生的累及术中解剖部位(如器官或者腔隙)的感染,并符合下列条件之一。

(1)器官或者腔隙穿刺引流或穿刺出脓液。

(2)从器官或者腔隙的分泌物或组织中培养分离出致病菌。

(3)经直接检查、再次手术、病理学或者影像学检查,发现器官或者腔隙脓肿或者其他器官或

179

者腔隙感染的证据。

(二)外科手术部位感染的原因

手术部位感染的发生是一个复杂的过程,而且在这一复杂过程中,来源于环境、手术室、宿主、手术操作和微生物的许多因素以复杂的方式相互作用促成手术部位感染的发生。

1.外源性原因

在清洁手术操作中,由于手术不经过黏膜或空腔脏器,外源性污染源是重要的因素。因此,手术室环境和手术人员成为污染的重要媒介物。外科手术必然会带来手术部位皮肤和组织的损伤,当手术切口部位的微生物污染达到一定程度时,会发生手术部位的感染。主要因素是:术前住院时间长、备皮方式、手术室环境、手术器械的灭菌、手术过程中的无菌操作、手术技巧、手术持续时间和预防性抗菌药物使用情况等都是引起手术部位的外源性因素,而这些外源性因素是可以预防的。

2.内源性原因

多数手术部位感染来源于内源性原因,患者方面的主要因素是:年龄、营养状况、免疫功能、健康状况、吸烟等。营养不良、烧伤、恶性肿瘤和接受免疫抑制药物治疗的患者中,宿主的正常防御机制发生了变化,免疫力下降,患者自身的皮肤或黏膜(胃肠道、口咽或泌尿生殖系统的细菌)的菌群移位至手术部位引起感染。术后切口提供了一个潮湿、温暖、营养丰富且易于细菌移生和繁殖的环境,切口的类型、深度、部位和组织灌注水平等许多因素影响微生物的数量和种类。手术部位感染的影响因素见表4-5。

表 4-5　手术部位感染的影响因素

手术方面	麻醉	患者方面
手术	组织灌注量	糖尿病
备皮方式	温度	吸烟
部位/时间/类型	吸氧浓度	营养不良
缝线质量	疼痛	身体状况
血肿	输血	高龄
预防抗菌药物		肥胖
机械压力		药物
手术室环境		感染
手术器械的灭菌		放疗/化疗
手术部位皮肤消毒		术前住院时间长

(1)糖尿病:高糖血症影响粒细胞的功能,包括黏附性、趋化作用、吞噬作用和杀菌活性。用胰岛素治疗的糖尿病患者中手术部位感染的危险高于用口服药治疗的糖尿病患者。Ltham 等前瞻性研究了 1 000 例准备进行冠脉搭桥术或瓣膜置换手术的糖尿病和非糖尿病心脏病患者,发现糖尿病患者的感染率几乎升高了 3 倍。此外,他们证明手术部位感染的最大危险与术后高糖血症(定义为血糖水平高于 200 mg/dL)有关而不是糖化血红蛋白水平或手术前高糖血症。糖尿病与心脏手术后手术部位感染是非常相关的。作为降低手术部位感染的一种措施,围术期高糖血症的控制值得进一步注意。

(2)肥胖:超过理想体重 20% 的肥胖和手术部位的感染危险性相关。外科医师必须切开可能含有大量细菌的厚层组织,手术切口相对深、技术操作困难和组织中通常预防性抗菌药物浓度不够等均可引起手术部位感染。

(3)吸烟:吸烟与胶原的低生成和包括手术部位感染在内的术后并发症的发生有关。尼古丁延迟伤口愈合,而且可增加手术部位感染的危险。

(4)营养不良:严重的术前营养不良会增加手术部位感染的危险。在一项 404 种高危普通外科操作的研究中,血清蛋白水平被认为是预测手术部位感染的变量之一。

(5)术前住院时间长:术前住院时间和手术部位感染危险相关。如果住院时间超过 2 天,这一危险的升高也可被革兰阴性菌更高的移生所解释,也就是说,革兰阴性杆菌在患者体内定植。

(6)金黄色葡萄球菌的携带者:美国从 20 世纪 50 年代以来,大量的研究显示在鼻孔中携带金黄色葡萄球菌的患者发生感染的可能性将升高。许多研究显示,金黄色葡萄球菌的鼻携带者发生金黄色葡萄球菌手术部位感染的危险有可能升高 2～10 倍,20％～30％的个体在鼻孔内携带金黄色葡萄球菌。

(7)术前预防用药时机:术前给药时机是充分预防手术部位感染的一个关键要素。在手术自切开皮肤前 120 分钟至 0 分钟(时间为 0 是指切开的时间)之间接受抗菌药物的患者手术部位感染率最低(0.6％);切开后 0～180 分钟使用抗菌药物的一组患者手术部位感染率是 1.4％(与术前 2 小时内接受抗生素的患者相比较,$P=0.12$),而在切开皮肤 180 分钟(3 小时)后接受抗菌药物的患者手术部位感染率是3.39％(与术前 2 小时内接受抗菌药物的患者相比较,$P<0.0001$)。手术部位感染的最高危险的组是接受抗菌药物过早的一组,就是说在手术开始的 2 小时之前使用抗菌药物或者更早,这一组患者手术部位感染率是 3.8％,与术前 2 小时内接受抗菌药物者相比,感染危险性几乎升高了 7 倍($P<0.0001$)。证明手术前一天使用药物起不到预防手术部位感染的作用,最佳的抗菌药物预防应该在手术前的短时间内开始,即皮肤切开前 30～60 分钟使用。

(8)手术持续时间:长时间的手术操作与手术部位感染的高危险有关,手术操作持续 1 小时、2 小时和 3 小时,手术部位的感染率分别是 1.39％、2.7％和 3.6％,持续 2 小时以上的手术操作是手术部位感染的一个独立预测因子。对手术操作时间长和手术部位感染危险性增高之间的关系,最简单的解释便是长时间的切口暴露增加了伤口污染水平,增加了干燥所致的组织损伤程度,由于失血造成患者防御机制的抑制以及降低了抗生素预防的效力。手术持续时间也反映了外科医师的手术技能。在一些研究中,手术技术好的、有经验的外科医师所做的手术切口部位感染率比住院医师或经验较少的外科医师低。

三、管理要求

(一)医院

(1)应将手术部位感染预防控制工作纳入医疗质量管理,有效减少手术部位感染。

(2)医疗机构应当制订并完善外科手术部位感染预防与控制相关规章制度和工作规范,并严格落实。

(3)医疗机构要加强对临床医师、护士、医院感染管理专业人员的培训,掌握外科手术部位感染预防工作要点。

(4)医疗机构应当开展外科手术部位感染的目标性监测,采取有效措施逐步降低感染率。

(5)严格按照抗菌药物合理使用有关规定,正确、合理使用抗菌药物。

(6)评估患者发生手术部位感染的危险因素,做好各项防控工作。

(二)手术部(室)

(1)建筑布局应符合《手术部(室)医院感染控制规范》的相关要求。

(2)洁净手术部(室)的建筑应符合《医院洁净手术部建筑技术规范》GB50333 的要求。

(3)应建立手术部(室)预防医院感染的基本制度,包括手术部(室)清洁消毒隔离制度、手卫生制度、感染预防控制知识培训制度等。

(三)相关临床科室

(1)临床科室感染控制小组应定期对本科室人员培训。

(2)当怀疑 SSI 时,应及时采样进行病原学检测,及时报告本科室手术部位感染病例,采取有针对性的预防控制措施。

四、手术部位感染的预防和控制措施

(一)手术前感染因素和控制措施

(1)应缩短手术患者的术前住院时间。

(2)择期手术前宜将糖尿病患者的血糖水平控制在合理范围内。

(3)择期手术前吸烟患者宜戒烟,结直肠手术成年患者术前宜联合口服抗生素和机械性肠道准备。

(4)如存在手术部位以外的感染,宜治愈后再进行择期手术。

(5)择期手术前患者应沐浴、清洁手术部位,更换清洁患者服。

(6)当毛发影响手术部位操作时应选择不损伤皮肤的方式去除毛发,应于当日临近手术前,在病房或手术部(室)限制区外(术前准备区(间))进行。

(7)急诊或有开放伤口的患者,应先简单清洁污渍、血迹、渗出物,遮盖伤口后再进入手术部(室)限制区。

清洁切口皮肤消毒应以切口为中心,从内向外消毒;清洁-污染切口或污染切口应从外向内消毒,消毒区域应在手术野及其外扩展≥15 cm 部位擦拭,所使用的皮肤消毒剂应合法有效。

(二)手术中感染因素和控制措施

(1)择期手术安排应遵循先清洁手术后污染手术的原则。洁净手术间的手术安排应遵循《医院洁净手术部建筑技术规范》GB50333 的相关规定。

(2)洁净手术间应保持正压通气,保持回风口通畅;保持手术间门关闭,减少开关频次。应限制进入手术室的人员数量。

(3)可复用手术器械、器具和物品的处置应严格执行《医院消毒供应中心 第 1 部分:管理规范》WS310.1《医院消毒供应中心 第 2 部分:清洗消毒及灭菌技术操作规范》WS310.2 和《医院消毒供应中心 第 3 部分:清洗消毒及灭菌效果监测标准》WS310.3 的要求。

(4)灭菌包的标识应严格执行《医院消毒供应中心 第 3 部分:清洗消毒及灭菌效果监测标准》WS310.3的相关要求。

(5)手术室着装要求符合《手术部(室)医院感染控制规范》。

(6)手术无菌操作要求如下:①严格遵守无菌技术操作规程和《医务人员手卫生规范》WS/T313的规定。②开启的无菌溶液应一人一用。③在放置血管内装置(如中心静脉导管)、脊髓腔和硬膜外麻醉导管,或在配制和给予静脉药物时应遵循无菌技术操作规程,应保持最大无菌屏障。④操作应尽可能减少手术创伤,有效止血,减少坏死组织、异物存留(如缝线、焦化组织、坏死碎屑),消除手术部位无效腔。⑤如果外科医师判断患者手术部位存在严重污染(污染切口和感染切口)时,可决定延期缝合皮肤或敞开切口留待二期缝合。⑥根据临床需要选择是否放置引流管,如果需要,宜使用闭合式引流装置引流。引流切口应尽量避开手术切口,引流管应尽早拔除。放置引流管时不宜延长预防性应用抗菌药物的时间。

(7)围术期保温要求:①围术期应维持患者体温正常。②手术冲洗液应使用加温(37 ℃)的液体。③输血、输液宜加温(37 ℃),不应使用水浴箱加温。

(8)环境及物体表面的清洁和消毒:每台手术后,应清除所有污物,对手术室环境及物体表面进行清洁;被血液或其他体液污染时,应及时采用低毒高效的消毒剂进行消毒,清洁及消毒方法应遵循《医疗机构环境表面清洁与消毒管理规范》WS/T512 的要求。

(三)手术后感染因素和控制措施

(1)在更换敷料前后、与手术部位接触前后均应遵循《医务人员手卫生规范》WS/T313 的要求进行手卫生。

(2)更换敷料时,应遵循无菌技术操作规程。

(3)应加强患者术后观察,如出血、感染等征象。

(4)应保持切口处敷料干燥,有渗透等情况时及时更换。

(5)宜对术后出院患者进行定期随访。

(6)当怀疑手术部位感染与环境因素有关时,应开展微生物学监测。

(四)手术部位感染暴发或疑似暴发管理

(1)应收集和初步分析首批暴发病例原始资料。

(2)应制订手术部位感染暴发调查的目标,包括感染人数、感染部位、病原体种类、首例病例发生的时间地点、病例发生的时间顺序、病例的分布、与手术、麻醉或护理相关人员等。

(3)应及时开展现场流行病学调查、环境卫生学检测等工作,如对手术器械、导管、一次性无菌用品、对使用的清洗剂、润滑剂、消毒剂、物体表面、医务人员的手等进行微生物学检测。及时采取有效的感染控制措施,查找和控制感染源,切断传播途径。

(五)围术期抗菌药物的预防用药管理

应遵循《抗菌药物临床应用指导原则》的有关规定,加强围术期抗菌药物预防性应用的管理。

(刘　露)

第五节　经空气传播疾病的医院感染预防与控制

经空气传播疾病是由悬浮于空气中、能在空气中远距离传播(>1 m),并长时间保持感染性的飞沫核传播的一类疾病,包括专性经空气传播疾病(如:开放性肺结核)和优先经空气传播疾病(如:麻疹和水痘)。经空气传播疾病是医院内发生院内感染的一类主要传播疾病,由于医疗活动中的许多操作,例如气管插管及相关操作、心肺复苏、支气管镜检、吸痰、咽拭子采样、尸检以及采用高速设备(如钻、锯、离心等)的等,这类操作能产生大量气溶胶,气溶胶成为重要的传播途径,是发生院内感染的主要原因,因此经空气传播疾病的预防和控制对预防院内感染有重要意义。

一、管理要求

(1)应根据国家有关法规,结合本医疗机构的实际情况,制订经空气传播疾病医院感染预防与控制的制度和流程,建筑布局合理、区域划分明确、标识清楚,并定期检查与督导,发现问题及时改进。

(2)应遵循早发现、早报告、早隔离、早治疗的原则,按照《医疗机构传染病预检分诊管理办法》的要求,落实门诊、急诊就诊患者的预检分诊和首诊负责制。

(3)应执行疑似和确诊呼吸道传染病患者的安置和转运的管理要求,呼吸道传染病及新发或不明原因传染病流行期间,应制订并落实特定的预检分诊制度。

(4)应遵循《医院隔离技术规范》WS/T311的要求,做好疑似或确诊呼吸道传染病患者的隔离工作;应遵循《医疗机构消毒技术规范》WS/T367的要求,做好接诊和收治疑似或确诊呼吸道传染病区域的消毒工作。

(5)工作人员应掌握经空气传播疾病医院感染的防控知识,遵循标准预防,遇有经空气传播疾病疑似或确诊患者时,应遵守经空气传播疾病医院感染预防与控制的规章制度与流程,做好个人防护。

(6)应为工作人员提供符合要求的防护用品。

二、患者识别要求

(1)应制订明确的经空气传播疾病预检分诊制度与流程并落实。

(2)预检分诊应重点询问患者有无发热、呼吸道感染症状、流行病学史等情况,必要时应对疑似患者测量体温。对疑似经空气传播疾病患者发放医用外科口罩,并指导患者正确佩戴,指导患者适时正确实施手卫生。

(3)工作人员应正确引导疑似经空气传播疾病患者到指定的感染疾病科门诊就诊。

三、患者转运要求

(1)患者转运包括从就诊地到临时安置地,从临时安置地到集中安置地。应制订经空气传播疾病患者院内转运与院外转运的制度与流程。

(2)疑似或确诊呼吸道传染病患者和不明原因肺炎的患者应及时转运至有条件收治的定点医疗机构救治。

(3)转运时,工作人员应做好经空气传播疾病的个人防护,转运中避免进行产生气溶胶的操作。

(4)疑似或确诊经空气传播疾病患者在转运途中,病情容许时应戴医用外科口罩。

(5)转运过程中若使用转运车辆,应通风良好,有条件的医疗机构可采用负压转运车。转运完成后,应及时对转运车辆进行终末消毒,终末消毒应遵循《医疗机构消毒技术规范》WS/T367的要求。

(6)患者确定转运时,应告知接诊医疗机构或医疗机构相关部门的工作人员。

四、患者安置要求

(1)临时安置地应确保相对独立,通风良好或安装了带有空气净化消毒装置的集中空调通风系统,有手卫生设施,并符合《医务人员手卫生规范》WS/T313 的要求。

(2)集中安置地应相对独立,布局合理,分为清洁区、潜在污染区和污染区,三区之间应设置缓冲间,缓冲间两侧的门不应同时开启,无逆流,不交叉。病室内应设置卫生间。

(3)疑似或确诊经空气传播疾病患者宜安置在负压病区(房)中。应制订探视制度,并限制探视人数和时间。

(4)疑似患者应单人间安置,确诊的同种病原体感染的患者可安置于同一病室,床间距不<1.2 m。

(5)患者在病情容许时宜戴医用外科口罩,其活动宜限制在隔离病室内。

(6)无条件收治呼吸道传染病患者的医疗机构,对暂不能转出的患者,应安置在通风良好的临时留观病室或空气隔离病室。

(7)经空气传播疾病患者在医疗机构中的诊疗应遵循医疗机构相关规定。

五、培训与健康教育

(1)医疗机构应定期开展经空气传播疾病医院感染预防与控制知识的培训,内容可包括常见经空气传播疾病的种类、传播方式与隔离预防措施,防护用品的正确选择及佩戴,呼吸道卫生、手卫生、通风等。

呼吸道卫生:是指呼吸道感染患者佩戴医用外科口罩、在咳嗽或打喷嚏时用纸巾盖住口鼻、接触呼吸道分泌物后实施手卫生,并与其他人保持 1 m 以上距离的一组措施。

(2)医疗机构应在经空气传播疾病防控的重点区域、部门和高风险人群中开展经空气传播疾病防控知识培训,对就诊患者和工作人员进行经空气传播疾病防控的健康教育。

(3)在发生经空气传播疾病及新发或不明原因传染病流行时,医疗机构应采取多种形式针对该传染病防控进行宣传和教育。

六、清洁、消毒与灭菌

(1)空气净化与消毒应遵循《医院空气净化管理规范》WS/T368 的相关要求。

(2)物体表面清洁与消毒应遵循《医疗机构消毒技术规范》WS/T367 的相关要求。

(3)经空气传播疾病及不明原因的呼吸道传染病病原体污染的诊疗器械、器具和物品的清洗、消毒或灭菌应遵循《医院消毒供应中心 第 1 部分:管理规范》WS310.1《医院消毒供应中心 第 2 部分:清洗消毒及灭菌技术操作规范》WS310.2 和《医院消毒供应中心 第 3 部分:清洗消毒及灭菌效果监测标准》WS310.3 及相关标准的要求。

(4)患者转出、出院或死亡后,应按照《医疗机构消毒技术规范》WS/T367 的要求进行终末消毒。

(5)清洗、消毒产品应合法、有效。

(6)患者死亡后,应使用防渗漏的尸体袋双层装放,必要时应消毒尸袋表面,并尽快火化。

(7)医疗废物处理应遵循医疗废物管理的有关规定。

七、医疗机构工作人员经空气传播疾病预防与控制要求

(1)诊治疑似或确诊经空气传播疾病患者时,应在标准预防的基础上,根据疾病的传播途径采取空气隔离的防护措施。

（2）医疗机构工作人员防护用品选用应按照分级防护的原则，具体要求详见表4-6。进入确诊或疑似空气传播疾病患者房间时，应佩戴医用防护口罩或呼吸器；根据暴露级别选戴帽子、手套、护目镜或防护面罩，穿隔离衣。

表 4-6　医务人员的分级防护要求

防护级别	使用情况	防护用品									
		外科口罩	医用防护口罩	防护面屏或护目镜	手卫生	乳胶手套	工作服	隔离衣	防护服	工作帽	鞋套
一般防护	普通门（急）诊、普通病房医务人员	＋	－	－	＋	±	＋	－	－	－	－
一级防护	发热门诊与感染疾病科医务人员	＋	－	±	＋	＋	＋	＋	－	＋	－
二级防护	进入疑似或确诊经空气传播疾病患者安置地或为患者提供一般诊疗操作	－	＋	±	＋	＋	＋	±★	±★	＋	＋
三级防护	为疑似或确诊患者进行产生气溶胶操作时	－	＋	＋	＋	＋	＋	－	＋	＋	＋

注："＋"应穿戴的防护用品，"－"不需穿戴的防护用品，"±"根据工作需要穿戴的防护用品，"±★"为二级防护级别中，根据医疗机构的实际条件，选择穿隔离衣或防护服。

（3）工作人员个人防护用品使用的具体要求和穿脱个人防护用品的流程与操作应遵循《医院隔离技术规范》WS/T311 的要求，确保医用防护口罩在安全区域最后脱卸。使用后的一次性个人防护用品应遵循《医疗废物管理条例》的要求处置；可重复使用的个人防护用品应清洗、消毒或灭菌后再用。

（4）应根据疫情防控需要，开展工作人员的症状监测，必要时应为高风险人群接种经空气传播疾病疫苗。

（5）医疗机构工作人员发生经空气传播疾病职业暴露时，应采用相应的免疫接种和（或）预防用药等措施。

（6）标本的采集与处理应遵循《临床实验室生物安全指南》WS/T442 的相关要求。

（刘　露）

第六节　旅行者感染病的预防与控制

随着工作、学习的需要和人们生活水平的逐渐提高，外出旅行成为日常生活的重要内容之一。为保证旅行者安全愉快的旅行，现代医学应当为旅游者提供全面的医疗卫生服务。旅行者出发前应备足药品和相关用品，并针对目的地可能有的传染病做好必要的预防接种。医师应当熟悉人们因外出旅行可能罹患的疾病，避免漏诊和误诊。

一、旅行前的准备

（一）总体建议

旅行者在外出前 4 周应由其医师或医院做体检。为了对旅行中可能接触到的传染病，对已回家的旅行者做出全面的医学观察，旅行者应在出行前充分了解目的地的情况（如当地的流行病、饮食卫生、医疗服务等），并据此做旅行计划，包括个体化的"防病备忘录"等。旅行者应列出已进行过的免疫接种种类、既往病史、目前疾病的用药情况等，并准备相应医药用品。在日程表上应留有足够的时间，做必要的免疫接种、准备预防用药（如抗疟药等）。

旅行者常备的医药用品包括：体温计、绷带、纱布、阿司匹林、制酸剂、抗眩晕药（如苯海拉明）等。一般不应自备广谱抗生素（如氟喹诺酮类药物、复方磺胺甲噁唑等），除非是去缺医少药或交通不方便的地区旅游。抗疟药、抗腹泻药及驱虫剂将在后边讨论。慢性病患者外出旅游时应带足旅行期间疾病所需的药品，如洋地黄类制剂、胰岛素等，因为同一种药品在不同国家、地区的生产商、药名、剂量都可以是不同的。

不同地域、同一地域不同季节的疾病流行情况不同。如登革热常见于热带地区。中美、南美、海地、多米尼加、非洲、印度次大陆、南亚、中东部分地区和大洋洲均有疟疾的传播和流行。发展中国家和地区旅行者腹泻的发生率较高。旅行者应对目的地的传染病和医疗卫生机构的情况有充分的了解。

（二）预防接种

1.常用疫苗

旅行者应根据所去国家的检疫要求和目的地的传染病流行情况提前进行有效的预防接种。因预防接种后需要一段时间，体内才会产生特异性抗体；而有些疾病的预防接种需接种数次且其间需有间隔期才可完成，所以应在旅行前至少 4 周咨询医师，并完成相应疾病的预防接种。

通常，灭活疫苗可以与其他灭活疫苗或者活疫苗同时接种。大多数活疫苗也可以在身体的不同部位同时接种。因此，对于没有接种禁忌证的人群，可以一次同时在身体的不同部位接种多种疫苗；也可在接种灭活疫苗的不同日，接种另外一种灭活疫苗或活病毒疫苗。另外，联合疫苗的出现也为旅游者提供方便。国外已有多种联合疫苗，如白喉-破伤风疫苗和白喉-百日咳-破伤风（简称白百破）三联疫苗、麻疹-风疹-腮腺炎（简称麻风腮）三联疫苗、甲型肝炎疫苗、乙型肝炎疫苗、甲型肝炎联合伤寒疫苗、灭活脊髓灰质炎病毒和白百破联合疫苗、麻风腮和水痘联合疫苗等。已有的资料提示：联合疫苗和单个疾病疫苗接种的安全性和有效性相似。

目前在我国人群已经推广了计划免疫和其他免疫接种，因此多数时候仅需加强免疫接种即可。

2.几种重要旅行者感染病的预防接种

（1）黄热病：黄热病的病原体是黄热病病毒，由伊蚊叮咬传播。流行于非洲、南美和巴拿马，流行区有扩大趋势。我国要求入境者出具免疫接种的国际证明。将去、来自或途经流行区的旅行者均应接种疫苗。黄热病疫苗为减毒活病毒疫苗，仅需每 10 年加强 1 次。孕妇、免疫功能障碍者、对鸡蛋有严重变态反应者、9 个月以下的婴儿应避免接种。注射疫苗 5～10 天内，可能出现的不良反应包括轻微头痛、肌痛、低热等。

（2）脊髓灰质炎：西方国家已消灭了脊髓灰质炎。大多数人在儿童期间已经接种了三价混合口服疫苗，因此，旅行前仅需加强 1 次即可，最好在出发前 4 周完成。进入脊髓灰质炎已被消灭的国家,旅游者需提供已完成全程接种的证明。

(3)流行性脑脊髓膜炎:流脑由脑膜炎双球菌引起。细菌有 A、B、C、D、E、X、Y、Z、w135、H、I、K 及 L 等 13 个群,20 多个血清型。以 A、B 和 C 3 群最常见,占 90% 以上。亚洲、非洲以 A、C 群为主,B、C 群多见于欧洲、北美洲、拉丁美洲、澳大利亚和新西兰,Y 群在美国、瑞典、以色列有上升趋势,W135 群最近见于沙特阿拉伯。我国一直以 A 群为主,近年 B 群有上升趋势。我国目前仅有 A 群荚膜多糖菌苗。国外已有单价(A 群或 C 群)、双价(A+C)和四价(A+C+Y+w135)疫苗,对成人和 2 岁以上者都是安全的,有效率为 85%～100%。多价疫苗的抗体应答是年龄依赖性的,对成人的保护力强。目前尚无针对 B 群的疫苗。进入沙特阿拉伯参加麦加朝觐的旅游者,必须接种脑膜炎球菌疫苗。

对于密切接触者,24 小时内即应予预防性治疗。儿童可用利福平,<1 个月者 5 mg/kg,每 12 小时 1 次,连服 2 天;>1 个月者 10 mg/kg,每 12 小时 1 次,连服 2 天;<15 岁的儿童还可用头孢曲松,125 mg 肌内注射 1 次。成人还可选择环丙沙星 500 mg 或氧氟沙星 400 mg 口服 1 次。另外,国内还选用复方磺胺甲噁唑,成人每天 2 g,儿童每天 30～50 mg/kg,分 2 次口服,连服 3 天。

(4)流行性乙型脑炎:是黄热病病毒属的乙型脑炎病毒引起的传染病,流行于远东和东南亚地区,由受染的库蚊传播。到乡村或养猪场的旅行者发病的危险性明显高于普通旅行者。大多数受染者为隐性感染,但显性感染的病死率高达 20%～30%。去疫区旅行超过 30 天、在流行季节以户外活动为主(露营、徒步旅行等)的旅行者应接种乙脑疫苗;接种后的有效率约为 90%。乙脑疫苗为灭活病毒疫苗。接种后数小时到 2 周可发生不良反应(如局部红肿,偶有发热、变态反应等),故应在旅行开始 2 周前完成接种。

3.特殊人群的预防接种

(1)孕妇:应避免使用减毒活病毒疫苗和减毒活菌苗,如卡介苗、伤寒口服减毒活菌苗、麻风腮疫苗、水痘活疫苗或甲型肝炎减毒活疫苗及麻疹-风疹-腮腺炎、水痘、流感病毒等减毒活疫苗。对黄热病活疫苗、脊髓灰质炎疫苗,在确有暴露史且使用益处大于不良反应时,仍可在孕期使用。孕期可以使用免疫球蛋白、类毒素疫苗和灭活疫苗,不可接种卡介苗。

(2)HIV 感染者:免疫接种可短暂加重 HIV 感染的病情,但随着积极有效的抗 HIV 治疗,这种情况会逐渐消退。免疫功能受损的 HIV 感染者,接受预防接种后的免疫反应能力随 HIV 感染的进展而降低。免疫功能严重障碍、CD4$^+$T 细胞绝对计数小于 0.2×10^9/L 的旅行者,建议在旅行前开始 HARRT 治疗,且应避免使用减毒活病毒疫苗或减毒活菌苗。

二、旅行中的防护

(一)旅行者腹泻(traveler's diarrhea,TD)

腹泻是最常见的旅行者疾病。美国旅行者根据出游地区不同、TD 的发生率为 30%～70%;出游东南亚国家的我国公民罹患 TD 的发生率为 15.3%,明显高于去其他国家旅行者(5.3%)。

TD 是指旅行者在旅行期间或旅行结束返回后 7～10 天内发生,24 小时内出现≥3 次不成形大便且有至少 1 种肠道疾病伴随症状,如发热、恶心、呕吐、腹痛、里急后重或血便等。TD 多为良性自限性(3～4 天)疾病。8%～15% 的患者病程持续超过 1 周,约 20% 的患者须卧床休息 1～2 天,仅 2% 的患者病程持续超过 1 个月。TD 的后遗症包括活动性关节炎、吉兰-巴雷综合征、感染后肠易激惹综合征等。儿童、老人、孕妇和有基础病的旅行者,TD 病程长,危险性大。

1.病原学

多种病原体(病毒、细菌及寄生虫等)均可引起 TD,世界各地的微生物和寄生虫发病率不同,与当地流行的致病菌谱、流行菌株有关。不同季节、不同地区,TD 的病原组成不同。80%～85% 的 TD 由细菌引起,最常见的细菌为肠产毒性大肠埃希菌(enterotoxigenic Escherichin coli,ETEC),尤以非洲和中美洲最多;此外,肠聚集性大肠埃希菌(enteroaggregative Escheriaci coli,EAEC)、志贺菌、空肠弯曲菌(亚洲国家尤多)、沙门菌、产气单胞菌(泰国、拉丁美洲、亚洲多见)、副溶血弧菌(东南亚沿海国家多见)也是常见致病菌。病毒如肠道病毒、轮状病毒、诺瓦克病毒等也可致 TD,后两种病毒是墨西哥 TD 的重要病原。寄生虫如溶组织阿米巴、蓝氏贾第鞭毛虫和隐孢子虫、环孢子虫及小孢子虫等也可致 TD。当 TD 持续超过10～14 天时,应考虑蓝氏贾第鞭毛虫和隐孢子虫、环孢子虫、小孢子虫感染。后 3 种寄生虫尤其多见于 HIV 感染者。蓝氏贾第鞭毛虫和隐孢子虫是俄罗斯圣彼得堡 TD 的常见病原体。有近 20% 的患者在1 次病程中可检出2 种以上的肠道致病菌。有 20%～50% 的患者病原体未明,可能是肠道细菌或毒素或非感染性原因所致。美国 9 年的哨点监测数据提示:寄生虫(环孢子虫、隐孢子虫、小孢子虫等)在 TD 中所占比例有所增加,应当警惕。

2.流行病学

旅行者腹泻是食入污染的食物、饮水和各种饮料,通过粪-口途径传播的。10 多岁的儿童和年轻人的发病率高,与进食量大和喜欢冒险的生活方式有关。长年发病,但夏秋季更多见。热带和不发达国家的发病率较高,高危地区为亚洲的多数国家、中东、非洲和南美洲,发病率可达30%～50%;中危地区包括东欧、南非和部分加勒比海国家,发病率为 8%～20%;低危地区为欧美发达国家和澳大利亚、新西兰、日本等国家,发病率仅为 2%～4%。自低危地区到高危地区旅游,发生 TD 的危险性约为 40%;自低危地区到中危地区,发生 TD 的危险性约为 10%。

3.诊断

除有腹泻的临床表现外,流行病学资料是诊断 TD 的重要依据。旅行者的行程表和饮食、其他旅行者的发病情况也是协助诊断的重要依据。

4.防护

因为 TD 的发生与不洁饮食有关,故旅行时选择危险性小的食物和饮料,如食用熟食前应加热到 60 ℃以上、尽量吃自己洗净的水果和蔬菜等。避免进食室温保存的熟食和未削皮的水果、当地产的奶制品和冷饮、自来水等。注意个人手卫生,餐具、牙具等器物要消毒。

旅游时间超过 3 周的长期旅行者不宜给予药物预防。不主张给健康人常规使用预防性药物。对于有基础疾病如慢性胃肠炎、免疫功能障碍、血液系统疾病、内分泌紊乱等患者、有严重TD 病史者等,应给予药物预防 TD。预防性治疗应在到达目的地后开始,持续到返回后 2 天。预防 TD 的理想药物应当是安全(可自己服用、不良反应少)、方便(最好每天 1 次)、无药物的相互作用、无耐药问题、保护率超过 75%。以前因四环素的抗菌谱广,TD 的预防首选多西环素每天 100 mg。现在随着耐药地区的增多已很少使用多西环素。在过去的 10 年中,氟喹诺酮类药物(诺氟沙星、环丙沙星、氧氟沙星、左氧氟沙星、氟罗沙星)因广谱、安全、有效、方便而广泛用于 TD 预防。氟喹诺酮类药物不可用于儿童和孕妇。利福昔明是利福霉素的一种衍生物,在肠道内的药物浓度高、抗菌活性强、不良反应少、保护率超过 90%,亦可用于 TD 预防。

5.处理原则

与急性腹泻的处理原则一样,预防和纠正脱水,补充电解质,合理用药,儿童和重症患者须就医诊治。口服补盐液是防治脱水及补充电解质的最佳选择。饮食须选择淀粉类半流食为宜。如体温>40 ℃、血性大便、症状较重者,应到医院就诊。

(二)疟疾

疟疾是由疟原虫引起,由受染雌性按蚊叮咬传播。中美、南美、海地、多米尼加、非洲、印度次大陆、东南亚、中东部分地区和大洋洲都有疟疾的传播和流行。世界范围内最常见的是恶性疟和间日疟,无免疫力的旅行者因疟疾死亡的几乎都是恶性疟原虫所致。

按蚊主要在夜间和黄昏叮咬人,故除药物预防外,旅行者应采取以下措施:①合理安排活动时间,避免或减少在黄昏至黎明间的户外活动。②减少身体暴露,穿长衣长裤,尽量逗留在有纱窗、蚊帐的地方。③使用驱蚊剂,用含 30%～35% DEET(N,N 二乙基甲基苯甲酰胺)的驱蚊剂涂抹暴露皮肤;室内喷洒除虫菊类灭蚊剂;用氯菊酯喷洒蚊帐、处理衣物。④尽管采用了各种防护措施,在流行区暴露后仍可发病,早者可在暴露后 8～9 天发病,迟者可在返回后数月甚至数年发病,故一旦旅行者突然出现发热等疟疾表现,应当迅速就医。约 50% 感染间日疟者在离开疫区 2 个月后发病,但由于恶性疟的潜伏期最短,感染恶性疟者几乎都在离开疫区 2 个月内发病。

常用于疟疾预防的药物有甲氟喹、氯喹、氯胍、伯氨喹和多西环素。不同国家、地区,疟疾的流行情况不同,预防用药也不同。

在海地、大多数中东地区(叙利亚、约旦、伊拉克)、巴拿马运河西部的中美地区、墨西哥、多米尼加共和国,预防疟疾首选氯喹。这些地区的恶性疟原虫也对氯喹敏感。氯喹可用于孕妇和婴儿。最常见的不良反应是消化道症状、瘙痒、粒细胞减少、光过敏等。对于耐氯喹的恶性疟疾,除在泰国、柬埔寨周边地区和缅甸外,可选用甲氟喹,每周 250 mg。孕妇和儿童使用也安全。最常见的不良反应有恶心、眩晕、头痛等。有精神病、癫痫和心功能不全者应慎用。在泰国、柬埔寨周边地区和缅甸存在耐甲氟喹的恶性疟,因此去这些地区的旅行者应选择多西环素,每天 100 mg,孕妇和小于 8 岁的儿童禁用。甲氟喹和氯喹至少应在到达流行地区前 2 周开始服用,以达到稳定的血药浓度;多西环素应在到达前 1～2 天服用。甲氟喹、氯喹、多西环素均应服用到离开流行区后 4 周。

青蒿素及其衍生物是从黄花蒿叶子中提取的药物,半衰期短于奎宁,可杀灭间日疟、恶性疟原虫,可用于间日疟、恶性疟及耐氯喹恶性疟的治疗和预防。不良反应少见,偶有一过性网织红细胞减少、皮疹。青蒿琥酯或蒿甲醚定期每 7 天口服 100 mg 或双氢青蒿素 80 mg,均具有可靠的预防效果。

美国准许体重超过 10 kg 的儿童在预防疟疾时选用阿托泛醌和氯胍的复方制剂(每片含 250 mg阿托泛醌和 100 mg 氯胍),前者可抑制疟原虫体细胞线粒体内的电转换,后者抑制疟原虫的 DNA 合成;用法为出发前 2 天开始至旅行后 1 周,每天 1 片。严重肾功能障碍者禁用。最常见的不良反应包括腹痛、恶心、头痛等。

如果旅行者在疟疾流行区停留较长时间,可定期用伯氨喹预防间日疟和卵形疟(可在离开流行区后3年发病):成人每天 15 mg,14 天为 1 个疗程;儿童每天 0.3 mg/kg,总量不超过每天 15 mg。伯氨喹禁用于孕妇和葡萄糖-6-磷酸脱氢酶(G-6-PD)缺乏者。

疫苗的研究工作正在进行中。

三、返回后的检查

旅行结束返家的旅行者应进行体检,包括血、尿、大便常规,肝功能和胸片。应在不同时间检查3次大便常规,1次大便常规阴性不能除外寄生虫感染,不同时间3次大便常规均阴性可除外70%的肠道寄生虫感染。

旅行结束返回者最常发生的疾病是疟疾、登革热、旅行者腹泻、肝炎、阿米巴肝脓肿、立克次体病、钩体病及性传播疾病等。旅行返回者,引起嗜酸性粒细胞增多的常见寄生虫病为蛔虫病、丝虫病、钩虫病及肝吸虫病等。

旅行返回者一旦有不适就医时,医师一定要重视旅行史。

(陶彩霞)

第七节 传染病预防控制的监督

一、监督依据

(1)《中华人民共和国传染病防治法》。

(2)《突发公共卫生事件应急条例》。

(3)《消毒管理办法》。

(4)《医院感染管理办法》。

(5)《传染性非典型肺炎防治管理办法》。

(6)《医疗机构传染病预检分诊管理办法》。

(7)《医疗机构发热门(急)诊设置指导原则(试行)》。

(8)《全国霍乱监测方案(试行)》。

二、监督检查内容与方法

(一)管理组织与制度

1.管理组织及职责

(1)预检分诊管理组织:二级以上综合医院应当设立感染性疾病科。感染性疾病科是临床业务科室,由发热门诊、肠道门诊、呼吸道门诊和传染病科统一整合设立,负责本医疗机构传染病的分诊工作和感染性疾病治疗,并对本医疗机构的传染病预检、分诊工作进行组织管理;没有设立感染性疾病科的医疗机构应当设立传染病分诊点。

(2)医院感染管理组织:住院床位总数在100张以上的医院应设立医院感染管理委员会和独立的医院感染管理部门;住院床位总数在100张以下的医院应指定分管医院感染管理工作的部门;其他医疗机构应有医院感染管理专(兼)职人员。

2.管理制度

(1)建立传染病预检、分诊制度,感染性疾病科和传染病分诊点标识明确,完善各项规章制度和工作流程。二级以上综合医院要根据《二级以上综合医院感染性疾病科工作制度和工作人员职责》(卫办医发〔2004〕166 号)制定有关制度。

(2)建立医院感染管理责任制,制定并落实医院感染管理的规章制度和工作规范。

(3)消毒管理制度。

(4)医疗废物管理制度。

(二)传染病预防控制工作

1.感染性疾病科设置要求

(1)设计和建设要符合有关法律、法规和技术规范要求。

(2)设置相对独立,通风良好。

(3)内部结构布局合理、流程合理,分区清楚,具有消毒隔离条件,配备必要的医疗、防护设备和设施,符合医院感染预防与控制要求。

(4)二级综合医院感染性疾病科门诊应设置独立的挂号收费室、呼吸道(发热)和肠道疾病患者的各自候诊区和诊室、治疗室、隔离观察室、检验室、放射检查室、药房(或药柜)、专用卫生间。

(5)三级综合医院感染性疾病科门诊还应设置处置室和抢救室等。

(6)感染性疾病科病房应建筑规范、医疗设备和设施应符合有关规定。

2.传染病分诊点设置要求

传染病分诊点应标识明确,相对独立,通风良好,流程合理,具有消毒隔离条件和必要的防护用品。

3.发热门诊设置要求

(1)常年开诊,设在医疗机构内独立区域,与普通门诊相隔离,通风良好,有明显标识。

(2)分设候诊区、诊室、治疗室、检验室、放射检查室等,放射检查室可配备移动式 X 线机,有独立卫生间。

(3)室内配备必要的手消毒设备和设施。

4.肠道门诊设置要求

(1)设置相对独立,有明显标识;农村基层医疗单位确因人员与房屋条件不能单独设立时,也应在门诊指定专人负责或专桌诊治。

(2)分设诊疗室、观察室、药房以及专用厕所,指派专(兼)职医、护、检人员,配备专用医疗设备、抢救药品、消毒药械以及采集粪便标本的棉签和放置标本的碱性蛋白胨增菌液。

(3)室内配备必要的手消毒设备和设施。

(4)对就诊腹泻患者专册登记,做到"逢泻必登,逢疑必检"。

5.人员防护要求

(1)感染性疾病科和传染病分诊点应采取标准防护措施,配备防护服、防护口罩、防护眼镜或面罩、手套、鞋套等。

(2)应为就诊的呼吸道发热患者提供口罩。

6.人员培训要求

医疗机构应对医务人员进行岗前培训和在岗定期培训,培训的内容包括传染病防治的法律、法规、规范、标准,传染病流行动态、诊断、治疗、预防、职业暴露的预防和处理等内容。

7.传染病预检、分诊工作要求

医疗机构应实行预检、分诊制度,根据传染病的流行季节、周期和流行趋势做好特定的预检、分诊工作。感染性患者就诊流程应符合《感染性疾病患者就诊流程》和《急性呼吸道发热患者就诊规定》有关要求。

8.传染病疫情控制工作要求

(1)医疗机构应对传染病患者或者疑似传染病患者提供医疗救护、现场救援和接诊治疗,书写病历记录以及其他有关资料,并妥善保管;不得泄露传染病患者或疑似传染病患者个人隐私有关信息资料。

(2)发现法定传染病患者或者疑似传染病患者按照《传染病防治法》的规定采取相应的隔离控制措施。

(3)按照规定对使用的医疗器械进行消毒,对一次使用的医疗器具应在使用后按照规定予以销毁。

(4)不具备相应救治能力的应将患者及其病历记录复印件一并转至具备相应救治能力的医疗机构。

(5)对本单位内被传染病病原体污染的场所、物品以及医疗废物,应按照有关规定实施消毒和无害化处置;传染病患者或者疑似患者的排泄物应按照规定严格消毒,达到规定的排放标准后方可排入污水处理系统;传染病患者或疑似传染病患者产生的医疗废物应使用双层包装物并及时密封。

(6)应接受疾病预防控制机构对传染病预防工作的指导、考核,配合开展流行病学调查。

三、违法行为的处理

见表 4-7。

表 4-7 医疗机构传染病控制措施违法案件案由参考表

序号	案由	违法行为	违反条款	处罚条款
1	未按照规定承担本单位的传染病预防、控制工作案	(1)未按照要求建立预检分诊制度等制度 (2)未按照规定建立感染性疾病科或设置不符合要求 (3)未按照要求开展医务人员培训 (4)未按照规定开展重点传染病预防控制工作	《传染病防治法》第二十一条、第五十一条第一款,《医疗机构传染病预检分诊管理办法》《传染性非典型肺炎防治管理办法》	
2	发现传染病疫情时,未按照规定对传染病患者、疑似传染病患者提供医疗救护、现场救援、接诊、转诊或者拒绝接受转诊案	医疗机构未按照规定对传染病患者、疑似传染病患者提供医疗救护、现场救援、接诊、转诊或者拒绝接受转诊	《传染病防治法》第五十二条	
3	未按照规定对本单位内被传染病病原体污染的场所、物品以及医疗废物实施消毒或者无害化处置案	(1)医疗机构未对本单位内被传染病病原体污染的场所(物品以及医疗废物)实施消毒或者无害化处置 (2)肠道门诊、发热门诊未按照《消毒管理办法》《医疗机构消毒技术规范》要求进行消毒处置	《传染病防治法》第三十九条第四款,《消毒管理办法》第八条	

序号	案由	违法行为	违反条款	处罚条款
4	在医疗救治过程中未按照规定保管医学记录资料案	医疗机构救治传染病例未按照规定保管医学记录资料案[医学记录资料是指医务人员在医疗活动过程中形成的文字、符号、图表、影像、切片等资料的总和,包括门(急)诊病历和住院病历]	《传染病防治法》第五十二条第一款	
5	故意泄露传染病患者、病原携带者、疑似传染病患者、密切接触者涉及个人隐私的有关信息、资料案	医疗机构(医务人员)故意泄露传染病患者、病原携带者、疑似传染病患者、密切接触者涉及个人隐私的有关信息、资料	《传染病防治法》第十二条第一款	《传染病防治法》第六十九条、《消毒管理办法》第四十五条

（陶彩霞）

第五章

手卫生与医院感染

第一节 手卫生概述

一、手卫生的概念

手卫生是医务人员洗手、卫生手消毒和外科手消毒的总称。洗手是指医务人员用洗手液(或皂液)和流动水洗手,去除手部皮肤污垢、碎屑和部分致病菌的过程。而卫生手消毒则是指医务人员用速干手消毒剂揉搓双手,以减少手部暂居菌的过程。外科手消毒是指外科手术前医务人员用洗手液(或皂液)和流动水洗手,再用手消毒剂清除或者杀灭手部暂居菌和减少常居菌的过程,使用的手消毒剂应具有持续抗菌活性。

二、手卫生的目的

通过加强手卫生,降低与预防外源性感染,提高医疗质量,保障患者和医务人员的安全;同时通过控制感染,减少医疗费用的支出,减轻医务人员的工作量,缩短平均住院日,提高医院的经济效益,最终使患者、医院和社会共同受益。

三、手卫生与医院感染的关系

(一)手部皮肤的细菌

手部皮肤上的细菌,寄生于皮肤表面和深层的汗腺、毛囊和皮脂腺内。根据细菌寄生深度不同将其分为两类。

(1)常居菌存在于皮肤深层的细菌,能从大部分人体皮肤上分离出来的微生物,是皮肤上持久的固有寄居菌,数量是相对固定的,多为非致病菌,如凝固酶阴性葡萄球菌、丙酸杆菌属、一些棒状杆菌属、不动杆菌属和某些肠细菌家族的成员。不易被机械的摩擦清除,需要使用一定的消毒剂将其清除。常居菌与医院感染关系不大。

(2)暂居菌位于皮肤表层死亡的表皮细胞层间以及指甲下裂隙或皲裂处,是皮肤与其他物品接触时滞留在皮肤上的。这类菌群由环境污染细菌组成,数量和种类变化不定,与每个人接触物品的种类、污染的程度和对手的清洁习惯密切相关。医务人员可通过直接接触患者或接触患者周围环境获得,与医院感染密切相关。暂居菌中有一部分是致病菌,常见有大肠埃希菌、葡萄球菌及铜绿假单胞菌。这些细菌在皮肤上的存活时间一般不足 24 小时,经常洗手随时会清除这类细菌。

常居菌和暂居菌可以相互转化,如果长时间不进行手部皮肤的彻底消毒,暂居菌就会进入毛囊、汗腺和皮脂腺内,并变成常居菌。反之常居菌也会移居到皮肤的表面,称为暂居菌。经常注意手部皮肤清洁的人,其细菌数量和种类要比不注意者少。一项研究表明进行一次手部皮肤彻底消毒之后,被消毒部位的细菌种类和数量,大约需要 1 周的时间才能恢复到原来的水平。另外,皮肤的破损使细菌更容易种植到各层皮肤,其完整性的破坏增加了患者和医护人员的感染概率。

长期的临床实践证明,机械性的手部皮肤清洁,是减少手部细菌行之有效的重要方法。有学者报道,皂液洗手 30 秒,手部皮肤上的金黄色葡萄球菌的对数减少值为 2.54;铜绿假单胞菌的对数减少值为 2.8。常驻菌不易用皂液彻底洗掉,某些暂居菌,如金黄色葡萄球菌会在皮肤上很快繁殖,因而去除这些菌时必须用机械清洁法与化学消毒法相结合,才能取得满意的效果。

(二)手与医院感染传播

手作为传播医院感染的媒介,需要完成如下环节:第一,患者携带的病原体要直接或通过物品间接传播到医务人员手上;第二,病原体能在医务人员的手上存活;第三,医务人员没有进行正确有效的手卫生;第四,携带活病原体的手直接接触或通过物品间接接触了其他患者。这四个环节是手作为传播媒介的必要条件,可以看出,对于在外界环境可以存活的病原体通过正确有效的手卫生措施就可以切断该传播环节,中止了手传播病原的途径。

(三)手卫生与医院感染

由于手是导致病原微生物在医患之间交叉感染的主要传播媒介,而通过正确的手卫生可以显著地减少手上携带的潜在病原体,从而有效地控制医院感染,所以手卫生已经成为降低医院感染最可行和最重要的措施。

早在一百多年前,奥地利医师塞麦尔维斯首先证实了洗手的价值。国家卫生研究所和普通外科办公室(National Institutes of Health and the Office of the Surgeon General)进行的一项前瞻性对照研究证明,护士接触带有金黄色葡萄球菌的婴儿后不洗手即接触婴儿较用六氯酚消毒手后再接触婴儿,其感染微生物的机会更多,速度更快。有资料表明,婴儿室的婴儿自出生至出院的感染率与接触婴儿护士的手是否经过清洁消毒有明显关系,护士接触婴儿前不洗手婴儿的感染率为 2.65%,经洗手后婴儿的感染率降为 1.24%。美国颁布的"手卫生指南"所引用的大量临床报告也证实了手卫生实施的有效性。

同时,手卫生措施也是标准预防的重要措施之一,而标准预防是目前国内外公认的控制医院感染的基本措施,可以看出手卫生对医院感染预防与控制有效性得到了广泛的认可。

(四)手卫生依从性与医院感染

一些研究表明,保持洗手的习惯,良好的依从性可使各种微生物的感染率降低,还有大量的研究提示感染与医务人员缺乏依从性或工作量过大有关,这种关系主要体现在手卫生的坚持上。在关于中心静脉导管相关性血流感染的危险因素的研究中,在剔除混杂因素后,患者与护士的比例成为血液感染的一个独立的危险因素,提示护理人员的缺乏,可导致这种感染的增加。护士缺乏可使患者特别集中的单位的 MRSA 更容易扩散,因为这时护士容易忽视手卫生。在职医务人员数低于需要量,容易导致忽视这些感染控制措施。有调查表明在工作高峰,接触患者前坚持洗手的仅仅为 25%,但是医务人员相对充裕时坚持洗手的达 70%,监测表明在这个时期住院的患者发生感染的机会是平常的 4 倍。

影响手卫生依从性的因素很多,流行病学研究中,医师和护工的依从性较之护士差,男性医务人员、ICU 工作人员依从性差,并且在周末的依从性要比工作日好。医务人员反映出的影响手卫生依从性的因素有:手卫生设施使用不便,工作量大,对手部皮肤的刺激,对手卫生的必要性认识不足甚至怀疑等。另外,增加手卫生的依从性需要改变医院全体医务人员的群体行为,因此管理者的重视和医院内重视感染防控的氛围是至关重要的。

（刘　露）

第二节　手卫生设施

手卫生设施是实施手卫生的条件,依据其用途分为一般手卫生设施和外科手消毒设施,下面将分别介绍。

一、一般手卫生设施

(一)洗手设施

1.一般洗手设备

洗手应采用流动水,因而都要配备流动水设施,水龙头要位于洗手池的适当位置。手术室、产房、导管室、层流洁净病房、骨髓移植病房、器官移植病房、重症监护病房、新生儿室、母婴室、血液透析病房、烧伤病房、感染疾病科、口腔科、消毒供应中心等重点部门必须配备非手触式水龙头开关,有条件的医疗机构在诊疗区域均宜配备非手触式水龙头开关。

2.清洁剂

洗手的清洁剂可为洗手液或皂液,使用固体洗手液应保持干燥,盛放皂液的容器宜一次性使用,重复使用的容器应做到每周清洁和消毒。当皂液发生浑浊或变色时及时更换。

3.干手设施

洗手后应正确进行手的干燥,干手设施最好是一次性使用的纸巾,也可使用纯棉小毛巾,一用一消毒,也可以选用其他可避免手再次污染的方法。

(二)卫生手消毒剂

医院应当配制合格的速干手消毒剂,最常应用于手部皮肤消毒的消毒剂有乙醇、氯己定、碘伏、乙醇与氯己定的复合制剂等。选用的产品应为符合国家有关规定的产品。为了避免污染,产品最好使用一次性包装。另外,在选用卫生手消毒剂时应考虑医务人员对选用的手消毒剂有良好的接受性,产品的接受性将对手卫生的依从性造成影响,选用的手消毒剂应当无异味、无刺激性,有条件的医院可以选用能保护手部皮肤的产品。

(三)手卫生设施可及性

手卫生设施的可及性也是影响手卫生依从性的重要因素。无论是洗手设施还是其他手卫生设施的设置原则都是方便使用,尽量在病房、治疗室等都设置洗手设施,在查房过程中可携带速干手消毒剂,便于在接触患者前后实施手卫生。

二、外科手卫生设施

(一)外科洗手设施

1.手术部(室)洗手设施

应采用流动水洗手,有条件的医院可使用过滤水或经过消毒处理的水。水龙头必须是感应式或脚踏式等非手触式开关。清洁剂可使用洗手液或皂液,最好使用皂液,清洁剂的保存同一般手卫生设施的要求。

术前洗手用的洗手池大小、高矮应该适宜,能有效防止洗手水溅出,池壁光滑无死角,易于清洁。洗手池应设在手术间附近,数量根据手术台的数量设置,通常不应少于手术间数。洗手池上缘高度距离地面以 1 m 为宜。两水池的间距应≥50 cm;或两个水龙头的间距≥150 cm,这样可避免刷手时因飞溅而造成的相互污染。洗手池由于经常处于潮湿状态,有利于细菌滋生,应每天清洁并消毒,消毒时用含有效氯为 500 mg/L 的消毒剂。

2.其他用品

还应配备术前清洁指甲的工具和干手用品。如果用毛刷则大小、刷毛软硬度要合适。刷手工具应有专人负责,定期检查质量,发现有不合格时必须及时更换,也可使用一次性的刷手工具。刷手工具应放在方便取用的位置,一用一消毒,在消毒前必须先用清水冲洗干净并干燥。干手巾是最常用的干手设备,干手巾应每人一用,用后清洁、灭菌;盛装在灭菌的容器中。

另外还要配备计时器、洗手流程图及说明图等,有助于规范手卫生方法。

(二)外科手消毒剂

手术部(室)应配备外科手消毒剂,并取得原卫生部卫生许可批件,有效期内使用。常用外科手消毒剂有氯己定与醇类的复合制剂、碘伏和 4%氯己定等;消毒液应放置在非手触式的出液器中,包装宜一次性使用,对于重复使用的容器应每周清洁和消毒。

(刘　露)

第三节　手卫生方法

一、一般手卫生遵循的原则

洗手和卫生手消毒是一般手卫生的两种方法,在两者之间进行选择时遵循的原则是:当手部有血液或其他体液等肉眼可见的污染时,应用洗手液(或皂液)和流动水洗手。当手部没有肉眼可见污染时,宜使用速干手消毒剂消毒双手代替洗手。洗手和卫生手消毒的指征如下:

(一)洗手或卫生手消毒的指征

在如下情况下,选择洗手或卫生手消毒两者之一即可:①直接接触每个患者前后,从同一患者身体的污染部位移动到清洁部位时;②接触患者黏膜、破损皮肤或伤口前后,接触患者的血液、体液、分泌物、排泄物、伤口敷料等之后;③穿脱隔离衣前后,摘手套后;④进行无菌操作、接触清洁、无菌物品之前;⑤接触患者周围环境及物品后;⑥处理药物或配餐前。

(二)先洗手后卫生手消毒的指征

在如下情况下,需要先进行洗手,然后进行卫生手消毒:①接触患者的血液、体液和分泌物以及被传染性致病微生物污染的物品后;②直接为传染病患者进行检查、治疗、护理或处理传染患者污物之后。

二、外科手消毒方法

(一)外科手消毒遵循的原则

总体上,外科手消毒必须遵循:先洗手、后消毒;不同患者手术之间、手套破损或手被污染时,应重新进行外科洗手与手消毒。

(二)外科手消毒剂的选择

外科手消毒剂是决定外科手消毒是否符合要求的重要用品,选择的时候应当慎重,要求满足以下三点要求:①选用的产品应符合国家法规的相关规定,除满足一般手消毒剂的条件外,应有持续杀菌效果,并按照生产厂家的使用说明使用;②选用的外科手消毒剂应被广大医务人员所接受;③购买之前应当先评估产品的出液器功能。

(三)外科手消毒的方法

外科手消毒包括洗手和消毒两个步骤,两者缺一不可,并且不能颠倒先洗手后消毒的步骤。

1.洗手方法与要求

外科手消毒的方法是医务人员的必备技能,本书不再在细节上赘述,仅提出原则上的要求:①洗手之前应先摘除手部饰物,并修剪指甲,长度应不超过指尖;②取适量的清洁剂清洗双手,前臂和上臂下 1/3,并认真揉搓 2~6 分钟。清洁双手时,应注意清洁指甲下的污垢和手部皮肤的皱褶处;③流动水冲洗双手、前臂和上臂下 1/3;④无菌巾彻底擦干;⑤特殊情况水质达不到 GB574P 的规定时应用外科用消毒剂再消毒双手后戴无菌手套。

2.手消毒方法

外科手消毒的常用方法有两种,即冲洗手消毒方法和免冲洗手消毒方法。无论用哪种消毒方法,手消毒剂的取液量、揉搓时间及使用方法都应当遵循产品的使用说明。

3.冲洗手消毒方法

取足量的手消毒剂涂抹至双手的每个部位、前臂和上臂下 1/3,并认真揉搓 2~6 分钟,用流动水冲净双手、前臂和上臂下 1/3,无菌巾彻底擦干。流动水应达到 GB5749 的规定。特殊情况水质达不到要求时,手术医师在戴手套前,应用醇类手消毒剂再消毒双手后戴无菌手套。

传统的外科手消毒 10 分钟的揉搓对皮肤的损伤较大,近来临床研究表明,揉搓 2~6 分钟和 10 分钟,手消毒效果没有显著差异,所以建议外科手消毒揉搓 2~6 分钟即可;由于减少外科手消毒的揉搓时间还可提高医务人员的依从性,从而也可提高手消毒效果。

4.免冲洗手消毒方法

取足量的免冲洗手消毒剂涂抹至双手的每个部位、前臂和上臂下 1/3,并认真揉搓直至消毒剂彻底干燥。

(四)注意事项

(1)不应戴假指甲,保持指甲和指甲周围组织的清洁。

（2）在整个手消毒过程中应保持双手位于胸前并高于肘部，使水由手部流向肘部。

（3）洗手与消毒可使用海绵、其他揉搓用品或双手相互揉搓。

（4）术后摘除外科手套后，应用洗手液（皂液）清洁双手，然后进行其他的操作。

（5）用后的清洁指甲用具、揉搓用品如海绵、手刷等，应放在指定的容器中；揉搓用品应每人使用后消毒或者一次性使用；清洁指甲用品应每天清洁与消毒。

（刘　露）

第四节　手卫生效果监测

一、监测要求

医院应每季度对手术部（室）、产房、导管室、层流洁净病房、骨髓移植病房、器官移植病房、重症监护病房、新生儿室、母婴室、血液透析病房、烧伤病房、感染疾病科、口腔科等部门工作的医务人员手进行消毒效果监测；当怀疑医院感染暴发与医务人员手卫生有关时，应及时进行检测，并进行相应致病微生物的检测。

二、监测方法

（一）采样时间
在接触患者、进行诊疗活动前采样。

（二）采样方法
被检者将双手伸出五指并拢，用浸有含相应中和剂的无菌洗脱液浸湿棉拭子，在双手指曲面从指根到指端往返涂擦 2 次，一只手涂擦面积约 30 cm^2，涂擦过程中同时转动棉拭子，将棉拭子接触操作者的部分剪去，投入 10 mL 含相应中和剂的无菌洗脱液试管内，立即送检。

（三）检测方法
将采样管在混匀器上振荡 20 秒或用力振打 80 次，用无菌吸管吸取 1.0 mL 待检样品接种于 2 个无菌平皿中，每一样本接种 2 个平皿，平皿内加入已融化的 45～48 ℃的营养琼脂 15～18 mL，边倾注边摇匀，待琼脂凝固，置（36±）1 ℃温箱培养 48 小时，计数菌落数。

细菌菌落总数计算方法：细菌菌落总数（cfu/cm^2）＝平板上菌落数×稀释倍数/采样面积（cm^2）。

三、手卫生合格的判断标准

卫生手消毒，监测的细菌菌落总数应≤10 cfu/cm^2；外科手消毒，监测的细菌菌落总数应≤5 cfu/cm^2。

（刘　露）

第五节　手卫生依从性监测

一、概念

(一)定义

手卫生依从性是指医务人员实施临床操作,在手卫生的时机中,实际实施手卫生的时机数的比例,常用百分率(%)表示。

(二)计算方法

依从性(%)=(实施手卫生时机数/应手卫生时机数)×100% 计算式中,实施手卫生时机数是指医务人员在临床工作中实施手卫生的时机数,包括洗手和使用速干手消毒剂消毒手的时机数之和;应手卫生时机数是指被观察者洗手时机数,即至少有一个洗手指征的时机数。

二、监测方法

(一)监测目的

手卫生依从性是评价手卫生实施状况的重要指标,监测手卫生依从性可以得到医务人员手卫生状况的重要信息;通过监测实施改善手卫生状况的干预措施前后的依从性变化,评价干预措施的效果;监测结果向医务人员进行反馈,以持续改进手卫生状况;通过计算不同的依从性下感染率的不同,评估手卫生行为在医院感染防控中所起的作用;同时有助于医院感染暴发调查。

(二)监测方法

1.直接监测法

直接方法包括观察、患者评价或自我报告。其中,直接观察法是评价手卫生依从性的"金标准"。

(1)直接观察法:直接观察法是由接受过培训的调查员通过观察直接收集手卫生依从性的信息。此法收集的数据可靠性好,并且可以收集到更加完善的数据,包括了医务人员不同操作、不同时间段、不同指征的手卫生依从情况,这些信息有助于发现手卫生工作的薄弱环节,从而确立手卫生工作推进的重点。直接观察法在监测依从性的同时还可以评价手卫生方法的正确性。但是该法耗费人力物力,统一培训过程和判断手卫生时机的标准有困难,因而推广起来有一定的难度。

为了保证结果的可靠性,用直接观察法监测手卫生依从性需要遵循以下原则:①要有明确观察的范围,即观察的地点;②每个观察周期,每个部门(或人员类型)需观察至少200个手卫生时机;③要观察到医院人员有直接接触患者的操作时手卫生依从状况;④一个观察阶段一般不超过20分钟(特殊情况可±10分钟);⑤一个调查员不要同时观察三个以上对象。

(2)授权患者监督法:授权患者监督法是鼓励患者监督医务人员在接触患者前是否洗手,授权患者应该为他们的诊疗(包括控制感染)负责。

由于患者难以用统一客观的标准评价医务人员的手卫生依从性,因而用此法评价手卫生的依从性可靠性较差,但可以有效改善手卫生状况。

(3)医务人员自我评价法:该法是由医务人员自我评价,但有研究证明,医务人员自己报告的依从性与直接观察的实际情况不相符,自我评价倾向于高估自己手卫生的依从性。

2.间接监测法

间接方法包括监测物品(如洗手液或手揉搓剂)的消耗量和电子监测洗手池的使用率等。从而间接估计手卫生依从状况的变化趋势,用间接监测法不能得到个体手卫生依从性的值,只能通过横向或纵向比较来看一个科室或病区总体上手卫生依从性的相对高低和变化趋势。由于观测的指标是客观测量得到的。该法得到的数据客观,可以有效避免选择偏倚和回忆偏倚。

3.监测方法比较

上述的各监测方法各有利弊,在实际工作中应当按照具体情况选择恰当的方法,各种方法的优缺点见表5-1。

表 5-1　手卫生依从性监测方法优缺点分析

	监测方法	优点	缺点
直接监测法	直接观察	评价依从性"金标准"; 可以得到不同科室、操作的手卫生依从性; 可以同时评价手卫生方法的正确率	耗费人力、财力; 结果受"霍桑效应"①的影响; 存在抽样误差; 培训过程和评价标准难做到标准化
	患者评价	能获得某些依从性的信息; 能够提高手卫生依从性	没有培训过程患者如何观察,评价标准未标准化; 患者可能非自愿参与
	自我评价	节省人力物力; 可以在此过程中提高医务人员的手卫生意识	结果的真实性差
间接监测法	监测洗手液和速干手消毒剂用量	比直接监测法花费少 可以避免选择偏倚②和回忆偏倚③	未考虑工作量的影响 只能估计变化趋势,不能得到具体的率
	电子监测	比直接监测法耗资少 避免"霍桑效应"	这种形式不能监测到所有的洗手和卫生手消毒

注:①霍桑效应:被研究者由于知道了自己成为特殊被关注的对象后,所出现的改变自己行为或状态的现象。②选择偏倚:由于选择观察的对象不能很好代表研究的全部人群,而使得研究结果偏离真实情况。③回忆偏倚:由于被调查者记忆失真或不完整造成调查结果与实际情况不符。

(刘　露)

第六章

医院各科室的感染管理

第一节 门急诊的医院感染管理

门急诊是医院的前沿阵地，由于人员繁多，病情复杂，人员流动大，不可避免地存在门急诊感染风险，最容易引起交叉感染，门急诊感染是医院感染管理中的 1 项重点内容与难点。做好门急诊感染管理的质量控制，是降低医院感染的发生率。国家卫健委颁布的《医疗机构门急诊医院感染管理规范》WS/T591，规定了医疗机构门诊和急诊科（部、室）（以下简称门急诊）医院感染管理要求、宣教和培训、监测与报告、预检分诊、预防和控制感染的基本措施、基于传播途径的预防措施、医疗废物处置等。

一、管理要求

（一）医院感染管理制度

（1）医疗机构的门急诊应成立医院感染管理小组，全面负责门急诊的医院感染管理工作，明确小组及其人员的职责并落实。小组由门急诊负责人担任组长，人员应包括医师和护士，小组成员为本区域内相对固定人员，应至少配备医院感染管理兼职人员 1 名。

（2）门急诊医院感染管理小组应依据医疗保健相关感染特点和门急诊医疗工作实际，制订门急诊医院感染管理相关制度（其要求见附录 A）、计划、措施和流程，开展医院感染管理工作。

（3）门急诊医院感染管理小组负责组织工作人员开展医院感染管理知识和技能的培训，宜对患者及陪同人员开展相应的宣传教育。

（4）门急诊医院感染管理小组应接受医疗机构对医院感染管理工作的监督、检查与指导，落实医院感染管理相关改进措施，评价改进效果，做好相应记录。

（二）工作人员

（1）应参加医院感染管理相关知识和技能的培训。

（2）应掌握并遵循医院感染管理的相关制度及流程，特别是落实标准预防的具体措施，手卫生应符合《医务人员手卫生规范》WS/T313 的要求，隔离工作应符合《医院隔离技术规范》WS/T311的要求，消毒灭菌工作应符合《医疗机构消毒技术规范》WS/T367 的要求。

（3）注射、穿刺、治疗、换药、手术、清创等无菌诊疗操作时，应遵守无菌技术操作规程。

(三)设备设施

医疗机构的门急诊应配备合格、充足的感染预防与控制工作相关的设施和物品，包括体温计（枪）、手卫生设施与用品、个人防护用品、卫生洁具、清洁和消毒灭菌产品和设施等。

二、宣教和培训

(一)门急诊工作人员的培训

1.门急诊医院感染管理小组

应每年制订培训计划，并依据工作人员岗位特点开展有针对性培训。

2.培训内容

（1）门急诊医疗保健相关感染预防与控制工作的特点。

（2）医院感染管理相关制度。

（3）基本的感染预防与控制措施，如手卫生、血源性病原体职业防护、个人防护用品的正确选择和使用等标准预防措施以及清洁消毒的方法和频率、医疗废物管理等；并依据国家及地方颁布的法律、法规、标准、规范等及时更新。

（4）有疫情发生时，培训内容应包括相应的预防与控制知识及技能。

（5）对兼职人员培训还应包括手卫生依从性观察、医疗保健相关感染病例监测、多重耐药菌管理等。

3.培训要求

（1）新到门急诊工作的人员均应参加岗前培训。

（2）在岗人员应定期接受培训，每年至少1次，并做好记录。

（3）根据传染病疫情发生情况，在岗人员应及时接受针对性培训。

4.培训效果评估

（1）宜每次培训后进行考核或考查。

（2）形式包括现场抽问、填写考卷、现场操作等。

(二)患者和家属、陪同人员的宣教

（1）可利用折页、宣传画、宣传海报、宣传视频等开展多种形式的宣教。

（2）宣教内容宜包括手卫生、呼吸道卫生/咳嗽礼仪和医疗废物的范围等。

（3）对确诊或疑似经空气或飞沫传播疾病的患者，应进行正确使用口罩的培训；对确诊或疑似经接触传播疾病的患者，应宣教相应的隔离措施。

（4）宜对留置透析导管、经外周静脉穿刺中心静脉置管、导尿管等侵入性装置的患者和家属宣教相应的感染预防和控制措施。

三、监测与报告

(一)监测内容与频率

（1）可根据《医院感染监测规范》WS/T312的要求，结合本机构实际情况，设计并开展医疗保健相关感染病例的综合监测和目标监测，如导管相关血流感染、手术部位感染等。

（2）宜定期开展手卫生依从性的监测，至少每季度1次。手卫生依从性的监测方法宜参照世

界卫生组织《手卫生技术参考手册》执行。

(3)应按照《医院消毒卫生标准》GB15982《医疗机构消毒技术规范》WS/T367《医院空气净化管理规范》WS/T368 和《医疗机构环境表面清洁与消毒管理规范》WS/T512 等的要求开展环境卫生学监测。

(二)医疗保健相关感染暴发或疑似暴发的流行病学调查

医疗机构门急诊短时间内出现 3 例以上的症候群相似的医疗保健相关感染病例时,应参照《医院感染暴发控制指南》WS/T524 的要求及时开展医疗保健相关感染病例的流行病学调查,并采取针对性的控制措施。

(三)医疗保健相关感染病例报告

(1)发现医疗保健相关感染病例应遵照本机构门急诊医疗保健相关感染病例报告制度进行报告。

(2)工作人员工作期间出现感染症状,应遵照本机构门急诊医疗保健相关感染病例报告制度及时报告。

(3)应按照《医院感染暴发报告及处置管理规范》和《医院感染暴发控制指南》WS/T524 的要求及时报告医疗保健相关感染暴发和疑似暴发病例。

四、预检分诊

(1)医疗机构应严格执行《医疗机构传染病预检分诊管理办法》的规定,根据本机构的服务特性建立相应的预检分诊制度。

(2)医疗机构应根据传染病的流行季节、周期、流行趋势和卫生行政部门发布的特定传染病预警信息,或者按照当地卫生行政部门的要求,加强特定传染病的预检、分诊工作。

(3)二级以上综合医院应设立感染性疾病科,没有设立感染性疾病科的医疗机构应当设立传染病分诊点。

(4)医疗机构在门急诊可通过挂号时询问、咨询台咨询和医师接诊时询问等多种方式对患者开展传染病的预检;在必要时,可建立临时预检点(处)进行预检。

(5)预检、分诊点(处)应配备体温计(枪)、手卫生设施与用品、个人防护用品和消毒产品等,以便随时取用。

(6)医疗机构各科室的医师在接诊过程中,应注意询问患者有关的流行病学史、职业史,结合患者的主诉、病史、症状和体征等对来诊的患者进行传染病的预检。

(7)经预检为需要隔离的传染病患者或者疑似患者的,应将患者分诊至感染性疾病科或分诊点就诊,同时对接诊处采取必要的消毒措施。

(8)医疗机构应设置醒目标识、告示、指引牌等,指引需要隔离的确诊或疑似传染病患者至感染性疾病科门诊或分诊点就诊。医疗机构不具备传染病救治能力时,应及时将患者转诊到具备救治能力的医疗机构诊疗。

(9)从事预检、分诊的工作人员接诊患者时,应采取标准预防的措施。如怀疑其患有传染病时,应依据其传播途径选择并使用适宜的防护用品,并正确指导患者使用适宜的防护用品。防护用品应符合国家相关标准要求。

五、预防和控制感染的基本措施

（一）手卫生

（1）手卫生设施应符合以下要求：①门急诊每间诊室均应设置手卫生设施，包括流动水洗手设施、洗手液、干手设施或速干手消毒剂。②可能高频率接触血液、体液、分泌物的诊疗室如换药室、皮肤科、烧伤科、耳鼻喉科、妇科、口腔科、感染性疾病科等应设置流动水洗手设施和干手设施。新建、改建的门急诊每间诊室均应设置流动水洗手设施和干手设施。

（2）手卫生指征、方法和注意事项应符合《医务人员手卫生规范》WS/T313 的要求。

（二）个人防护用品的选用

（1）根据标准预防的原则选用个人防护用品（手套、外科口罩、医用防护口罩、护目镜或防护面屏、隔离衣和防护服等），见表 6-1，并符合《医院隔离技术规范》WS/T311 的要求。

表 6-1　接触不同传播途径感染时医务人员个人防护用品的选择

传播途径	个人防护用品类别							
	帽子	外科口罩	医用防护口罩	护目镜或防护面屏	手套	隔离衣	防护服	鞋套或防水靴
接触传播预防措施	+	±a	—	±a	+	±b	—	±c
飞沫传播预防措施	+	+	±	+	+	+	±d	±c
空气传播预防措施	+	—	+	+	+	+	±d	±c

注 1："＋"指需采取的防护措施。

注 2："±"根据工作需要可采取的防护措施。

a 预计可能出现血液、体液、分泌物、排泄物喷溅时使用。

b 大面积接触患者或预计可能出现血液、体液、分泌物、排泄物喷溅时使用。

c 接触霍乱、SARS、人感染高致病性禽流感、埃博拉病毒病等疾病时按需使用。

d 为疑似或确诊感染经空气传播疾病的患者进行产生气溶胶操作时，接触 SARS、人感染高致病性禽流感、埃博拉病毒病等疾病时按需使用。

（2）使用个人防护用品的注意事项如下：①工作人员应掌握个人防护用品使用方法和注意事项，具体穿脱方法参照《医院隔离技术规范》WS/T311 的要求执行。②在进行任何一项诊疗、护理操作之前，工作人员应评估人体被血液、体液、分泌物、排泄物或感染性物质暴露的风险，根据评估结果选择适宜的个人防护用品，注意使用适合个体型号的个人防护用品。③摘除个人防护用品时应避免污染工作服和皮肤。④如需戴手套和穿隔离衣，在不同患者诊疗操作间应更换手套和隔离衣。⑤使用医用防护口罩前应进行密合性测试。

（三）安全注射

（1）医务人员应掌握治疗和用药的指征。

（2）注射应使用一次性的灭菌注射装置。

（3）对患血源性传播疾病的患者实施注射时宜使用安全注射装置。

（4）尽可能使用单剂量注射用药。多剂量用药无法避免时，应保证"一人一针一管一用"，不应使用用过的针头及注射器再次抽取药液。

（5）使用后的注射针头等锐器应及时放入符合规范的锐器盒内。

（四）医用物品的管理

（1）进入人体无菌组织、器官、腔隙，或接触人体破损黏膜、组织的诊疗器械、器具和物品应进行灭菌;接触完整皮肤、完整黏膜的诊疗器械、器具和物品应进行消毒。

（2）一次性使用医疗用品用后应及时按医疗废物处理。

（3）按照规定可以重复使用的诊疗器械、器具和物品使用后应按照产品说明书、技术规范等要求选择适宜的方法进行清洁、消毒或灭菌,并符合《医疗机构消毒技术规范》WS/T367的要求。

（五）环境及物体表面清洁消毒

（1）应遵循《医疗机构环境表面清洁与消毒管理规范》WS/T512的要求对不同污染程度的区域环境及物体表面进行清洁与消毒。门急诊环境按污染程度可分为以下3区:①轻度环境污染风险区域,包括门急诊办公室、门急诊药房内部、挂号室内部等区域。②中度环境污染风险区域,包括门急诊大厅、挂号和缴费窗口、候诊区、普通诊室、心电图室、超声科和其他功能检查室等区域。③高度环境污染风险区域,包括采血室、换药室、穿刺室、注射室、耳鼻喉科诊室、妇科诊室、感染性疾病诊室、肠道门诊、发热门（急）诊、门急诊手术室、口腔科、血透室、内镜室等区域。

（2）卫生间环境及物体表面的清洁和消毒,工作人员在开始清洁、消毒前,应穿戴好必要的个人防护用品。保持卫生间的环境卫生,至少每天清洁或消毒一次,遇污染时随时清洁和消毒。

（3）可使用《医疗机构环境表面清洁与消毒管理规范》WS/T512描述的方法对环境清洁、消毒的依从性进行评估。环境微生物评估方法按《医院消毒卫生标准》GB15982的要求执行。

（六）空气净化

（1）空气净化措施应符合《医院空气净化管理规范》WS/T368的要求。

（2）普通诊室首选自然通风,自然通风不良可采用机械通风、集中空调通风系统、循环风紫外线空气消毒器或其他合格的空气消毒器。应根据产品特性、使用区域空间大小配置适宜的消毒器。

（3）诊治经空气或飞沫传播疾病的患者时,其诊室宜采用安装空气净化消毒装置的集中空调通风系统,或使用空气净化消毒设备。有条件的医疗机构,可使用负压隔离诊室。

（七）呼吸道卫生

（1）宜在就诊和等候就诊区域张贴呼吸卫生宣传画,发放或播放宣传资料。

（2）对有呼吸道症状的患者,当其能够耐受时,应指导其戴口罩。

（3）应避免与有呼吸道症状患者的不必要近距离（＜1 m）接触。

（4）有呼吸道症状的工作人员在工作期间需戴外科口罩。

六、基于传播途径的预防措施

（1）宜早期识别有呼吸道症状、腹泻、皮疹、引流伤口或皮肤损伤等可能有活动性感染的患者。

（2）应在标准预防的基础上,遵循《医院隔离技术规范》WS/T311的规定,根据疾病的传播途径,采取以下相应的隔离与防护措施。①接触传播的隔离与预防:对经接触传播疾病如肠道感染、多重耐药菌感染、皮肤感染,及存在大小便失禁、伤口引流、分泌物、压疮、安置引流管或引流袋以及有皮疹的患者,应采取接触传播的隔离与预防措施。②飞沫传播的隔离与预防:对《医院隔离技术规范》WS/T311中规定的情况及A群链球菌感染治疗的最初24小时内,应采取飞沫传播的隔离与预防措施。宜将患者安置于房门可关闭的诊室,特别是剧烈咳嗽和痰多的患者;患者病情容许且能耐受时应戴外科口罩,并执行呼吸道卫生/咳嗽礼仪。③空气传播的隔离和预防:对《医院隔离技术规范》WS/T311中规定的情况及播散型带状疱疹等疾病的患者或免疫缺陷并局部患有带状疱疹的患者,应做好空气传播的隔离和预防措施。接诊此类患者的诊室宜与普通诊室分开,并将患者安置于房门可关闭的单间。有条件的医疗机构,宜尽快将患者安置于负压隔离诊室。患者病情容许且能耐受时应戴外科口罩,并执行呼吸道卫生/咳嗽礼仪。

七、医疗废物处置

(1)应符合《医疗废物管理条例》和《医疗卫生机构医疗废物管理办法》的要求,对医疗废物进行分类、密闭运送,相关登记保存 3 年。

(2)门急诊公共区域应放置生活垃圾桶,内装黑色垃圾袋。但特殊科室如采血室、注射室等患者可能丢弃医疗废物的区域应放置医疗废物桶,内装黄色医疗废物袋。

(3)门急诊换药室、采血室、注射室、耳鼻喉科诊室、妇科诊室、感染性疾病科诊室、肛肠科诊室、泌尿外科诊室等可能进行诊疗操作的房间应放置医疗废物桶,内装黄色医疗废物袋。

(4)普通诊室宜放置生活垃圾桶。

(5)放置生活垃圾桶或医疗废物桶的区域应有醒目、清晰的标识。

（李　静）

第二节　重症监护病房的医院感染管理

重症医学(CCM)是研究危及生命的疾病状态的发生、发展规律及其诊治方法的临床医学学科。重症监护病房(ICU)是重症医学学科的临床基地,它为因各种原因导致一个或多个器官与系统功能障碍危及生命或具有潜在高危因素的患者,及时提供系统的、高质量的医学监护和救治技术,是医院集中监护和救治重症患者的专业科室。重症医学和 ICU 自进入我国至今,从业者已经达到相当的规模,国内各大医院纷纷成立重症监护病房,并且从一开始单一的中心重症监护病房逐渐发展成为专科的重症监护病房,其中包括呼吸重症监护病房、心脏重症监护病房、神经科重症监护病房、外科重症监护病房、儿科重症监护病房、急诊重症监护病房等。中华医学会重症医学分会成立时颁布了第一个《中国重症加强治疗病房(ICU)建设和管理指南》。卫健委颁布了《重症监护病房医院感染预防与控制规范》WS/T509,该标准规定了医疗机构重症监护病房医院感染预防与控制的基本要求、建筑布局与必要设施及管理要求、人员管理、医院感染的监测、器械相关感染的预防和控制措施、手术部位感染的预防与控制措施、手卫生要求、环境清洁消毒方法与要求、床单元的清洁与消毒要求、便器的清洗与消毒要求、空气消毒方法与要求等。ICU 作为 20 世纪医学的重要进展之一,其挽救生命、支持技术的水平,直接反映了医院综合救治能力,体现医院整体医疗实力,是现代化医院的重要标志之一。ICU 的出现是医学发展史上的一次飞跃,但它也带来了新的问题,其中很重要的一方面就是重症监护病房医院感染的增加。

危重症医学的发展离不开现代化的医疗技术和设备,这其中包含了心肺复苏、气管插管技术的出现、数代呼吸机的更新、心电监测、血流动力学监测技术的发展等。随着医师对危重疾病认识水平的提高和新医疗设备和技术的不断出现,危重症医学正处于快速发展的阶段。但在 ICU 患者抢救成功率大大提高的同时,越来越多的医疗干预措施,尤其是介入性操作已经成为医院感染发生的危险因素。加之 ICU 患者的病情危重、自身免疫力低下,不合理使用抗菌药物,环境因素以及患者间的交叉感染等,导致 ICU 患者无论是发生内源性或是外源性医院感染的机会都有所增加,ICU 成为医院感染的高发区域,医院感染成为导致抢救失败的重要原因。

医院感染的发生不仅增加危重患者的治疗难度和死亡率,还会增加医疗费用,降低医疗资源的效益。国外报道中 ICU 患者的医院感染发生率可达 26%,发生医院感染患者的死亡率高达60.9%,与无医院感染者的 22.1%在统计学上有显著性差异。医院感染发生率因国家和地区不同而有较大差异。2005 年英国公共健康实验室服务中心 PHLS 进行的调查显示,住院患者的医院感染发生率为 10%,发生医院感染患者的住院费用是未发生医院感染者的 3 倍,且要为医院感染的诊治花费约 5 500 美元的额外费用及增加 11 个住院日。美国每年发生 200 万例以上医院感染,造成超过 40 亿美元的额外费用和 8 万病例死亡。我国原卫生部医院感染监控管理培训基地公布的监测结果显示,依医院级别及专业的不同,医院感染发生率为0.21%～8.25%,平均3.92%,如果考虑漏报率的因素,实际感染率将会更高。国内有研究显示,发生医院感染的患者比未发生医院感染的患者平均住院日延长 7 天,平均每例医院感染多花费总医疗费 16 026.66 元。张文新等研究发现,平均住院日与出院人数、病床周转次数和病床使用率呈显著负相关,与治愈率呈正相关。这就意味着发生医院感染不仅增加患者痛苦和经济负担、影响预后,还延长住院时间、降低医院病床周转率,影响医院的社会效益和经济效益。因此,有效控制 ICU 医院感染的发生是提升医疗技术和服务质量的重要方面,应为临床医师和医院管理者所重视。

一、医院感染预防与控制的基本要求

(1)ICU 应建立由科主任、护士长与兼职感控人员等组成的医院感染管理小组,全面负责本科室医院感染管理工作。

(2)应制订并不断完善 ICU 医院感染管理相关规章制度,并落实于诊疗、护理工作实践中。

(3)应定期研究 ICU 医院感染预防与控制工作存在的问题和改进方案。

(4)医院感染管理专职人员应对 ICU 医院感染预防与控制措施落实情况进行督查,做好相关记录,并及时反馈检查结果。

(5)应针对 ICU 医院感染特点建立人员岗位培训和继续教育制度。所有工作人员,包括医师、护士、进修人员、实习学生、保洁人员等,应接受医院感染预防与控制相关知识和技能的培训。

(6)抗菌药物的应用和管理应遵循国家相关法规、文件及指导原则。

(7)医疗废物的处置应遵循《医疗废物管理条例》《医疗卫生机构医疗废物管理办法》和《医疗废物分类目录》的有关规定。

(8)医务人员应向患者家属宣讲医院感染预防和控制的相关规定。

二、建筑布局、必要设施及管理要求

(1)ICU 应位于方便患者转运、检查和治疗的区域。

(2)ICU 整体布局应以洁污分开为原则,医疗区域、医疗辅助用房区域、污物处理区域等应相对独立。

(3)床单元使用面积应不少于 15 m²,床间距应>1 m。

(4)ICU 内应至少配备 1 个单间病室(房),使用面积应不少于 18 m²。

(5)应具备良好的通风、采光条件。医疗区域内的温度应维持在(24±1.5)℃,相对湿度应维持在30%～60%。

（6）装饰应遵循不产尘、不积尘、耐腐蚀、防潮防霉、防静电、容易清洁和消毒的原则。

（7）不应在室内摆放干花、鲜花或盆栽植物。

三、人员管理

（一）医务人员的管理要求

（1）ICU应配备足够数量、受过专门训练、具备独立工作能力的专业医务人员，ICU专业医务人员应掌握重症医学的基本理论、基础知识和基本操作技术，掌握医院感染预防与控制知识和技能。护士人数与实际床位数之比应不低于3∶1。

（2）护理多重耐药菌感染或定植患者时，宜分组进行，人员相对固定。

（3）患有呼吸道感染、腹泻等感染性疾病的医务人员，应避免直接接触患者。

（二）医务人员的职业防护

（1）医务人员应采取标准预防，防护措施应符合《医院隔离技术规范》WS/T311的要求。

（2）ICU应配备足量的、方便取用的个人防护用品，如医用口罩、帽子、手套、护目镜、防护面罩、隔离衣等。

（3）医务人员应掌握防护用品的正确使用方法。

（4）应保持工作服的清洁。

（5）进入ICU可不更鞋，必要时可穿鞋套或更换专用鞋。

（6）乙肝表面抗体阴性者，上岗前宜注射乙肝疫苗。

（三）患者的安置与隔离

（1）患者的安置与隔离应遵循以下原则：①应将感染、疑似感染与非感染患者分区安置。②在标准预防的基础上，应根据疾病的传播途径（接触传播、飞沫传播、空气传播），采取相应的隔离与预防措施。

（2）多重耐药菌、泛耐药菌感染或定植患者，宜单间隔离；如隔离房间不足，可将同类耐药菌感染或定植患者集中安置，并设醒目的标识。

（四）探视者的管理

（1）应明示探视时间，限制探视者人数。

（2）探视者进入ICU宜穿专用探视服。探视服专床专用，探视日结束后清洗消毒。

（3）探视者进入ICU可不更鞋，必要时可穿鞋套或更换专用鞋。

（4）探视呼吸道感染患者时，探视者应遵循《医院隔离技术规范》WS/T311的要求进行防护。

（5）应谢绝患有呼吸道感染性疾病的探视者。

四、器械相关感染的预防和控制措施

（一）中央导管相关血流感染的预防和控制措施

（1）应严格掌握中央导管留置指征，每天评估留置导管的必要性，尽早拔除导管。

（2）操作时应严格遵守无菌技术操作规程，采取最大无菌屏障。

（3）宜使用有效含量≥2 g/L氯己定乙醇（70％体积分数）溶液局部擦拭2～3遍进行皮肤消毒，作用时间遵循产品的使用说明。

（4）应根据患者病情尽可能使用腔数较少的导管。

（5）置管部位不宜选择股静脉。

(6)应保持穿刺点干燥,密切观察穿刺部位有无感染征象。

(7)如无感染征象时,不宜常规更换导管;不宜定期对穿刺点涂抹送微生物检测。

(8)当怀疑中央导管相关性血流感染时,如无禁忌,应立即拔管,导管尖端送微生物检测,同时送静脉血进行微生物检测。

(二)导尿管相关尿路感染的预防和控制措施

(1)应严格掌握留置导尿指征,每天评估留置导尿管的必要性,尽早拔除导尿管。

(2)操作时应严格遵守无菌技术操作规程。

(3)置管时间>3天者,宜持续夹闭,定时开放。

(4)应保持尿液引流系统的密闭性,不应常规进行膀胱冲洗。

(5)应做好导尿管的日常维护,防止滑脱,保持尿道口及会阴部清洁。

(6)应保持集尿袋低于膀胱永平,防止反流。

(7)长期留置导尿管宜定期更换,普通导尿管7~10天更换,特殊类型导尿管按说明书更换。

(8)更换导尿管时应将集尿袋同时更换。

(9)采集尿标本做微生物检测时应在导尿管侧面以无菌操作方法针刺抽取尿液,其他目的采集尿标本时应从集尿袋开口采集。

(三)呼吸机相关肺炎的预防和控制措施

(1)应每天评估呼吸机及气管插管的必要性,尽早脱机或拔管。

(2)若无禁忌证应将患者头胸部抬高30°~45°,并应协助患者翻身拍背及震动排痰。

(3)应使用有消毒作用的口腔含漱液进行口腔护理,每6~8小时1次。

(4)在进行与气道相关的操作时应严格遵守无菌技术操作规程。

(5)宜选择经口气管插管。

(6)应保持气管切开部位的清洁、干燥。

(7)宜使用气囊上方带侧腔的气管插管,及时清除声门下分泌物。

(8)气囊放气或拔出气管插管前应确认气囊上方的分泌物已被清除。

(9)呼吸机管路湿化液应使用无菌水。

(10)呼吸机内外管路应按照第6部分环境清洁消毒中的呼吸机及附属物品消毒的方法做好清洁消毒。

(11)应每天评估镇静药使用的必要性,尽早停用。

(四)手术部位感染预防与控制措施

(1)应严格掌握患者出入ICU的指征,缩短住ICU天数。

(2)应符合国家关于外科手术部位医院感染预防与控制的相关要求。

五、手卫生

(1)应配备足够的非手触式洗手设施和速干手消毒剂,洗手设施与床位数比例应不低于1:2,单间病房应每床1套。应使用一次性包装的皂液。每床应配备速干手消毒剂。

(2)干手用品宜使用一次性干手纸巾。

(3)医务人员手卫生应符合《医务人员手卫生规范》WS/T313的要求。

(4)探视者进入ICU前后应洗手或用速干手消毒剂消毒双手。

六、环境清洁消毒

（1）物体表面清洁消毒方法：①物体表面应保持清洁，被患者血液、体液、排泄物、分泌物等污染时，应随时清洁并消毒。②医疗区域的物体表面应每天清洁消毒1～2次，达到中水平消毒。③计算机键盘宜使用键盘保护膜覆盖，表面每天清洁消毒1～2次。④一般性诊疗器械（如听诊器、叩诊锤、手电筒、软尺等）宜专床专用。⑤一般性诊疗器械（如听诊器、叩诊锤、手电筒、软尺等）如交叉使用应一用一消毒。⑥普通患者持续使用的医疗设备（如监护仪、输液泵、氧气流量表等）表面，应每天清洁消毒1～2次。⑦普通患者交叉使用的医疗设备（如超声诊断仪、除颤仪、心电图机等）表面，直接接触患者的部分应每位患者使用后立即清洁消毒，不直接接触患者的部分应每周清洁消毒1～2次。⑧多重耐药菌感染或定植患者使用的医疗器械、设备应专人专用，或一用一消毒。

（2）地面应每天清洁消毒1～2次。

（3）安装空气净化系统的ICU，空气净化系统出、回风口应每周清洁消毒1～2次。

（4）呼吸机及附属物品的消毒如下：①呼吸机外壳及面板应每天清洁消毒1～2次。②呼吸机外部管路及配件应一人一用一消毒或灭菌，长期使用者应每周更换。③呼吸机内部管路的消毒按照厂家说明书进行。

七、床单元的清洁与消毒

（1）床栏、床旁桌、床头柜等应每天清洁消毒1～2次，达到中水平消毒。

（2）床单、被罩、枕套、床间隔帘应保持清洁，定期更换，如有血液、体液或排泄物等污染，应随时更换。

（3）枕芯、被褥等使用时应保持清洁，防止体液浸湿污染，定期更换，如有血液、体液或排泄物等污染，应随时更换。

八、空气消毒

（1）ICU空气应达到《医院消毒卫生标准》GB15982的要求。

（2）空气消毒可采用以下方法之一，并符合相应的技术要求：①医疗区域定时开窗通风。②安装具备空气净化消毒装置的集中空调通风系统。③空气洁净技术：应做好空气洁净设备的维护与监测，保持洁净设备的有效性。④空气消毒器：应符合《消毒管理办法》的要求。使用者应按照产品说明书正确使用并定期维护，保证空气消毒器的消毒效果。⑤紫外线灯照射消毒：应遵循《医疗机构消毒技术规范》WS/T367的规定。⑥能够使空气达到卫生标准值要求的合法有效的其他空气消毒产品。

九、便器的清洗与消毒要求

（1）便盆及尿壶应专人专用，每天清洗、消毒。

（2）腹泻患者的便盆应一用一消毒。

（3）有条件的医院宜使用专用便盆清洗消毒机处理，一用一消毒。

十、医院感染的监测

(1)应常规监测 ICU 患者医院感染发病率、感染部位构成比、病原微生物等,做好医院感染监测相关信息的记录。监测内容与方法应遵循《医院感染监测规范》WS/T312 的要求。

(2)应积极开展目标性监测,包括呼吸机相关肺炎(VAP)、血管导管相关血流感染(CLBSL)、导尿管相关尿路感染(CAUTI)、多重耐药菌监测,对于疑似感染患者,应采集相应标本做微生物检验和药敏试验。具体方法参照《医院感染监测规范》WS/T312 的要求。

(3)早期识别医院感染暴发,实施有效的干预措施,具体如下:①应制订医院感染暴发报告制度,医院感染暴发或疑似暴发时应及时报告相关部门。②应通过收集病例资料、流行病学调查、微生物检验,分析确定可能的传播途径,据此制订并采取相应的控制措施。③对疑有某种微生物感染的聚集性发生时,宜做菌种的同源性鉴定,以确定是否暴发。

(4)应每季度对物体表面、医务人员手和空气进行消毒效果监测,当怀疑医院感染暴发、ICU新建或改建以及病室环境的消毒方法改变时,应随时进行监测,采样方法及判断标准应依照《医院消毒卫生标准》GB15982 的要求。

(5)应对监测资料进行汇总,分析医院感染发病趋势、相关危险因素和防控工作存在的问题,及时采取积极的预防与控制措施。

(6)宜采用信息系统进行监测。

(李 静)

第三节 新生儿病房的医院感染管理

一、概述

新生儿是指从出生脐带结扎至生后 28 天内的婴儿。根据胎龄、体重等的不同可分为以下几类。

(一)根据胎龄分类

1.早产儿

胎龄不满 37 周。

2.足月儿

胎龄 37 周到不满 42 周,为正常儿。

3.过期儿

胎龄满 42 周及以上。

(二)根据体重分类

1.低出生体重

出生体重<2 500 g。

极低出生体重儿<1 500 g。

超低出生体重儿<1 000 g。

2.正常体重儿

出生体重 2 500～3 999 g。

3.巨大儿

出生体重≥4 000 g。

(三)根据体重与胎龄关系分类

1.＜胎龄儿

出生体重在同胎龄体重第 10 个百分位数以下。

2.适于胎龄儿

出生体重在同胎龄体重第 10～90 个百分位数之间。

3.＞胎龄儿

出生体重在同胎龄体重第 90 个百分位数以上。

(四)根据出生后周龄分类

1.早期新生儿

指生后 7 天以内的新生儿。

2.晚期新生儿

指生后第 2 周至第 4 周末的新生儿。

新生儿出生后足月,体重正常,适于胎龄,无异常情况为正常儿。否则,有各种异常,如低体重儿、早产儿或有疾病等均为高危儿。

(五)高危新生儿

高危新生儿是指已发生或有可能发生危重疾病而需要特殊监护的新生儿。

二、新生儿病房医院感染的特点

新生儿病房收治的多是病情重、体重低、发育不全和营养不良的新生儿,对外界环境的适应能力差,容易受病原菌的侵袭。新生儿是医院感染的高危人群。近年来,我国不同省市、不同级别的医院,发生了多起新生儿医院感染暴发事件,造成了新生儿的死亡。不但给医院造成了恶劣的社会影响,而且还造成了家庭的悲剧。因此要加强新生儿病房的管理,通过有效的实施感染控制措施,避免医院感染暴发事件的发生。

(一)新生儿医院感染现状

近年来,医院感染管理越来越受到重视。各级医疗机构在做好全面监测的同时,针对新生儿病房的特点,普遍开展了目标性监测,不断加强了意识,提高了管理水平,国内医院感染发生率在 4.5％～11.4％。不同级别的医院,不同的地区,收治新生儿来源的不同,其医院感染率差异也较大。根据首都儿研所监测,共收治新生儿 2 949 例,其中有 91 例发生医院感染,感染率为 3.09％。呼吸道感染占 47.25％,其中上呼吸道感染占 27.47％,下呼吸道感染占19.78％。胃肠道感染占 39.56％,皮肤感染占 2.2％,口腔感染占 10.99％,其他感染占 2.2％。

引起新生儿医院内感染的细菌以革兰阴性杆菌为主,如大肠埃希菌、肺炎克雷伯杆菌、变形杆菌、铜绿假单胞菌、不动杆菌属,其中多重耐药的鲍氏不动杆菌检出率逐年增加,应引起高度重视。鼠伤寒沙门菌及志贺菌属感染的暴发流行在新生儿病房也偶有发生。金黄色葡萄球菌、表皮葡萄球菌、凝固酶阴性葡萄球菌和肠球菌是医院内感染常见的革兰阳性球菌。真菌感染如念珠菌、曲霉菌和某些其他条件致病性真菌为二重感染的常见致病菌,多发生于应用抗菌药物和皮质激素的患者以及粒细胞减少患者。严重的侵袭性真菌病给临床治疗造成困难,使患儿死亡率增加。病毒也是新生儿医院内感染的重要病原体。常见的病毒性院内感染有呼吸道合胞病毒和副流感病毒所致的呼吸道感染、流感、风疹等。新生儿对鼻病毒最易感,柯萨奇病毒 B 可引起新生儿感染并形成流行。由轮状病毒和诺如病毒所致的腹泻多发生于新生儿和老年人。单纯疱疹病毒、巨细胞病毒和疱疹-水痘病毒皆可在医院内形成流行。

(二)新生儿感染的主要因素

1.新生儿本身的因素

新生儿普遍易感。尤其是早产儿及低出生体重儿,其对感染的高度易感性主要是因为免疫功能发育不全。新生儿特别是早产儿,吞噬细胞功能不足,所以其细胞内的杀毒作用减弱。免疫球蛋白系统不能通过胎盘,特别是分泌型 IgA 缺乏。新生儿易患呼吸道和肠道感染性疾病。

2.医护人员因素

通过医务人员污染的手直接或间接接触传播是新生儿感染的一个重要途径。医务人员手上革兰阴性杆菌携带率为 20%～30%。由于空气很少传播革兰阴性菌,通过接触传播是很重要的途径。医护人员手卫生的依从性低、不严格执行洗手制度、缺乏合适的洗手设备、工作紧张没有时间洗手、共用擦手巾等均是院内感染的人为因素。

3.侵入性操作因素

医院感染的发生与侵入性操作有很大关系。由于新生儿免疫功能相对低下,患病新生儿常常需要侵入性器械的使用如气管插管、静脉插管、导尿、气管内插管,这些器械为微生物侵入机体提供了途径,增加了医院感染的危险性。

4.医疗用品消毒不严

室内的医疗器械和某些固定装置如导管、插管、雾化器、暖箱、蓝光箱、治疗车、婴儿床、空调机,以及生活用品如奶具、沐浴用具、包裹婴儿用物等的污染均是发生感染的途径。

5.抗菌药物的长期应用

对于新生儿出现的病症,医师们为了尽快控制疾病,往往在药物敏感性试验结果出来之前就使用广谱抗菌药物,且疗程长、剂量大,容易造成正常菌群紊乱、耐药菌株增多、细菌变异和发生二重感染等,导致医院感染率上升。

6.隔离措施不到位

由于病种不同如肺炎、腹泻、败血症等,患儿不能分室居住,不能做到分组护理。各种病原体高度集中,医源性交叉感染的机会增加,造成患儿病程迁延。如腹泻入院的患儿数天后出现呼吸道感染症状等,在临床上时有发生,甚至一个病室数人被交叉感染。

7.环境因素

新生儿病房建筑布局不合理,不符合医院感染控制的要求,没有形成相对独立的区域。床距过小,由于医院条件所限,在患病高峰季节,在一个病室内连续加床,致使室内人员过多。病房原则上不陪护、不探视。

8.空气不洁净

空气污染是造成新生儿呼吸道感染的主要原因。新生儿病房的人员密集,尤其是秋冬季节,不能保证通风和足够的新风量,空气消毒设备配备不到位,造成空气污浊,给清洁消毒工作带来了一定困难。致使许多附着在尘埃和飞沫中的病原微生物随空气流动飞扬,而造成空气污染。

9.医院感染措施落实不到位

医院感染控制是一个系统工程,医院感染控制的理念和思路是贯穿日常工作的各个环节。各级医疗机构按照各种规范的要求,都制订了许多相关的制度,但关键是落实不到位,尤其是在院感控制的细节上和隐患上,落实规章制度的依从性上,还有所差距。完全凭借医护人员的责任心和职业道德的约束是不够的,还要加强督促检查,促进各项制度的落实。

三、新生儿病房医院感染的防控措施

(一)布局流程

(1)新生儿病室的建筑布局应当符合医院感染预防与控制的有关规定,做到洁污区域分开,功能流程合理。新生儿病房应当设置在相对独立的区域,接近新生儿重症监护病房。分区明确设立非感染病室、感染新生儿室、治疗室、配奶室、沐浴室、处置室、工作人员更衣室、办公室和接待室等,流程合理。

(2)新生儿无陪护病室每床净使用面积不少于 3 m²,床间距不<1 m。有陪护病室应当一患一房,净使用面积不低于 12 m²。

(二)加强管理

1.建立和完善各项规章制度

如新生儿病房消毒隔离制度、新生儿室医院感染管感染病例报告、工作制度、探视制度、保洁措施、医疗废物处理规定等。医务人员应本着对工作高度负责的态度,自觉遵守和执行医院的各项规章制度,各科室要认真落实医院感染管理措施,加强医院感染知识和管理制度的学习,并定期抽查考核,使医务人员自觉遵守各种无菌操作及消毒制度。一旦发现医院感染病例要及时组织医务人员研究和讨论。

2.建立科室感染管理小组

由科室主任、医院感染监控医师和护士长负责落实医院感染控制的各项要求。根据科室的具体情况制订相关制度,督促、培训、指导、实施有效的措施,控制医院感染的发生,保证医院感染监控网络的运行。开展感染管理质量定期与随机检查,达到持续改进的目的。

3.人员梯队结构与病房出入管理

新生儿病室应当根据床位设置配备足够数量的医师和护士,人员梯队结构合理其中医师人数与床位数之比应当为0.3∶1以上,护士人数与床位数之比应当为0.6∶1以上。工作人员出入新生儿病房必须更衣、洗手方可入室,必要时戴口罩。加强隔离防护用品的管理,洁污分开,定位放置。新生儿病室应当严格限制非工作人员进入,患感染性疾病者严禁入室。医务人员在诊疗过程中应当实施标准预防,并严格执行无菌操作技术。

4.医疗用品的管理

(1)手术使用的医疗器械、器具及物品必须达到灭菌标准。

(2)一次性使用的医疗器械、器具应当符合国家有关规定,不得重复使用。

(3)呼吸机湿化瓶、氧气湿化瓶、吸痰瓶应当每天更换清洗消毒,呼吸机管路消毒按照有关规定执行。

(4)蓝光箱和暖箱应当每天清洁并更换湿化液,一人一用一消毒。同一患儿长期连续使用暖箱和蓝光箱时,应当每周消毒1次,用后终末消毒。

(5)接触患儿皮肤、黏膜的器械、器具及物品应当一人一用一消毒。如雾化吸入器、面罩、氧气管、体温表、吸痰管等。

（6）患儿使用后的奶嘴用清水清洗干净,高温或微波消毒;奶瓶由配奶室统一回收清洗高温消毒,有条件者可采用灭菌。盛放奶瓶的容器每天必须清洁消毒;保存奶制品的冰箱要定期清洁与消毒。配奶间用具专用,应用后煮沸消毒或灭菌。

（7）新生儿使用的被服、衣物等应当保持清洁,每天至少更换 1 次。新生儿一人一床,被单、床单、浴巾、小毛巾、枕套按规定换洗,污染后及时更换。患儿出院后床单位要进行终末消毒。

5.手卫生管理

新生儿病室房间内至少设置 1 套洗手设施、干手设施或干手物品,洗手设施应当为非手触式。每位患儿床单位旁放手消毒剂,提高医务人员对洗手的依从性。医务人员在接触患儿前后均应当认真实施手卫生。诊疗和护理操作应当以先早产儿后足月儿、先非感染性患儿后感染性患儿的原则进行。接触血液、体液、分泌物、排泄物等操作时应当戴手套,操作结束后应当立即脱掉手套并洗手。手卫生检测菌落数≤10 cfu/cm²,无沙门菌检出。

6.加强医疗废物的管理

按规定进行医疗废物的分类、收集标识醒目,由专人运送到指定地点,进行终末处理,避免环境污染。

（三）控制

（1）空气物理消毒方法:通风、紫外线消毒、空气过滤技术、空气消毒机等。

（2）新生儿室应保持病房应保持整洁,适宜温度 24～26 ℃,相对湿度 50%～55%。应当保持空气清新与流通,每天通风不少于 2 次,每次 15～30 分钟。有条件者可使用空气净化设施、设备。每天用动态消毒机消毒两次,做好记录。

（3）医疗环境,室内的地面、家具、医疗器械(各种暖箱、新生儿床、监护仪、呼吸机等)、各种台面、治疗车、门把手、水龙头、洗手液盒、病例夹和门窗等每天保持清洁必要时用消毒液擦拭。做到一桌一巾,拖布专用,标识明确、分类清洗消毒。生活垃圾和医用垃圾分开放置。加强对陪护及探视工作的管理。

（4）感染患者和非感染患者应分室放置,同类感染相对集中。感染和有多重耐药菌感染的新生儿应当采取隔离措施并作标识。特殊感染患者应单独安置,传染病和可疑传染病要按传染病常规隔离,传染患儿的各类污染物品和排泄物严格按先消毒后排放的原则处理。发现特殊或不明原因感染患儿,要按照传染病管理有关规定实施单间隔离、专人护理,并采取相应消毒措施。所用物品优先选择一次性物品,非一次性物品必须专人专用专消毒,不得交叉使用。

（四）严格执行各项无菌技术操作、规范使用诊疗物品及医疗器械

必须具有严格的无菌观念。严格执行各项无菌操作规程,尤其是在护理使用呼吸机、静脉导管、尿道置管的患儿时。

（五）合理使用抗菌药物

抗菌药物的不合理应用已成为医院管理部门和临床医师共同关注的问题。新生儿病房抗菌药物的使用率为 100%,因此尽量保持患儿体内正常的生态平衡,合理使用抗菌药物就显得尤为重要。在使用过程中一般不建议采用三联用药,尽可能不使用广谱抗菌药物,应结合临床治疗效果和药物敏感性试验选用抗菌药物。长期使用抗菌药物,机体防御屏障的正常菌群遭到破坏,增加革兰阴性杆菌和真菌感染机会,故易发生肠炎、鹅口疮和尿布皮炎等。加强新生儿眼部、脐、臀、口腔等皮肤黏膜护理,有利于防止病原菌的生长繁殖和感染的发生。同时要加强细菌耐药的监测,及时向临床反馈监测结果,指导临床合理使用抗菌药物。

综上所述,做好医院综合消毒管理工作是控制医院感染的重要措施,发现问题后采取有效措施,积极解决,通过规范化、制度化和常规化等综合管理,才能有效地控制医院感染的发生。

(李　静)

第四节　产房与母婴同室的医院感染管理

一、产房的医院感染管理

产房是新生命诞生的"摇篮",担负着母子生命安全的重任。作为孕产妇集中分娩及治疗的场所,每天都要产生大量的血液体液,容易成为细菌的繁殖地,产妇分娩中生殖道损伤、宫腔胎盘剥离的创面等削弱身体防御能力的各种因素为细菌繁殖创造了条件,极易引起感染。医务人员频繁接触产妇体液、血液,增加了职业暴露及发生潜在感染的危险性。产房属于医院的高危科室,属于医院感染中重点监测与管理的部门之一。产房医院感染管理工作质量的好坏,直接影响到产妇及新生儿的健康。为了有效防止医院感染的发生,产房必须从多方面综合考虑,切实做好感染防治工作。

(一)环境管理

1.布局及环境

(1)产房宜与手术室、产科病房和新生儿室相邻近。环境清洁、安静、通风、采光条件好。

(2)产房的布局、设施、环境条件与手术室要求基本相同。产房内的布局应分无菌区、清洁区、污染区,各区域之间标志明确。污染区包括洗澡更衣室、卫生间、换鞋及推车转换处、卫生处置间等。清洁区设置办公室、待产室、敷料准备室、器械室,刷手间、隔离待产室等。无菌区包括分娩室、隔离分娩室及无菌物品存放室等。

(3)各区之间用门隔开,或设立明显的分界标志。一个分娩室内最多设 2 张产床,每张产床使用面积应不少于 16 m²。

(4)设隔离待产室(床)、隔离分娩室(床)。

2.环境的清洁卫生

(1)保持室内整洁,空气清新、无污染。有条件的可配备空气消毒净化装置。产房温度应保持在22~24 ℃;湿度以 60%~65% 为宜。

(2)产房应建立严格的清洁卫生制度,每天湿式清洁,每周彻底清洁消毒 1 次。

(3)保持室内空气流通新鲜,每天通风,手术或助产前、后消毒室内空气,可使用紫外线灯照射、动态空气净化消毒装置。定期进行一次环境卫生学监测,必要时随时监测。

(4)每天手术前、后及两台手术或助产之间,用清洁拖布拖擦地面。若有血迹或污染,必须立即以适宜的消毒液擦拭干净。拖布按照划分区域固定使用,不得混用。

(5)每天手术或助产前、后,用清洁湿抹布擦拭桌子、仪器和手术治疗台的表面。如有污染时用浸有消毒液的抹布擦拭。床单位每天用消毒剂擦拭。

(6)隔离待产室及隔离分娩室使用后,物品及其环境进行终末消毒后再按常规处理。

(二)人员管理

(1)产房工作人员必须树立严肃认真的工作态度,严格的无菌观念,认真执行各项技术操作规程和质量标准,认真执行手卫生规范;医护人员应熟悉各种常用的消毒、灭菌方法。

(2)工作人员、进入产房人员需更换产房专用鞋,戴好帽子、口罩。离开产房时,应脱去产房专用着装,或更换外出衣和外出鞋,再进入时必须穿戴新的着装。产妇进入分娩室应更衣、裤、鞋。

(3)手术或助产中,应尽量避免或减少人员活动和进出。限制参观、实习人员的数量,减少人员流动。

(4)工作人员应身体健康,无传染性疾病。凡有急性呼吸道感染、肠胃炎、皮肤渗出性病灶和多重耐药菌株携带者不应在产房工作。

(5)建议每年对工作人员进行健康体检,孕期工作人员应测试对风疹病毒的敏感性,必要时接种风疹疫苗。

(6)医务人员应正确使用防护用品;接触血液、体液、分泌物、排泄物等操作时应当戴手套,进行可能产生喷溅的诊疗操作时,应戴护目镜或防护面罩,穿防护服。操作结束后应当立即脱掉手套并洗手。

(三)物品管理

(1)无菌物品按照无菌物品管理规定进行管理与放置。无菌包在使用前,必须检查包装、有效日期和灭菌指示标志等。灭菌后的物品必须在有效期内使用。

(2)床及产床每次使用后必须更换床上用品,清洗、消毒后备用。

(3)产妇、工作人员的拖鞋应每天洗刷、消毒。

(4)各类物品包括体温计、给氧系统、指甲剪、器具盒等,均应按常规进行清洁、消毒。

(5)可重复使用的新生儿复苏设备,每次使用后均应进行消毒或灭菌。

(6)吸引器、吸引瓶及吸引管等用后应清洗、消毒后干燥保存。

(7)氧气湿化瓶使用后进行清洗消毒,并干燥保存备用,氧气湿化液应使用无菌水,每次使用前加入。

(四)助产和手术中预防医院感染的措施

(1)助产或手术前,应严格刷手或用外科手消毒剂擦洗双手及双臂,手套被刺破及处理脐带和缝合伤口前,应更换新的无菌手套。必要时戴防护眼镜。

(2)助产使用的器械应与处理脐带的器械分开使用。严禁用侧切剪刀处理脐带。

(3)处理脐带前必须用消毒液纱球擦手;缝合侧切伤口前应更换无菌手套;脐带残端可使用碘酊或其他适宜的消毒剂烧灼,以预防感染。

(4)疑有宫腔感染时,应立即留取培养,以便指导产后或术后抗生素的使用。

(5)及时清理新生儿的口腔和上呼吸道内吸入物,防止吸入性肺炎。

(五)产妇的感染管理

(1)在待产期间,检查产妇时必须严格执行无菌操作,减少不必要的肛检次数,如需阴检,必须严格消毒外阴部,戴无菌手套,手套涂以无菌润滑剂。

(2)产妇需要留置导尿管时,应严格执行留置导尿的无菌操作规范。

(3)产后3天内或会阴拆线前,可先用0.1%苯扎溴铵(新洁尔灭)液或其他适宜的消毒液冲洗外阴部,最后擦洗肛门;再用温生理盐水冲洗外阴部,每天2次。严重撕裂或较大较深的切口需每次大便后冲洗,观察侧切口愈合情况,如有发热、红肿、渗出等异常情况应及时处理,必要时做血培养及分泌物培养。

(六)隔离孕产妇的感染控制

(1)凡患有或疑有传染性疾病,如 HBsAg 阳性及肝功能异常、沙门菌感染、单纯性水痘、风疹、有化脓性感染灶的产妇,均应收入隔离待产室(床)待产,在隔离分娩室分娩,并按隔离技术规范的要求进行护理和助产。

(2)分娩后用过的所有器具,应密闭包装后注明"感染",尽快送消毒供应中心统一进行清洗、消毒、灭菌处理;无法立即处理的应采取保湿措施。布类物品均须装入橘红色收集袋(箱),有条件的医院可使用专用水溶性包装袋,送洗衣服统一处理。

(3)废弃物按医疗废物的管理要求分类收集、处置时应用双层黄色医疗垃圾袋密闭包装。

(4)断脐后的新生儿应用清洁的包被保护,并直接送隔离婴儿室或母婴同室隔离。新生儿可注射免疫球蛋白阻断感染,并按新生儿计划免疫进行免疫注射。

(5)产妇离开隔离分娩室或手术室后,必须用消毒液擦拭室内物体表面和地面,必要时进行室内空气消毒。如有严重感染的产妇,应进行终末消毒及卫生学监测,达到要求后方可使用。

二、母婴同室的医院感染管理

20 世纪 90 年代初,世界卫生组织和联合国儿童基金会提出了改革传统的母婴分室制度后,母婴同室在我国大部分医院得到实施。母婴同室不仅有利于母亲的身体健康,也有利于婴儿的生长发育,但母婴 24 小时同住一室,加上探陪人员多,人流量大,易造成室内空气污染及疾病传播等,且由于产妇及婴儿此时特殊的生理特点,机体抵抗力低下,易发生院内感染,对医院感染管理带来新的问题,因此加强母婴同室的医院感染管理极为重要。

(一)母婴同室的管理

(1)房间面积每间 18～20 m²,每张产妇床位的使用面积应≥5.5～6.5 m²,每个婴儿 1 张床位,占地面积不少于 0.5～1.0 m²;每个房间不超过 3 组母婴床位,必要时配备空气消毒设备。有条件的医疗单位可安装隔音设备、根据临床工作需要设置新生儿保暖箱等。

(2)房间宽敞明亮,通风条件好,室内无灰尘,环境清洁,空气清新,并有洗手设施。可每天上、下午各开窗通风 1 次,每次 15～30 分钟。如使用室内空气消毒机须按卫生行政管理部门批准的方法使用。有人的情况下不应使用臭氧消毒器和化学消毒剂喷雾消毒。

(3)母婴室中所有医疗仪器设备、器械、护理用品等必须是一婴一用一消毒或灭菌。体温表母婴分开使用;止血带一人一用一消毒;使用中的氧气湿化瓶每天消毒,湿化用水应用无菌水,每天更换;吸痰管一婴一用一灭菌。

(4)新生儿使用的被服、衣物、尿布(最好使用纸尿裤)和浴巾等物品,需经过消毒处理。

(5)新生儿用的眼药水、扑粉、油膏、沐浴液、浴巾、治疗用品等应一婴一专用,不得混用。如患有眼疾,左、右眼的滴眼液要分开,防止交叉感染。

(6)室内用品、母婴床、家具等物体表面用清水或清洁剂湿式擦拭,每天 1 次;地板用湿式拖把擦拭每天 1～2 次;每周大扫除 1 次。当有病原体污染时,可用 1 000～2 000 mg/L 含氯消毒剂作用 30 分钟后擦拭或使用其他适宜的消毒剂消毒。各室卫生工具专用,擦布一桌一布,扫床一床一巾,用后清洗、消毒、晾干备用。

(7)床单位、新生儿保温箱要及时进行清洁(无明显污染时)、消毒(有明显污染时),床上用品用可采用湿热消毒或紫外线照射消毒,有条件可应用床单位消毒机或设立整体床单位清洗消毒中心。住院时间较长者,每周应进行床单位消毒,有污染时随时消毒。

(8)配奶间应保持清洁,物体表面可擦拭消毒,必要时进行空气消毒;每周彻底清洁、消毒1次。奶瓶奶嘴等应一用一消毒。

(9)严格执行探视制度,控制探视人员,在规定的探视时间内探视,每次每床只限1人入室探视。探视人员必须洗手,避免婴儿接触不清洁的手及衣物。探视人员不得随意触摸新生儿及将新生儿抱出室外,以防交叉感染。

(10)母婴一方患有感染性疾病时,均应及时与其他正常母婴隔离。如产妇发生急性呼吸道感染、病毒性肝炎、单纯疱疹、肺结核、水痘、风疹、化脓性感染、沙门菌感染等,与其他母婴隔离,并暂停哺乳,以防感染扩散。工作人员进入母婴隔离室,必须穿戴隔离衣、帽子、口罩。

(11)产妇及新生儿出院后,母婴室应进行彻底清洁消毒后方可收治其他人员。

(二)新生儿沐浴的管理

(1)新生儿应每天沐浴(病情不允许者除外),制订新生儿沐浴操作流程,流程应符合医院感染管理的要求。

(2)室温保持24～28 ℃,相对湿度50％～60％,保持空气清新,注意通风。

(3)洗澡结束后,整理用物,清洁地面、水池,紫外线空气消毒。

(4)护理人员给婴儿洗澡前,应洗手、戴防水围裙。

(5)新生儿沐浴水温以38～40 ℃为宜。沐浴时先洗脸部、头部、上半身,再洗下半身,并注意观察全身情况。注意保护眼睛、耳朵,勿将水灌入耳鼻及口腔内,防止发生中耳炎及吸入性肺炎。

(6)新生儿沐浴用品应一用一消毒,或使用一次性用品,禁止交叉使用。

(7)新生儿沐浴使用的防水围裙及防水袖套应每天消毒,拆褥及包褥要严格分台,台布每天一用一换,磅秤上的消毒巾一婴一用一换,用后清洗灭菌。

(刘　露)

第五节　手术部(室)的医院感染管理

手术部(室)为承担医院手术的独立部门是医院感染管理的重点部门之一。在医疗服务的过程中,手术操作是感染风险最关键的环节之一,由于手术感染的成因复杂,有患者因素、疾病的因素、技术的因素、设备材料的因素、管理因素、环境的因素等多环节、多因素,因此手术部(室)医院感染管理是保障患者手术安全、保障医院手术质量的重中之重。就手术部(室)医院感染管理而言,通常应包括建筑布局、规章制度、人员管理、器械管理、物品管理、环境控制、感染监测、培训教育等8个方面。根据《医院感染管理办法》和《医院手术部(室)理规范(试行)》的规定,医院手术部(室)建立医院感染管理小组,由手术部(室)任,护士长和感染管理兼职人员(护士和麻醉师)组成。主要负责本部门医院感染的管理,制订并不断完善本部门的感染控制方案,组织具体实施,保障手术过程的无菌操作;环境的污染控制;器械及设备的管理;协调感染相关的人和事物等,保障患者手术安全。

一、医院感染控制原则

(1)医院手术部(室)应集中设置和管理。

(2)医院应建立手术部(室)预防医院感染基本制度,具体内容包括以下6项:①手术部(室)医院感染预防与控制管理制度。②手术部(室)无菌技术操作制度。③手术人员手卫生制度。④手术人员感染控制基本知识培训制度。⑤手术部(室)医院预防感染相关制度,包括参观与外来人员管理制度;更衣制度;医护人员职业安全制度;手术部(室)清洁消毒与隔离制度;手术室仪器设备管理制度;外来器械管理制度;感染手术的管理制度;手术室日常清洁管理制度;手术室环境清洁消毒效果监测制度;手术器械管理制度;手术敷料管理制度;接送手术患者制度;手术室无菌物品管理制度;一次性物品管理制度;病理标本送检制度;医疗废物管理制度;腔镜器械管理制度、手术室工作人员感染控制培训制度等。⑥洁净系统管理制度和空调净化设备过滤器阻力和空调器积水盘清洁度的日常监测记录制度。

(3)手术部(室)建筑布局应符合国家的相关标准,满足污染控制的要求。

(4)有条件的医院可设隔离手术间或负压手术间。

(5)根据手术部(室)洁净等级与感染的风险合理安排手术的区域与台次。

(6)对传染性疾病的患者或确诊携带耐甲氧西林金黄色葡萄球菌(MRSA)等多重耐药菌(MDROs)的患者施行手术前,临床科室应通知手术部(室)做好相应的隔离准备。

(7)有条件的医院开展关节置换和器官移植等手术宜在Ⅰ级洁净手术间进行。

(8)手术部(室)的建设应纳入医院建设规划,使之与本单位的建设规模、任务和发展规划相适应,将手术部(室)的管理纳入医疗质量管理,保障医疗安全。

二、环境控制

(一)建筑与布局要求

(1)手术部(室)应独立成区,与临床手术科室相邻,与放射科、病理科、消毒供应中心、血库等部门间路径便捷;出入路线应符合洁污分开、医患分开的原则。

(2)根据医院感染控制要求,手术部(室)应分为限制区、半限制区和非限制区。

(3)医院应根据规模、性质、任务需求,设置普通手术间和(或)洁净手术间。

(4)每个手术间应只设1张手术床,净使用面积应≥30 m²。

(5)有条件的医院可设术前准备间。

(6)手术间的电脑终端宜使用触摸屏。

(7)刷手区域(间)应至少容纳3名医护人员同时刷手。

(8)刷手池安置在便于手部、手臂清洁的高度,边缘应距地面高1 m,并设有内缘。在刷手池侧面应设置检修门。

(9)水龙头应为非触模式,推荐长度为250 mm,并在适宜的位置安置外科手消毒剂、指甲刷和壁挂式的纸巾架等设施。

(10)配备外科洗手设施,应符合《医务人员手卫生规范》WS/T313的要求。

(11)应配备维持围术期患者体温的基本设备与物品。

(12)应设污物处理与暂存间以满足污染器具如引流瓶、污物桶的处理及手术后大量废物的暂时存放。

(13)普通手术间要求如下：①墙面应平整，应采用防潮、防霉、不积尘、不产尘、耐腐蚀、易清洁的材料。墙面与地面成一整体，踢脚与地面交界的阴角应做成 R≥30 mm 的圆角，墙体交界处的阴角应成小圆角。②地面应平整、防水，采用耐磨、耐腐蚀、易清洁、浅色材料，不应有开放的地漏。③吊顶不应采用多缝的石膏板。④门窗密闭性好。

(14)洁净手术间的建筑设施应符合《医院洁净手术部建筑技术规范》GB50333 的要求。

(15)隔离手术间(或负压手术间)宜在手术部(室)的一端，自成区域，并设缓冲间。

(16)非净化的隔离手术间无法进行有效通风换气时，可根据需要安装合法、有效的空气消毒装置。

(二)物体表面的清洁和消毒

(1)应采取湿式清洁消毒方法。

(2)清洁消毒用品应选择不易掉纤维的织物，不同区域应分开使用，并有明确标识，用后清洗消毒干燥存放。

(3)每天清晨应对所有手术间环境进行清洁。

(4)手术间所有物体表面，如无影灯、麻醉机、输液架、器械车、地面、手术床等宜用清水擦拭，并至少于手术开始前 30 分钟完成。

(5)手术中尽量避免血液、体液污染手术台周边物体表面、地面及设备，发生可见污染或疑似污染时应及时进行清洁消毒。

(6)每台手术后应对手术台及周边至少 1.0 m 范围的物体表面进行清洁消毒。

(7)全天手术结束后应对手术间地面和物体表面进行清洁消毒，如无影灯、麻醉机、输液架、器械车、地面等用清水擦拭，之后采用合法有效的消毒剂进行消毒。

(8)每周应对手术间进行全面的清洁与消毒，如回风口、门窗、柜内、墙壁、污物桶、无影灯、麻醉机、输液架、器械车、地面等用清水擦拭，之后采用合法有效的消毒剂进行消毒。手术部(室)的清洁与消毒基本要求具体见表 6-2。

表 6-2　手术部(室)清洁与消毒基本要求

项目	手术前 30 分钟	手术之间	每天	每周
地面(手术区域、暴露区域)	√	√	√	√
所有地面			√	√
内外走廊	√		√	√
物体表面(手术区域、暴露区域)	√	√	√	√
手术床各部位	√	√	√	√
手术凳(表面及登腿)	√		√	√
器械台、仪器车、污物车等各种车辆	√		√	√
手术间墙壁、天花板、玻璃、输液滑轨				√
无影灯	√		√	√
无影灯臂				√

项目	手术前30分钟	手术之间	每天	每周
中央负压吸引器(连接墙壁与引流瓶的吸引管)		√	√	√
移动式负压吸引器(瓶间连接管)			√	√
回风口栅栏			√	√
新风口及过滤网				√
一次性物品柜、药品柜内				√
保温柜、冷藏柜内			√	√
体位垫	√		√	√
手术间所有仪器设备如电刀、双极电凝器、显微镜、麻醉机、监护仪、体外循环机、超声、仪器电线和各种连线等	√		√	√
患者转运车(非对接式)			√	√
对接式患者转运车			√	√

注:以上建议为正常情况下执行频度,有污染或其他情况时应及时进行清洁消毒处理。

(9)克雅病、气性坏疽、呼吸道传染病及突发原因不明的传染性疾病患者手术结束后,参照《疫源地消毒准则》GB19193的要求进行终末消毒,普通手术间消毒后通风时间≥30分钟;洁净手术间自净时间≥30分钟。

(三)空气污染控制

(1)手术进行中手术间的门应保持关闭。

(2)有外窗的普通手术间每天手术结束后,可采用自然通风换气,通风后进行物体表面清洁消毒,也可采用获得卫生许可批件的空气消毒装置。

(3)普通手术间空调系统的新风口与回风口应采取防止管道污染的有效措施。

(4)洁净手术部(室)各功能区域的空气净化系统应独立设置。

(5)洁净手术间空气净化系统的回风口应设低阻中效或中效以上过滤设备。

(6)空气净化系统的送风末端装置应有阻漏功能,实现零泄漏。

(7)空气净化系统的送风末端装置不应使用非阻隔式净化装置。

(8)负压手术间应采用独立空气净化系统,新风口和排风口间距不少于10 m,应采用零泄漏负压高效的排风设备。

(9)负压手术间内宜配备专门控制、收集、过滤、排放气溶胶和外科烟雾的装置。

(10)洁净手术间空气净化系统的日常管理,符合以下要求:①洁净手术间空气净化系统的日常管理和维护应由专业技术人员负责。②空气处理机组的普通送风口应每月检查、清洁。当送风末端出风面被污损时应及时更换。③当测压孔或微压计显示的压差达到需更换的设定参数时,应更换过滤器。④粗效滤网至少每周清洗1次并无肉眼可见的毛絮等附着物。⑤每天术前应记录洁净手术间的静压差、温度、湿度。⑥应于每天第1台手术前30分钟正常开启空气净化装置,环境参数应达到《医院洁净手术部建筑技术规范》GB50333要求。⑦连台手术按(二)物体表面的清洁和消毒(6)中的要求进行物体表面清洁消毒,间隔时间:Ⅰ级手术≥10分钟,Ⅱ、Ⅲ级手术≥20分钟,Ⅳ级手术≥30分钟。⑧全天手术结束并进行清洁消毒后,空气净化系统需继续运行30分钟。⑨空气净化装置应在有效期内使用,按生产厂家的说明进行维护并定期更换,污染后及时更换。⑩负压手术间使用后进行空气净化的处理。

三、人员管理要求

(一)人员管理要求

(1)手术部(室)人员配备应符合国家有关规定。

(2)医护人员、工勤人员应定期接受医院感染预防与控制知识的培训并进行考核。

(3)应限制与手术无关人员及外来医疗器械厂商人员上台,并应限制其随意出入手术间;进入限制区的非手术人员应按照人员流动路线要求,在限制范围内活动。

(4)在满足手术基本需要的情况下应控制手术间人数。

(5)患有急性上呼吸道感染、感染性腹泻、皮肤疖肿、皮肤渗出性损伤等感染期的医务人员不应进入手术部(室)的限制区。

(6)参加手术人员在实施手术前应做好个人的清洁。

(7)手术中应避免人员频繁走动和随意出入手术间。

(8)每个巡回护士同一时间宜只负责1台手术的配合。

(9)观摩人员管理要求如下:①观摩人员及临时需要进入限制区的人员应在获得手术部(室)管理者批准后由接待人员引导进入,不应互串手术间。②每个手术间不应超过3个观摩人员,观摩人员与术者距离应在30 cm以上,脚凳高度不应超过50 cm。

(二)人员的着装要求

(1)工作人员进入手术部(室),应先进行手卫生,再更换手术部(室)专用刷手服、鞋帽、外科医用口罩等;使用后及时更换,若使用布帽应每天清洁。

(2)参与手术人员更衣前应摘除耳环、戒指、手镯等饰物,不应化妆。

(3)刷手服上衣应系入裤装内,手术帽应遮盖全部头发及发际,口罩应完全遮住口鼻。

(4)不宜二次更鞋,不宜穿着手术裙。

(5)离开手术部(室)时应将手术衣、刷手服、鞋帽、口罩脱下并置于指定位置。

(6)手术部(室)人员临时外出时需更换鞋和外出衣。

(7)手室部(室)的刷手服、手术衣不应在非手术科室使用。

(8)刷手服、手术衣面料应舒适、透气、防渗透、薄厚适中、纤维不易脱落、不起静电;用后及时清洗、消毒或灭菌。

(9)专用鞋应能遮盖足面,保持清洁干燥;每天清洁或消毒,遇污染及时更换。

(三)医务人员职业安全防护

(1)手术部(室)应配备具有防止血液、体液渗透、喷溅的个人防护设备,如防护镜、面罩及全遮盖式手术帽等,并符合《患者、医护人员和器械用手术单、手术衣和洁净服 第2部分:性能要求和性能水平》YY/T0506.2的要求。

(2)手术人员使用的外科医用口罩,应符合《医用外科口罩》YY/T0469的要求。进行空气传播性疾病患者的手术,如开放性肺结核或产生气溶胶及大量烟雾的手术时,应佩戴一次性医用防护口罩并符合《医用防护口罩技术要求》GB19083的要求。

(3)医务人员应定期体检及进行必要的免疫接种。

(4)医务人员参加传染患者手术后或刷手服被血液体液污染时,应及时沐浴并重新更换刷手服,方可进行下一台手术。

(5)手术部(室)宜使用有安全防护装置的手术器械、注射器具及其他安全辅助工具。

(6)医务人员应熟练掌握各种穿刺方法及锐利器械的操作方法,遵守操作规程,防止刺伤自己或他人。操作时应注意以下事项:①传递锐器时应采用间接传递法。②注射器用后不应手执针帽回套,需回帽时可借助工具或单手操作。③组装拆卸锐器时应借助工具,不应徒手操作。④实施骨科等具有高损伤暴露风险手术时应戴双层手套或专用防护手套。⑤每个手术间应备有利器盒或刀片回收器。

(四)手术患者皮肤准备

(1)患者术前应沐浴、清洁手术部位,更换清洁患者服。

(2)手术部位皮肤准备应于当日临近手术前,在病房或手术部(室)限制区外[患者准备区(间)]进行。

(3)当毛发影响手术部位操作时应选择不损伤皮肤的方式去除毛发。

(4)急诊或有开放伤口的患者,应先简单清除污渍、血迹、渗出物,遮盖伤口后再进入手术部(室)限制区。

四、无菌技术操作管理

(1)严格执行无菌技术操作原则和外科手消毒规范。

(2)无菌区范围:铺好无菌敷料后的器械台及手术台上方、术者手术衣前面(腰以上、肩以下、腋前线前),以及手部至肘部视为无菌区,手术中如怀疑无菌区有污染应加盖无菌单。

(3)无菌器械台的铺设要求如下:①可重复使用的手术器械按《医院消毒供应中心 第3部分:清洗消毒及灭菌效果监测标准》WS310.3的要求检查各种无菌包,并可追溯;对包内湿包、可疑污染、包装破损或灭菌不合格的器械、敷料包不应使用,按《医院消毒供应中心 第1部分:管理规范》WS310.1《医院消毒供应中心 第2部分:清洗消毒及灭菌技术操作规范》WS310.2的标准重新进行处理。②无菌器械台宜使用单层阻菌隔水无菌单(性能符合《患者、医护人员和器械用手术单、手术衣和洁净服 第2部分:性能要求和性能水平》YY/T0506.2的要求);若使用棉质则应铺置4层以上。铺置时应确保无菌单四周下垂30 cm以上,距地面20 cm以上,无菌单潮湿后应视为污染。③铺设无菌器械台应尽量接近手术开始时间,超过4小时未用应视为污染需重新更换。无菌物品应在最接近手术使用的时间打开。④最后一层无菌单的铺设和使用单层阻菌隔水无菌单,应由穿戴好手术衣和无菌手套的医护人员完成。⑤手术器械、器具与用品应一人一用一灭菌,其中无菌持物钳及容器使用超过4小时应视为污染需重新更换。⑥麻醉及术中用药应盛放于无菌治疗巾内。

(4)操作管理要求如下:①手术区皮肤消毒以污染手术切口为中心向外15~20 cm,由内向外;感染切口应由外向内。②手术过程中需更换手术衣时,应先脱手术衣再脱手套,更换手套前,宜先进行手消毒。③术中疑手套破损时,应及时更换。④手术中对无菌物品的安全性有疑问时,应及时进行更换。⑤手术中使用的无菌溶液,应一人一用。⑥手术台上接触过与外界相通的空腔脏器或其他污染部位的器械、物品视为污染,应单独放置。⑦术中应保持器械台干燥,传递无菌器械时应避开术野,术者不应自行拿取或从背后传递。

五、预防性抗菌药物使用

(1)预防手术切口感染的抗菌药物应按手术类别、指征及可能引起手术部位感染的致病菌选择使用。

(2)除非必要,避免使用新的广谱抗菌药。

(3)不宜使用氟喹诺酮、糖肽类抗菌药物作为常规外科预防用药。

(4)使用品种、剂量参考最新的临床抗菌药物使用指南或医院抗菌药物管理委员会建议。

(5)清洁手术宜在术前 0.5~2 小时或麻醉开始前给药,如果手术时间>3 小时,或失血量>1 500 mL,可在术中给予第 2 剂,抗菌药物的有效覆盖时间应包括整个手术过程和手术结束后4 小时。

(6)常规预防性应用抗菌药物的时间不应超过 24 小时。

(7)如需在有静脉通路的肢体的近心端用止血带,预防用抗菌药物应在止血带充气之前输注完毕。

六、仪器设备管理

(1)手术部(室)使用的仪器设备清洗、消毒、灭菌方法应参照产品使用说明。

(2)仪器设备应去除外包装、彻底清洁后方可进入手术部(室),每次使用后应检查调试并彻底清洁擦拭或消毒。

(3)C 型臂主机及显示器均应在手术间内。

(4)显微镜、C 型臂等设备跨越无菌区部分应使用无菌罩,术中污染时应及时清洁消毒并覆以无菌巾。

(5)直接与患者接触的设备管路及附件的清洗、消毒应遵循《医院消毒供应中心 第 2 部分:清洗消毒及灭菌技术操作规范》WS310.2 的规定。

(6)喉镜与喉罩的清洁消毒处理,应参照生产厂家提供的方法,至少应达到高水平消毒。

七、物品管理

(1)手术部(室)应严格所用物品的管理。

(2)灭菌物品应存放于手术部(室)限制区,存放有效期应符合《医院消毒供应中心 第 2 部分:清洗消毒及灭菌技术操作规范》WS310.2 的规定。灭菌物品与其他物品应分开放置,按照消毒灭菌有效期的先后顺序依次摆放和使用。一次性使用物品应在限制区外去除外层包装。

(3)应专人负责检查无菌物品的有效期限,超过有效期限的灭菌物品需按《医院消毒供应中心 第 2 部分:清洗消毒及灭菌技术操作规范》WS310.2 的规定重新处理。

(4)一次性使用的无菌医疗物品(含植入物)应一次性使用。

(5)无菌物品一人一用,手术开始后,摆放到各手术台上的无菌物品不应与其他手术交叉使用。

(6)重复使用物品的清洗消毒和灭菌应执行消毒供应管理的规定。

(7)重复使用的布类物品,使用后应装入防渗漏的污衣袋中送洗衣部清洗与消毒。

(8)手术部(室)所使用的消毒剂应合法有效,并在有效期内使用。使用方法应依据产品说明书,专人配置。使用中的消毒剂依据《医疗机构消毒技术规范》WS/T367 中的要求进行有效浓度的监测并记录。

(9)消毒剂应由专人管理,选择适宜的环境并与其他药品分开放置。

(10)体位用品,直接接触患者的应一人一用一清洁消毒,不直接接触患者的应一天一用一清洁消毒。

八、手术器械管理

(1)手术器械应分类进行管理。

(2)重复使用的手术器械(含外来器械)、器具及物品的清洗消毒执行《医院消毒供应中心 第1部分:管理规范》WS310.1《医院消毒供应中心 第2部分:清洗消毒及灭菌技术操作规范》WS310.2和《医院消毒供应中心 第3部分:清洗消毒及灭菌效果监测标准》WS310.3的规定。

(3)精密手术器械和不耐热手术器械应专人管理,其清洗消毒处理应参照生产厂家的使用说明或指导手册,并符合国家相关要求。

(4)手术部(室)应急备用的灭菌器不应常规使用快速灭菌程序;其清洗、灭菌物品应纳入质量管理相关信息可追溯。

(5)快速灭菌程序不应作为手术器械的常规灭菌方法。

九、医疗废物管理

(1)医疗废物的处理应遵循国家医疗废物管理的相关规定进行分类收集。

(2)医疗废物应由专用通道或其他封闭隔离方式运送。

(3)病理废物应装入防渗透的医疗废物袋,并按要求标识。

(4)医院具备污水集中处理系统,液体废物可直接排放;无污水集中处理系统的医院,应参照《疫源地消毒准则》GB19193的要求进行处理。

十、卫生学监测与调查

(一)环境监测

1.常规监测

(1)普通手术间环境常规监测:①每天晨间由专人监测手术间温度、相对湿度并记录。②术前(包括接台手术)由专人检查手术间、辅助间、内走廊环境,包括地面、台面、墙壁是否清洁。③每周由专人监测空调装置的进风口、回风口的清洁状态并记录。④每季度对空气卫生学效果按手术间数10%进行抽测,有问题随时监测,监测方法遵照《医疗机构消毒技术规范》WS/T367的要求。⑤根据设备的使用周期及频度至少每季度对空气消毒设备的消毒效果进行监测,怀疑手术感染与环境有关时应随时监测。

(2)洁净手术部(室)环境常规监测:①洁净手术部(室)在建设竣工后应按照《医院洁净手术部建筑技术规范》GB50333的标准进行工程验收。②洁净手术部(室)的空气净化系统除常规监测外,至少每1~2年由有资质的工程质检部门进行环境污染控制指标的综合性能评价,并要求其出具检测报告。③在综合性能检测时,应对过滤器及其安装边框的泄漏及密闭性按《洁净室施工及验收规范》GB50591的要求进行检测。④空气净化系统卫生学指标监测应在物体表面擦拭清洁消毒后进行,不应对室内空气消毒。⑤宜定期对手术部(室)进行浮游菌的动态抽测,并在1年内对所有术间抽测完毕。⑥每天晨间由专人检查手术间温度、相对湿度、静压差,并记录。⑦每天术前(包括接台手术)由专人检查手术间(辅助间、洁净走廊环境)是否清洁,物品设备是否有序。⑧每周由专人监测手术部(室)空气净化装置的回风口栅栏、网面、管道内壁的清洁度并记录。⑨每月对非洁净区局部空气净化装置送、回风口设备进行清洁状况的检查。

2.专项监测

(1)普通手术间环境专项监测:①如果怀疑术后患者感染与手术室环境相关,可使用浮游菌撞击法进行空气细菌菌落总数监测。②空气消毒设备与空调设备检修或更换后,应按照《医院消毒卫生标准》GB15982的要求进行静态空气细菌菌落总数监测。

(2)洁净手术部(室)专项监测:①如果怀疑术后患者感染与手术部(室)环境相关,可使用浮游菌撞击法进行动态空气细菌菌落总数监测。②净化设备检修或更换后,应按《医院洁净手术部建筑技术规范》GB50333的标准检测空气洁净度、密封性等,合格后,方可使用。

(二)物体表面监测

怀疑术后患者感染与手术室环境相关时,应按照《医院消毒卫生标准》GB15982的方法对手术部(室)的物体表面进行监测。

(三)医务人员手卫生监测

(1)每月应对手术医护人员进行手卫生效果的抽测,抽测人数应不少于日平均手术量医护人员总数的1/10。

(2)监测方法应按照《医务人员手卫生规范》WS/T313的方法进行。

(刘　露)

第六节　内镜室的医院感染管理

一、概述

(一)特点

内镜作为一种侵入人体腔内的仪器,因其材料特殊,构造精细,存在许多管腔、窦道,许多部件不耐高温、高压,怕腐蚀,只能采用低温消毒或消毒剂浸泡,又因其造价高,医院内镜数量少,使用频率高等原因,给内镜消毒带来许多困难,成为造成医院感染交叉传播的重要原因。文献报道较多的是内镜被细菌污染后再感染患者,尤其是那些免疫功能低下的患者。最常见的感染细菌为假单胞菌属,容易定植于内镜或内镜洗消机中。Raymard对294所内镜中心调查发现22例因检查引起的感染病例(7例铜绿假单胞菌感染,3例大肠埃希菌感染,3例隐孢子虫感染,1例丙型肝炎病毒感染,8例其他感染)。Spaek报道377例内镜引起的感染中,铜绿假单胞菌感染为200例,沙门菌感染为84例,分枝杆菌感染80例,乙肝病毒感染1例,其他感染12例。由于病毒感染潜伏期较长,明确病毒感染与内镜操作之间的关系,即对病毒感染的确定非常困难。因此关于内镜诊疗导致肝炎等病毒感染的文献报道较少。

(二)导致内镜相关感染的常见原因

(1)内镜内腔狭窄,结构复杂,污染微生物不易除去。

(2)未刷洗或未完全灌注内镜的内腔道,过夜前内腔未干燥。

(3)使用消毒剂不当,浓度或作用时间不足。

(4)内镜附件未经灭菌处理。

(5)受污染的水瓶或清洗消毒机未定期清洗消毒或监测。

因此严格执行内镜消毒技术规范,防止因内镜检查导致交叉感染,是值得临床重视的问题。凡是进入人体无菌组织、器官或经外科切口进入人体无菌腔室的内镜及附件,如腹腔镜、脑室镜、关节镜等,大部分为硬式内镜,必须灭菌。硬式内镜的诊疗应当在达到标准的手术区域内进行,并按照手术室的要求进行管理。此类内镜的灭菌在消毒供应室进行并应当遵循消毒供应室相关要求。本章节所阐述的重点是软式内镜,即在内镜室(诊疗中心)进行诊疗及消毒的感染管理。

二、内镜室的管理

(一)医疗机构的管理要求

(1)有条件的医院宜建立集中的内镜诊疗中心(室),负责内镜诊疗及清洗消毒工作。

(2)内镜的清洗消毒也可由消毒供应中心负责,遵循本标准开展工作。

(3)应将内镜清洗消毒工作纳入医疗质量管理,制定和完善内镜诊疗中心(室)医院感染管理和内镜清洗消毒的各项规章制度并落实,加强监测。

(4)护理管理、人事管理、医院感染管理、设备及后勤管理等部门,应在各自职权范围内,对内镜诊疗中心(室)的管理履行以下职责:①根据工作量合理配置内镜诊疗中心(室)的工作人员。②落实岗位培训制度。将内镜清洗消毒专业知识和相关医院感染预防与控制知识纳入内镜诊疗中心(室)人员的继续教育计划。③对内镜诊疗中心(室)清洗、消毒、灭菌工作和质量监测进行指导和监督,定期进行检查与评价。④发生可疑内镜相关感染时,组织、协调内镜诊疗中心(室)和相关部门进行调查分析,提出改进措施。⑤对内镜诊疗中心(室)新建、改建与扩建的设计方案进行卫生学审议;对清洗、消毒与灭菌设备的配置与质量指标提出意见。⑥负责设备购置的审核(合格证、技术参数);建立对厂家设备安装、检修的质量审核、验收制度;专人负责内镜诊疗中心(室)设备的维护和定期检修,并建立设备档案。⑦保障内镜诊疗中心(室)的水、电、压缩空气的供给和质量,定期进行设施、管道的维护和检修。

(二)内镜诊疗中心(室)的管理要求

(1)应建立健全岗位职责、清洗消毒操作规程、质量管理、监测、设备管理、器械管理、职业安全防护、继续教育和培训等管理制度和突发事件的应急预案。

(2)应有相对固定的专人从事内镜清洗消毒工作,其数量与本单位的工作量相匹配。

(3)应指定专人负责质量监测工作。

(4)工作人员进行内镜诊疗或者清洗消毒时,应遵循标准预防原则和 WS/T311 的要求做好个人防护,穿戴必要的防护用品。不同区域人员防护着装要求见表 6-3。

表 6-3　内镜诊疗中心(室)不同区域人员防护着装要求

区域	防护着装					
	工作服	手术帽	口罩	手套	护目镜或面罩	防水围裙或防水隔离衣
诊疗室	√	√	√	√	△	
清洗消毒室	√	√	√	√	√	√

注:√应使用,△宜使用。

(5)内镜诊疗中心(室)的工作人员应接受与其岗位职责相应的岗位培训和继续教育,正确掌握以下知识与技能:①内镜及附件的清洗、消毒、灭菌的知识与技能。②内镜构造及保养知识。

③清洗剂、消毒剂及清洗消毒设备的使用方法。④标准预防及职业安全防护原则和方法。⑤医院感染预防与控制的相关知识。

三、布局及设施、设备要求

(一)基本要求

(1)内镜诊疗中心(室)应设立办公区、患者候诊室(区)、诊疗室(区)、清洗消毒室(区)、内镜与附件储存库(柜)等,其面积应与工作需要相匹配。

(2)应根据开展的内镜诊疗项目设置相应的诊疗室。

(3)不同系统(如呼吸、消化系统)软式内镜的诊疗工作应分室进行。

(二)内镜诊疗室

(1)诊疗室内的每个诊疗单位应包括诊查床1张、主机(含显示器)、吸引器、治疗车等。

(2)软式内镜及附件数量应与诊疗工作量相匹配。

(3)灭菌内镜的诊疗环境至少应达到非洁净手术室的要求。

(4)应配备手卫生装置,采用非手触式水龙头。

(5)应配备口罩、帽子、手套、护目镜或防护面罩等。

(6)注水瓶内的用水应为无菌水,每天更换。

(7)宜采用全浸泡式内镜。

(8)宜使用一次性吸引管。

(三)清洗消毒室

(1)应独立设置。

(2)应保持通风良好。

(3)如采用机械通风,宜采取"上送下排"方式,换气次数宜≥10次/小时,最小新风量宜达到2次/小时。

(4)清洗消毒流程应做到由污到洁,应将操作规程以文字或图片方式在清洗消毒室适当的位置张贴。

(5)不同系统(如呼吸、消化系统)软式内镜的清洗槽、内镜自动清洗消毒机应分开设置和使用。

(6)应配有以下设施、设备:①清洗槽。手工清洗消毒操作还应配备漂洗槽、消毒槽、终末漂洗槽。②全管道灌流器。③各种内镜专用刷。④压力水枪。⑤压力气枪。⑥测漏仪器。⑦计时器。⑧内镜及附件运送容器。⑨低纤维絮且质地柔软的擦拭布、垫巾。⑩手卫生装置,采用非手触式水龙头。

(7)宜配备动力泵(与全管道灌流器配合使用)、超声波清洗器。

(8)宜配备内镜自动清洗消毒机。

(9)内镜自动清洗消毒机相关要求应符合《内镜自动清洗消毒机卫生要求》GB30689的规定,主要包括:①应具备清洗、消毒、漂洗、自身消毒功能。②宜具备测漏、水过滤、干燥、数据打印等功能。

(10)灭菌设备:用于内镜灭菌的低温灭菌设备应符合国家相关规定。

(11)清洗消毒室的耗材应满足以下要求。①水:应有自来水、纯化水、无菌水。自来水水质应符合《生活饮用水卫生标准》GB5749的规定。纯化水应符合《生活饮用水卫生标准》GB5749

的规定,并应保证细菌总数≤10 cfu/100 mL;生产纯化水所使用的滤膜孔径应≤0.2 μm,并定期更换。无菌水为经过灭菌工艺处理的水。必要时对纯化水或无菌水进行微生物学检测。②压缩空气:应为清洁压缩空气。③医用清洗剂应满足以下要求:应选择适用于软式内镜的低泡医用清洗剂。可根据需要选择特殊用途的医用清洗剂,如具有去除生物膜作用的医用清洗剂。④医用润滑剂:应为水溶性,与人体组织有较好的相容性,不影响灭菌介质的穿透性和器械的机械性能。⑤消毒剂应满足以下要求:应适用于内镜且符合国家相关规定,并对内镜腐蚀性较低。可选用邻苯二甲醛、戊二醛、过氧乙酸、二氧化氯、酸性氧化电位水、复方含氯消毒剂,也可选用其他消毒剂。部分消毒剂使用方法见表6-4。酸性氧化电位水应符合《酸性氧化电位水生成器安全与卫生标准》GB28234 的规定。⑥灭菌剂应满足以下要求:应适用于内镜且符合国家相关规定,并对内镜腐蚀性较低。可选用戊二醛、过氧乙酸,也可选用其他灭菌剂。部分灭菌剂使用方法见表6-4。⑦消毒剂浓度测试纸:应符合国家相关规定。⑧干燥剂:应配备 75%～95%乙醇或异丙醇。

表 6-4　部分消毒(灭菌)剂使用方法

消毒(灭菌)剂	高水平消毒及灭菌参数	使用方式	注意事项
邻苯二甲醛(OPA)	浓度:0.55%(0.5%～0.6%) 时间:消毒≥5 分钟	1.内镜清洗消毒机 2.手工操作:消毒液应注满各管道,浸泡消毒	1.易使衣服、皮肤、仪器等染色 2.接触蒸气可能刺激呼吸道和眼睛
戊二醛(GA)	浓度:≥2%(碱性) 时间:支气管镜消毒浸泡时间≥20 分钟;其他内镜消毒≥10 分钟;结核杆菌、其他分枝杆菌等特殊感染患者使用后的内镜浸泡≥45 分钟;灭菌≥10 小时	1.内镜清洗消毒机 2.手工操作:消毒液应注满各管道,浸泡消毒	1.对皮肤、眼睛和呼吸具有致敏性和刺激性,并能引发皮炎、结膜炎、鼻腔发炎及职业性哮喘,宜在内镜清洗消毒机中使用 2.易在内镜及清洗消毒设备上形成硬结物质
过氧乙酸(PAA)	浓度:0.2%～0.35%(体积分数) 时间:消毒≥5 分钟,灭菌≥10 分钟	内镜清洗消毒机	对皮肤、眼睛和呼吸道有刺激性
二氧化氯	浓度:100～500 mg/L 时间:消毒 3～5 分钟	1.内镜清洗消毒机 2.手工操作:消毒液应注满各管道,浸泡消毒	活化率低时产生较大刺激性气味,宜在内镜清洗消毒机中使用
酸性氧化电位水(AEOW)	主要指标:有效氯浓度保持在(60±10)mg/L; pH 2.0～3.0; 氧化还原电位≥1 100 mV; 残留氯离子<1 000 mg/L。 时间:消毒 3～5 分钟	1.酸性氧化电位水内镜清洗消毒机 2.手工操作:使用专用连接器将酸性氧化电位水出水口与内镜各孔道连接,流动浸泡消毒	1.在存在有机物质的情况下,消毒效果会急剧下降,消毒前清洗应彻底。尤其对污染严重、不易清洗的内镜(如肠镜等),应增加刷洗次数,延长清洗时间,保证清洗质量 2.应采用流动浸泡方式消毒 3.消毒后纯化水或无菌水冲洗30 秒

注 1:表中所列的消毒(灭菌)剂,其具体使用条件与注意事项等遵循产品使用说明书。

注 2:表中未列明的同类或其他消毒(灭菌)剂,其使用方式与注意事项等遵循产品使用说明书。

(12)个人防护用品:应配备防水围裙或防水隔离衣、医用外科口罩、护目镜或防护面罩、帽子、手套、专用鞋等。

(四)内镜与附件储存库(柜)

内表面应光滑、无缝隙,便于清洁和消毒,与附件储存库(柜)应通风良好,保持干燥。

四、清洗消毒操作规程

(一)基本原则

(1)所有软式内镜每次使用后均应进行彻底清洗和高水平消毒或灭菌。

(2)软式内镜及重复使用的附件、诊疗用品应遵循以下原则进行分类处理:①进入人体无菌组织、器官,或接触破损皮肤、破损黏膜的软式内镜及附件应进行灭菌。②与完整黏膜相接触,而不进入人体无菌组织、器官,也不接触破损皮肤、破损黏膜的软式内镜及附属物品、器具,应进行高水平消毒。③与完整皮肤接触而不与黏膜接触的用品宜低水平消毒或清洁

(3)内镜清洗消毒应遵循以下流程(图6-1)。

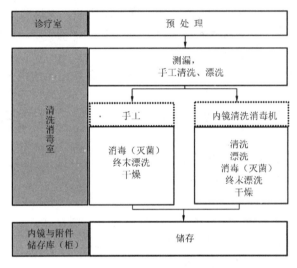

图6-1 内镜清洗消毒下流程

(4)注意事项如下所述。①内镜使用后应按以下要求测漏:宜每次清洗前测漏。条件不允许时,应至少每天测漏1次。②内镜消毒或灭菌前应进行彻底清洗。③清洗剂和消毒剂的作用时间应遵循产品说明书。确诊或疑似分枝杆菌感染患者使用过的内镜及附件,其消毒时间应遵循产品的使用说明。④消毒后的内镜应采用纯化水或无菌水进行终末漂洗,采用浸泡灭菌的内镜应采用无菌水进行终末漂洗。⑤内镜应储存于清洁、干燥的环境中。⑥每天诊疗工作开始前,应对当日拟使用的消毒类内镜进行再次消毒、终末漂洗、干燥后,方可用于患者诊疗。

(二)手工操作流程

1.预处理流程

(1)内镜从患者体内取出后,在与光源和视频处理器拆离之前,应立即用含有清洗液的湿巾或湿纱布擦去外表面污物,擦拭用品应一次性使用。

(2)反复送气与送水至少10秒。

(3)将内镜的先端置入装有清洗液的容器中,启动吸引功能,抽吸清洗液直至其流入吸引管。

(4)盖好内镜防水盖。

(5)放入运送容器,送至清洗消毒室。

2.测漏流程

(1)取下各类按钮和阀门。

(2)连接好测漏装置,并注入压力。

(3)将内镜全浸没于水中,使用注射器向各个管道注水,以排出管道内气体。

(4)首先向各个方向弯曲内镜先端,观察有无气泡冒出;再观察插入部、操作部、连接部等部分是否有气泡冒出。

(5)如发现渗漏,应及时报修送检。

(6)测漏情况应有记录。

(7)也可采用其他有效的测漏方法。

3.清洗流程

(1)在清洗槽内配制清洗液,将内镜、按钮和阀门完全浸没于清洗液中。

(2)用擦拭布反复擦洗镜身,应重点擦洗插入部和操作部。擦拭布应一用一更换。

(3)刷洗软式内镜的所有管道,刷洗时应两头见刷头,并洗净刷头上的污物;反复刷洗至没有可见污染物。

(4)连接全管道灌流器,使用动力泵或注射器将各管道内充满清洗液,浸泡时间应遵循产品说明书。

(5)刷洗按钮和阀门,适合超声清洗的按钮和阀门应遵循生产厂家的使用说明进行超声清洗。

(6)每清洗 1 条内镜后清洗液应更换。

(7)将清洗刷清洗干净,高水平消毒后备用。

4.漂洗流程

(1)将清洗后的内镜连同全管道灌流器、按钮、阀门移入漂洗槽内。

(2)使用动力泵或压力水枪充分冲洗内镜各管道至无清洗液残留。

(3)用流动水冲洗内镜的外表面、按钮和阀门。

(4)使用动力泵或压力气枪向各管道充气至少 30 秒,去除管道内的水分。

(5)用擦拭布擦干内镜外表面、按钮和阀门,擦拭布应一用一更换。

5.消毒(灭菌)流程

(1)将内镜连同全管道灌流器,以及按钮、阀门移入消毒槽,并全部浸没于消毒液中。

(2)使用动力泵或注射器,将各管道内充满消毒液,消毒方式和时间应遵循产品说明书。

(3)更换手套,向各管道至少充气 30 秒,去除管道内的消毒液。

(4)使用灭菌设备对软式内镜灭菌时,应遵循设备使用说明书。

6.终末漂洗流程

(1)将内镜连同全管道灌流器,以及按钮、阀门移入终末漂洗槽。

(2)使用动力泵或压力水枪,用纯化水或无菌水冲洗内镜各管道至少两分钟,直至无消毒剂残留。

(3)用纯化水或无菌水冲洗内镜的外表面、按钮和阀门。

(4)采用浸泡灭菌的内镜应在专用终末漂洗槽内使用无菌水进行终末漂洗。

(5)取下全管道灌流器。

7.干燥流程

(1)将内镜、按钮和阀门置于铺设无菌巾的专用干燥台。无菌巾应每4小时更换1次。

(2)用75％～95％乙醇或异丙醇灌注所有管道。

(3)使用压力气枪,用洁净压缩空气向所有管道充气至少30秒,至其完全干燥。

(4)用无菌擦拭布、压力气枪干燥内镜外表面、按钮和阀门。

(5)安装按钮和阀门。

(三)内镜清洗消毒机操作流程

(1)使用内镜清洗消毒机前应先按规定对内镜进行预处理、测漏、清洗和漂洗。

(2)清洗和漂洗可在同一清洗槽内进行。

(3)内镜清洗消毒机的使用应遵循产品使用说明。

(4)无干燥功能的内镜清洗消毒机,应按规定进行干燥。

(四)复用附件的清洗消毒与灭菌

(1)附件使用后应及时浸泡在清洗液里或使用保湿剂保湿,如为管腔类附件应向管腔内注入清洗液。

(2)附件的内外表面及关节处应仔细刷洗,直至无可见污染物。

(3)采用超声清洗的附件,应遵循附件的产品说明书使用医用清洗剂进行超声清洗。清洗后用流动水漂洗干净,干燥。

(4)附件的润滑应遵循生产厂家的使用说明。

(5)耐湿、耐热附件的消毒:①可选用热力消毒,也可采用消毒剂进行消毒。②消毒剂的使用方法应遵循产品说明书。③使用消毒剂消毒后,应采用纯化水或无菌水漂洗干净,干燥备用。

(6)耐湿、耐热附件的灭菌首选压力蒸汽灭菌;不耐热的附件应采用低温灭菌设备或化学灭菌剂浸泡灭菌,采用化学灭菌剂浸泡灭菌后应使用无菌水漂洗干净,干燥备用。

(五)储存

(1)内镜干燥后应储存于内镜与附件储存库(柜)内,镜体应悬挂,弯角固定钮应置于自由位,并将取下的各类按钮和阀门单独储存。

(2)内镜与附件储存库(柜)应每周清洁消毒1次,遇污染时应随时清洁消毒。

(3)灭菌后的内镜、附件及相关物品应遵循无菌物品储存要求进行储存。

(六)设施、设备及环境的清洁消毒

(1)每天清洗消毒工作结束,应对清洗槽、漂洗槽等彻底刷洗,并采用含氯消毒剂、过氧乙酸或其他符合国家相关规定的消毒剂进行消毒。

(2)每次更换消毒剂时,应彻底刷洗消毒槽。

(3)每天诊疗及清洗消毒工作结束后,应对内镜诊疗中心(室)的环境进行清洁和消毒处理。

五、监测与记录

(一)内镜清洗质量监测

(1)应采用目测方法对每件内镜及其附件进行检查。内镜及其附件的表面应清洁、无污渍。清洗质量不合格的,应重新处理。

（2）可采用蛋白残留测定、ATP 生物荧光测定等方法，定期监测内镜的清洗效果。

（二）使用中的消毒剂或灭菌剂监测

1.浓度监测

（1）应遵循产品使用说明书进行浓度监测。

（2）产品说明书未写明浓度监测频率的，一次性使用的消毒剂或灭菌剂应每批次进行浓度监测；重复使用的消毒剂或灭菌剂配制后应测定一次浓度，每次使用前进行监测；消毒内镜数量达到规定数量的一半后，应在每条内镜消毒前进行测定。

（3）酸性氧化电位水应在每次使用前，应在使用现场酸性氧化电位水出水口处，分别测定 pH 和有效氯浓度。

2.染菌量监测

每季度应监测 1 次，监测方法应遵循《医疗机构消毒技术规范》WS/T367 的规定。

（三）内镜消毒质量监测

（1）消毒内镜应每季度进行生物学监测。监测采用轮换抽检的方式，每次按 25% 的比例抽检。内镜数量少于等于 5 条的，应每次全部监测；多于 5 条的，每次监测数量应不低于 5 条。

（2）监测方法应遵循《医院消毒卫生标准》GB15982 的规定，消毒合格标准：菌落总数 ≤20 cfu/件。

（3）当怀疑医院感染与内镜诊疗操作相关时，应进行致病性微生物检测，方法应遵循《医院消毒卫生标准》GB15982 的规定。

（四）内镜清洗消毒机的监测

（1）内镜清洗消毒机新安装或维修后，应对清洗消毒后的内镜进行生物学监测，监测合格后方可使用。

（2）内镜清洗消毒机的其他监测，应遵循国家的有关规定。

（五）手卫生和环境消毒质量监测

（1）每季度应对医务人员手消毒效果进行监测，监测方法应遵循《医务人员手卫生规范》WS/T313 的规定。

（2）每季度应对诊疗室、清洗消毒室的环境消毒效果进行监测，监测方法应遵循《医疗机构消毒技术规范》WS/T367 的规定。

（六）质量控制过程的记录与可追溯要求

（1）应记录每条内镜的使用及清洗消毒情况，包括：诊疗日期、患者标识与内镜编号（均应具唯一性）、清洗消毒的起止时间以及操作人员姓名等。

（2）应记录使用中消毒剂浓度及染菌量的监测结果。

（3）应记录内镜的生物学监测结果。

（4）宜留存内镜清洗消毒机运行参数打印资料。

（5）应记录手卫生和环境消毒质量监测结果。

（6）记录应具有可追溯性，消毒剂浓度监测记录的保存期应≥6 个月，其他监测资料的保存期应≥3 年。

（李　静）

第七节 血液透析室的医院感染管理

血液透析是使用血液透析机及其相应配件,利用血液透析器的弥散、对流、吸附和超滤原理给患者进行血液净化治疗的措施,是一种较安全、易行、应用广泛的血液净化方法之一。随着血液透析技术疗法的广泛应用,伴随而来的各种感染已成为世界性的严重问题。血液透析患者一直被美国疾病预防控制中心(CDC)列为医院感染的高危险群。因血液透析患者免疫力差,以长期反复穿刺血管作为治疗的通路,血液在体外的循环,致血行感染的概率增高。血液透析感染是较常见的医院感染。近年来血液透析(HI)患者日益增多,资料显示感染是导致尿毒症透析患者死亡的第二位原因,仅次于心血管疾病。加强血液透析室医院感染的预防控制,有助于早期预防和治疗,提高患者生存率及生活质量,降低医疗费用,缩短住院时间。

一、医院感染管理要求

(一)医疗机构的管理要求

(1)应建立由中心(室)主任、护士长与兼职感控人员等组成的医院感染管理小组,全面负责本中心(室)医院感染管理工作。

(2)独立设置的血液透析医疗机构的管理要求应遵循《血液透析中心管理规范(试行)》。

(3)应将血液透析中心(室)医院感染预防与控制工作纳入医疗质量管理,制订和完善血液透析中心(室)医院感染管理的各项规章制度并落实,加强监测。

(4)护理管理、人事管理、医院感染管理、设备及后勤管理等部门,应在各自职权范围内,对血液透析中心(室)的管理履行以下职责:①根据工作量合理配置血液透析中心(室)的工作人员。②落实岗位培训制度。将血液透析专业知识和相关医院感染预防与控制知识纳入血液透析中心(室)人员的继续教育计划。③对血液透析中心(室)工作和质量监测进行指导和监督,定期进行检查与评价。③发生可疑血液透析相关感染时,组织、协调血液透析中心(室)和相关部门进行调查分析,提出改进措施。④专人负责血液透析中心(室)设备的维护和定期检修,并建立设备档案。⑤保障血液透析中心(室)的水、电的供给和质量,定期进行设施、管道的维护和检修。

(二)血液透析中心(室)的管理要求

(1)应遵循医院感染管理相关法规,结合本医疗机构具体情况,建立健全岗位职责、技术操作规范、消毒隔离、质量管理、监测、设备管理及操作规程、职业安全防护等管理制度和突发事件的应急预案。

(2)医务人员在血液透析工作中,应遵循标准预防原则和《医院隔离技术规范》WS/T311的要求做好个人防护,穿戴必要的防护用品。

(3)应建立医务人员的继续教育制度,医务人员应接受血液透析相关的岗位培训,正确掌握以下知识和技能:①血液透析医院感染的特点。②标准预防、手卫生、患者筛查、医疗用品规范使用、环境监测等医院感染预防与控制相关知识。③无菌技术操作和消毒隔离的基本原则与技能。④仪器设备(水处理、血液透析机、透析器复用及相关物品等)、环境清洁、消毒及其监测的知识和技能。⑤职业防护原则和方法。

(4)应建立患者档案,包含进行血液透析的日期、班次、床位、透析机编号及操作者信息等。应在排班表、病历及相关文件对感染患者作明确标识。

(5)对经血传播疾病,如乙型肝炎病毒(HBV)、丙型肝炎病毒(HCV)、梅毒螺旋体及艾滋病病毒(HIV)感染患者,应遵循《医疗机构血液透析室管理规范》的要求分别在各自隔离透析治疗间(区)进行专机血液透析。

(6)应对隔离透析治疗间(区)患者实施专区管理,使用的设备和物品如透析机、血压计、听诊器、治疗车、抢救车及耗材等应专区使用并有标识。

(7)隔离透析治疗间(区)护理人员应相对固定。

(8)患有传染病的血液透析患者,应遵循《医院隔离技术规范》WS/T311 的要求进行透析治疗。

(9)当患者疑似感染经空气传播的传染病时,应遵循《经空气传播疾病医院感染预防与控制规范》WS/T511 的要求,做好患者隔离、环境消毒、医务人员的个人防护工作。

二、医院感染预防与控制

(一)建筑布局

(1)应布局合理,功能分区明确,标识清楚,洁污不交叉、不逆流。隔离区相对独立,集中管理。

(2)工作区域包括候诊区、接诊区、血液透析治疗室、血液透析治疗区、水处理区、污物处理区等。辅助区域包括库房、工作人员更衣室、医护办公室和卫生间等。若需要配置血液透析液的,应设置配液间。若开展血液透析器复用的,应当设置复用间。

(3)血液透析中心(室)环境应达到《医院消毒卫生标准》GB15982 中的相关规定。

(4)透析治疗区应光线充足、通风良好。透析治疗区的每个透析单元使用面积不少于 3.2 m²,血液透析床(椅)间距不少于 0.8 m。

(5)水处理区环境保持清洁、干燥。水处理设备应避免日光直射。

(二)环境清洁与消毒

(1)血液透析单元的清洁消毒:①每次透析结束后,应对透析机表面和机器内部管路进行清洁与消毒。透析机消毒方法应遵循透析机的使用说明。②透析时如发生透析器透析膜破损,应及时更换透析器,并在透析结束后对透析机内部及表面进行消毒。动、静脉传感器保护罩渗漏时应立即对透析机污染表面进行清洁与消毒并更换。③每例患者透析结束后应更换床单、被套及枕套,清洁消毒床头、床尾、床框和床头柜。④应定期对床单元进行终末消毒。非隔离区床单元宜每 3 个月消毒 1 次,隔离区床单元宜每月消毒 1 次。

(2)血液透析中心(室)物体表面、地面应保持清洁、干燥,每次透析结束后进行清洁消毒,遇明显污染随时清洁与消毒。当物体表面、地面有血液、体液或分泌物污染时,先用吸湿材料去除可见的污染物,再进行清洁与消毒。消毒剂的选择、消毒方法及消毒频次应遵循《医疗机构环境表面清洁与消毒管理规范》WS/T512 的要求。

(3)空气净化方法应遵循《医院空气净化管理规范》WS/T368 的要求。

(4)下机操作时应排空血液透析器及其管路,排出的污水应遵循《医疗机构水污染物排放标准》GB18466 的要求处理。医疗废物应遵循《医疗废物管理条例》及其配套文件的要求进行分类管理,封闭转运。

(三)手卫生要求

(1)应根据床位数和工作量在透析治疗区、隔离透析治疗区和血液透析治疗室配备非手触式流动水洗手设施和速干手消毒剂,以满足手卫生需求。

(2)医务人员手卫生应符合《医务人员手卫生规范》WS/T313 的要求,手卫生时机见表 6-5。

表 6-5　血液透析手卫生时机

手卫生时机种类	举例
接触患者前	进入透析单元给患者提供护理前,连接血管通路前,调节或拔除穿刺针前
无菌操作前	置管或接入导管前,处理插管及通路部位前,进行肠外用药准备前,进行静脉注射或静脉滴注药物前
体液接触风险后	接触任何血液或体液后,接触污染液体后(如使用后的透析液),处理使用后的血液透析器、血液透析管路和冲洗桶后,进行伤口护理或换药后
接触患者后	实施护理离开透析单元时,脱手套后
接触患者周围环境后	接触透析机后,接触透析单元其他物品后,离开透析单元时,脱手套后

(四)医务人员的职业防护要求

(1)应配备个人防护用品手套、口罩、隔离服、防水围裙、面罩、护目镜等和洗眼装置。

(2)HBV 血清标志物阴性的医务人员应进行乙肝疫苗接种,具体接种方法遵循疫苗使用说明。

(3)呼吸道传染病流行期间,应根据疫情需要,开展工作人员的症状监测,必要时应为高风险人群接种经空气传播疾病疫苗。

(4)若发生职业暴露,遵照《血源性病原体职业接触防护导则》GBZ/T213 的要求进行处置。

(五)经血传播疾病的预防

(1)第 1 次透析的患者或由其他医疗机构转入的患者宜在治疗前进行 HBV、HCV、梅毒螺旋体及 HIV 感染的相关检查。登记患者检查结果,并保留原始资料。

(2)长期透析的患者每 6 个月进行 1 次 HBV、HCV、梅毒螺旋体及 HIV 感染的相关检查;登记并保留原始资料。

(3)经血传播疾病(HBV、HCV、梅毒螺旋体及 HIV 感染)患者应使用一次性使用透析器。

(六)血管通路的感染预防

(1)自体动静脉内瘘和移植物血管内瘘手术均应在手术室完成。

(2)使用自体动静脉内瘘进行透析的重点操作如穿刺、与透析管路连接和断开,应遵循无菌技术操作原则。

(七)中心静脉置管的感染预防

(1)置管操作时应评估环境是否符合要求。

(2)应严格执行无菌技术操作规程。置管时应遵守最大限度的无菌屏障要求。置管人员应戴帽子、口罩、无菌手套,穿无菌手术衣。

(3)应严格遵照《医务人员手卫生规范》WS/T313 的要求,认真执行手卫生并戴无菌手套后,尽量避免接触穿刺点皮肤。置管过程中手套污染或破损应立即更换。

(4)中心静脉导管连接与断开操作流程见附录 D。

(八)设备/设施的医院感染管理要求

1.水处理系统

(1)宜采用直接供水模式。

(2)采用间接供水模式时,应达到《血液透析和相关治疗用水处理设备技术要求 第1部分:用于多床透析》YY0793.1 的要求。

(3)水处理系统的消毒和监测应遵循厂家的使用说明和《血液透析和相关治疗用水处理设备常规控制要求》YY/T1269 的相关要求。

2.透析机

透析机排液管与排水管之间应有一定的气隔。

3.血液透析浓缩液配制容器

(1)血液透析浓缩液配制容器应每天用透析用水清洗1次;应每天至少消毒1次,消毒剂的使用及残余量的测试应遵循消毒剂产品使用说明书。

(2)血液透析浓缩液配制容器滤芯应每周至少更换1次。

(3)碳酸氢盐浓缩物溶液应在配制后24小时内使用。

(4)若使用血液透析浓缩液集中供液系统,应符合《血液透析机相关治疗用浓缩物》YY0598 的相关要求,其消毒和监测应遵循厂家的使用说明。

(九)医疗用品的管理

(1)一次性使用的无菌物品应一次性使用。

(2)应在透析治疗室准备治疗物品,并将所需物品放入治疗车,带入透析单元的物品应为治疗必须且符合清洁或消毒要求。

(3)带至透析单元的一次性医疗用品(如无菌纱布),若开封后未使用完应按医疗废物处置,不应给下一位患者使用,也不应带回透析治疗室。

(4)带至透析单元的可重复使用的物品如听诊器等,应规范清洁消毒后方可给下一位患者使用或返回贮存区。

(5)动静脉压力传感器外部保护罩应一人一用一更换。

(6)不应用同一注射器向不同的患者注射肝素或对深静脉置管进行肝素封管。

三、血液透析器复用的管理

(1)可重复使用的血液透析器应专人专用。

(2)每次使用后应规范灭菌。

(3)应采用血液透析器复用机灭菌。复用血液透析器消毒剂的使用应遵循消毒产品使用说明书,最长不应超过14天。

(4)复用血液透析器下机后应及时处理。血液透析器的血室应无菌。血液透析器的血液出入口和透析液出入口均应消毒。血液透析器外壳应使用与其外部材料相适应的消毒剂消毒。

(5)血液透析器复用的操作流程应参照《血液透析器复用操作规范》。

四、医院感染监测及处置要求

(一)透析用水的监测

(1)细菌监测应每月1次,采样部位为反渗水供水管路的末端,细菌数≤100 cfu/mL。细菌数≥50 cfu/mL 为干预水平。

(2)内毒素监测应每 3 个月 1 次,采样部位为反渗水供水管路的末端,内毒素≤0.25 EU/mL。内毒素≥0.125 EU/mL 为干预水平。

(二)血液透析液的监测

(1)应每月进行血液透析液的细菌监测,在透析液进入血液透析器的位置收集标本,细菌数≤100 cfu/mL。细菌数≥50 cfu/mL 为干预水平。

(2)应每 3 个月进行血液透析液的内毒素监测,留取标本方法同细菌培养,内毒素≤0.5 EU/mL。内毒素≥0.25 EU/mL 为干预水平。

(3)超纯净透析液应每月进行细菌监测,在透析液进入血液透析器的位置收集标本,细菌数≤0.1 cfu/mL。超纯净透析液应每 3 个月进行内毒素监测,留取标本方法同细菌培养,内毒素≤0.03 EU/mL。

(4)自行配置的碳酸氢盐浓缩物溶液,应遵循《血液透析机相关治疗用浓缩物》YY0598 的要求进行监测,细菌总数应≤100 cfu/mL,真菌总数应≤10 cfu/mL,大肠埃希菌不得检出。

(5)血液透析液的细菌和内毒素监测每年应覆盖所有透析机。

(6)细菌检测可参考附录 E,内毒素检测应遵循《中国药典》。

(三)环境卫生学监测

(1)每季度应对空气、血液透析机表面及医务人员手等进行微生物监测,登记并保留原始资料。

(2)空气中的细菌菌落总数应≤4 cfu/(5 分钟 9 cm 直径平皿),物体表面细菌菌落总数应≤10 cfu/cm²,卫生手消毒监测的细菌菌落总数应≤10 cfu/cm²。

(四)血源性传播疾病的医院感染监测及处置

(1)应监测并记录每位患者首次和其后每 6 个月 1 次的 HBV、HCV、梅毒螺旋体及 HIV 感染的相关检查结果。

(2)若患者在血液透析期间血清标志物及病毒核酸由阴性转为阳性,则为新发感染。若出现一例新发感染,医疗机构应启动原因调查,分析血液透析全过程,寻找高危因素和隐患并改进。

(五)血管通路感染的监测

(1)可开展血管通路感染的监测。

(2)可通过使用抗菌药物、血培养结果阳性和血管部位出现脓液、发红或肿胀加剧来推断血流感染和血管通路感染。

(六)医院感染暴发处置

发生与血液透析相关的医院感染暴发时,应根据《医院感染管理办法》、《医院感染暴发报告及处置管理规范》与《医院感染暴发控制指南》WS/T524 的相关规定进行处置、上报。

(李　静)

第八节　消毒供应中心的医院感染管理

消毒供应中心(CSSD)是医院内承担各科室所有重复使用诊疗器械、器具和物品清洗消毒、灭菌以及无菌物品供应的部门,在医院感染/医源性预防与控制中发挥着举足轻重的作用。医院

CSSD 管理模式分为集中式和分散。集中式是将医院所有需要清洗消毒和灭菌的器械、器具和物品回收至消毒供应中心进行处理。分散型的特点为既有消毒供应中心,又有手术部消毒物品供应中心,也有的医院采用在手术室清洗、打包后送消毒供应中心(室)灭菌,使用物品由各个使用部门分别进行管理,消毒供应中心处于从属地位。

国外为保证 CSSD 的消毒灭菌质量,预防医院感染的发生,采用了不同的标准和措施。在美国,医院 CSSD 执行美国医疗器械协会推荐的美国医疗器械促进协会(AMMI)标准,除了控制过程质量外,十分强调对工作效果的监测,如清洗效果及灭菌效果。强调通过物理监测、化学监测和生物监测确定灭菌物品是否合格。这与我国医院消毒供应工作的质量管理比较相似。在欧洲,医院 CSSD 执行工业行业标准,主张通过第三方的质量认证予以保证最终的质量,质量认证是从工作起始环节开始,包括 CSSD 的资质、工作人员及管理人员的资质、各阶段清洗(初洗、漂洗、终末漂洗及灭菌蒸汽)用水标准、各种设备与器械的标准等。工作人员操作必须严格遵循规范、标准的流程,并有记录证明执行的正确性。灭菌过程的监测,在医院从灭菌器的安装质量确认开始,贯穿于操作过程及灭菌结束整个过程。在我国香港地区,在香港医院管理局统一管理下,多数医院采取集中消毒供应的工作方式。

医院 CSSD 中医院感染防控最主要的对象为通过诊疗器械、器具及用品导致的医院感染和医源性感染。诊疗器械从以往单一的金属材质发展为集光学、电子等技术,由混合材质(金属、塑胶等)构成的复合型产品,形状、结构复杂,管腔类器械增加,向传统的清洗、消毒/灭菌技术提出挑战,医院感染防控对其用后的处置要求提高,难度加大。器械的清洗消毒和(或)灭菌效果与手术切口或各种侵袭性诊疗之后患者的感染密切相关。某些发达国家研究证实,手术切口感染在住院患者医院感染总数中占有重要比例,有的排第三位,有的为第二位,占 14%~16%,感染原因约 20% 与器械相关。说明手术切口和侵袭性诊疗部位感染的预防,除加强手术部及医务人员无菌技术操作、相关环境等管理外,加强器械与用品清洗、消毒灭菌工作的管理是极其重要的环节。我国一些医疗机构以缩短平均住院日、降低医疗支出而逐步深化的医院改革,手术台次同期相比大幅增长,部分医院根据“以患者为中心”的宗旨不断调整着各部门的职责,医院消毒供应工作承担的任务和内容都在发生改变,从玻璃注射器、输液瓶变为手术器械与复杂、精密的器械等,消毒供应中心已成为医院感染防控的心脏。

一、CSSD 医院感染管理要求

(1)应采取集中管理的方式,对所有需要消毒或灭菌后重复使用的诊疗器械、器具和物品由 CSSD 负责回收、清洗、消毒、灭菌和供应。

(2)内镜、口腔器械的清洗消毒,可以依据国家相关标准进行处理,也可集中由 CSSD 统一清洗、消毒和(或)灭菌。

(3)CSSD 应在院领导或相关职能部门的直接领导下开展工作。

(4)应将 CSSD 纳入本机构的建设规划,使之与本机构的规模、任务和发展规划相适应;应将消毒供应工作管理纳入医疗质量管理,保障医疗安全。

(5)宜将 CSSD 纳入本机构信息化建设规划,采用数字化信息系统对 CSSD 进行管理。

(6)医院对植入物与外来医疗器械的处置及管理应符合以下要求。

应以制度明确相关职能部门、临床科室、手术室、CSSD 在植入物与外来医疗器械的管理、交接和清洗、消毒、灭菌及提前放行过程中的责任。

使用前应由本院 CSSD 遵照《医院消毒供应中心 第2部分：清洗消毒及灭菌技术操作规范》WS310.2 和《医院消毒供应中心 第3部分：清洗消毒及灭菌效果监测标准》WS310.3 的规定清洗、消毒、灭菌与监测；使用后应经 CSSD 清洗消毒方可交还。

应与器械供应商签订协议，要求其做到：①提供植入物与外来医疗器械的说明书（内容应包括清洗、消毒、包装、灭菌方法与参数）。②应保证足够的处置时间，择期手术最晚应于术前日 15 小时前将器械送达 CSSD，急诊手术应及时送达。③应加强对 CSSD 人员关于植入物与外来医疗器械处置的培训。

（7）鼓励符合要求并有条件医院的 CSSD 为附近医疗机构提供消毒供应服务。

（8）采用其他医院或消毒服务机构提供消毒灭菌服务的医院，消毒供应管理应符合以下要求：①应对提供服务的医院或消毒服务机构的资质（包括具有医疗机构执业许可证或工商营业执照，并符合环保等有关部门管理规定）进行审核。②应对其 CSSD 分区、布局、设备设施、管理制度（含突发事件的应急预案）及诊疗器械回收、运输、清洗、消毒、灭菌操作流程等进行安全风险评估，签订协议，明确双方的职责。③应建立诊疗器械、器具和物品交接与质量检查及验收制度，并设专人负责。④应定期对其清洗、消毒、灭菌工作进行质量评价。⑤应及时向消毒服务机构反馈质量验收、评价及使用过程存在的问题，并要求落实改进措施。

二、相关部门管理职责

应在主管院长领导下，在各自职权范围内，履行对 CSSD 的相应管理职责。

（一）主管部门职责

（1）会同相关部门，制订落实 CSSD 集中管理的方案与计划，研究、解决实施中的问题。

（2）会同人事管理部门，根据 CSSD 的工作量合理调配工作人员；负责 CSSD 清洗、消毒、包装、灭菌等工作的质量管理，制订质量指标，并进行检查与评价。

（3）建立并落实对 CSSD 人员的岗位培训制度；将消毒供应专业知识、医院感染相关预防与控制知识及相关的法律、法规纳入 CSSD 人员的继续教育计划，并为其学习、交流创造条件。

（二）护理管理、医院感染管理、设备及后勤管理等部门职责

（1）对 CSSD 清洗、消毒、灭菌工作和质量监测进行指导和监督，定期进行检查与评价。

（2）发生可疑医疗器械所致的医源性感染时，组织、协调 CSSD 和相关部门进行调查分析，提出改进措施。

（3）对 CSSD 新建、改建与扩建的设计方案进行卫生学审议；对清洗消毒与灭菌设备的配置与性能要求提出意见。

（4）负责设备购置的审核（合格证、技术参数）建立对厂家设备安装、检修的质量审核、验收制度；专人负责 CSSD 设备的维护和定期检修，并建立设备档案。

（5）保证 CSSD 的水、电、压缩空气及蒸汽的供给和质量，定期进行设施、管道的维护和检修。

（6）定期对 CSSD 所使用的各类数字仪表如压力表、温度表等进行校验，并记录备查。

（三）物资供应、教育及科研等其他部门职责

应在 CSSD 主管院长或职能部门的协调下履行相关职责，保障 CSSD 的工作需要。

（四）消毒供应中心职责

（1）应建立健全岗位职责、操作规程、消毒隔离、质量管理、监测、设备管理、器械管理及职业安全防护等管理制度和突发事件的应急预案。

（2）应建立植入物与外来医疗器械专岗负责制，人员应相对固定。

（3）应建立质量管理追溯制度，完善质量控制过程的相关记录。

（4）应定期对工作质量进行分析，落实持续改进。

（5）应建立与相关科室的联系制度，并主要做好以下工作：①主动了解各科室专业特点、常见的医院感染及原因，掌握专用器械、用品的结构、材质特点和处理要点。②对科室关于灭菌物品的意见有调查、反馈、落实，并有记录。

三、基本原则

（1）CSSD的清洗消毒及监测工作应符合《医院消毒供应中心 第2部分：清洗消毒及灭菌技术操作规范》WS310.2和《医院消毒供应中心 第3部分：清洗消毒及灭菌效果监测标准》WS310.3的规定。

（2）诊疗器械、器具和物品使用后应及时清洗、消毒、灭菌，再处理应符合以下要求：①进入人体无菌组织、器官、腔隙，或接触人体破损的皮肤和黏膜的诊疗器械、器具和物品应进行灭菌。②接触完整皮肤、黏膜的诊疗器械、器具和物品应进行消毒。③被朊病毒、气性坏疽及突发原因不明的传染病病原体污染的诊疗器械、器具和物品，应执行《医疗机构消毒技术规范》WS/T367的规定。

四、人员要求

（1）医院应根据CSSD的工作量及各岗位需求，科学、合理配置具有执业资格的护士、消毒员和其他工作人员。

（2）CSSD的工作人员应当接受与其岗位职责相应的岗位培训，正确掌握以下知识与技能：①各类诊疗器械、器具和物品的清洗、消毒、灭菌的知识与技能。②相关清洗消毒、灭菌设备的操作规程。③职业安全防护原则和方法。④医院感染预防与控制的相关知识。⑤相关的法律、法规、标准、规范。

（3）应建立CSSD工作人员的继续教育制度，根据专业进展，开展培训，更新知识。

五、建筑要求

（一）基本原则

医院CSSD的新建、扩建和改建，应遵循医院感染预防与控制的原则，遵守国家法律法规对医院建筑和职业防护的相关要求，进行充分论证。

（二）基本要求

（1）CSSD宜接近手术室、产房和临床科室，或与手术室之间有物品直接传递专用通道，不宜建在地下室或半地下室。

（2）周围环境应清洁、无污染源，区域相对独立；内部通风、采光良好。

（3）建筑面积应符合医院建设方面的有关规定并与医院的规模、性质、任务相适应，兼顾未来发展规划的需要。

（4）建筑布局应分为辅助区域和工作区域。辅助区域包括工作人员更衣室、值班室、办公室、休息室、卫生间等。工作区域包括去污区、检查包装及灭菌区（含独立的敷料制备或包装间）和无菌物品存放区。

(5)工作区域划分应遵循以下基本原则:①物品由污到洁,不交叉、不逆流。②空气流向由洁到污;采用机械通风的,去污区保持相对负压,检查包装及灭菌区保持相对正压。

(6)工作区域温度、相对湿度、机械通风的换气次数宜符合表 6-6 要求;照明宜符合表 6-7 的要求。

表 6-6　工作区域温度、相对湿度及机械通风换气次数要求

工作区域	温度(℃)	相对湿度(%)	换气次数(次/小时)
去污区	16～21	30～60	≥10
检查包装及灭菌区	20～23	30～60	≥10
无菌物品存放区	低于 24	低于 70	4～10

表 6-7　工作区域照明要求

工作面/功能	最低照度 1×	平均照度 1×	最高照度 1×
普通检查	500	750	1 000
精细检查	1 000	1 500	2 000
清洗池	500	750	1 000
普通工作区域	200	300	500
无菌物品存放区域	200	300	500

(7)工作区域中化学物质浓度应符合《工作场所有害因素职业接触限值 第 1 部分:化学有害因素》GBZ2.1 的要求。

(8)工作区域设计与材料要求,应符合以下要求:①去污区、检查包装及灭菌区和无菌物品存放区之间应设实际屏障。②去污区与检查包装及灭菌区之间应设物品传递窗;并分别设人员出入缓冲间(带)。③缓冲间(带)应设洗手设施,采用非手触式水龙头开关。无菌物品存放区内不应设洗手池。④检查包装及灭菌区设专用洁具间的应采用封闭式设计。⑤工作区域的天花板、墙壁应无裂隙,不落尘,便于清洗和消毒;地面与墙面踢脚及所有阴角均应为弧形设计;电源插座应采用防水安全型;地面应防滑、易清洗、耐腐蚀;地漏应采用防返溢式;污水应集中至医院污水处理系统。

(三)采用院外服务的要求

采用其他医院或消毒服务机构提供消毒灭菌服务的医院,应分别设污染器械收集暂存间及灭菌物品交接发放间。两房间应互不交叉、相对独立。

六、设备设施

(1)清洗消毒设备及设施:医院应根据 CSSD 的规模、任务及工作量,合理配置清洗消毒设备及配套设施。设备设施应符合国家相关规定。应配有污物回收器具、分类台、手工清洗池、压力水枪、压力气枪、超声清洗装置、干燥设备及相应清洗用品等。应配备机械清洗消毒设备。

(2)检查、包装设备:应配有器械检查台、包装台、器械柜、敷料柜、包装材料切割机、医用热封机、清洁物品装载设备及带光源放大镜、压力气枪、绝缘检测仪等。

(3)灭菌设备及设施:应配有压力蒸汽灭菌器、无菌物品装、卸载设备等。根据需要配备灭菌蒸汽发生器、干热灭菌和低温灭菌及相应的监测设备。各类灭菌设备应符合国家相关标准,并设

有配套的辅助设备。

(4)应配有水处理设备。

(5)储存、发放设施：应配备无菌物品存放设施及运送器具等。

(6)宜在环氧乙烷、过氧化氢低温等离子、低温甲醛蒸汽灭菌等工作区域配置相应环境有害气体浓度超标报警器。

(7)防护用品：根据工作岗位的不同需要，应配备相应的个人防护用品，包括圆帽、口罩、隔离衣或防水围裙、手套、专用鞋、护目镜、面罩等。去污区应配置洗眼装置。

七、耗材要求

(1)医用清洗剂：应符合国家相关标准和规定。根据器械的材质、污染物种类，选择适宜的清洗剂，使用遵循厂家产品说明书。

(2)碱性清洗剂：pH＞7.5,对各种有机物有较好的去除作用，对金属腐蚀性小，不会加快返锈的现象。

(3)中性清洗剂：pH 6.5～7.5,对金属无腐蚀。

(4)酸性清洗剂：pH＜6.5,对无机固体粒子有较好的溶解去除作用，对金属物品的腐蚀性小。

(5)酶清洗剂：含酶的清洗剂，有较强的去污能力，能快速分解蛋白质等多种有机污染物。

(6)消毒剂：应符合国家相关标准和规定，并对器械腐蚀性较低。

(7)医用润滑剂：应为水溶性，与人体组织有较好的相容性。不应影响灭菌介质的穿透性和器械的机械性能。

(8)包装材料：最终灭菌医疗器械包装材料应符合《最终灭菌医疗器械包装 第1部分：材料、无菌屏障系统和包装系统的要求》GB/T19633的要求。皱纹纸、无纺布、纺织品还应符合《最终灭菌医疗器械包装材料 第2部分：灭菌包裹材料 要求和试验方法》YY/T0698.2的要求；纸袋还应符合《最终灭菌医疗器械包装材料 第4部分：纸袋 要求和试验方法》YY/T0698.4的要求；纸塑袋还应符合《最终灭菌医疗器械包装材料 第5部分：透气材料与塑料膜组成的可密封组合袋和卷材 要求和试验方法》YY/T0698.5的要求；硬质容器还应符合《最终灭菌医疗器械包装材料 第8部分：蒸汽灭菌器用重复性使用灭菌容器 要求和试验方法》YY/T0698.8的要求。普通棉布应为非漂白织物，除四边外不应有缝线，不应缝补；初次使用前应高温洗涤，脱脂去浆。开放式储槽不应用作无菌物品的最终灭菌包装材料。

(9)消毒灭菌监测材料：应符合国家相关标准和规定，在有效期内使用。自制测试标准包应符合《医疗机构消毒技术规范》WS/T367的相关要求。

八、水与蒸汽质量要求

(1)清洗用水：应有自来水、热水、软水、经纯化的水供应。自来水水质应符合《生活饮用水卫生标准》GB5749的规定；终末漂洗用水的电导率≤15 μS/cm(25 ℃)。

(2)灭菌蒸汽：灭菌蒸汽供给水的质量指标见表6-8。蒸汽冷凝物用于反映压力蒸汽灭菌器蒸汽的质量，主要指标见表6-9。

表 6-8　压力蒸汽灭菌器供给水的质量指标

项目	指标
蒸发残留	≤10 mg/L
氧化硅（SiO_2）	≤1 mg/L
铁	≤0.2 mg/L
镉	≤0.005 mg/L
铅	≤0.05 mg/L
除铁、镉、铅以外的其他重金属	≤0.1 mg/L
氯离子（Cl^-）	≤2 mg/L
磷酸盐（P_2O_5）	≤0.5 mg/L
电导率（25 ℃时）	≤5 μS/cm
pH	5～7.5
外观	无色、洁净、无沉淀
硬度（碱性金属离子的总量）	≤0.02 mmol/L

表 6-9　蒸汽冷凝物的质量指标

项目	指标
氧化硅（SiO_2）	≤0.1 mg/L
铁	≤0.1 mg/L
镉	≤0.005 mg/L
铅	≤0.05 mg/L
除铁、镉、铅以外的重金属	≤0.1 mg/L
氯离子（Cl^-）	≤0.1 mg/L
磷酸盐（P_2O_5）	≤0.1 mg/L
电导率（25 ℃时）	≤3 μS/cm
pH	5～7
外观	无色、洁净、无沉淀
硬度（碱性金属离子的总量）	≤0.02 mmol/L

九、器械清洗消毒及灭菌

（一）诊疗器械、器具和物品处理的基本要求

（1）通常情况下应遵循先清洗后消毒的处理程序。被朊毒体、气性坏疽及突发原因不明的传染病病原体污染的诊疗器械、器具和物品应遵循《医疗机构消毒技术规范》WS/T367 的规定进行处理。

（2）应根据《医院消毒供应中心 第 1 部分：管理规范》WS310.1 的规定，选择清洗、消毒或灭菌处理方法。

（3）清洗、消毒、灭菌效果的监测应符合《医院消毒供应中心 第 3 部分：清洗消毒及灭菌效果监测标准》WS310.3 的规定。

（4）耐湿、耐热的器械、器具和物品，应首选热力消毒或灭菌方法。

（5）应遵循标准预防的原则进行清洗、消毒、灭菌，CSSD人员防护着装要求应符合表6-10的规定。

表6-10 CSSD人员防护及着装要求

区域	操作	防护着装					
		圆帽	口罩	防护服/防水围裙	专用鞋	手套	护目镜/面罩
诊疗场所	污染物品回收	√	△			√	
去污区	污染器械分类、核对、机械清洗装载	√	√	√	√	√	△
	手工清洗器械和用具	√	√	√	√	√	√
检查、包装及灭菌区	器械检查、包装	√	△			△	
	灭菌物品装载	√					
	无菌物品卸载	√				√	△#
无菌物品存放区	无菌物品发放	√				√	

注1："√"表示应使用。

注2："△"表示可使用。

注3：#表示具有防烫功能的手套。

（6）设备、器械、物品及耗材使用应遵循生产厂家的使用说明或指导手册。

（7）外来医疗器械及植入物的处置应符合以下要求：①CSSD应根据手术通知单接收外来医疗器械及植入物；依据器械供应商提供的器械清单，双方共同清点核查、确认、签名，记录应保存备查。②应要求器械供应商送达的外来医疗器械、植入物及盛装容器清洁。③应遵循器械供应商提供的外来医疗器械与植入物的清洗、消毒、包装、灭菌方法和参数。急诊手术器械应及时处理。④使用后的外来医疗器械，应由CSSD清洗消毒后方可交器械供应商。

（二）诊疗器械、器具和物品处理的操作流程

1.回收

（1）使用者应将重复使用的诊疗器械、器具和物品与一次性使用物品分开放置；重复使用的诊疗器械、器具和物品直接置于封闭的容器中，精密器械应采用保护措施，由CSSD集中回收处理；被朊病毒、气性坏疽及突发原因不明的传染病病原体污染的诊疗器械、器具和物品，使用者应双层封闭包装并标明感染性疾病名称，由CSSD单独回收处理。

（2）使用者应在使用后及时去除诊疗器械、器具和物品上的明显污物，根据需要做保湿处理。

（3）不应在诊疗场所对污染的诊疗器械、器具和物品进行清点，应采用封闭方式回收，避免反复装卸。

（4）回收工具每次使用后应清洗、消毒，干燥备用。

2.分类

（1）应在CSSD的去污区进行诊疗器械、器具和物品的清点、核查。

（2）应根据器械物品材质、精密程度等进行分类处理。

3.清洗

（1）清洗方法包括机械清洗、手工清洗。

（2）机械清洗适用于大部分常规器械的清洗。手工清洗适用于精密、复杂器械的清洗和有机物污染较重器械的初步处理。

（3）清洗步骤包括冲洗、洗涤、漂洗、终末漂洗。

（4）精密器械的清洗,应遵循生产厂家提供的使用说明或指导手册。

4.消毒

（1）清洗后的器械、器具和物品应进行消毒处理。方法首选机械湿热消毒,也可采用75%乙醇、酸性氧化电位水或其他消毒剂进行消毒。

（2）湿热消毒应采用经纯化的水,电导率≤15 μS/cm(25 ℃)。

（3）湿热消毒方法的温度、时间应符合表6-11的要求。消毒后直接使用的诊疗器械、器具和物品,湿热消毒温度应≥90 ℃,时间≥5 分钟,或 A_0 值≥3 000;消毒后继续灭菌处理的,其湿热消毒温度应≥90 ℃,时间≥1 分钟,或 A_0 值≥600。

表 6-11　湿热消毒的温度与时间

湿热消毒方法	温度/℃	最短消毒时间/分
消毒后直接使用	93	2.5
	90	5
消毒后继续灭菌处理	90	1
	80	10
	75	30
	70	100

（4）其他消毒剂的应用遵循产品说明书。

5.干燥

（1）宜首选干燥设备进行干燥处理。根据器械的材质选择适宜的干燥温度,金属类干燥温度70～90 ℃;塑胶类干燥温度 65～75 ℃。

（2）不耐热器械、器具和物品可使用消毒的低纤维絮擦布、压力气枪或≥95%乙醇进行干燥处理。

（3）管腔器械内的残留水迹,可用压力气枪等进行干燥处理。

（4）不应使用自然干燥方法进行干燥。

6.器械检查与保养

（1）应采用目测或使用带光源放大镜对干燥后的每件器械、器具和物品进行检查。器械表面及其关节、齿牙处应光洁,无血渍、污渍、水垢等残留物质和锈斑;功能完好,无损毁。

（2）清洗质量不合格的,应重新处理;器械功能损毁或锈蚀严重,应及时维修或报废。

（3）带电源器械应进行绝缘性能等安全性检查。

（4）应使用医用润滑剂进行器械保养。不应使用石蜡油等非水溶性的产品作为润滑剂。

7.包装

（1）包装应符合《最终灭菌医疗器械包装 第 1 部分:材料、无菌屏障系统和包装系统的要求》GB/T19633的要求。

（2）包装包括装配、包装、封包、注明标识等步骤。器械与敷料应分室包装。

（3）包装前应依据器械装配的技术规程或图示,核对器械的种类、规格和数量。

（4）手术器械应摆放在篮筐或有孔的托盘中进行配套包装。

（5）手术所用盘、盆、碗等器皿，宜与手术器械分开包装。

（6）剪刀和血管钳等轴节类器械不应完全锁扣。有盖的器皿应开盖，摞放的器皿间应用吸湿布、纱布或医用吸水纸隔开，包内容器开口朝向一致；管腔类物品应盘绕放置，保持管腔通畅；精细器械、锐器等应采取保护措施。

（7）压力蒸汽灭菌包重量要求：器械包重量不宜超过 7 kg，敷料包重量不宜超过 5 kg。

（8）压力蒸汽灭菌包体积要求：下排气压力蒸汽灭菌器不宜超过 30 cm×30 cm×25 cm；预真空压力蒸汽灭菌器不宜超过 30 cm×30 cm×50 cm。

（9）包装方法及要求：灭菌物品包装分为闭合式包装和密封式包装。包装方法和要求如下：①手术器械若采用闭合式包装方法，应由两层包装材料分两次包装。②密封式包装方法应采用纸袋、纸塑袋等材料。③硬质容器的使用与操作，应遵循生产厂家的使用说明或指导手册，每次使用后应清洗、消毒和干燥。④普通棉布包装材料应一用一清洗，无污渍，灯光检查无破损。

（10）封包要求如下：①包外应设有灭菌化学指示物。高度危险性物品灭菌包内还应放置包内化学指示物；如果透过包装材料可直接观察包内灭菌化学指示物的颜色变化，则不必放置包外灭菌化学指示物。②闭合式包装应使用专用胶带，胶带长度应与灭菌包体积、重量相适宜，松紧适度。封包应严密，保持闭合完好性。③纸塑袋、纸袋等密封包装其密封宽度应≥6 mm，包内器械距包装袋封口处应≥2.5 cm。④医用热封机在每天使用前应检查参数的准确性和闭合完好性。⑤硬质容器应设置安全闭锁装置，无菌屏障完整性破坏后应可识别。⑥灭菌物品包装的标识应注明物品名称、包装者等内容。灭菌前注明灭菌器编号、灭菌批次、灭菌日期和失效日期等相关信息。标识应具有可追溯性。

8.灭菌

（1）压力蒸汽灭菌。①耐湿、耐热的器械、器具和物品应首选压力蒸汽灭菌。②应根据待灭菌物品选择适宜的压力蒸汽灭菌器和灭菌程序。常规灭菌周期包括预排气、灭菌、后排气和干燥等过程。快速压力蒸汽灭菌程序不应作为物品的常规灭菌程序，应在紧急情况下使用，使用方法应遵循《医疗机构消毒技术规范》WS/T367 的要求。③灭菌器操作方法应遵循生产厂家的使用说明或指导手册。④压力蒸汽灭菌器蒸汽和水的质量符合表 6-11 和表 6-10。⑤管腔器械不应使用下排气压力蒸汽灭菌方式进行灭菌。⑥压力蒸汽灭菌器灭菌参数见表 6-12。⑦硬质容器和超大超重包装，应遵循厂家提供的灭菌参数。

表 6-12　压力蒸汽灭菌器灭菌参数

设备类别	物品类别	灭菌设定温度	最短灭菌时间	压力参考范围
下排气式	敷料	121 ℃	30 分钟	102.8～122.9 kPa
	器械		20 分钟	
预真空式	器械、敷料	132 ℃	4 分钟	184.4～201.7 kPa
		134 ℃		201.7～229.3 kPa

压力蒸汽灭菌器操作程序包括灭菌前准备、灭菌物品装载、灭菌操作、无菌物品卸载和灭菌效果的监测等步骤。具体内容如下所述。①灭菌前准备：每天设备运行前应进行安全检查，包括灭菌器压力表处在"零"的位置；记录打印装置处于备用状态；灭菌器柜门密封圈平整无损坏，柜门安全锁扣灵活、安全有效；灭菌柜内冷凝水排出口通畅，柜内壁清洁；电源、水源、蒸汽、压缩空

气等运行条件符合设备要求。遵循产品说明书对灭菌器进行预热。大型预真空压力蒸汽灭菌器应在每天开始灭菌运行前空载进行 B-D 试验。②灭菌物品装载:应使用专用灭菌架或篮筐装载灭菌物品,灭菌包之间应留间隙;宜将同类材质的器械、器具和物品,置于同一批次进行灭菌;材质不相同时,纺织类物品应放置于上层、竖放,金属器械类放置于下层;手术器械包、硬质容器应平放;盆、盘、碗类物品应斜放,玻璃瓶等底部无孔的器皿类物品应倒立或侧放;纸袋、纸塑包装物品应侧放;利于蒸汽进入和冷空气排出;选择下排气压力蒸汽灭菌程序时,大包宜摆放于上层,小包宜摆放于下层。③灭菌操作:应观察并记录灭菌时的温度、压力和时间等灭菌参数及设备运行状况。④无菌物品卸载:从灭菌器卸载取出的物品,冷却时间>30 分钟;应确认灭菌过程合格,结果应符合《医院消毒供应中心 第 3 部分:清洗消毒及灭菌效果监测标准》WS310.3 的要求;应检查有无湿包,湿包不应储存与发放,分析原因并改进;无菌包掉落地上或误放到不洁处应视为被污染。⑤灭菌效果的监测:灭菌过程的监测应符合《医院消毒供应中心 第 3 部分:清洗消毒及灭菌效果监测标准》WS310.3 中的相关规定。

(2)干热灭菌:适用于耐热、不耐湿,蒸汽或气体不能穿透物品的灭菌,如玻璃、油脂、粉剂等物品的灭菌。灭菌程序、参数及注意事项应符合《医疗机构消毒技术规范》WS/T367 的规定,并应遵循生产厂家使用说明书。

(3)低温灭菌:①常用低温灭菌方法主要包括环氧乙烷灭菌、过氧化氢低温等离子体灭菌、低温甲醛蒸气灭菌。②低温灭菌适用于不耐热、不耐湿的器械、器具和物品的灭菌。③应符合以下基本要求:灭菌的器械、物品应清洗干净,并充分干燥;灭菌程序、参数及注意事项符合《医疗机构消毒技术规范》WS/T367 的规定,并应遵循生产厂家使用说明书;灭菌装载应利于灭菌介质穿透。

9.储存

(1)灭菌后物品应分类、分架存放在无菌物品存放区。一次性使用无菌物品应去除外包装后,进入无菌物品存放区。

(2)物品存放架或柜应距地面高度≥20 cm,距离墙≥5 cm,距天花板≥50 cm。

(3)物品放置应固定位置,设置标识。接触无菌物品前应洗手或手消毒。

(4)消毒后直接使用的物品应干燥、包装后专架存放。

(5)无菌物品存放要求如下:①无菌物品存放区环境的温度、湿度达到《医院消毒供应中心 第 1 部分:管理规范》WS310.1 的规定时,使用普通棉布材料包装的无菌物品有效期宜为 14 天。②未达到环境标准时,使用普通棉布材料包装的无菌物品有效期不应超过 7 天。③医用一次性纸袋包装的无菌物品,有效期宜为 30 天;使用一次性医用皱纹纸、医用无纺布包装的无菌物品,有效期宜为 180 天;使用一次性纸塑袋包装的无菌物品,有效期宜为 180 天。硬质容器包装的无菌物品,有效期宜为 180 天。

10.无菌物品发放

(1)无菌物品发放时,应遵循先进先出的原则。

(2)发放时应确认无菌物品的有效性和包装完好性。植入物应在生物监测合格后,方可发放。紧急情况灭菌植入物时,使用含第 5 类化学指示物的生物 PCD 进行监测,化学指示物合格可提前放行,生物监测的结果应及时通报使用部门。

(3)应记录无菌物品发放日期、名称、数量、物品领用科室、灭菌日期等。

(4)运送无菌物品的器具使用后,应清洁处理,干燥存放。

十、清洗、消毒及灭菌效果监测

(一)监测要求及方法

(1)应专人负责质量监测工作。

(2)应定期对医用清洗剂、消毒剂、清洗用水、医用润滑剂、包装材料等进行质量检查,检查结果应符合《医院消毒供应中心 第 1 部分:管理规范》WS310.1 的要求。

(3)应进行监测材料卫生安全评价报告及有效期等的检查,检查结果应符合要求。自制测试标准包应符合《医疗机构消毒技术规范》WS/T367 的有关要求。

(4)应遵循设备生产厂家的使用说明或指导手册对清洗消毒器、封口机、灭菌器定期进行预防性维护与保养、日常清洁和检查。

(5)应按照以下要求进行设备的检测:①清洗消毒器应遵循生产厂家的使用说明或指导手册进行检测。②压力蒸汽灭菌器应每年对灭菌程序的温度、压力和时间进行检测。③压力蒸汽灭菌器应定期对压力表和安全阀进行检测。④干热灭菌器应每年用多点温度检测仪对灭菌器各层内、中、外各点的温度进行检测。⑤低温灭菌器应每年定期遵循生产厂家的使用说明或指导手册进行检测。⑥封口机应每年定期遵循生产厂家的使用说明或指导手册进行检测。

(二)清洗质量的监测

1.器械、器具和物品清洗质量的监测

(1)日常监测:在检查包装时进行,应目测和(或)借助带光源放大镜检查。清洗后的器械表面及其关节、齿牙应光洁,无血渍、污渍、水垢等残留物质和锈斑。

(2)定期抽查:每月应至少随机抽查 3～5 个待灭菌包内全部物品的清洗质量,检查的内容同日常监测,并记录监测结果。

(3)清洗效果评价:可定期采用定量检测的方法,对诊疗器械、器具和物品的清洗效果进行评价。

2.清洗消毒器及其质量的监测

(1)日常监测:应每批次监测清洗消毒器的物理参数及运转情况,并记录。

(2)定期监测:①对清洗消毒器的清洗效果可每年采用清洗效果测试物进行监测。当清洗物品或清洗程序发生改变时,也可采用清洗效果测试指示物进行清洗效果的监测。②清洗效果测试物的监测方法应遵循生产厂家的使用说明或指导手册。

3.注意事项

清洗消毒器新安装、更新、大修、更换清洗剂、改变消毒参数或装载方法等时,应遵循生产厂家的使用说明或指导手册进行检测,清洗消毒质量检测合格后,清洗消毒器方可使用。

(三)消毒质量的监测

1.湿热消毒

应监测、记录每次消毒的温度与时间或 A₀ 值。监测结果应符合《医院消毒供应中心 第 2 部分:清洗消毒及灭菌技术操作规范》WS310.2 的要求。应每年检测清洗消毒器的温度、时间等主要性能参数。结果应符合生产厂家的使用说明或指导手册的要求。

2.化学消毒

应根据消毒剂的种类特点,定期监测消毒剂的浓度、消毒时间和消毒时的温度,并记录,结果应符合该消毒剂的规定。

3.消毒效果监测

消毒后直接使用物品应每季度进行监测,监测方法及监测结果应符合《医院消毒卫生标准》GB15982 的要求。每次检测 3～5 件有代表性的物品。

(四)灭菌质量的监测

1.原则

(1)对灭菌质量采用物理监测法、化学监测法和生物监测法进行,监测结果应符合本标准的要求。

(2)物理监测不合格的灭菌物品不得发放,并应分析原因进行改进,直至监测结果符合要求。

(3)包外化学监测不合格的灭菌物品不得发放,包内化学监测不合格的灭菌物品和湿包不得使用。并应分析原因进行改进,直至监测结果符合要求。

(4)生物监测不合格时,应尽快召回上次生物监测合格以来所有尚未使用的灭菌物品,重新处理;并应分析不合格的原因,改进后,生物监测连续 3 次合格后方可使用。

(5)植入物的灭菌应每批次进行生物监测。生物监测合格后,方可发放。

(6)使用特定的灭菌程序灭菌时,应使用相应的指示物进行监测。

(7)按照灭菌装载物品的种类,可选择具有代表性的 PCD 进行灭菌效果的监测。

(8)灭菌外来医疗器械、植入物、硬质容器、超大超重包,应遵循厂家提供的灭菌参数,首次灭菌时对灭菌参数和有效性进行测试,并进行湿包检查。

2.压力蒸汽灭菌的监测

(1)物理监测法。①日常监测:每次灭菌应连续监测并记录灭菌时的温度、压力和时间等灭菌参数。灭菌温度波动范围在±3 ℃内,时间满足最低灭菌时间的要求,同时应记录所有临界点的时间、温度与压力值,结果应符合灭菌的要求。②定期监测:应每年用温度压力检测仪监测温度、压力和时间等参数,检测仪探头放置于最难灭菌部位。

(2)化学监测法。①应进行包外、包内化学指示物监测。具体要求为灭菌包包外应有化学指示物,高度危险性物品包内应放置包内化学指示物,置于最难灭菌的部位。如果透过包装材料可直接观察包内化学指示物的颜色变化,则不必放置包外化学指示物。根据化学指示物颜色或形态等变化,判定是否达到灭菌合格要求。②采用快速程序灭菌时,也应进行化学监测。直接将一片包内化学指示物置于待灭菌物品旁边进行化学监测。

(3)生物监测法:①应至少每周监测 1 次。②紧急情况灭菌植入物时,使用含第 5 类化学指示物的生物 PCD 进行监测,化学指示物合格可提前放行,生物监测的结果应及时通报使用部门。③采用新的包装材料和方法进行灭菌时应进行生物监测。④小型压力蒸汽灭菌器因一般无标准生物监测包,应选择灭菌器常用的、有代表性的灭菌物品制作生物测试包或生物 PCD,置于灭菌器最难灭菌的部位,且灭菌器应处于满载状态。生物测试包或生物 PCD 应侧放,体积大时可平放。⑤采用快速程序灭菌时,应直接将一支生物指示物,置于空载的灭菌器内,经一个灭菌周期后取出,规定条件下培养,观察结果。⑥生物监测不合格时,应尽快召回上次生物监测合格以来所有尚未使用的灭菌物品,重新处理;并应分析不合格的原因,改进后,生物监测连续 3 次合格后方可使用。

(4)B-D 试验:预真空(包括脉动真空)压力蒸汽灭菌器应每天开始灭菌运行前空载进行 B-D 测试,B-D 测试合格后,灭菌器方可使用。B-D 测试失败,应及时查找原因进行改进,监测合格后,灭菌器方可使用。小型压力蒸汽灭菌器的 B-D 试验应参照《小型压力蒸气灭菌器灭菌效果监测方法和评价要求》GB/T30690。

（5）灭菌器新安装、移位和大修后的监测：应进行物理监测、化学监测和生物监测。物理监测、化学监测通过后，生物监测应空载连续监测3次，合格后灭菌器方可使用，监测方法应符合《医疗保健产品灭菌医疗保健机构湿热灭菌的确认和常规控制要求》GB/T20367的有关要求。对于小型压力蒸汽灭菌器，生物监测应满载连续监测3次，合格后灭菌器方可使用。预真空（包括脉动真空）压力蒸汽灭菌器应进行B-D测试并重复3次，连续监测合格后，灭菌器方可使用。

3.干热灭菌的监测

（1）物理监测法：每灭菌批次应进行物理监测。监测方法包括记录温度与持续时间。温度在设定时间内均达到预置温度，则物理监测合格。

（2）化学监测法：每一灭菌包外应使用包外化学指示物，每一灭菌包内应使用包内化学指示物，并置于最难灭菌的部位。对于未打包的物品，应使用一个或者多个包内化学指示物，放在待灭菌物品附近进行监测。经过一个灭菌周期后取出，据其颜色或形态的改变判断是否达到灭菌要求。

（3）生物监测法：应每周监测1次。

（4）新安装、移位和大修后的监测：应进行物理监测法、化学监测法和生物监测法监测（重复3次），监测合格后，灭菌器方可使用。

4.低温灭菌的监测

（1）原则：低温灭菌器新安装、移位、大修、灭菌失败、包装材料或被灭菌物品改变，应对灭菌效果进行重新评价，包括采用物理监测法、化学监测法和生物监测法进行监测（重复3次），监测合格后，灭菌器方可使用。

（2）环氧乙烷灭菌的监测。①物理监测法：每次灭菌应监测并记录灭菌时的温度、压力、时间和相对湿度等灭菌参数。灭菌参数应符合灭菌器的使用说明或操作手册的要求。②化学监测法：每个灭菌物品包外应使用包外化学指示物，作为灭菌过程的标志，每包内最难灭菌位置放置包内化学指示物，通过观察其颜色变化，判定其是否达到灭菌合格要求。③生物监测法：每灭菌批次应进行生物监测。

（3）过氧化氢低温等离子灭菌的监测。①物理监测法：每次灭菌应连续监测并记录每个灭菌周期的临界参数如舱内压、温度、等离子体电源输出功率和灭菌时间等灭菌参数。灭菌参数应符合灭菌器的使用说明或操作手册的要求。②可对过氧化氢浓度进行监测。③化学监测法：每个灭菌物品包外应使用包外化学指示物，作为灭菌过程的标志；每包内最难灭菌位置应放置包内化学指示物，通过观察其颜色变化，判定其是否达到灭菌合格要求。④生物监测法：每天使用时应至少进行一次灭菌循环的生物监测。

（4）低温蒸汽甲醛灭菌的监测。①物理监测法：每灭菌批次应进行物理监测。详细记录灭菌过程的参数，包括灭菌温度、相对湿度、压力与时间。灭菌参数应符合灭菌器的使用说明或操作手册的要求。②化学监测法：每个灭菌物品包外应使用包外化学指示物，作为灭菌过程的标志；每包内最难灭菌位置应放置包内化学指示物，通过观察其颜色变化，判定其是否达到灭菌合格要求。③生物监测法：应每周监测1次。

（5）其他低温灭菌方法的监测要求及方法应符合国家有关标准的规定。

（五）质量控制过程的记录与可追溯要求

（1）应建立清洗、消毒、灭菌操作的过程记录，内容包括：①应留存清洗消毒器和灭菌器运行参数打印资料或记录。②应记录灭菌器每次运行情况，包括灭菌日期、灭菌器编号、批次号、装载的主要物品、灭菌程序号、主要运行参数、操作员签名或代号，及灭菌质量的监测结果等，并存档。

（2）应对清洗、消毒、灭菌质量的日常监测和定期监测进行记录。

（3）记录应具有可追溯性，清洗、消毒监测资料和记录的保存期应≥6个月，灭菌质量监测资料和记录的保留期应≥3年。

（4）灭菌标识的要求如下：①灭菌包外应有标识，内容包括物品名称、检查打包者姓名或代号、灭菌器编号、批次号、灭菌日期和失效日期；或含有上述内容的信息标识。②使用者应检查并确认包内化学指示物是否合格、器械干燥、洁净等，合格方可使用。同时将手术器械包的包外标识留存或记录于手术护理记录单上。③如采用信息系统，手术器械包的标识使用后应随器械回到CSSD进行追溯记录。

（5）应建立持续质量改进制度及措施，发现问题及时处理，并应建立灭菌物品召回制度如下：①生物监测不合格时，应通知使用部门停止使用，并召回上次监测合格以来尚未使用的所有灭菌物品。同时应书面报告相关管理部门，说明召回的原因。②相关管理部门应通知使用部门对已使用该期间无菌物品的患者进行密切观察。③应检查灭菌过程的各个环节，查找灭菌失败的可能原因，并采取相应的改进措施后，重新进行生物监测3次，合格后该灭菌器方可正常使用。④应对该事件的处理情况进行总结，并向相关管理部门汇报。

（6）应定期对监测资料进行总结分析，做到持续质量改进。

（李　静）

第九节　感染性疾病科的医院感染管理

一、科室设立

近年来，不断出现的传染病疫情严重威胁人民群众的生命健康，原已被控制的传染病死灰复燃，新的传染病陆续出现，突发性传染病暴发流行时有发生。另外，由于各种原因导致的耐药菌株不断增加，使感染性疾病发病率上升，治疗难度加大，感染性疾病对人民群众身体健康和生命安全具有潜在的严重威胁。为提高二级以上综合医院对传染病的筛查、预警和防控能力及感染性疾病的诊疗水平，实现对传染病的早发现、早报告、早治疗，及时控制传染病的传播，有效救治感染性疾病，保护人民群众身体健康，2004年原卫生部下发文件，要求二级以上综合医院在2004年10月底前建立感染性疾病科，没有设立感染性疾病科的医疗机构应当设立传染病分诊点。

感染性疾病科的设置要相对独立，内部结构做到布局合理，分区清楚，便于患者就诊，并符合医院感染预防与控制要求。为了合理使用有限的资源，可将发热门诊、肠道门诊等整合为感染性疾病门诊。感染性疾病科门诊应设置在医疗机构内的独立区域，与普通门（急）诊相隔离。二级综合医院感染性疾病科门诊应设置独立的挂号收费室、呼吸道（发热）和肠道疾病患者的各自候诊区和诊室、治疗室、隔离观察室、检验室、放射检查室、药房(或药柜)、专用卫生间;三级综合医院感染性疾病科门诊还应设置处置室和抢救室等。感染性疾病科门诊应配备必要的医疗、防护设备和设施。设有感染性疾病病房的,其建筑规范、医疗设备和设施应符合国家有关规定。

二、人员要求

(1)定期对科室工作人员进行有关传染病防治知识的培训,培训内容包括传染病防治的法律、法规及专业知识,如疾病流行动态、诊断、治疗、预防、职业暴露的预防和处理等。

(2)对科室工作人员定期考核,考核合格后方可上岗。

(3)工作中做好个人防护,尽量防止和避免职业暴露,一旦发生职业暴露,应立即采取补救措施。

(4)医护人员应接受必要的疫苗预防接种。

(5)养成良好的卫生习惯,不得留长指甲、不佩戴首饰,进入病房时应按防护规程穿戴好工作帽、工作服、必要时穿隔离衣及鞋套等,私人物品不得带入感染病区。

(6)医务人员必须了解、掌握传染病病种及分类、不同传染病的报告时限和内容要求,及时、准确报告传染病。

(7)工作人员职责。

医师职责:①认真履行医师的义务,在诊疗工作中规范执业。尊重患者的知情权和选择权,注意保护患者隐私。②遵守医院各项规章制度,并能熟练掌握传染病防治的法律、法规、规章和规定。③及时筛查传染病患者,正确诊疗和转诊传染病患者。④认真填写传染病报告卡,并按规定的时限和内容及时、准确报告传染病。⑤严格执行消毒隔离制度,在做好自身防护工作的同时,配合护士做好消毒隔离工作。⑥对就诊患者进行感染性疾病的健康教育。

护士职责:①认真履行护士的义务,在护理工作中规范执业。尊重患者的知情权和选择权,注意保护患者隐私。②遵守医院各项规章制度,熟练掌握感染性疾病护理知识、技能和传染病防治的法律、法规。③负责就诊患者的登记工作。④帮助、指导呼吸道发热患者戴口罩,并引导患者到指定地点候诊。⑤认真做好消毒隔离工作,熟练掌握常用消毒液的配制、使用方法和注意事项,并监督消毒隔离措施落实到位。⑥按《医疗废物管理条例》做好医疗废物管理工作。⑦对就诊患者进行感染性疾病的卫生宣传教育。

卫生员职责:①遵守各项规章制度。②在护士的指导下,进行清洁、消毒工作,所用器械、工具分区使用。③严格遵守医疗废物管理规定,及时按分类清运各种医疗废物。④认真做好清洁、消毒工作并做好工作记录。

三、建筑布局与隔离要求

(一)感染性疾病科门诊的要求

患者通道和医务人员通道分开;发热门诊患者通道应与肠道门诊患者通道分开。门诊内应明确划分污染、半污染和清洁区,三区应相互无交叉,并有醒目标志。清洁区包括医务人员专用通道、值班室、更衣间、休息室与库房;半污染区为治疗室、药房(或药柜)、医护人员穿脱个人防护装备区等;污染区为挂号收费室、候诊区、诊室、隔离观察室、检验室、放射检查室、患者专用卫生间等。各诊室的部分功能可以合理合并,如挂号收费、配药、化验等,医护人员可以共用,而患者不能交叉,必须有不同的窗口为患者提供服务;公用区域内的医护人员应做好个人防护与手卫生。

实行挂号、诊疗、收费、配药、化验与隔离观察等"一条龙"服务模式。对受场地限制,暂不能实现"一条龙"服务模式的单位,可配备专人为患者送标本、配药、交费等。发热门诊、肠道门诊均应设立临床疑似病例的专用单人隔离观察室。发热患者隔离观察室及有条件的单位的肠道门诊隔离室外建议设立缓冲间,为进出人员提供穿脱个人防护装备的场地与手卫生设施,同时阻隔与其他区域的空气直接对流。专区必须达到四固定、六分开,四固定指:"人员固定、诊室固定、医疗器械设备固定、门诊时间固定"。六分开指:"挂号分开、候诊分开、检验分开、收费分开、取药分开、厕所分开"。肠道门诊空气气流必须与发热门诊完全分隔,互不相通,具有通风、排风设施。各门诊应独立设立患者专用卫生间,污水纳入医院污水处理系统。

(二)感染性疾病病区的要求

应设在医院相对独立的区域,远离儿科病房、重症监护病房和生活区。设单独人、出口和入、出院处理室。中小型医院可在建筑物的一端设立感染性疾病病区。应分区明确,标识清楚。不同种类的感染性疾病患者应分室安置;每间病室不应超过4人,病床间距不应少于1.1 m。病房应通风良好,自然通风或安装通风设施,以保证病房内空气清新。应配备适量非手触式开关的流动水洗手设施。

四、个人防护

(1)工作人员在工作区域应按照隔离技术规范的要求,采取标准预防措施。

(2)工作人员进入污染区域工作,必须更换衣服、鞋袜,除去手表、戒指、耳环等,剪短指甲,戴帽子、医用口罩。进入清洁区前,须先在缓冲区摘下工作帽、口罩,脱去工作衣、隔离衣及鞋。

(3)手部皮肤有损伤者,接触患者时应戴手套。

(4)医护人员每次诊疗操作前均应认真洗手或应用快速手消毒剂搓擦消毒双手,使用专用毛巾或一次性纸巾。

(5)工作人员出入呼吸道传染病室时,要随手关门,防止病室中微生物污染中间环境及其他病室。

(6)进入污染区的工作人员,不经手部卫生处理不可接听电话或签收文件,可由未污染工作人员代理或传达。

(7)工作人员在污染区域内禁止吸烟、进食。

(8)工作期间医务人员应尽量避免患者对着自己的面部咳嗽或打喷嚏,如果因此污染,须立即清洗消毒。

(9)患者和患者污染的物品,未经消毒不得进入清洁区。

(10)工作人员不得穿污染工作服、隔离衣进入清洁区。

五、消毒隔离措施

(1)严格按照《医院感染管理办法》《医院消毒卫生标准》和《消毒技术规范》对感染性疾病科门诊的设施、设备、医用物品等进行消毒。

(2)按规范要求定期对消毒效果进行监测,必要时随时监测。

(3)诊室应定时通风,诊桌、诊椅、诊查床等应每天清洁,被血液、体液污染后及时消毒处理。

(4)与患者皮肤直接接触的诊查床(罩)、诊垫(巾)要一人一用一清洁或消毒。听诊器每天清洁或消毒、血压计袖带每周清洁或消毒,遇污染时随时消毒。

(5)重视日常清洁工作。保持诊室、病房的地面整洁、干净,人流量多时加强清洁次数。重视厕所的清洁卫生。室内桌、椅、门把每天2次用有效氯250~500 mg/L含氯消毒液或其他适宜的消毒剂擦拭消毒。

(6)用过的一般诊疗器械可使用有效氯500 mg/L的含氯消毒液中浸泡消毒或采用其他适宜的消毒方法消毒。

(7)每天下班前地面用有效氯250 mg/L的含氯消毒液拖擦。不要以消毒为目的在门诊出入口放置踏脚垫,也不要在门把手上缠绕织物。研究表明这些措施不能有效降低环境微生物的浓度,反而增加微生物污染的潜在危险。

(8)接诊可疑霍乱患者后,应立即更换隔离衣和床单、被污染的物品置于有效氯500 mg/L的含氯消毒液浸泡1小时。如医院安装了统一的污水处理系统且检测合格,患者呕吐物及排泄物可直接倒入下水道处理;如无统一的污水处理系统,可加含氯消毒液或漂白粉混合静置2小时后倒入下水道。可复用便器、痰盂等用有效氯500 mg/L的含氯消毒液浸泡2小时。留观的肠道传染病患者转诊后,应进行终末消毒,必要时进行空气消毒;布类和器械密闭包装做好标识后送洗衣房或消毒供应中心统一处理。

六、物资与设备配备

(1)肠道门诊需配备有2张以上孔床、3张以上观察床;发热门诊至少2间诊室。

(2)感染性疾病科内应为医护人员、患者和陪同就医者提供方便、有效的手卫生设施与相关用品,如流动水、非手接触式水龙头、洗手液、速干手消毒剂、干手设施等。

(3)感染性疾病科内必须配备足够的个人防护设备,如外科口罩、N95口罩、防护服、隔离服、手套等。

(4)门诊人员出入口、窗户等处应设立防蝇等设备。

(5)感染性疾病科门诊内必须配备消毒药品和器械,如含氯消毒剂、漂白粉、喷雾器等。

(6)感染性疾病科内的化验室应严格按照实验室生物安全进行管理,配备普通冰箱、温箱、暗视野显微镜等必须设备。

(7)诊疗区域内至少配备1台能够上网的电脑和1台传真机。

七、医疗废物管理

(1)感染性疾病科门诊患者产生的生活垃圾应按医疗废物处理。

(2)严格执行《医疗废物管理条例》,认真做好医疗废物的分类收集、登记、转运、处理等工作。

(3)诊疗区域内的医疗废物集中暂存场所应有明显标志,每天至少清运一次,必要时随时清理;保持场所的清洁卫生,无污物遗撒、液体污物溢出现象。

(孙玉玲)

第十节　检验科的医院感染管理

一、检验科与医院感染管理的关系

(一)检验科的医院感染控制

(1)医院检验人员长期接触具有生物危害的标本,容易造成检验人员自身和工作环境的污染。

(2)根据 WHO《实验室生物安全手册》及中华人民共和国国家标准《实验室生物安全通用要求》,作为患者标本集散地,检验科应加强检验人员的自我防护,减少职业暴露,确保环境的生物安全。

(3)根据中国人民出版社《医院感染指南》,加强检验科医院感染管理,对控制和预防医院感染的发生有着十分重要的作用。

(4)在近些年,发生的东北农业大学实验室 28 名师生感染布鲁菌事件和非典期间新加坡、中国台湾省和北京发生的三起实验室 SARS 感染事件,都是由于实验员未能严格执行生物安全管理要求与病原微生物标准操作造成的。

(二)检验科在医院感染管理中的作用

1.遏制医院感染的暴发

各种类型的微生物都可以引起医院感染,检验科微生物室担负着各种病原微生物的分离鉴定工作,可根据《医院感染指南》进行病原学监测,及时发现可能发生的院内感染,遏制医院感染的暴发。

2.加强耐药性监测

临床微生物检验室可随时监测医院重症监护病房等重点科室常见的病原菌及其耐药特征,定期反馈实验室资料,总结细菌药敏试验,指导临床合理使用抗生素。若查出高度传染性微生物或发现多重耐药菌,应及时报告医院感染管理科,早发现、早预防,避免院内感染的暴发流行。

3.加强细菌学监测

病原菌可存在于患者、医护人员及医院的环境中,是重要的感染源,医疗器械污染、空气污染、环境污染和医护人员携带病原菌都是医院感染的媒介因素,微生物室对感染源、媒介的细菌监测,特别是对一些医院重要的病原菌,如耐甲氧西林葡萄球菌等进行重点监测,可及时发现感染源,早期预防医院感染的发生。

随着科技的不断发展,临床检验尤其是微生物检验的研究已成为当今医学界最重要的生命学科之一,并逐渐成为指导临床感染诊断和治疗的重要依据。

二、检验科规范化的医院感染管理

(一)检验科感染管理中存在的问题

1.功能区域划分不清

检验科用房面积紧张,并且存在布局不合理,清洁区、半污染区与污染区混杂以及紫外线灯放置不合要求等现象。

2.规章制度不健全

随着医学科学的迅速发展,卫生行政管理部门加强了对医院感染的监测和管理。但其主要是对检验科医疗废物进行无害化处理,保护环境,而医院有关检验科内控制医源性感染的规章制度不健全,对购买控制医源性感染的设备和仪器投入很小,科室人员很少有机会参加医院感染方面的学习班和会议,科内预防医源性感染的措施也不健全。

3.缺乏自我防护意识

操作中不按实验室操作程序和规章制度办,例如不戴防护口罩、帽子、手套;工作人员穿着污染的工作服进休息间,或在实验室内吃零食和吸烟,在实验中途接听电话等。检验科工作人员对医院感染工作未意识到其重要性,对其管理的目的和意义认识不足,重检验轻防护的思想较严重,对医院感染的管理和措施只是停留在口头和文字上。

4.设施不全消毒液使用不规范

隔离衣、防护眼镜、通风设备等不足。而且由于检验科用房比较紧张,所以造成布局和作业流程不合理,预防医源性感染的设备不能正常使用。未按要求使用消毒液,选择浓度配制方法错误,消毒有效时间掌握不准确。检验产生的废液、废物和使用过的一次性检验用品管理不当,有流入社会或市场的危险。

(二)严格贯彻落实国家相关的法律法规

1.加强培训

建立职业生物安全教育培训制度,定期组织检验人员学习《医院管理规范》《消毒技术规范》《医院感染管理办法》《病原微生物室生物安全管理条例》《医院感染指南》等相关法律法规知识。除理论学习外,同时请医院感染专职人员现场指导,规范无菌操作技术并考核,合格后方能上岗。实习生和进修人员也要进行安全岗位教育,通过考核后方能进入实验室工作。

2.提高检验人员防护意识和能力

检验人员每天都在接触各类患者血液、体液、分泌物和排泄物等大量具有感染性的样本,因此必须增强自我防护意识,严格按照标准检验操作规程操作,防止对自身和工作环境的污染;工作人员还应高度认识环境污染的危害性,严格按《消毒技术规范》《医院感染管理办法》等法规要求进行医院感染控制的相关操作,避免医院感染的发生。

3.成立医院感染管理小组

检验科应建立和完善职业暴露、特殊病原菌监测等相关医院感染监测和报告系统,专人负责,及时报告,尽早预防院内感染的发生和制订相关对策。

三、加强检验科生物安全防护

根据中华人民共和国国家质量监督检验检疫总局中国国家标准化管理委员会制订的《实验室生物安全通用要求》(GB19489-2008),临床实验室所用设施、设备和材料(含防护屏障)等均应符合国家相关的标准和要求。主要生物安全防护措施如下所述。

(一)实验室内布局设计合理

1.区域合理布局

严格区分清洁区、污染区、半污染区,各区洁具专用,抹布分区放置,拖把系上不同颜色标签,严禁清洁区和污染区的混用;控制非本室操作人员的进入。

2.仪器合理摆放

离心机、振荡器严格放在有气流外排、便于操作的实验台上,防止气溶胶污染;科学的安装排气扇、空调等电器,减少因空气流通不畅造成的对实验室内的污染,同时安装空气消毒设施,定时消毒。

(二)标本流程的管理

(1)检验科每天接收和处理大量带有病原体的临床标本,所有临床送检标本均应由经过医院感染专业培训的人员负责收集运送,配置专用器具及防护用品,按规定时间、路线到各临床科室收集,对盛装标本的器具严格定位放置,并按要求及时清洗、消毒。

(2)各实验室工作人员对标本检验前、中、后的处理制出安全防护流程表,并张贴在实验室墙壁。接收标本窗台的玻璃窗应与外墙齐,不留外窗台,防止患者将标本乱丢乱弃,形成新的污染源。对标本、培养物外溢、泼洒或器皿打破造成的污染,应立即采用400~700 mg/L有效氯溶液洒于污染表面30~60分钟,清理污染物的拖把用后需用上述消毒液浸30分钟。

(三)医用垃圾的消毒管理

1.区分医用与生活垃圾

医用垃圾与生活垃圾分开存放,各种污物、废弃物应分类收集、处理。一次性医疗废物应根据用量大小分别放置在不同规格的黄色防漏医用塑料袋内,生活垃圾放置在黑色塑料袋内,由专人负责送往医院的焚烧炉中焚毁;盛装垃圾的桶具安排工作人员定期消毒;各种自动化仪器产生的医疗废物参照仪器的维护、消毒要求按《消毒技术规范与法规》进行。

2.明确医疗废物分类

按照《医疗废物管理条例》《医疗卫生机构医疗废物管理办法》要求,医疗废物分5类,即感染性、病理性、化学性、损伤性和药物性。对于胸腹水、尿液、分泌物等感染性废弃物应放在专用消毒容器内,贴上废物警示标识;损伤性废物放在特制的黄色塑料利器盒内,锐器投放口保证只进不出,有一定厚度且不易摔破,盒外有醒目的医疗废物警示标识。

3.过程管理

微生物室医疗废物应由专人、专用消毒容器、定期收集、定点销毁。整体灭菌过程中,所有步骤和所用材料均需完整有效地记录,而且灭菌过程中的每个步骤操作均由受过专业训练的人员完成。

4.样品泄漏及废物处理

泄漏的样本和污染物应及时用消毒液擦拭或浸泡,按照《医疗废物管理条例》处理。

(四)检验报告单应消毒后再发出

消毒方法有:微波消毒、紫外线照射(2面均要照射)、臭氧熏蒸法等。可用便携式紫外线消毒器,距检验报告单表面<3 cm,缓慢移动照射>1秒,报告单2面均要照射到。

(五)菌种及血清样品的保存和使用

血清样本应保存在专门的冰箱;留取的菌种应标记清楚放入安全容器内并标明菌名、来源和时间放指定位置保存,并加锁防护。任何人不得私自外传和使用血清样本和菌种,如因实验需要,应征得科主任同意。

(六)特殊病原菌的报告

如出现以下病原微生物:霍乱弧菌、鼠疫耶尔森菌、艾滋病病毒、布氏菌、炭疽菌、麻风杆菌、产气荚膜杆菌等,应立即报告科主任,并采取相应防护。

(七)职业暴露后的处理

当皮肤污染或针刺伤、切割伤时,应立即用肥皂和大量流水冲洗,尽可能挤出损伤处的血液,再用 75％乙醇或其他皮肤消毒剂进行消毒处理,并在第一时间报告感染管理科,评估感染的危险性,实施科学的预防和控制。

(八)生物安全柜的使用

操作严格按说明书执行,仪器故障及时排除,每年要进行滤膜的达标检测,并做记录。生物安全柜台面的清理、消毒由操作人员进行并记录。

(九)检验科常规消毒

医疗废物不得随意摆放,必须放入指定的容器内。对于重复使用的物品(如移液管、试管等)应高压灭菌消毒,工作室内消毒采取紫外线灯照射和桌面、地面用含氯(一般为 500 mg/L)消毒液擦拭相结合。工作室桌面每天工作前后各擦拭消毒一次,由科室工作人员负责;地面擦拭消毒由保洁员负责;检验科紫外线消毒每天由夜班人员负责实施,记录《检验科清洁整理记录表》。

四、加强检验科个人生物安全防护

检验人员每天不仅与众多的门诊患者直接接触,而且还要接触大量的临床标本,如血液、尿液、粪便、体液、分泌物等,部分标本可能含有各种致病的微生物,有着较强的传染性,其本身就具有发生医院感染的许多潜在危险因素,医院感染的发生率比其他科室要多,因此是医院感染发生的高危人群,也是医院感染重点监护对象,应当高度重视个人生物安全防护。个人安全防护要点如下所述。

(一)个人防护装备

根据《实验室生物安全通用要求》,检验科所用任何个人防护装备在危害评估的基础上,按不同级别的防护要求选择适当的个人防护装备。检验科对个人防护装备的选择、使用、维护应有明确的书面规定、程序和使用指导。

1.检验科防护服

检验科应确保具备足够的有适当防护水平的清洁防护服可供使用;不用时,只应将清洁的防护服置于专用存放处;污染的防护服应于适当标记的防漏袋中放置并搬运;每隔适当的时间应更换防护服以确保清洁,当知道防护服已被危险材料污染应立即更换;离开检验科区域之前应脱去防护服。当具潜在危险的物质极有可能溅到工作人员衣服上时,应使用塑料围裙或防液体的长罩服。在这种工作环境中,如必要,还应穿戴其他的个人防护装备,如手套、防护镜、头部面部保护罩等。

2.面部及身体保护

处理样本的过程中,如可产生含生物因子的气溶胶,应在适当的生物安全柜中操作。在处理危险材料时应有许可使用的安全眼镜、面部防护罩或其他的眼部面部保护装置可供使用。

3.手套

手套应在检验科工作时可供使用,以防生物危险、化学品、辐射污染,冷和热,产品污染,刺伤、擦伤和动物抓咬伤等。手套应按所从事操作的性质符合舒服、合适、灵活、握牢、耐磨、耐扎和耐撕的要求,并应对所涉及的危险提供足够的防护。应对实验室工作人员进行选择手套、戴手套和脱手套的培训。

4.鞋

鞋应舒适,鞋底防滑。推荐使用皮制或合成材料的不渗液体的鞋类。在从事可能出现漏出的工作时可穿一次性防水鞋套。在实验室的特殊区域(例如有防静电要求的区域)或 BSL-3 和 BSL-4 检验科要求使用专用鞋(例如一次性或橡胶靴子)。

5.呼吸防护

当要求使用呼吸防护装备时,其使用和维护的作业指导书应包括在相应活动的安全操作程序手册中。呼吸器应只能按照作业指导书及培训的要求使用。

(二)严格执行临床检验科操作规程

1.强调双向防护、保障医疗安全

既要防止疾病从患者传至医务人员,又要防止疾病从医务人员传至患者。在采集血液标本时,采血者必须穿工作服、戴口罩、帽子、手套,严格执行静脉采血操作规程。严格按照美国 CDC《手卫生指南》和我国《消毒技术规范》《医院感染管理学》等标准进行手卫生的相关操作,使用专用的快速手消毒剂,改进洗手设施,执行多步洗手法,配置感应式手烘干机,禁止使用公共毛巾等。

2.避免锐器伤

操作规范是每位采血人员必备的基本功,应避免针刺和锐器伤。检验人员针刺伤发生率虽然低于护士锐器刺伤率,但检验科日常使用的吸管、试管等玻璃制品很多,工作中稍有不慎就可能被划伤,一旦该样本含血源性传播的病原体,检验人员感染血源性传染病的可能性就极大增高。有文献报道,被相应病原体污染的锐器刺伤后 HIV 的感染率为 0.3%,HBV 的感染率为 6%～30%,HCV 的感染率为 0.4%～6%,医务人员被针刺伤是职业暴露乙型肝炎、艾滋病等血源性传染病的主要原因。所以,检验人员在分离标本时要认真操作,仔细观察,观察玻璃试管的安全状态,用两只手配合打开胶塞盖,不能忙乱。对装有污染针具、利器的容器在丢弃之前必须消毒、一旦发生意外刺伤时,须按照职业暴露相关法规进行有效的处理,实施局部处理措施后,及时上报医院感染管理科登记并进行相关检测、疫苗接种或治疗。

3.气溶胶的防护

按照《实验室生物安全通用要求》,在能产生气溶胶的大型分析设备上应使用局部通风防护,在操作小型仪器时使用定制的排气罩;在可能出现有害气体和生物源性气溶胶的地方应采取局部排风措施;所有进行涡流搅拌的样本应置于有盖容器内。

(李　静)

第七章

医疗废物、污物与污水的管理

第一节　医疗废物的危害

在医疗卫生机构的医疗、预防、保健以及其他相关活动中可以产生大量的废物，其中85％的废物属于对人类、环境无危害的非危害性废物，非危害性废物可以视为生活废物而按照生活废物的处置方法进行处置。只有15％对人类及环境直接造成危害即为危害性废物。危害性废物则称之为医疗废物，这类废物能对人类和环境造成很大影响。

一、医疗废物的危害性

医疗废物的危害性体现在以下几个方面。

（1）可以造成疾病的传播，此类医疗废物携带病原微生物具有引起感染性疾病传播的危险即感染性废物。

（2）可以造成人体损伤，同时可能导致感染性疾病传播的危险金属类废物及玻璃类废物。

（3）可以造成人体毒性伤害的毒性药物废物、化学性废物、重金属废物。

（4）涉及伦理道德问题及国家相关政策的人体组织类废物。

（5）可以造成人体放射性危害的放射性废物。

（6）由于医疗废物处置不当造成的环境污染，对人类和环境造成极大的危害。

二、各类医疗废物的主要危害

（1）感染性废物以传播感染性疾病为主。被患者血液、体液、具有传染性的排泄物污染了的废弃的器具和用品具有高度引发感染性疾病传播危险。但接触废物不一定都会使人和动物受到传染，废物所含的病原体可以通过下列途径传染给人体：皮肤的裂口或切口吸收（注射），黏膜吸收及罕见情况下由于吸入或摄取吸收。棉纤维类废物多为天然纤维类的一次性医疗用品，主要存在生物危害。

（2）金属性和玻璃性废物以损伤性锐器为主，锐器不仅造成伤口或刺孔，而且会由已被污染锐器的媒介感染伤口。由于这种伤害和传播疾病的双重风险，锐器被列为危险废物。关注的主要疾病是可能通过媒介的皮下导入传播的传染病，例如经血液传播的病毒感染。注射针头特别受到关注。这类锐器离开医院后,如不进行有效管理,也极有可能对废物处理处置人员和普通民众造成身体伤害,并进而引发相关疾病的发生。

(3)药物性废物涵盖多种多样的活性成分和各种制剂。根据其危害程度不同分为几类管理。

一般性药物:对环境无明显危害,但要防止被不法再用,因此成批的过期药品应集中收回统一处理。

细胞毒性药物:是一类可有效杀伤免疫细胞并抑制其增殖的药物,可用于抗恶性肿瘤,也用作免疫抑制剂。能作用于 DNA(遗传物质),导致 DNA 损伤,包括致癌、诱变或致畸物质及某些抑制细胞增长的药物。因其有能力杀死或停止某些活细胞生长而用于癌症化疗,并且也更广泛地应用于器官移植的免疫抑制剂和各种免疫性疾病。细胞毒性废物的主要危害是在药物的准备过程中和处理废弃药物的搬运和处置过程中对处置人员造成严重危害。造成危害的主要途径是吸入灰尘或烟雾,皮肤吸收和摄入毒害细胞(抗肿瘤)药物、化学品或废物偶然接触的食品,或接触化疗患者的分泌物和排泄物。细胞毒性药物主要用于一些特殊部门如肿瘤科和放疗单位,不过在医院其他部门和医院外的使用正在增加。此类毒性废物产生可以有几个来源,包括以下内容:在药物管理和药物制备的过程中污染的材料,如注射器、针头、仪表、药瓶、包装;过期的、剩余的、从病房返回的药品;其中可能包含潜在或有害的被管理的抑制细胞生长的药物或代谢物的患者的尿液、粪便、呕吐物,这种毒性可以持续到用药后至少 48 小时,有时可以长达 1 周。

疫苗和血液制品:均是无菌的,因此对环境无危害,主要防止使用该类过期产品的不法再用,因此对于过期的疫苗和血液制品要严格管理,以防流入社会,造成不良后果。

用于卫生保健机构的许多化学品和药品是危险化学品(比如有毒、腐蚀性、易燃、活性的、对震动敏感的、毒害细胞或毒害基因的化学品)。在使用后或不再使用时(过期)即成为医疗废物。

毒性、腐蚀性和易燃易爆性的化学特点,决定着化学性医疗废物相比其他类别医疗废物更具危害性。显定影液属感光材料废物,含银、硼砂、酚化合物、苯化合物等,具有致畸、致癌、致突变危害。硫酸、盐酸等强酸溶液腐蚀性强,对上呼吸道有强烈刺激作用。甲醛易气化、易燃,蒸气能刺激呼吸系统,液体与皮肤接触能使皮肤硬化甚至局部组织坏死。二甲苯对中枢和自主神经具有麻醉作用并对黏膜有刺激作用。过氧乙酸易燃易爆、腐蚀性强,并有刺激性气味,直接排入下水管道,可腐蚀管道。戊二醛对皮肤、黏膜与呼吸道有刺激性,稳定性强不易降解,排入水体可造成污染。由于操作不当、处置不严,容易造成医务人员职业损害,威胁健康;以液态存在,容易被忽视或故意地未经安全处置直接排入城市污水管网,腐蚀管道,增加二次处理污水难度,排入江河湖泊,对人体健康和生态环境造成直接或间接危害,感光材料废物的直接排放还可造成贵金属资源的流失。它们的毒性可能通过短期或长期暴露,以及包括灼伤在内的损伤产生作用。通过皮肤或黏膜吸收化学品和药品及因吸入或摄入而导致中毒。可能因易燃、腐蚀性或活性化学品与皮肤、眼睛或肺黏膜接触(如甲醛和其他易挥发化学品)而造成伤害。最常见的损伤是灼伤。

消毒剂构成一组特别重要的危险化学品,因为它们用量大而且往往有腐蚀性。另外,活性化学品可能形成毒性巨大的次级化合物。排入污水系统的化学残留物可能毒化生物污水处理设备的运作或接受水域自然生态体系。药品残余物可能具有同样的作用,因为它们包括抗生素及其他药物、汞等重金属、苯酚和衍生物及其他消毒剂及防腐剂。

病理性废弃物:主要涉及伦理道德观念和国家的相关政策的问题,废弃的人体组织、器官、肢体及胎盘应严格管理,妥善处理。要明确人体医疗废物的界定。人体医疗废物是指由于医疗活动而脱离人体的无生命价值或者生理活性的器官、组织以及人体赘生物。人体医疗废物包括

3 部分,一是由于医疗活动而脱离人体的无生命价值或者生理活性的器官,胎盘即是;二是由于医疗活动而脱离人体的无生命价值或者生理活性的组织,如体液、血液等;三是由于医疗活动而脱离人体的无生命价值或者生理活性的赘生物,如肿块、肉瘤、结石、葡萄胎等。

按照《医疗废物管理条例》,第 2 条规定,"本条例所称医疗废物,是指医疗卫生机构在医疗、预防、保健以及其他相关活动中产生的具有直接或者间接感染性、毒性以及其他危害性的废物。"因此不管是胎死腹中还是出生后病亡的死婴都不属于"医疗废物"。原卫生部规定医疗机构必须将胎儿遗体、婴儿遗体纳入遗体管理,依照《殡葬管理条例》的规定,进行妥善处置。严禁将胎儿遗体、婴儿遗体按医疗废物实施处置。

汞金属遗撒或丢弃后,造成对土壤和水源的污染,以及汞蒸汽对大气的污染,都给人体健康带来严重的危害。体温计打破汞流出蒸发后形成的蒸汽有很大的毒性,吸入到人体内可造成汞中毒,出现头痛、头晕、肌肉震颤等症状,也可致人体肾功能损害,尿中出现蛋白、管型等。

放射性废物具备独特性,因为它们造成伤害的途径既包括外部辐射(接近或搬运),也包括摄入体内。伤害的程度取决于存在或摄入放射性物质的量及类型。放射性废物的射线量比较低,不会造成严重的伤害,但是接触所有程度的辐射都会带来某种程度的致癌风险。放射性废物的常见组分、收集、处置及管理参照原卫生部《医用放射性废物的卫生防护管理》执行。

处置和管理不当造成的伤害:①塑料类废物除了具有生物危害外,还具有化学性危害。塑料性废弃物主要来源于一次性医疗器械和用品。虽然塑料的主体——高分子聚合物通常安全无毒,但几乎所有的塑料制品都添加了一定成分的添加剂,使得塑料制品的可塑性和强度得到改善,从而满足塑料制品的各种使用性能。也导致了其水解和光解速率都非常缓慢,属于难降解有机污染物,在大气、降尘、生物、食品、水体和土壤等的污染以及河流底泥、城市污泥等介质中残留,并可以在焚烧过程中产生大量的持久性有机污染物(POPs)。其中有 4 种 POPs,它们分别是多氯二苯并对二英(PCDD)、多氯二苯并呋喃(PCDF)、六氯代苯(HCB)和多氯联苯(PCB)。POP 具有以下特性:环境持久性。在大气、水、土壤中半衰期较长,不易分解。高脂溶性。生物浓缩系数(BCF)或生物积累系数(BAF)>5 000,或 log Kow 值>5。经环境媒介进入生物体,并经食物链生物放大作用达到中毒浓度。能在食物链中富集或蓄积,对较高营养级生物造成毒害。远距离迁移性。因半挥发性,可以蒸气形式或者吸附在大气颗粒物上,通过大气运动远距离迁移到地球各地,空气中半衰期>2 天,或蒸气压<1 000 Pa。因持久性,可通过河流、海洋水体或迁徙动物进行远距离环境迁移。这一特性使 POPs 传播在全球的每一个角落,高山和极地区都可监测到它们的存在。潜在毒性。对人体和生态系统具有长期潜在毒性危害。能导致动物癌症、破坏神经系统和生殖系统,损坏免疫系统及肝脏,对环境和人类健康构成极大威胁。②多头管理导致管理链条断环。医院自行焚烧释放二噁英;私自卖出包括针头、输液管在内的大量医疗废弃物;用医疗垃圾制造生活用品等现象屡见不鲜。

（李　静）

第二节　医疗废物的管理

为规范医疗卫生机构对医疗废物的管理,有效预防和控制医疗废物对人体健康和环境产生的危害,国务院颁布了《医疗废物管理条例》及一系列的配套文件。《医疗废物管理条例》从法规的高度确定了中国医疗废物分类管理的原则和集中处置方向,首次以法规的形式对医疗废物进行了界定,明确规定了医疗机构和医疗废物集中处置单位应当建立、健全医疗废物管理责任制,其法定代表人为第一责任人。使我国医疗废物管理有了法律保障,推动了我国医疗废物管理的规范化进程。

国内外的实践经验表明,医疗废物管理是一项复杂的系统工程,应通盘考虑环境、社会、经济和技术等多种因素的影响,力争社会效益和经济效益的综合平衡;立法部门和卫生保健、环保、环卫等执法部门及社会监督部门要在明确划分责、权、利的基础上密切配合,发挥整体合力;对医疗废物的产生、收集、储存、运输、处理处置的实施全过程跟踪管理。

一、医疗废物管理原则

根据医疗废物本身的特殊性及借鉴国内外的实践经验,对医疗废物的收集、储存、运输和处置要遵循的原则:遵循全过程管理、源头分类收集、密闭运输和集中处置的原则,以达到医疗废物处理无害化、减量化和资源化的目的。

(一)基本原则

(1)建立有效的医疗废物管理系统,在分类、收集、包装、转运、暂存和处置的整个过程中加强监管。

(2)加强一次性使用医疗器械和用品使用的管理,在保证医疗安全的前提下尽量使用可重复使用的医疗器械和用品。并在医疗废物分类、运送和存储过程中尽量减少包装产生的废物,在安全的前提下尽可能重复使用可利用的包装物,减少塑料包装物。

(3)选择使用无害化处置方法。

(4)在考虑公共卫生前提下,最大限度地提倡资源回收、再使用、再循环。

(5)密切关注科学知识和认知方面的技术进步和变化,采用已经试验成功的新技术、新措施,做好示范工作,替代已过时的不合理技术。

(二)采用最佳可行技术(BAT)和最佳环境实践(BEP)处理医疗废物、减少POPs排放

为预防和减少POPs的危害并最终将这类有毒化合物降低到环境和人类可接受的安全水平,世界各国政府参加的国际公约大会在瑞典召开,会后签署了《关于持久性有机污染物的斯德哥尔摩公约》。公约的核心内容之一是立即着手减少并最终消除首批12种有毒的持久性有机污染物,其中包括人类无意生产的2种持久性有机污染物:多氯二苯并对二英(PCDD)和多氯二苯并呋喃(PCDF),公约附件C第二部分来源类别指出"PCDD、PCDF、六氯代苯(HCB)、多氯联苯(PCB)这4类物质同为在涉及有机物质和氯的热处理过程中无意形成和排放的化学品,均系燃烧或化学反应不完全所致。"医疗废物焚烧是重要排放源之一。采用最佳可行技术(BAT)和最佳环境实践(BEP)处理医疗废物,减少POPs排放,是缔约方履行公约的重要工作之一。减少医疗废物对人类健康及环境带来的危害应从以下几个方面着手。

1.无害化

能进行产生地处置的医疗废物实行就地处置的原则,减少因转运带来的运输环节污染;所有的处置技术坚持最少污染物排放原则;必须科学地处置所有废物,认识到每种处置技术都有其不稳定性和局限性,终端监测和在线监测是必不可少的;经处置后的医疗废物对环境的综合影响应是最少的,在适当的范围内,如果处置成本的增加能明显减少POPs的排放,应充分考虑采用该

类技术的可能性。另外要开发可降解的高分子材料产品,如聚乳酸、聚乙烯醇类高分子材料,同时不断开发能达到无害化处置各种医疗废物的方法。

2.减量化

应该做到源头减量,即减少一次性医疗器械和用品的生产、采购和使用;减少包装用品的使用量;有些高端一次性医疗器械可重复使用;严格界定医疗废物与生活废物,杜绝生活废物进入医疗废物。减少化学性有害物质的使用。

(1)合理使用一次性医疗卫生用品:要做到合理使用,首先应当选择合理、适度的医疗方案,其次是要认真评估一次性医疗用品在医疗方案中作用和意义,做到必须用才用,可用可不用的坚决不用,鼓励医院建立一次性医疗用品控制指标。

(2)改变过分依赖一次性医疗卫生用品的倾向:一次性医疗卫生用品的出现和应用固然是医疗技术进步的一个体现,也曾经为控制医院感染发挥的一定作用。但随着一次性医疗卫生用品在医院的大量使用,监控手段的滞后,事实上其控制医院感染作用大幅降低,同时医务人员中存在过分依赖一次性医疗卫生用品的倾向,使医院一次性医疗卫生用品的使用量日益剧增,甚至在有些医院成为医疗辅材的主要内容。因此,增强医务人员的环保意识对减少一次性医疗卫生用品的使用有重大意义。

(3)医疗卫生机构积极推行从源头减少化学品使用调查结果显示,部分医疗卫生机构医学影像科使用数字放射成像技术替代传统模拟 X 线机成像,减少放射性胶片使用,还能进一步提高成像质量;口腔科使用压力蒸汽灭菌消毒替代化学灭菌剂浸泡,消毒灭菌效果好,更经济高效;内镜器械消毒使用现制备现使用的流动酸性氧化电位水,相比戊二醛消毒液作用更快速,容易冲洗且无刺激性气味等优势;病理科硬脂酸和组织脱蜡透明液替代二甲苯用于组织标本透明、脱蜡,更简便、经济,避免二甲苯对人体的危害及对环境的污染。

(4)加强医院消毒供应中心功能和作用建设:医疗机构应加强消毒供应中心的建设,为其开展的医疗活动提供合格的消毒灭菌用品,是提升医院感染控制工作水平的主要技术保障,因此加强医院消毒供应中心的作用建设对控制医院感染发生,减少一次性医疗卫生用品的使用量有重大的作用。

(5)慎行侵入性诊疗行为以减少感染性废物生产:医院医疗活动中应尽力选择不侵入性的新技术新方法,在减少患者痛苦的同时,也减少了感染性废物的生产。

3.资源化

(1)充分利用医疗废物的资源,将无污染的有利用价值的废物,进行适当的处理后回收利用节约资源。

(2)高端一次性医疗器械再重复使用。国内外对于"医疗用品"的含义已经很清楚。而对于一次性的含义国外有不同的解释,一般认为"一次性"是指产品一次性使用后即报废不再重复使用。比较特殊的观点认为"一次性"是指在医疗机构只能一次性使用,如果由工厂回收进行必要的处理后可以再重复使用而不违背一次性的原则。我国采取请国务院就《医疗器械监督管理条例》相关条款作出解释的方式来解决个别一次性使用医疗器械重复使用的问题。我国原卫生部的《血液透析器复用操作规范》[卫医发(2005)330 号]首次明确血液透析器可以重复使用,并明确血液透析器是否可以重复使用由国家食品药品监督管理局批准。此后,为了减轻群众就医负担,在一定程度上缓解群众"看病难、看病贵问题",原卫生部又提出建议,"可以先选择几种目前临床常用的、复用时对医疗质量、医疗安全和耗材本身的性能无影响、经国家食品药品监督管理局批准为一次性使用的高值耗材在部分大医院先行试点"。这些耗材包括：①心血管介入治疗中应用的大头导管、超声导管、起搏电极。②血液净化治疗中的血滤器和透析器。③麻醉中应用的喉罩。④心脏外科手术中应用的心脏稳定器等。而在这些高值耗材中多数都属于高分子材料，因此能够经过规范处理后再使用也是减少医疗废物产生的一个很好的方法。

4.开展科学研究、开发无害化医用材料

采用非焚烧方法处置塑料类废物是可以减少 POPs 产生的，但是，第一不是所有的非焚烧技术都能处理塑料类医疗废物。第二，处理后的塑料类医疗废物仍需要进行终末处置（填埋）。研究表明塑料在自然界可存在数十年至一百多年而不分解，由此导致填埋地的彻底荒废毁坏。

解决这一问题的最好的办法是研究开发可降解的高分子材料。可生物降解高分子材料是指在一定时间和一定条件下，能被酶或微生物水解降解，从而高分子主链断裂，分子量逐渐变小，以致最终成为单体或代谢成二氧化碳和水的高分子材料。此类高分子包括淀粉、纤维素、蛋白质、聚糖、甲壳素等天然高分子，以及含有易被水解的酯键、醚键、氨酯键、酰胺键等合成高分子。生物降解高分子材料具有以下特点：易吸附水、含有敏感的化学基团、结晶度低、低相对分子质量、分子链线性化程度高和较大的比表面积等。目前生物降解型医用高分子材料已在临床上有所应用。其主要成分是聚乳酸、聚乙烯醇及改性的天然多糖和蛋白质等，在临床上主要用于暂时执行替换组织和器官的功能，或作药物缓释系统和送达载体、可吸收性外科缝线、创伤敷料等。其特点是易降解，降解产物经代谢排出体外，对组织生长无影响，目前已成为医用高分子材料发展的方向。

二、医疗废物管理策略

（一）建立完整的监管体系实现全过程管理

（1）医疗废物从产生、分类、收集、密闭包装到院内转运、暂存；院外转运、处置的整个流程应当处于严格和控制之下。

（2）对医疗废物全过程的管理涉及政府多部门、医疗卫生机构、集中处置中心、医疗用品和处置设备供应商等多方面相关利益，除了原卫生部与国家环境保护总局应制订并颁布相关配套技术标准和规范体系外，医疗卫生机构和集中处置中心的监管体系建设也是至关重要的。

（3）建立医疗卫生机构医疗废物管理体系，应以卫生行政区域划分的框架为主，地方政府牵头、职能部门落实、内部监督为主、外部监督为辅。应在政府的协调下通过科学评估和环保、卫生、财政等部门通力协作，制订专项收费标准，解决医疗废物中存在的价格问题，确保废物处置单位的长期稳定营运。卫生部门负责督促检查辖区内医疗机构的医疗废物管理情况。

（4）建立医疗废物集中处置中心管理体系，环保部门负责医疗废物整个处理过程（包括收集、运输、焚烧）的监管。

（二）建立信息系统实现信息化管理

SARS 被控制之后，医疗垃圾管理的问题受到社会的关注，原卫生部（现卫健委）颁布了《医疗废物管理条例》，将医疗垃圾管理纳入了法制轨道。随后，专家们纷纷从 ISO 14000 环境管理体系、伦理学、社会学等多角度探讨了医疗垃圾管理的问题。由此可见，医疗垃圾管理不仅是一个较新的医院管理难题，而且是一个重要的公共卫生问题。

信息技术革命使医疗垃圾实时监管统一平台的建立成为可能。随着条形码技术、射频识别技术、卫星定位技术的发展，带来服务和监管方式的新革命。随着医院信息系统（HIS）的普及化与信息化水平的提高,医院和专业废物处理公司的信息处理能力已大幅提高,推广垃圾的电子标签化管理、电子联单、电子监控和在线监测等信息管理技术,实现传统人工处理向现代智能管理的新跨越已具备良好的技术基础。在物流信息方面,广泛采用电子计算机系统进行管理,并已初步形成覆盖面广、横向纵向相结合的信息网络。以现代信息技术——GPS结合GPRS技术实现可视化物流管理和实时定位为基础的专用物流信息网络正在加紧建设之中。随着信息港建设的不断发展,高速、宽带、高效的信息网络平台及EDI等五个骨干网络系统的基本建成,为环保部门实现医疗垃圾处理过程的全程监管提供了基础的信息支持和保障。

应开发和研制区域医疗废物监督管理软件和监管网络系统,监管软件包括医疗废物监测报告的软件开发和医疗机构监管系统终端建设等;监管网络系统包括区域医疗机构医疗废物监测报告网络系统、区域医疗废物集中处置单位医疗废物检测报告网络系统、医疗机构内部医疗废物管理网络系统、卫生行政部门/环境保护行政部门医疗废物监管信息网络系统等。使医疗废物监管系统化、规范化、科学化和现代化,提高监管的效率,防止医疗废物的流失以及对社会、环境等的危害,为卫生行政部门和环境保护部门制订医疗废物的宏观管理和相关政策提供科学依据。

1.医疗机构内部信息管理系统

分析整个医疗废物处理流程,可以发现以下管理难点。

(1)医疗废物的交接:医院医疗垃圾处理的基本流程为医疗垃圾发生地的医务人员进行生活垃圾和医疗垃圾的分类,然后医疗垃圾运输工人与医疗垃圾发生地的护士进行交接手续按照规定时间和规定路线运输医疗垃圾与医疗垃圾周转站的人员进行交接手续,最后由医疗垃圾周转站的工人对医疗垃圾进行称重与医疗垃圾处理厂人员进行交接手续。如此看来,医疗垃圾由生成到外送至少经过3次交接,如果采用书面交接,不仅烦琐,而且散在的《医疗垃圾交接本》既是新的污染源,又可能造成交叉感染。

(2)医疗废物的追踪:虽然有医疗垃圾的书面交接,但是交接地点分散,无法对医疗垃圾的整个流程进行追踪,更无法追踪某一袋具有特殊意义的医疗垃圾。

(3)医疗垃圾的统计:由于工作量大,手工无法分科室、分地域、分类型、分时段、分人员地统计医疗垃圾的数量、重量和成本,所以也就无法根据统计信息进行质量控制、成本核算和绩效考核。

在对医院医疗废物管理的基本流程和管理难点进行分析的基础上,遵循《医疗废物管理条例》、ISO 14000环境管理体系标准和伦理学原则,利用RFID技术可以更加有效安全的管理医疗废物的全处理过程,利用信息技术建立一个平台,在此平台上进行从医疗废物的产生到医疗废物的完全处理过程的智能识别,跟踪等活动,医院的废弃物与废物处理厂之间的联系将实现一种信息化管理,该解决方案还用到射频识别、电子监控、卫星定位和一个信息化的网络平台。有效的加大监管了力度,实现了有效规范安全管理。

2.区域医疗废物管理监管体系

建立网络信息系统,充分发挥行政部门和监督部门的监管职责。

(三)建立培训体系实现从业人员统一培训

高质量的从业人员队伍是实施医疗废物环境无害化管理的重要保障。加强对从业人员的相关知识和技能培训,既有利于保护从业人员的自身安全,也有利于提高其遵守相关法律法规的自觉性。

(1)建立全国培训体系,统一教材、统一师资、分级别、一层层培训,达到全员培训的目的。

(2)建立网络培训体系,做到网上咨询,随时解决临床的实际问题。

(四)建立科研体系加强对环境无害化处理处置技术的开发和推广

落后的医疗废物处理处置技术严重制约着对医疗废物的有效管理。要加大对这方面的科研投入。对于已经研制开发和引进的先进技术设备,要加强推广工作。要加快对土炉子的升级改造和更换工作。

(五)建立宣传体系大力提高公众防卫和环保意识

大力加强对公众的宣传教育力度,切实提高公众的卫生和环保意识,这对于发挥公众的舆论监督作用,完善法律法规建设,推动全面的环境无害化管理有着重要的意义。

三、医疗卫生机构内部医疗废物管理

医疗机构内部医疗废物的管理是整个医疗废物管理的源头,是极其重要的一环,其管理水平的高低,直接影响到我国医疗废物的管理水平,直接体现医疗废物管理中的基本原则即减量化、无害化与资源化,因此我们必须重视和抓好这一环节。本节主要就医疗机构内部医疗废物管理流程、管理体系、设施和设备的配置要求进行阐述。

(一)医疗废物管理流程

医疗机构应执行《医疗废物管理条例》及其配套文件,按照国家法规的要求,采取相应的废物处理流程,要按照各地区经济条件和医疗废物集中处置设施建立的情况,采取不同的处理流程,主要可归纳为以下两种方式。

1.集中处置地区医疗废物管理流程

建立医疗废物集中处置中心的地区,应根据本地区的处置方法,制订具体的分类收集清单。医疗机构应根据分类清单制订医疗废物的管理流程。医疗废物的管理流程为:使用后废弃的医疗废物在产生地分类收集,并按照不同类别的要求,分别置于相应的医疗废物包装容器,由专人收集、交接、登记并运送到医疗废物暂存地暂存,交由医疗废物集中处置中心处置并做好交接登记,资料保存3年。

(1)医疗废物的分类:根据国家的法规医疗废物主要分为5类,包括感染性废物、病理性废物、损伤性废物、药物性废物和化学性废物,含汞类废物被划归在此类废物中。

在医疗机构中主要为感染性废物,其次为损伤性废物和病理性废物,药物性废物和化学性废物的量相对较少。医疗废物产生部门按照上述原则,将医疗废物放置于相应的医疗废物袋内,锐器放置于防穿刺的锐器盒或容器内,但由于分类知识、分类标识的缺乏,常易致放置错误,如将感染性废物放于生活垃圾中,或将锐器放置于感染性废物袋中。因此要加强培训,严格按照国家医疗废物包装要求规范收集包装。目前各地的处置方法不同且方法单一,不能按照完全相同的方法分类,为使分类与处置相衔接,各地应按照自己的处置方法制订分类收集清单。

(2)医疗机构内专人收集、交接、登记:医疗废物产生部门按照有关要求做好分类后,每天或达到包装袋3/4时,封口包扎,交由医疗废物院内转运人员进行收集,并在收集、交接时做好登记,登记项目包括日期、科室、医疗废物的种类、重量或数量及交接双方签名等内容。

(3)医疗机构医疗废物暂存地暂存:医疗废物由专门部门的人员收集后,按照规定的路线与时间,送到医院指定的暂存地进行暂存,暂存地应制订相关的管理制度,配备相应的设施包括上下水设施、消毒设施、病理性废物的保存设施和医疗废物暂存地管理人员的卫生设施等。暂存地应按照《医疗废物管理条例》的要求规范建设。

（4）医疗机构与集中处置单位的交接与登记：医疗机构应当将医疗废物交由取得县级以上人民政府环境保护行政主管部门许可的医疗废物集中处置单位处置，依照危险废物转移联单制度填写和保存转移联单。医疗卫生机构应当对医疗废物进行登记，登记内容应当包括医疗废物的来源、种类、重量或者数量、交接时间、最终去向以及经办人签名等项目。登记资料至少保存 3 年。

2.分散处置地区管理流程

（1）没有建立医疗废物集中处置中心的地区，其医疗废物的处理流程基本同已经建立集中处置中心的地区，其基本处理流程为：使用后废弃的医疗废物→使用者根据分类的要求进行分类，并按照不同类别的要求，分别置于相应的医疗废物包装容器中→医疗机构内专人收集、交接、登记→送至医疗机构医疗废物处置地登记并进行处置，登记资料保存 3 年。

从上述流程可以看出，前面的步骤与建立了医疗废物集中处置中心的处理流程是相同的，只是在最后两步不同，医疗废物分散处置地区其医疗废物的处置多数是由产生单位根据其自身的条件，采取相应的处置措施，如采取医院自建的焚烧炉进行焚烧，对于没有焚烧炉的基层医疗机构则采取简单的焚烧，或自认为安全的地方填埋，或是先浸泡消毒后填埋。

（2）目前有些地区开始尝试分级管理集中处置的管理流程，使边远地区分散的医疗废物产生点产生的医疗废物全部集中处置，解决了边远地区自行处置医疗废物所带来的危害。基本管理流程是以下内容。

政府牵头，环保局、卫生局、物价局、财政局、发改委、国资局联合制订《医疗废物集中处置管理办法》，明确了医疗废物监管工作的职责分工、责任强化，院内由卫生牵头负责，院外由环保负责、医疗废物处置厂由国资物、财政和发改委负责，医疗废物收费、收费标准、政策出台、由物价局牵头负责。重点解决了医疗废物仅由卫生独家负责的局面，采取政府主导、各部门协助的工作模式。一是减轻了卫生部门的压力，二是有利于各项优惠政策的出台。三是各司其职的工作模式，加大了监管工作力度，有利于各级各类医疗机构的积极参与。

对县以下乡镇卫生院、村卫生所、个体医疗机构医疗废物集中处置工作的主要做法是以县为行政区域，由县级卫生行政部门主牵头，采取市场运作加公司运作的方式，即每个县由县级卫生行政部门指定专人专班负责回收，回收公司每个县设一个办事处设定一个账号，以县为单位建立一个标准的医疗废物暂存转运间、统一使用回收公司发票、回收联单。医疗机构所产生的医疗废物实行村、个体诊所交到乡镇卫生院、乡镇卫生院集中交到县暂存转运间。县级暂存转运间交到市医疗废物处置中心的三级监管和网格化管理转运模式。实行层层把关，专人负责。收费由县级卫生行政部门指定专人或专班出面，个体诊所、村卫生室按规定标准交乡镇，乡镇办加上本机构床位 1.1 元标准由卫生行政部门指定专人，或专班交到县设置的指定账号，回收公司按总费用50％标准返回到专人专班，作为专班或专人医疗废物人员运输费用的支出和各项其他开支，使所有各级各类医疗机构医疗废物全部进入医疗废物处置中心。

强化监管，规范管理，加大违法案件的查处力度。

（二）医疗机构内部医疗废物管理体系

目前，我国医疗机构医疗废物的处理已经建立了一套管理机制，包括建立医疗机构医疗废物管理小组、制订医疗废物管理相关部门的职责、制订医疗废物管理的有关规章制度、定期开展医疗废物管理知识的培训和开展医疗废物管理的监督、检查与反馈等，这套管理体系，对保障医疗机构医疗废物的规范化管理起到了积极的作用。

1.成立医疗机构医疗废物管理小组

医疗机构医疗废物的管理涉及面广,包括行政部门、临床各科、医技科室、研究室、后勤部门、物业公司等部门,在医疗废物分类时,需要广大医务人员参与和支持,在医疗机构内部医疗废物管理的各流程中,需要进行各部门之间的协调,因此要做好该项工作,必须有一个领导机构,兼具管理和业务职能。

医疗卫生机构应当建立健全医疗废物管理责任制,其法定代表人或者主要负责人为第一责任人,切实履行职责,确保医疗废物的安全管理。医疗废物管理小组的组长为医疗机构的负责人或主管医疗的副院长,其成员一般由医务部门、护理部门、感染管理科、总务后勤、科研部门、物业公司等部门的负责人组成。医疗废物管理小组对医疗机构医疗废物的管理、重大事情的决策方面起到了重要作用,但是有些医疗机构的管理小组是名存实亡。

2.明确医疗废物管理相关部门的职责

医疗废物的管理涉及面广,有关部门的职责必须明确,才能把好医疗废物管理环节的每一个关口,做好医疗废物的分类、交接、转运与暂存等工作,并防止医疗废物的流失。

(1)医疗废物管理小组的职责:负责对全院医疗废物处理的领导、协调与管理,制订全院医疗废物管理的方针政策,召开会议,解决有关问题。负责医疗废物突发事件的组织、协调与处理工作。负责医疗废物管理重大事件的决策等。

(2)医疗废物管理相关部门的职责:医疗废物管理涉及医院感染管理科、总务后勤部门、医务部门、护理部门、医疗废物产生部门等。感染管理科主要负责全院医疗废物的监督、检查、培训与技术指导;总务后勤部门主要具体负责医疗废物分类收集、运送、暂时储存及医疗废物泄漏时的应急处理等各项工作;医务、护理、科研部门主要负责组织医务人员、科研人员进行医疗废物管理知识的培训,发生医疗废物泄漏或突发事件时,配合医疗废物管理小组开展调查与处置工作;医疗废物产生部门包括各临床科室、各研究室与实验室、各医技科室等所有产生医疗废物有关的部门,其主要职责为严格按照要求做好医疗废物的分类,严格按要求送指定地点暂存,并做好交接登记工作(实行三联单制度)和资料的保存。

3.制订医疗废物管理的各项规章制度

医疗机构医疗废物的管理牵涉医疗机构的许多部门和广大的医务人员,是一项复杂的系统工程,因此我们要做好医疗废物的管理,必须根据国家的相关法律、法规,结合医院的具体实际情况,制订医疗废物管理的各项规章制度,做到用制度约束、规范人的行为。制订的制度应既有科学性,同时又具有可操作性,使医疗废物的管理规范化,便于监督与管理。医疗机构内部医疗废物管理的规章制度主要有以下几项。

(1)医疗机构内部医疗废物管理制度:主要包括医疗废物管理的基本要求,医疗废物管理有关部门的职责及医疗废物管理的具体措施等。

(2)医疗机构内部医疗废物分类制度:医疗机构制订的医疗废物分类制度,一般包括医疗废物的分类及其监督、检查与培训等。医疗机构根据其自身的特点,制订详细的医疗废物分类目录,发放到医疗废物的产生部门,各产生部门严格按照分类目录的要求,做好医疗废物的分类工作。

(3)医疗机构内部医疗废物行政处罚制度:为了加强医疗机构内部医疗废物的监督、检查与管理,各医疗机构根据国家的有关规定,结合本单位的具体情况,制订医疗机构内部医疗废物行政处罚制度,并具体实施。

（4）医疗机构内部医疗废物管理流程：各医疗机构的地理位置、布局和各部门的分工不同，其医疗废物的管理流程则有所不同，因此各医疗机构会根据其自身的情况制订其医疗废物管理的流程。

（5）医务人员及医疗废物收集、运送人员安全防护制度。

（三）开展医疗废物管理的培训

医疗机构内部医疗废物的管理，近年来逐步受到重视，尤其是传染性非典型肺炎流行暴发后，及国家颁布《医疗废物管理条例》及其配套文件，中国各省、市、自治区的各级卫生行政部门对医疗机构内部医疗废物的管理高度重视，针对不同级别的医疗机构举办了各种类型的医疗废物管理培训班、学习班。国家医院感染管理与控制的专业学术组织也协助卫生行政部门针对医疗废物管理开展相应的培训。医疗机构则根据工作需要，对医疗废物管理与处置工作中不同部门的人员按职责进行了大量的培训，如临床医务人员和护理人员重点进行医疗废物分类与收集要求的培训；保洁人员重点进行分类收集、包装要求、运送路线、遗撒处理的培训；医疗废物管理人员进行周转收集要求、暂存站的管理与转运交接的培训；所有医务人员均接受医疗废物管理中的职业防护和应急预案的培训。

培训的方式多种多样，有采取集中培训，也有采取制作小宣传册、宣传画、制作光盘等形式，如某些医疗机构根据其医疗废物的分类与运送特点制作了宣传画、医疗废物院内收集、运输流程与路线、联系电话与管理责任人等，张贴在医疗废物收集与暂存地，起到了良好的宣传与告示作用。如天津市环保局和卫生局合作，将天津市儿童医院作为试点，制作了医疗废物处理方式CD盘发至每个医疗单位作为宣传、培训手段。

（四）开展医疗废物管理的监督、检查与反馈

医疗机构内部医疗废物的管理，除了有组织的保障、明确的职责、完善的管理制度、扎实的培训宣传外，必须对医疗废物管理的各个环节定期进行监督、检查，并把监督、检查的结果及时向有关人员反馈，根据需要在不同范围内进行公示。同时通过监督、检查以评价各项规章制度、各部门职责的落实、到位情况、培训与宣传的效果，以及医疗废物管理措施的绩效等。

医疗机构内部医疗废物的监督、检查多由感染管理科进行，监督、检查与反馈定期进行，监督、检查的方式也多种多样，如普查、抽查。有些医疗机构是由多个医疗废物管理相关部门联合进行监督、检查，这样更有利于医疗废物管理工作的及时沟通，和发现问题时的及时协调与解决。在医疗废物管理的监督、检查中，很多医疗机构对医疗废物管理工作中发现的问题，还制订了相应的管理措施或制度，如医疗机构内部医疗废物管理的行政处罚办法，这些措施对加强医疗机构内部医疗废物的管理和防止医疗废物的流失起到了非常重要的作用。

（李　静）

第三节　医疗废物的分类收集、运送、贮存与运输

一、医疗废物的分类、收集和标签

中国医疗废物分类的指导思想是通过分类，科学地区分生活垃圾和医疗废物，达到医疗废物

减量化的目的;医疗废物经过合理的分类后,根据其材质和污染程度的不同,采用不同的无害化处置方式进行处理,以最大限度地减少对人体的危害和对环境的污染。医疗单位应该按照《医疗废物分类目录》对医疗废物实施分类收集和管理,确实达到分类收集、分类处置的目的。

(一)医疗废物分类收集原则

(1)按照《医疗废物分类目录》分类原则,结合所在地的处置方法分类收集。做到同种处置方法的废物放入同一种包装容器内,以减少包装容器的使用,尤其是一次性包装容器的使用。

(2)各种包装容器均应有医疗废物警示标识,并用不同颜色的包装容器或者标识,以区别不同的处置方法。同一种处置方法的废物放入同一种颜色的包装容器中。

(3)盛装医疗废物达到包装物或容器的 3/4 时,必须进行紧实严密的封口。放入容器内的医疗废物不得取出,并密闭运送。每个包装容器均就有中文标签,说明该医疗废物的产生地、种类、产生时间等信息。

(4)尽量减少一次性塑料包装物的使用,采用可重复使用的或非塑料的一次性包装容器。

(5)医疗废物中病原体的培养基、标本和菌种、毒种保存液等高危险性废物,必须首先在微生物实验室进行压力蒸汽灭菌或化学消毒处理,然后按感染性废物收集处理。

(6)隔离的传染患者或疑似传染患者产生的医疗废物必须使用双层包装物,并及时封闭。

(7)在盛装医疗废物前,应当对医疗废物包装物或者容器进行认真检查,确保无破损、渗漏和遗撒。

(二)医疗废物的分类收集与标签

按照医疗废物的特性、危害性、材质及处置方法分为 5 大类。

1.感染性废物

携带病原微生物具有引起感染性疾病传播危险的医疗废物。主要包括以下几项。

(1)塑胶类废物。①被患者血液、体液、排泄物污染的废弃的塑胶类器具和用品:如一次性输血器、输血袋、透析器、透析管路、介入导管、阴道窥器、引流装置、吸痰管、呼吸管路、氧气面罩、雾化器、鼻导管、导尿管、集尿袋等;一次性托盘、一次性口镜;一次性手术衣、一次性手术大中单、一次性帽子、口罩、一次性换药碗;一次性使用橡胶手套、硅橡胶乳房;实验室使用的塑料试管、滴管、吸管、离心管等。②使用后的一次性使用无菌医疗器械:如一次性注射器、一次性输液器。收集:有警示标志的黄色专用包装袋及黄色专用带盖废物桶。标签"塑胶类感染性废物"。

(2)棉纤维类废物:被患者血液、体液、排泄物污染的废弃的棉纤维类废物如引流条、纱布、绷带、棉球、棉签及其他各种敷料;废弃的污染被服。收集:有警示标志的黄色专用包装袋及黄色专用带盖废物桶。标签"棉纤维类感染性废物"。

(3)金属类废物:被患者血液、体液、排泄物污染的废弃的非锐器金属类废物,如内固定钢板等。收集:有警示标志的黄色专用包装袋及黄色专用带盖废物桶。标签"金属类感染性废物"。

(4)其他材质类废物:①被患者血液、体液、排泄物污染的废弃的其他材质类废物,如非锐器玻璃类以及纸类等。②隔离传染病患者、疑似传染病患者及突发原因不明的传染病患者的生活垃圾。收集:有警示标志的黄色专用包装袋及黄色专用带盖废物桶。标签"其他材质类感染性废物"。

(5)实验室废物:①微生物实验室的病原体培养基、标本、菌种、毒种保存液和容器。艾滋病实验室、生物安全防护水平为三级、四级的实验室标本、容器和实验过程中产生的所有废弃物。收集:在产生地经压力蒸汽灭菌后放入有警示标志的黄色专用包装袋、专用容器。标签"实验室感染性废物"。②其他实验室的血液、体液、分泌物等标本和容器。收集:直接放入有警示标志的黄色专用包装袋、专用容器。标签"实验室感染性废物"。

2.损伤性废物

能够损伤人体的废弃的医用锐器。

(1)废弃的金属类锐器:如医用针头、缝合针、针灸针、探针、穿刺针、解剖刀、手术刀、手术锯、备皮刀和各种导丝、钢钉等。收集:直接放入有警示标志的黄色专用锐器盒,标签"金属类锐器"。

(2)废弃的玻璃类锐器:如盖玻片、载玻片、破碎的玻璃试管、细胞毒性药物和遗传毒性药物的玻璃安瓿等。收集:直接放入锐器盒,标签"玻璃类锐器"。

(3)废弃的其他材质类锐器:如一次性镊子、一次性探针、一次性使用塑料移液吸头等。收集:直接放入有警示标志的黄色专用锐器盒,标签"其他材质类锐器"。

3.病理性废物

在诊疗过程中产生的人体废弃物和医学实验动物尸体等废物。

(1)废弃的肉眼难于辨认的人体组织、器官。

(2)动物组织及尸体。

(3)胎龄在 16 周以下或体重不足 500 g 的死产胎儿。

(4)病理切片后废弃的人体组织、病理蜡块。

(5)传染病患者、疑似传染病患者及突发原因不明的传染病患者的胎盘;产妇放弃的胎盘。

收集:直接放入有警示标志的黄色专用包装袋及黄色专用带盖废物桶。标签"病理性废物"。

4.药物性废物

过期、淘汰、变质或者被污染的一般性药品。根据其产生的危害和处置方法的不同又分为以下内容。

(1)批量废弃的一般性药品、细胞毒性药物和遗传毒性药物、疫苗及血液制品。收集:有警示标志的黄色专用包装袋分类集中存放。标签"药物性废物"。

(2)过期、淘汰、变质或者被污染的废弃的少量药品及开启后剩余的少量药物。

(3)细胞毒性药物和遗传毒性药物的药瓶等。收集:可并入感染性废物的其他材质类废物中,应在标签上注明:"含有药物性废物"。

5.化学性废物

具有毒性、腐蚀性、易燃易爆性的废弃的批量化学物品及使用后的化学性废物。

(1)批量废弃的化学试剂:如乙醇、甲醛、二甲苯等。

(2)批量废弃的消毒剂原液:如过氧乙酸、戊二醛等。

(3)废弃的含重金属物质的器具、物品与药剂等:含汞血压计、含汞温度计、口腔科使用后的含汞物品、显(定)影液等。收集:用有警示标志的黄色专用包装袋或容器分类集中存放,按危险废物处置,标签"化学性废物"。

(4)使用后的化学试剂:如联苯胺类(DAB)、甲醛、二甲苯等。收集:用有警示标志的用黄色专用带盖废物桶分类存放,标签"某类化学性废物"。

6.无集中处置单位的地区,按照《医疗机构医疗废物管理办法》的要求处置

原则上感染性塑胶类及损伤类废物应毁形灭菌处理后填埋;其他感染性废物应灭菌后填埋;病理性废物应送殡仪馆焚烧。

7.其他要求

(1)《医疗废物分类目录》是医疗废物分类的原则,由于各地医疗废物处置方法不同,各地应

该根据各自的处置方法,制订具有地方特点的分类收集方法。

(2)医疗活动中产生的未被血液、体液、排泄物污染的塑胶类医疗用品如输液袋(瓶)、一次性防护用品(如帽子、口罩、手套、防护衣、鞋套等)、无纺布、塑料类外包装物品;玻璃类如小药瓶、玻璃安瓿;纸类如耦合剂擦拭纸、卫生纸和纸类外包装物品;布类如废弃的未被污染的被服(如床单、被套、枕套等)等不属于医疗废物。一次性注射器和输液器无论是否污染均作为感染性废物处置。

(3)隔离传染病患者、疑似传染病患者及突发原因不明的传染病患者产生的医疗废物应当使用双层包装物,并及时密封。

(4)"批量废弃"指的是成批废弃的未使用过的药物、化学试剂和消毒剂。

(5)化学性废物和药物性废物均属于危险废物,应按危险废物管理和处置。

(6)收集容器执行国家环境保护总局、原卫生部发布的 HJ421-2008《医疗废物专用包装袋、容器和警示标志标准》。

二、包装容器

斯德哥尔摩公约(POPs公约)和行动守则指出要采用最佳可行技术(BAT)和最佳环境实践(BEP)模式,以有效减少 POPs 的排放,要采取措施达到医疗废物的减量化、无害化和资源化。在具体的措施中很重要的一条就是要建立有效的医疗废物管理系统,在分类、收集、包装、转运、暂存这一过程中,尽量减少包装产生的废物,在安全的前提下尽可能重复使用可利用的包装物,减少塑料包装物,将包装容器减至最低的需要量,因为包装物品多采用的是一次性使用的高分子材料物质,如锐器盒、垃圾袋、周转箱等。而且随着医疗量的不断增加,医疗废物的产生量不断增加,导致这些包装物品的不断增加。

采用简洁、无渗漏、坚固的包装袋包装医疗废物,包装物和包装容器质量应达到规定标准,统一规格。制作不同规格的医疗废物包装袋,使其和每天产生的医疗废物数量相匹配,减少无效体积,降低包装废物排放量。用于传染性废弃物以及锋利的碎片的包装袋或容器应该不易被刺穿及防渗漏。这种容器可以是可循环利用的(不锈钢),也可以是一次性的(厚纸板)。装满的容器应该能够密闭。每种类型的废物收集容器均应贴有医疗废物的标识,及相应的、唯一识别的不同颜色的标识。

(一)收集容器的种类

1.包装袋

用于盛装除损伤性废物之外的医疗废物初级包装,并符合一定防渗和撕裂强度性能要求的软质口袋。

2.利器盒

用于盛装损伤性医疗废物的一次性专用硬质容器。

3.周转箱(桶)

在医疗废物运送过程中,用于盛装经初级包装的医疗废物的专用硬质容器。

(二)包装物的标准

1.包装袋标准

(1)包装袋在正常使用情况下,不应出现渗漏、破裂和穿孔。

(2)采用高温热处置技术处置医疗废物时,包装袋不应使用聚氯乙烯材料。

(3)包装袋容积大小应适中,便于操作,配合周转箱(桶)运输。

（4）医疗废物包装袋的颜色为淡黄,颜色应符合 GB/T3181 中 Y06 的要求,包装袋的明显处应印制图 7-1 所示的警示标志和警告语。

（5）包装袋外观质量:表面基本平整,无皱褶、污迹和杂质,无划痕、气泡、缩孔、针孔以及其他缺陷。

2.利器盒标准

（1）利器盒整体为硬质材料制成,封闭且防刺穿,以保证在正常情况下,利器盒内盛装物不撒漏,并且利器盒一旦被封口,在不破坏的情况下无法被再次打开。

（2）采用高温热处理技术处置损伤性废物时,利器盒不应使用聚氯乙烯材料。

（3）利器盒整体颜色为淡黄,颜色应符合 GB/T3181 中 Y06 的要求。利器盒侧面明显处应印制图 7-1 所示的警示标志,警告语为"警告！损伤性废物"。

（4）满盛装量的利器盒从 1.2 m 高处自由跌落至水泥地面,连续 3 次,不会出现破裂、被刺穿等情况。

（5）利器盒的规格尺寸根据用户要求确定。

3.周转箱（桶）标准

（1）周转箱（桶）整体应防液体渗漏,应便于清洗和消毒。

（2）周转箱（桶）整体为淡黄,颜色应符合 GB/T3181 中 Y06 的要求。箱体侧面或桶身明显处应印（喷）制图 7-1 所示的警示标志和警告语。

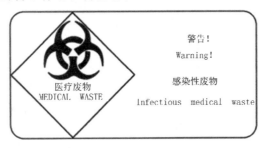

图 7-1　带警告语的警示标志

（3）周转箱外观要求:①周转箱整体装配密闭,箱体与箱盖能牢固扣紧,扣紧后不分离。②表面光滑平整,完整无裂损,没有明显凹陷,边缘及提手无毛刺。③周转箱的箱底和顶部有配合牙槽,具有防滑功能。

（4）周转箱按其外形尺寸分类,推荐尺寸见表 7-1。

表 7-1　周转箱按其外形尺寸

单位:mm

长度	宽度	高度
600	400	300
		400

（5）周转箱物理机械性能应符合表 7-2 规定。

（6）周转桶应参照周转箱性能要求制造。

（三）标志和警告语

（1）警示标志的形式为直角菱形,警告语应与警示标志组合使用,样式如图 7-1 所示。

（2）警示标志的颜色和规格应符合表 7-3 的规定。

表 7-2　周转箱物理机械性能指标

项目	指标
箱底承重	箱底平面变形量不＞10 mm
收缩变形率	箱体内对角线变化率不＞1％
跌落性能	不应产生裂纹
堆码性能	箱体高度变化率不＞2％

表 7-3　警示标志的颜色和规格

标志颜色		
	菱形边框	黑色
	背景色	淡黄（GB/T3181 中的 Y06）
	中英文文字	黑色
标志规格		
	感染性标志	高度最小 5 cm
包装袋	中文文字	高度最小 1 cm
	英文文字	高度最小 0.6 cm
	警示标志	最小 12 cm×12 cm
	感染性标志	高度最小 2.5 cm
利器盒	中文文字	高度最小 0.5 cm
	英文文字	高度最小 0.3 cm
	警示标志	最小 6 cm×6 cm
	感染性标志	高度最小 10 cm
周转箱（桶）	中文文字	高度最小 2.5 cm
	英文文字	高度最小 1.65 cm
	警示标志	最小 20 cm×20 cm

(3)带有警告语的警示标志的底色为包装袋和容器的背景色,边框和警告语的颜色均为黑色,长宽比为 2∶1,其中宽度与警示标志的高度相同。

(4)警示标志和警告语的印刷质量要求油墨均匀;图案、文字清晰、完整;套印准确,套印误差应不＞1 mm。

三、医疗废物的转运、暂存及交接

(一)内部转运

(1)运送人员每天从产生科室收集的医疗废物达到专用包装物和利器盒的 3/4 左右体积时应当封闭转移,医疗废物产生的科室应当进行医疗废物登记。

(2)运送人员在运送医疗废物前,应当检查包装物或者容器的标签及封口是否符合要求,不得将不符合要求的医疗废物运送至暂时贮存地点。

(3)运送人员在运送医疗废物时,应当防止造成包装物或容器破损和医疗废物的流失、泄漏和扩散,并防止医疗废物直接接触身体。

(4)运送人员按照确定的内部运送时间、路线,使用防渗漏、防遗撒的、易于装卸和清洁的专用运送工具,与有关科室完成医疗废物移交与接受手续后,将科室移交的医疗废物封闭转移至暂时贮存场所暂存,禁止在运送过程中丢弃医疗废物。

(5)运送工具每天转运医疗废物后,应在指定的地点及时消毒和清洁。

(二)暂存

(1)医疗卫生机构建立的医疗废物暂时贮存设施、设备应当达到以下要求。①远离医疗区、食品加工区、人员活动区和生活垃圾存放场所,方便医疗废物运送人员及运送工具、车辆的出入。②有严密的封闭措施,设专(兼)职人员管理,防止非工作人员接触医疗废物。③有防鼠、防蚊蝇、防蟑螂的安全措施。④防止渗漏和雨水冲刷。⑤易于清洁和消毒。⑥避免阳光直射。⑦设有明显的医疗废物警示标识和"禁止吸烟、饮食"的警示标识。

(2)医疗卫生机构应当建立医疗废物的暂时贮存设施、设备,不得露天存放医疗废物;医疗废物暂时贮存的时间不得超过2天。

(三)交接

(1)医疗卫生机构应当根据就近集中处置的原则,及时将医疗废物交由医疗废物集中处置单位处置。

(2)医疗卫生机构应当将医疗废物交由取得县级以上人民政府环境保护行政主管部门许可的医疗废物集中处置单位处置,依照危险废物转移联单制度填写和保存转移联单。

(3)医疗卫生机构应当对医疗废物进行登记,登记内容应当包括医疗废物的来源、种类、重量或者数量、交接时间、最终去向以及经办人签名等项目。登记资料至少保存3年。

(4)医疗废物转交出去后,应当对暂时贮存地点、设施及时进行清洁和消毒处理。

(李　静)

第四节　医院污物、污水的处理

一、医院污物的处理

医院在诊疗活动及日常生活过程会产生各种废弃物,其中不仅有携带各种致病微生物的废物,还有会对人体造成伤害的多种利器,对人体有毒的化学物质等,这些医院废弃物不仅对医院内人员有造成感染、损伤的可能,同样可因为处理不当而造成对社会的危害,如被污染的医疗器械流入社会,被不法厂商当作原料制造生活用品,会造成大量接触者的感染。因此对医院废弃物的处理,是一项非常重要的工作。

(一)基本概念

医院废弃物是指在诊疗和卫生处理过程中所产生的废弃物和传染病患者生活过程中产生的排泄物及垃圾。因其性质不同,对人体造成损害的方式不同,所以对医院废弃物的处理方式也不同。

(二)医院废弃物的分类

1.医疗废物

医疗废物是指医疗卫生机构在医疗、预防、保健以及其他相关活动中产生的具有直接或者间接感染性、毒性以及其他危害性的废物。其又分为五类：

（1）感染性废物：携带病原微生物、具有引发感染性疾病传播危险的医疗废物。主要为以下内容：①被患者血液、体液、排泄物污染的物品：棉球、棉签、引流棉条、纱布及其他各种敷料；一次性卫生用品、一次性使用医疗用品及一次性医疗器械；废弃的被服；其他被患者血液、体液、排泄物污染的物品。②医疗机构收治的隔离传染病患者或者疑似传染病患者产生的生活垃圾。③病原体的培养基、标本和菌种、毒种保存液。④各种废弃的医学标本。废弃的血液、血清。⑤使用后的一次性使用医疗用品及一次性医疗器械视为感染性废物。

（2）损伤性废物：能够刺伤或者割伤人体的医用锐器。主要有医用针头、缝合针；各类医用锐器，包括解剖刀、手术刀、备皮刀、手术锯等；载玻片、玻璃试管、玻璃安瓿等。

（3）病理性废物：诊疗过程中产生的人体废弃物和医学实验动物尸体等。主要有：手术及其他诊疗过程中产生的废弃的人体组织、器官；医学实验动物的组织、尸体；病理切片后废弃的人体组织、病理蜡块等。

（4）药物性废物：过期、淘汰、变质或者被污染的废弃的药品。主要有：①废弃的一般性药品，如抗生素、非处方类药品。②废弃的细胞毒性药物，包括：致癌性药物，如硫唑嘌呤、苯丁酸氮芥、萘氮芥、环孢霉素、环磷酰胺、苯丙胺酸氮芥、司漠司汀、三苯氧胺、硫替派等；可疑致癌性药物，如顺铂、丝裂霉素、阿霉素、苯巴比妥等；免疫抑制剂。③废弃的疫苗、血液制品等。

（5）化学性废物：具有毒性、腐蚀性、易燃易爆性的废弃的化学品。主要有：医学影像室、实验室废弃的化学试剂；废弃的过氧乙酸、戊二醛等化学消毒剂；废弃的汞血压计、汞温度计。

（6）非医疗垃圾：特指使用后的各种玻璃（一次性塑料）输液瓶（袋），其未被患者血液、体液、排泄物污染的，不属于医疗废物范畴，需要单独收集。

（7）生活垃圾：医务人员和普通患者在日常生活中产生的废弃物。包括剩饭菜、果皮、果核、各种废纸以及排泄物、引流物等。

2.医院废弃物的收集方法及管理

收集原则为分类收集，设置不同颜色的污物袋，予以分类收集。黄色垃圾袋为感染性废物专用袋，白色垃圾袋为非医疗垃圾专用袋，黑色垃圾袋为生活垃圾专用袋，损伤性废物应用后立即放入专用利器盒内，严禁混放。

我国卫生行政部门对垃圾袋、利器盒均有具体质量标准，应严格落实到位，确保垃圾分类收集无污染。

3.医院废弃物的处理

医疗废物的处理由具有卫生行政部门和环保部门颁发的卫生许可证、经营许可证的集中处置单位统一收集处理。非医疗废物的处理不必按照医疗废物进行管理，由有经营资质的公司回收处理，但这类废物回收利用时不能用于原用途，用于其他用途时应符合不危害人体健康的原则。生活垃圾由环卫部门统一收集处理。

二、医院污水的处理

医院在医疗活动过程中及患者生活中用过的水均属于医院污水，其中含有各种病原体、重金属、消毒剂、有机溶剂、酸、碱以及放射性物质等，因此在排放入市政污水管道前，必须进行消毒处理，使其达到国家规定的排放标准，否则将会造成水源性传染病的暴发，造成对环境、土壤的污染，直接危害人民群众的健康。

（一）医院污水的来源及危害

产生医院污水的主要部门有：诊疗室、化验室、病房、洗衣房、X线照像洗印、同位素治疗诊断、手术室、病理解剖室、太平间、动物房等；医院行政管理和医务人员排放的生活污水，食堂、单身宿舍、家属宿舍的排水。不同部门科室产生的污水成分和水量各不相同，如重金属废水、含油废水、洗印废水、放射性废水等。而且不同性质医院产生的污水也有很大不同。医院污水处理分为传染病医院和综合医院。医院污水来源及成分复杂，医院污水受到粪便、传染性细菌和病毒等病原性微生物污染，具有传染性，可以诱发疾病或造成伤害；牙科治疗、洗印和化验等过程产生污水含有重金属、消毒剂、有机溶剂等，部分具有致癌、致畸或致突变性，危害人体健康并对环境有长远影响；同位素治疗和诊断产生放射性污水，放射性同位素在衰变过程中产生 α、β 和 γ 射线，在人体内积累而危害人体健康。

医院污水处理后排放去向分为排入自然水体和通过市政下水道排入城市污水处理厂两类。传染病医院必须采用二级处理，并需进行预消毒处理。处理后排入自然水体的县及县以上医院必须采用二级处理。处理后排入城市下水道（下游设有二级污水处理厂）的综合医院推荐采用二级处理。

（二）医院污水的处理原则

为了保护环境和人民群众的健康，严禁将医院的污水和污物随意弃置排入下水道。对医院污水产生、处理、排放的全过程应进行有效控制。在污水和污物发生源头处进行严格控制和分离，医院内生活污水与病区污水分别收集，减少产生量。为防止医院污水输送过程中的污染与危害，必须在医院就地处理。在处理过程中，既要有效去除污水中有毒有害物质，又要注意减少处理过程中消毒副产物产生和控制出水中过高余氯，保护生态环境。

传染病医院的污水和粪便宜分别收集。传染病医院患者的排泄物进行预消毒后排入化粪池。传染病医院污水在进入污水处理系统前必须预消毒，预消毒池的接触时间不宜<0.5小时。常用的消毒剂有次氯酸钠、过氧乙酸和二氧化氯等，粪便消毒也可采用石灰。对于普通综合医院，可不设预消毒池。

（三）医院污水处理设施选址

医院污水处理设施应与病房、居民区等建筑物保持一定的距离，并应设绿化防护带或隔离带。污水处理站周围应设围墙或封闭设施，其高度不宜<2.5 m，应留有扩建的可能，方便施工、运行和维护。应有方便的交通、运输和水电条件；便于污水排放和污泥贮运。传染病医院及设有传染病病房的综合医院的污水处理站，其生产管理建筑物和生活设施宜集中布置，位置和朝向应力求合理，并应与处理建筑物严格隔离。

（四）医院污水常用消毒技术

医院污水消毒是医院污水处理的重要工艺过程，其目的是杀灭污水中的各种致病菌。医院污水消毒常用的消毒工艺有氯消毒（如氯气、次氯酸钠）、氧化剂消毒（如臭氧、二氧化氯、过氧乙酸）、辐射消毒（如紫外线、γ射线）。

1.液氯消毒

它是医院污水消毒中最常用的方式之一。氯（Cl_2）是一种广谱杀菌剂，氯消毒具有价格低、能有效杀死污水中的细菌和病毒，并具有持续消毒作用，余氯浓度易于测定和保持等优点。但氯气有毒，腐蚀性强，运行、管理有一定的危险性。

2.次氯酸钠消毒

它是利用商品次氯酸钠溶液或现场制备的次氯酸钠溶液作为消毒剂,利用其溶解后产生的次氯酸对水中的病原菌具有良好的杀灭效果,对污水进行消毒。

3.二氧化氯消毒

二氧化氯作为强化氧化剂,杀菌力强,消毒作用不受水质酸碱度影响,作用快而持久,安全无毒,对环境无污染,而且具有脱色、除味的优点。

4.臭氧消毒

臭氧,分子式为 O_3,具有特殊的刺激性臭味,是国际公认的绿色环保型杀菌消毒剂。臭氧在水中产生氧化能力极强的单原子氧(O)和羟基(—OH),羟基(—OH)对各种致病微生物有极强的杀灭作用,单原子氧(O)具有强氧化能力,对各种病毒、细菌均有很强的杀灭能力。臭氧消毒具有反应快、投量少;适应能力强,在 pH 5.6~9.8,水温 0~37 ℃范围内,臭氧消毒性能稳定;无二次污染;能改善水的物理和感官性质,有脱色和去嗅去味作用。但缺点是无持续消毒功能、只能现场生产使用、臭氧消毒法设备费用较高、耗电较大。

5.紫外线消毒

消毒使用的紫外线是 C 波紫外线,其波长范围是 200~275 nm,杀菌作用最强的波段是250~270 nm。紫外线消毒技术是利用特殊设计的高功率、高强度和长寿命的 C 波段紫外光发生装置产生的强紫外光照射流水,使水中的各种细菌、病毒、寄生虫、水藻以及其他病原体受到一定剂量的紫外 C 光辐射后,其细胞组织中的 DNA 结构受到破坏而失去活性,从而杀灭水中的细菌、病毒以及其他致病体,达到消毒杀菌和净化的目的。紫外线杀菌速度快,效果好,不产生任何二次污染,属于国际上新一代的消毒技术。但要求水中悬浮物浓度较低,以保证良好的透光性。

(五)放射性废水的处理

1.放射性废水来源

放射性废水主要来自诊断、治疗过程中患者服用或注射放射性同位素后所产生的排泄物,分装同位素的容器、杯皿和实验室的清洗水,标记化合物等排放的放射性废水。

2.放射性废水的水质水量和排放标准

(1)放射性废水浓度范围为 $3.7×10^2$~$3.7×10^5$ Bq/L。

(2)废水量为每床每天 100~200 L。

(3)医院放射性废水排放执行新制订的《医疗机构污染物排放标准》规定:在放射性污水处理设施排放口监测其总 $\alpha<1$ Bq/L,总 $\beta<10$ Bq/L。

(六)医院污水排放要求

(1)医院污水经处理消毒后应达到以下标准:①连续 3 次各取样 500 mL 进行检验,不得检出肠道致病菌、肠道病毒和结核分枝杆菌。②总大肠埃希菌数每升不得>500 个。③当采用氯化法消毒时,接触时间和接触池出水中的余氯含量,应达到标准见表 7-4。

表 7-4　氯化法消毒时接触时间和总余氯量标准

医院污水类别	接触时间(小时)	总余氯量(mg/L)
综合医院污水及含肠道致病菌污水	≥1	4~5
含结核菌污水	≥1.5	6~8

(2)污水构筑物中的污泥,必须经过无害化处理,污泥排放时应达到以下标准:①蛔虫卵死亡率>95%。②粪大肠埃希菌值<10^{-2}。③每 10 g 污泥(原检样中),不得检出肠道致病菌和结核分枝杆菌。

(3)当污泥采用高温堆肥进行无害化处理时,堆肥温度必须>50 ℃,并应持续 5 天以上。

(4)无上下水道设备或集中式污水处理构筑物的医院,对有传染性的粪便,必须单独进行消毒或其他无害化处理。

(5)医院污水经消毒和无害化处理后,其所含的污染物质与有害物质含量应符合现行的有关标准的要求。

（李　静）

第八章

医院消毒

第一节 含碘消毒剂的应用

含碘消毒剂包括碘及以碘为主要杀菌成分的各种制剂。它是一类用途广泛的广谱消毒剂。

碘是最古老的化学消毒剂之一,先后出现多种以碘为杀菌成分的消毒制剂,如碘的水溶液、碘的醇溶液(碘酊亦称碘酒)和碘伏等。碘伏是近代出现的含碘消毒剂,目前已在世界各国医学领域获得广泛应用。含碘消毒剂是以游离碘即有效碘为杀菌形式,所以,含碘消毒剂的有效成分含量是以实际测出的有效碘含量为标准。

一、碘伏

碘伏是碘与表面活性剂(载体)及增溶剂形成的不定型的络合物,其实质上是一种含碘表面活性剂。国外碘伏的主要品种是聚乙烯吡咯烷酮碘(PVP-I),商品名为 Betadine。20 世纪 70 年代以来我国先后研制了聚乙烯吡咯烷酮碘(PVP-I)、聚乙烯醇碘(PVA-I)、聚乙二醇碘(PEG-I)、聚醇醚碘(NP-I)、氨基酸碘等。

聚乙烯吡咯烷酮碘(polyvinilpyroli-done iodine,PVP-I)已收入我国《药典》,《药典》记载名称为聚维酮碘,又称碘络酮。PVP-I 是最早研制出的碘伏之一,它具有许多优良特性,使用者可接受性强,但其表面活性弱。

聚醇醚碘(NP-I)是我国完全自己研制的新型碘伏,它不仅完全体现了 PVP-I 的优良特性,而且表面活性强,有更好的去污力,性能更稳定,对皮肤润湿性保护性更好。

氨基酸碘是以氨基酸(蛋氨酸)为载体所构建的含碘络合物,属于碘伏的一种,为棕色液体,有效碘含量为 350~400 g/L,偏酸性。

李长青等报道,聚乙二醇碘是威力碘消毒液的主要杀菌成分,它是碘与非离子表面活性剂聚乙二醇络合而成。该碘伏为红棕色液体,有效碘含量为 3 350 mg/L。

碘伏的出现使含碘消毒剂的应用取得了突破性进展,因其克服了游离碘难溶于水、不稳定、对皮肤黏膜刺激性大、着色不易褪色等缺点,但保留了碘的良好杀菌性能。碘伏在国内医院消毒中得到广泛的应用,碘伏不仅扩展了碘的使用范围,亦缩小了低效消毒剂在临床的使用,从而在保证消毒效果的基础上使医护人员和患者的皮肤得到了保护。

(一)理化性质

1.基本性质

碘伏各种成分之间不是以化学键相连,所以它不是化合物;碘伏实际上是碘元素与载体以络合或包结的形式借助氢键和其他引力作用形成的络合物。所以,碘伏没有固定的分子式和分子量,一般以碘元素作为碘伏有效成分含量的计算标量。经过研究证明,碘与表面活性剂分子中的氢键相连接或存在于表面活性剂的胶囊之间,形成比较稳固的结构形式,这种结构正是碘伏稳定的基础。

碘伏的化学成分随载体不同而异,但碘伏的基本物理性质极为相似,其化学性质主要表现出碘元素的特性。

能作为碘伏载体的化合物,主要有以下三种类型:非离子表面活性剂,如聚乙烯吡咯烷酮、聚乙烯醇、壬基酚聚氧乙烯十二烷基醚等;阳离子表面活性剂,如十六烷基二甲基苄胺等季铵盐类;阴离子表面活性剂,如烷基磺酸盐类。但使用最多、性能最好当属非离子表面活性剂,因为这类表面活性剂对碘的增溶性好、受 pH 影响小,有利于碘伏的稳定,可制备出有效碘含量高达 20%的碘伏,且对皮肤有比较好的湿润和保护作用。

2.制剂及剂型

液体碘伏为棕褐色,1%以下的碘伏溶液为棕红色澄明黏稠液体、均匀、不分层、无沉淀。有效碘含量 0.5%～1.0%,pH 2.0～4.0,有碘的气味。碘伏易溶于水和醇,可与水以任何比例混溶,着色可用水洗掉。固体碘伏为棕红色不规则粉末状或片状,易吸潮呈软块状,PVP-I 制成成品即为固体,其有效碘含量为 10%～20%。固体碘伏易溶于水和醇,溶液性状同液体碘伏类似,含量 10%～20%,使用时需溶解搅拌均匀。国外文献常见到 5%～10%碘伏,就是用 5%～10% PVP-I 碘伏固体配制而成,实际有效碘含量为 0.5%～1.0%。碘伏溶液随稀释变稀,颜色逐渐变淡即由红变黄,黏度由稠变稀,其稳定性亦下降。

当碘伏的有效碘浓度低于 0.2%时即不能长期存放,不能作为商品出售。市售商品碘伏有效碘浓度多为 0.5%～1.0%,偶有出售 5%以上的浓碘伏作为半成品,使用时再稀释。

3.特点

(1)性能稳定:由于碘伏的特殊结构将碘结合包裹,使得碘伏可稳定储存数年而有效碘基本保持不变,但碘伏在使用时可缓慢释放出游离碘,在皮肤上保持持久的杀菌作用。

(2)容易脱色:碘伏消毒皮肤时虽有一层黄色,但可用水洗掉,无须乙醇脱碘,亦不会损伤皮肤。

(3)刺激性小:碘伏完全克服了碘酊对皮肤的刺激性,可直接消毒皮肤黏膜和伤口而不会使患者感到刺激性疼痛,即使婴幼儿亦可直接使用。

(4)含碘浓度低:使用游离碘消毒浓度均在 2%以上,而碘伏通常使用有效碘浓度仅为 0.5%,极大地节省了碘的用量,且保留了比较好的杀菌效果。

(二)对微生物的杀灭作用

碘伏虽被列入中等效果的消毒剂,但其杀菌谱比其他中效消毒剂广,可有效杀灭细菌繁殖体、真菌、结核分枝杆菌、病毒、螺旋体、衣原体及滴虫等,碘伏虽可以杀灭细菌芽孢,但需要较长的时间。碘伏属于快速杀菌剂,但对细菌芽孢的杀灭速度比较慢。

1.对细菌繁殖体的杀灭作用

碘伏杀灭细菌繁殖体所需浓度在 10～200 mg/L。国产 PVP-I 用 250 mg/L 有效碘 30 秒完全杀灭金黄色葡萄球菌和大肠埃希菌。国产 PVP-I 固体碘伏 500 mg/L 有效碘 1 分钟对大肠埃希菌只能杀灭99.9％,3 分钟方可完全将其杀灭。这些报道结果的差异可能是由制剂及实验方法不同所致。一种聚维酮碘,含有效碘 100 mg/L,对金黄色葡萄球菌作用 5 分钟,对铜绿假单胞菌作用 7 分钟,杀灭对数值均＞7.00。

2.对真菌和结核分枝杆菌的杀灭作用

真菌对碘伏的抵抗力比较强。较早的实验证明:1 000 mg/L 有效碘作用 5 分钟可杀灭白色念珠菌99.99％以上,50 mg/L 对毛发癣菌和酵母菌只能起到抑制作用。国产 PVP-I 用 500 mg/L 作用5 分钟可杀灭白色念珠菌 99.9％,15 分钟可完全杀灭。国产聚醇醚碘(NP-I)用 50 mg/L 有效碘 10 分钟可杀灭白色念珠菌 99.999％以上。一种聚维酮碘,以 50 mg/L 有效碘对白色念珠菌作用 1 分钟,杀灭对数值＞6.00。氨基酸碘对白色念珠菌杀灭效果,含有效碘200 mg/L的消毒液作用 3～20 分钟,对悬液内白色念珠菌杀灭率为 99.91％～99.96％,含有效碘 400 mg/L 该消毒液作用 3 分钟,杀灭率达 100％。

3.对细菌芽孢的杀灭作用

用固体 PVP-I 8 000 mg/L 有效碘作用 120 分钟对悬液内枯草杆菌黑色变种芽孢可杀灭99.99％;沈建忠报道,固体 PVP-I 用 4 000 mg/L 对悬液内枯草杆菌黑色变种芽孢作用 120 分钟可杀灭99.93％。用悬液定量杀菌试验观察聚维酮碘和聚维醚碘对黑曲霉菌的杀灭效果,有效含量为 4 000 mg/L 作用 30 分钟时,杀灭对数值分别为 0.59、3.62,60 分钟的杀灭对数值分别为0.83和5.60。

4.对病毒的灭活作用

碘伏对各种病毒都有比较强的灭活作用,200 mg/L 有效碘的碘伏溶液在常温下,10 分钟可以灭活甲型肝炎病毒、Polio 病毒。国产碘伏 30 mg/L 作用 30 分钟完全灭活 HBV DNA,黄木杉报道,用国产 PVP-I 在清洁条件下,1 000 mg/L 有效碘作用 1 分钟可以灭活悬液内 HIV 达99.9％,30 mg/L,作用 10 分钟可完全灭活悬液内 HIV。张文福等报道,250 mg/L 碘伏作用1 分钟即可灭活流感病毒。徐燕报道 500 mg/L 对脊髓灰质炎病毒作用 60 分钟、1 000 mg/L 作用 45 分钟、1 500 mg/L 作用 30 分钟杀灭对数值均＞4.00。一种聚维酮碘,以含有效碘500 mg/L消毒液对脊髓灰质炎病毒作用60 分钟,灭活对数值＞4.00。以含有效碘4 640 mg/L,该消毒液对大肠埃希菌 F2 噬菌体作用 4 小时,杀灭对数值为 3.11。

(三)影响杀菌效果的因素

1.有机物

碘伏受有机物影响比较明显。在试验悬液中加 10％小牛血清足可使碘伏杀菌效果明显下降。实际消毒对象上污染的脓血便和皮肤上的污垢及伤口坏死组织等都会影响碘伏杀菌效果。因此,在使用碘伏消毒时必须作好消毒前清洁,以确保消毒效果。

2.pH

碘伏受 pH 的影响规律同其他卤素类消毒剂一致。当溶液呈酸性时,可加速游离碘的释放,因而可增强其杀菌效果;碱性物质可减弱碘伏的杀菌作用,但某些碱性表面活性剂如季铵盐类只要不使整个溶液变成碱性,反而可增强杀菌作用。

3.温度

由于温度对碘伏溶液内游离碘的释放和碘的蒸发有关,从而影响其杀菌效果。一般情况下,随着温度升高游离碘释放加速,由 20 ℃到 35 ℃游离碘释放速度提高 1 倍,同时使碘的活性增强,杀菌效果提高。

4.游离碘浓度

根据碘伏的化学特性,碘伏溶液内游离碘的释放在一定稀释度范围内游离碘释放比例随稀释液变稀而增大。所以,在临床实际消毒过程中,并非碘伏溶液越浓越好,常用浓度为含有效碘0.5%即可。另外,不同表面活性剂载体对碘的释放亦有影响,聚乙烯吡咯烷酮碘比聚乙二醇碘和聚醇醚碘释放游离碘要慢,所以在相同浓度条件下其杀菌效果稍差。

(四)应用

1.手术前皮肤消毒

(1)手术前患者全身性皮肤清洁消毒:适用于较大手术患者。一般在术前1天或当日用含有效碘100～200 mg/L温水作全身洗浴消毒。方法步骤是:正常洗澡,擦干后用含碘伏温水浸泡或擦拭全身10～20分钟;然后用无菌毛巾擦干,穿上无菌隔离衣即可进手术室。这样处理可使人体皮肤细菌下降95%,即使到第2天仍可保持75%的降低率。这种处理方法对于预防医院内感染特别是切口感染有一定效果。

(2)手术区皮肤消毒:手术区皮肤必须进行严格消毒,碘伏可以代替碘酊消毒。在进行皮肤清洁后,可用0.5%有效碘的溶液无菌纱布沾湿碘伏对手术区皮肤由里向外均匀涂擦3次,每次不少于3分钟,擦干晾干即可铺单手术。报道称一种络合碘消毒液,以含5 000 mg/L的络合碘消毒液对志愿者手的皮肤进行现场消毒试验,结果30名志愿者自然菌消除率达96%以上。

(3)手术前手的消毒:碘伏已广泛应用于外科洗手消毒,外科医务人员长期接触洗手消毒剂,用碘伏消毒既可保证消毒效果又避免了消毒剂对皮肤的损伤。碘伏洗手消毒用0.5%碘伏溶液,目前采用两种操作步骤:①首先用流水肥皂洗手和前臂,然后用无菌刷子蘸第1碗碘伏刷手,自指尖刷至前臂约5分钟;再换刷子沾第2碗碘伏刷第2遍约3分钟,用无菌巾擦干、戴手套即可。亦可直接从自动喷液洗手器内取碘伏刷手,更容易控制质量。②按传统方法,用流水肥皂刷手3遍,用0.5%碘伏泡手5分钟,然后用无菌巾擦干、戴手套即可。

2.污染伤口处理

(1)创伤清创前处理:用碘酊处理伤口会给伤员带来刺激性疼痛,而用碘伏则完全可以避免。可用0.5%有效碘的碘伏溶液直接擦洗污染伤口,直到把污物去除干净,即可进行清创处理。对于比较深的伤口可用0.1%碘伏溶液进行冲洗直到冲洗液变清,再用0.5%碘伏涂擦。腹部污染手术伤口在缝合之前,可用0.1%碘伏擦洗,这样处理可明显降低伤口感染率。

(2)感染伤口处理:已经感染了的伤口可用0.1%碘伏洗干净伤口分泌物,清除腐败组织,再用0.5%碘伏涂擦,可促进伤口愈合。对于瘘管及深伤口可用碘伏冲洗后,用碘伏纱条引流,亦可促进伤口愈合。

(3)烧伤创面处理:用碘伏处理烧伤创面不仅有广谱抗菌作用,且毒性低,刺激性小,不易产生耐药性。碘伏湿润性强,能穿透焦痂,对植皮组织无损害。一般新鲜烧伤创面可用500 mg/L浓度碘伏清洗创面,然后再涂布0.5%碘伏,每隔4～6小时涂布1次,24～48小时后停止。Ⅱ～Ⅲ度烧伤创面可改用0.5%碘伏乳剂涂布,具有良好的促进伤口愈合作用。

3.黏膜冲洗消毒

(1)泌尿生殖道黏膜冲洗消毒:导尿时,会阴部及尿道口皮肤娇嫩,不适宜用碘酊乙醇消毒。可直接用0.5%碘伏对会阴部皮肤及尿道口擦拭消毒,导尿管可用含碘伏的润滑剂,这对于降低导尿引起的感染具有一定的效果。

(2)妇产科黏膜冲洗消毒:妇产科检查可直接用蘸有碘伏的棉拭子或纱布涂擦会阴部、尿道口及阴道周围,可达到良好的消毒效果。对于阴道炎、宫颈炎和宫颈糜烂等的消毒,可先用0.2%碘伏溶液冲洗直到冲洗干净,然后再用0.5%碘伏擦拭1或2次,不仅可有效杀灭阴道滴虫和致病性念珠菌,亦可有效预防和治疗感染。

(3)口腔和鼻腔黏膜的消毒:用500 mg/L有效的碘伏溶液漱口3次,可杀灭口腔内链球菌、白色念珠菌和疱疹病毒等,可预防和治疗口腔感染。口腔手术消毒可用0.5%碘伏对手术部位作擦拭消毒,至少擦拭3遍。可用碘伏涂擦法每天3～5次治疗牙周炎等,用蘸碘伏的引流条填充牙根根管,可加快炎症愈合。用碘伏直接涂擦鼻腔黏膜,可有效杀灭鼻腔内细菌,治疗鼻前庭糜烂。

4.其他方面的应用

(1)饮水消毒:碘伏无毒无味,不形成卤带甲烷等有毒物质,可作为饮用水消毒剂。一般洁净水可用10 mg/L浓度作用,即可达到饮用水的消毒要求。

(2)家庭小药箱常备药品:碘伏可代替碘酊、乙醇作为家庭常备的外用药。适合于皮肤、黏膜、伤口及婴幼儿皮肤,用于预防轻度刺伤、割伤、烧伤和烫伤等预防感染,亦可用于压疮的家庭护理,作为外出旅游常备消毒药等。

二、其他碘消毒剂

(一)理化性质

碘的分子式是I_2,分子量为253.8,它是一种单质分子。碘是卤族元素,在常温下为棕黑色、带有金属光泽的片状或块状结晶,密度为4.68,质脆且有明显的碘臭味。碘在室温下可缓慢升华,加温可加快升华,迅速变成肉眼可见的紫色碘蒸汽。

碘微溶于水,在25 ℃时只能溶解0.33 g/L,在水中加入碘化钾可促进其溶解,碘的饱和溶液呈酸性。碘易溶解于乙醇、乙醚、氯仿等有机溶剂。

(二)常用剂型

临床常用碘消毒剂有碘水、碘酊、碘甘油、碘仿、三氯化碘。

(三)杀灭微生物作用

1.对细菌繁殖体的杀灭作用

经实验室测定证明,在清洁条件下,10 mg/L有效碘的水溶液,作用1分钟可杀灭金黄色葡萄球菌等革兰性阳性菌;50 mg/L作用10分钟可以杀灭包括革兰性阴性菌在内的各种细菌繁殖体。用抽检的九种含碘消毒剂(有效含量为150～250 mg/L)进行杀金黄色葡萄球菌试验,作用1分钟有5种达到99.99%,作用5分钟有6种达到杀灭率100%,有2种作用10分钟才达到99.99%。

2.对真菌、结核分枝杆菌的杀灭作用

碘在极低的浓度下(1/8 000)可抑制真菌的生长繁殖,350 mg/L浓度有效碘10分钟可杀灭白色念珠菌和石膏样小孢子菌;200 mg/L有效碘作用15分钟可杀灭结核分枝杆菌。

3.对细菌芽孢的杀灭作用

实验室研究结果证明,1%碘水溶液在常温下,作用2分钟可杀灭炭疽杆菌芽孢、枯草杆菌黑色变种芽孢和破伤风杆菌芽孢。2%碘水溶液或碘酊可杀灭各种细菌芽孢。

4.对病毒的灭活作用

碘是良好的病毒灭活剂,100 mg/L的碘水溶液可完全灭活Polio病毒、甲型肝炎病毒等肠道病毒。国产碘伏300 mg/L作用30分钟可完全破坏HBV DNA。黄木杉报道,国产PVP-I在清洁条件下,1 000 mg/L有效碘作用1分钟可以灭活悬液内 HIV 达 99.9%。

(四)影响杀菌效果的因素

1.pH

酸碱度在一定范围内对碘的杀菌效果有影响。一般说来,偏酸性有利于杀菌作用增强,碱性条件则可使杀菌效果下降,这是因为酸性条件有利于碘的游离状态。但在 pH 2~7 范围内杀菌效果变化不明显。

2.有机物

残留血液、脓性分泌物等有机物可消耗大量有效碘,因而可影响碘的杀菌效果。用碘消毒的物品和皮肤黏膜应该清洁,但对高浓度碘影响不明显。

3.浓度

碘在室温下容易升华,碘水溶液和碘酊都不稳定,要在有效期内使用。碘溶液在室温下放置颜色会慢慢地变淡,这种现象就是浓度下降的标志。

(五)应用

1.皮肤消毒

2%游离碘溶液多年来主要用于皮肤消毒或用其预防治疗表皮炎症,虽然近年来部分应用被碘伏所代替,但严格的手术部位消毒仍然以碘酊为最好。

2.黏膜消毒

碘酊用于黏膜消毒刺激性太强,只有低浓度碘水溶液(500~1 000 mg/L)可以用于口腔及其他部位黏膜消毒,但亦有一定的刺激性,现已被碘伏所取代。

3.空气消毒

室温下,1 000 mg/L 有效碘水溶液(相当于 2 000 mL/15 m^3)加热熏蒸 60 分钟,对悬挂于墙上的滤纸片表面污染的金黄色葡萄球菌和大肠埃希菌的杀灭率达 99.999% 以上,作用 90 分钟,分别达99.999%和100%,相同时间对滤纸片表面污染的枯草杆菌黑色变种芽孢的杀灭率为39.56%。对手术室作用 60 分钟,空气中自然菌下降 70% 以上。

4.其他应用

游离碘亦可作为饮水消毒剂,普通水用 10 mg/L 游离碘作用10分钟即可达到饮用水标准。游离碘还可以用于餐具消毒,用250 mg/L游离碘浸泡 10 分钟可使餐具达到消毒要求。

(刘晓声)

第二节　含氯消毒剂的应用

含氯消毒剂是指在水中能产生具有杀菌活性的次氯酸的一类化学消毒剂,有效氯是衡量含氯消毒剂氧化能力的标志,是指与含氯消毒剂氧化能力相当的氯量(非指消毒剂所含氯量),用其含量(mg/L)或其在溶液中的百分比(%)表示。有机氯消毒剂是指二氯异氰尿酸钠、三氯异氰尿酸及其他氯胺类消毒剂。无机含氯消毒剂主要有漂白粉、漂白粉精、次氯酸钠、氯化磷酸三钠、二氧化氯等。它是一类发现和使用较早的化学消毒剂,用于水的消毒处理开始于 20 世纪初。目前,含氯消毒剂有数十种之多,氯消毒饮用水仍是世界上各个城市使用最普遍的。

影响杀菌的因素包括以下几种。

(1)有效氯浓度:一般认为含氯消毒剂浓度增加,杀菌作用增强,但这一关系不是恒定的倍比关系。有的浓度升高,pH 也会随之上升,反而需要延长作用时间才能过到消毒目的。

(2)pH:所有含氯消毒剂都不同程度受溶液酸碱度的影响。碱性条件可降低氯的活化度,影响杀菌效果,但稳定性相对增强;酸性条件可增强氯的活性,提高杀菌效果,但不利于有效氯的稳定性。

(3)有机物:蛋白质类型的有机物可降低含氯消毒剂的杀菌作用,主要是消耗了有效氯。如在蜡样杆菌芽孢悬液中加入 20%小牛血清,使含氯消毒剂杀芽孢作用下降 6～12 倍。

(4)温度的影响:含氯消毒剂符合温度增加杀菌能力增强的规律。优氯净作用温度由 20 ℃降低到10 ℃,其杀灭细菌繁殖体的效果下降 210 g,但在 35 ℃以上时,含氯消毒剂的稳定性将会极大降低。

(5)水的硬度:试验证明,水中 Mg^{2+}、Ca^{2+} 等离子的存在,对次氯酸盐的抗菌作用几乎没有影响,20 ℃时,0～4 000 mg/L 条件下,次氯酸盐的杀菌作用未受到任何影响。

(6)氨和氨基化合物:由于游离氯可以和氨发生反应生成单氯胺或双氯胺,从而使消毒剂的杀菌作用降低,有报道指出,当氨的浓度低于总有效氯量的 1/8 时,氨会全部被破坏,剩余氯会变成游离有效氯表现出杀菌作用,当氨的浓度超过游离有效氯的 1/4 时,有效氯会形成氯胺,则杀菌作用迟缓。

(7)碘或溴:含氯消毒剂中加入适量的碘或溴可以增强其杀菌作用。

优缺点及发展:含氯消毒剂的优点是可杀灭各种类型微生物;使用方便,价格低廉。缺点是易受有机物及酸碱度的影响;能漂白和腐蚀物品;有的种类不够稳定,长期储存比较难。含氯消毒剂是目前使用比较广阔的一类消毒剂,随着研究的深入,有机氯的毒性会越来越受到重视,无机氯的应用将不会受到影响,但二氧化氯、二氯乙氰尿酸钠等用于水的消毒仍然比较普遍。

一、次氯酸钠

次氯酸钠是一种无机含氯消毒剂。次氯酸钠在消毒方面的应用已有 100 多年历史,近年来,为了解决不稳定性和储存运输问题,消毒学家们进行了大量的研究,现已有大量的复配产品问世。在使用上开发出了多种类型的次氯酸钠发生器,价格便宜,使用方便。

(一)理化性质

次氯酸钠分子式为 NaClO,分子量为 74.50。纯品次氯酸钠为白色粉末,容易吸潮变成灰绿色结晶,在空气中不稳定,有明显的氯气味。工业次氯酸钠水溶液为淡黄色半透明溶液,有氯气味。新制成的次氯酸钠含有效氯 9%～12%。次氯酸钠水溶液不稳定,遇光和热都会加速分解,在水溶液中迅速生成次氯酸(HClO),是主要杀菌成分。属于氧化性消毒剂,除对微生物具有强大的杀菌作用之外,还对棉布和纸张有漂白作用,对金属表现出腐蚀作用,浓度高时对皮肤有刺激作用。

(二)杀灭微生物作用

次氯酸钠具有高效、快速、广谱杀菌作用,可有效杀灭各种微生物。

1.对细菌繁殖体的杀灭作用

早期实验研究证明,次氯酸钠杀灭细菌繁殖体需有效氯 10～50 mg/L,作用 5～10 分钟。若在含有 10%血清或 5%酵母的条件下,有效氯浓度需要增加到 200～500 mg/L。黄志明(2004)

研究证明,次氯酸钠杀菌效果甚至不如季铵盐类。

2.对真菌和结核杆菌的杀灭作用

蓝才燕等报道,用含次氯酸钠、三聚磷酸钠、十二烷基硫酸钠等制成的复方消毒剂,有效氯含量100 mg/L对白色念珠菌作用5分钟,杀灭率为100%,在同样条件下,用 1 300 mg/L有效氯作用5分钟,可完全杀灭类星形念珠菌、热带念珠菌、克柔念珠菌等。

次氯酸钠对结核分枝杆菌具有良好的杀灭作用,在清洁条件下,用 125 mg/L 有效氯次氯酸钠作用10分钟可杀灭抗酸杆菌;在含有机物(5%小牛血清)条件下,1 g/L 有效氯次氯酸钠水溶液作用 10 分钟可杀灭悬液内结核分枝杆菌。

3.对细菌芽孢的杀灭作用

次氯酸钠杀灭细菌芽孢的效果因各实验条件不同和细菌芽孢种类不同而出现差异。赵克义等报道了某复方次氯酸钠消毒剂,以含有效氯 3 000 mg/L 和 4 000 mg/L 的复方次氯酸钠消毒液对悬液内枯草杆菌黑色变种芽孢分别作用 60 分钟和 30 分钟,杀灭对数值分别为 1.86 和＞5.00。庄世峰等用悬液定量杀菌试验观察了次氯酸钠复方消毒液杀枯草杆菌黑色变种芽孢的效果,有效含量为 3 300 mg/L 的次氯酸钠复方消毒液作用7.5分钟时的杀灭对数值为＞3.0,作用 1 小时全部无菌生长。

4.对病毒的灭活作用

1 000 mg/L 有效氯的次氯酸钠水溶液,10 分钟可以灭活口蹄疫病毒,100 mg/L 有效氯作用10 分钟,可以灭活 HIV、Polio 病毒和 HAV。500 mg/L 作用 5 分钟可灭活纯化 HBsAg,但 HBsAg 的含量由50 ng/mL 增加到 500 ng/mL 时,则需要 1 500 mg/mL 有效氯,作用 10 分钟才可灭活。患者血清中的 HBsAg 需用 2 000 mg/L 有效氯作用 20 分钟可以完全灭活。100 mg/L 次氯酸钠对 Polio 病毒作用60 分钟,杀灭对数值为 3.75,300 mg/L 作用 15 分钟,杀灭对数值＞4.00。

（三）应用

由于次氯酸钠杀菌快,溶解性好,使用方便,价格低廉,因此,在各行各业的消毒中得到广泛应用。现已有不同类型次氯酸钠发生器面市,通过电解食盐制备出不同浓度的次氯酸钠溶液,可实现就地生产就地使用。次氯酸钠易与水混溶,其溶液透明呈碱性,pH 10 以上。

1.医疗用品的消毒

(1)医疗污物浸泡消毒:对于一般污染的医疗器材,可以用 1 500 mg/L 有效氯的次氯酸钠水溶液浸泡 30 分钟,可以达到杀灭各种细菌繁殖体,真菌和结核分枝杆菌,亦可灭活各种病毒。有明显血迹者,脓及排泄物污染的物品,要用 5～10 g/L 有效氯,浸泡 30～60 分钟。

(2)透析器的消毒:临床实践证明,次氯酸钠消毒处理透析器,不仅可以消除微生物污染,特别是可有效灭活 HBV、HCV 和 HIV 等血液传播性致病因子,亦可去除致热原物质。处理时,先将透析机系统血迹冲洗干净,灌注 5 g/L 有效氯的次氯酸钠溶液,12 小时后更换 1 次,保持24 小时以上,用无菌蒸馏水冲洗干净即可。

(3)地面、工作台面及其他表面消毒:先将干燥清洁的拖把用 500 mg/L 有效氯溶液浸泡消毒 30 分钟以上,然后再擦拭地面至少 2 遍。工作台面及床头柜等表面可用 250～500 mg/L 有效氯擦拭3 分钟以上。

(4)厕所、便盆和浴盆消毒:医院病房内厕所便池和便盆可用 500 mg/L 有效氯溶液洗消或浸泡,这样处理可杀灭肠道细菌和病毒并可除臭。浴盆用 200 mg/L 溶液浸泡 30 分钟即可预防皮肤病的传播。

（5）皮肤消毒：高浓度次氯酸钠对皮肤有刺激性，但 250 mg/L 浓度可作为皮肤卫生消毒，通常用作病房医护人员预防性手消毒或食品行业人员手的消毒。

2.餐饮具消毒

一般餐具用 250 mg/L 有效氯浸泡餐饮具 30 分钟可杀灭自然菌 97％，能完全杀灭肠道致病菌。传染患者餐具需要增加浓度单独处理。炊事用具和食品厂加工工具要用 500～1 000 mg/L 浓度浸泡刷洗消毒，然后用清水冲洗干净。

3.水的消毒

次氯酸钠用于水的消毒常依赖次氯酸钠发生器，根据所需量手工调节加氯量即可，使用比较方便。对一般洁净水加氯量 3～5 mg/L，作用 30 分钟即可饮用。游泳池水加氯量 5～10 mg/L 可以保持良好的消毒效果。医院污水消毒多用次氯酸钠发生器产生，直接进入污水池，使含氯量达到 20～30 mg/L 即可维持效果。

4.灾区预防性消毒

由于次氯酸钠价格低廉，使用方便，常为灾区首选消毒剂。处理大面积污染区可用 5 000～10 000 mg/L有效氯次氯酸钠水溶液喷洒，必要时重复喷洒。粪便粪堆可用次氯酸钠原液混合覆盖。以上处理方法可有效预防灾后肠道传染病。

二、二氯异氰尿酸钠和三氯异氰尿酸

（一）二氯异氰尿酸钠

二氯异氰尿酸钠俗称优氯净，属于氯代异氰尿酸类化合物，此类化合物主要包括二氯异氰尿酸及其盐类，三氯异氰尿酸及其盐类等。它的主要优点是：杀菌谱广、杀菌力强、储存稳定、易于运输、水溶性好、使用方便、适用范围广。主要缺点是：水溶液不稳定、有刺激性气味、对金属有腐蚀性、对纺织品有损坏作用。

1.理化性质

二氯异氰尿酸钠（简称优氯净）分子式为 $C_3O_3N_3Cl_2Na$，分子量 219.95，属于有机含氯消毒剂，具有较强的氧化作用。成品为白色粉末或晶粉，具有浓烈的氯气味，有效氯含量 55％～65％，在空气中可分解出氯气，在水中可形成次氯酸。

本品易溶于水，在 25 ℃条件下，溶解度为 25％，水溶液呈弱酸性。因其具有很强的氧化性，所以，除具有很强的杀菌作用之外，还有漂白作用。

2.杀灭微生物作用

（1）对细菌繁殖体的杀灭作用：国内近期研究证明，10～20 mg/L 有效氯水溶液，常温下作用 15 分钟可完全杀灭大肠埃希菌、痢疾志贺菌、伤寒沙门菌等肠道细菌；作用 30 分钟，可完全杀灭铜绿假单胞菌和变形杆菌等。25 mg/L 有效氯水溶液，作用 10～15 分钟，能完全杀灭金黄色葡萄球菌和埃尔托弧菌。

（2）对结核分枝杆菌和真菌的杀灭作用：优氯净等含氯消毒剂对结核分枝杆菌和真菌有很强的杀灭能力。常温下，用 1 000 mg/L 有效氯对悬液中结核分枝杆菌作用 4 分钟可完全杀灭；王国庆等报道了二氯异氰尿酸钠泡腾片对 6 种分枝杆菌的杀灭效果。

（3）对细菌芽孢的杀灭作用：实验证明，在清洁状态下，用450 mg/L 有效氯的优氯净水溶液，作用25 分钟可杀灭蜡状杆菌芽孢达 99.999％；500 mg/L 作用 8 分钟，可杀灭枯草杆菌黑色变种芽孢；750 mg/L 作用 25 分钟杀灭类炭疽杆菌芽孢。

(4)对病毒的灭活作用：优氯净可有效灭活各种病毒。研究发现，在 18～22 ℃条件下，用 50 mg/L有效氯的优氯净，作用 10 分钟可完全灭活悬液内的 HAV，100 mg/L 浓度的有效氯作用 10 分钟可灭活含血清的 HAV 和 Polio 病毒。常温下，500 mg/L 有效氯作用 2 分钟，250 mg/L作用 5 分钟均可灭活纯化 HBsAg；800 mg/L 有效氯作用 20 分钟含血清的 HBsAg，直接灭活患者血清中 HBsAg，需要 2 000 mg/L 浓度的有效氯作用 15 分钟。优氯净亦可有效灭活人类免疫缺陷病毒（HIV）。

报道，有效含量为 18% 的二氯异氰尿酸钠复方消毒剂，采用 Klein-Defors 悬浮灭活试验和鸡胚感染试验，结果有效含量为 125 mg/L 时对 H5N1 和 H9N2 两种病毒的杀灭率均达 99.99% 以上，实际应用时推荐浓度为 167 mg/L。

3.应用

(1)医疗用品消毒：凡不怕腐蚀的医疗用品均可用优氯净水溶液浸泡消毒。比较清洁的污染物品可用 1 000 mg/L 以上有效氯溶液浸泡 30 分钟，达到消毒要求。带有脓血便的污染物品则需要用 5 000～10 000 mg/L，有效氯溶液浸泡 60 分钟。

(2)物体表面和地面消毒：一般物体表面用 250～500 mg/L 有效氯水溶液擦拭 2 遍，必要时在 3 分钟后用清水擦干净，防止损坏物品。地面消毒可用 500～1 000 mg/L 水溶液擦拭。

(3)卫生间、便器消毒：被污染的卫生间便池可用 2 500 mg/L 有效氯水溶液刷洗，便盆可浸泡 30 分钟；血、痰、便可用 10 000 mg/L 浓度作用 120 分钟。

(4)餐饮具消毒：优氯净是良好的餐具消毒剂，不仅消毒效果好，且易去除，不留异味。未清洗的餐具可用 500～1 000 mg/L 有效氯浸泡 30 分钟后刷洗即可使用。清洁的餐具可用 250 mg/L，浸泡 30 分钟刷洗即可。

(5)水消毒：优氯净易溶于水，无不溶性物质，是良好的水消毒剂。饮用水的消毒，加氯量 5 mg/L，可对清洁的河湖及池塘水进行消毒。水质比较差的水，可先用净水剂沉淀，然后将加氯量提高到 10 mg/L。游泳池水消毒，一般情况下加氯量可在 5～10 mg/L，保持余氯量 0.5 mg/L，即可保证水的质量。

(二)三氯异氰尿酸

三氯异氰尿酸与二氯异氰尿酸、二氯异氰尿酸钾、三氯异氰尿酸钠等同属于氯胺中氯化异氰尿酸类，以前由于溶解度低，使用较少。现在三氯异氰尿酸或三氯异氰尿酸钠被制成泡腾片，使用起来非常方便。《消毒技术规范》规定在悬液定量杀菌试验中，菌悬液内必须加入15 g/L小牛血清蛋白，结果使得含氯消毒剂杀菌剂量明显提高，三氯异氰尿酸较强的杀菌效果致以凸显出来。

一种三氯异氰尿酸泡腾片，以载体定量杀菌试验进行了试验观察，结果以其含有效氯 750 mg/L溶液对枯草杆菌黑色变种芽孢作用 40 分钟，杀灭率为 100%；有效氯 400 mg/L 溶液对白色念珠菌作用 10 分钟、对金黄色葡萄球菌作用 5 分钟，杀灭率均达 100%；有效氯 100 mg/L 溶液对大肠埃希菌作用 10 分钟杀灭率达 100%。唐小兰等报道，含量为 51.6% 的三氯异氰尿酸消毒片，以含有效氯 250 mg/L 该消毒片溶液对大肠埃希菌、金黄色葡萄球菌、铜绿假单胞菌作用 15 分钟，杀灭对数值均＞5.0，对白色念珠菌杀灭对数值＞4.0，含 2 500 mg/L 有效氯该消毒液对枯草杆菌黑色变种芽孢作用 30 分钟，杀灭对数值＞5.0，对铜绿假单胞菌能量试验最低合格浓度为500 mg/L，用含 250 mg/L 该消毒液浸泡作用 30 分钟，对瓷盘上大肠埃希菌的杀灭对数值＞3.0。以含 1 000 mg/L 消毒液作用 15 分钟，对物体表面自然菌的杀菌对数值为 1.72。

三、氯化磷酸三钠

氯化磷酸三钠又称氯化磷酸钠,属于广谱、快速的无机含氯消毒剂,在水中形成有效成分次氯酸,具有良好的杀菌去污能力,气味小、毒性低、消毒效果可靠,因而在医疗卫生、宾馆饭店等食品行业和家庭消毒方面得到广泛应用。

(一)理化性质

氯化磷酸三钠是磷酸三钠与次氯酸钠反应生成的复合盐类,由于氯化磷酸三钠结构不定,所以分子量不确定。成品为白色或无色结晶粉末,有轻微氯气味,易吸潮结块。有效氯含量≥3.0%,易溶于水,25 ℃条件下在水中的溶解度为35%,溶液呈碱性,pH 12～13,溶液中次氯酸形成的多少与 pH 有关。氯化磷酸三钠产品性能比较稳定,可存放 1 年,有效氯下降 0.5%左右。

(二)杀菌作用

1.对细菌繁殖体的杀灭作用

叶庆临研究报道,悬液法试验证明,用 20 mg/L 有效氯的氯化磷酸三钠水溶液,作用25 分钟可完全杀灭大肠埃希菌,20 mg/L 作用 5 分钟杀灭埃尔托弧菌。100 mg/L 有效氯水溶液作用 4 分钟,可完全杀灭大肠埃希菌和金黄色葡萄球菌,但能量试验证明,用 50 mg/L 即可对金黄色葡萄球菌、大肠埃希菌、变形杆菌和铜绿假单胞菌达到消毒合格要求。对白色念珠菌需要用 300 mg/L 有效氯的氯化磷酸三钠作用10 分钟,方可达到消毒要求。

2.对细菌芽孢的杀灭作用

实验室试验证明,用 1300 mg/L 氯化磷酸三钠水溶液,对悬液中的蜡样芽孢杆菌10 分钟可以杀灭。有效氯作用 15 分钟即可完全杀灭梭状杆菌芽孢和枯草杆菌黑色变种芽孢。

3.对病毒的杀灭作用

氯化磷酸三钠水溶液含有效氯 100 mg/L 作用 2 分钟,可以灭活纯化 HBsAg,10%血清中的 HBsAg,需要 250 mg/L 才可以灭活。100 mg/L 作用 10 分钟和 500 mg/L 作用 9 分钟均可灭活 HIV。

(三)应用

1.污染医疗用品消毒

临床污染的医疗用品用 1 000 mg/L 有效氯的氯化磷酸三钠溶液在常温下浸泡 30 分钟,可以达到杀灭包括真菌在内的病原微生物,同时也可灭活 HBsAg,60～120 分钟可达到高效消毒水平。

2.输液器、注射器等玻璃器材消毒

氯化磷酸三钠对玻璃器材上的污垢具有特殊的去除效果,使玻璃表面光洁而不损坏玻璃。用 500～1 000 mg/L 浸泡 30～60 分钟不仅可杀灭各种微生物,还可有效去除致热原物质。

3.内镜消毒

氯化磷酸三钠水溶液对金属无腐蚀作用(铝制品除外),所以是内镜消毒的良好用药。用 1 000 mg/L水溶液浸泡胃镜、口腔镜等消化道内镜 30 分钟即可达到消毒要求,消毒后冲洗干净即可使用。

4.餐饮具

由于氯化磷酸三钠对玻璃和陶瓷表面具有优良的去污和洁净作用,所以用其作为餐具消毒可以获得意想不到的效果。普通餐具用 250 mg/L 水溶液浸泡 10～30 分钟即可达到消毒也可

祛除油污。宾馆饭店的高级酒具和茶具可用 500 mg/L 有效氯水溶液浸泡20 分钟，经过清水冲洗干净，其消毒效果和光洁度都可达到满意程度。这种方法也适合食品工厂和家庭餐具的消毒。

四、氯溴海因

氯溴海因(1-溴-3-氯-5,5-二甲基海因)消毒片为白色片剂，有效氯溴含量质量分数为30.33%（有效溴 15.98%）。

崔玉杰等报道了每片含有效氯溴为 1 200 mg/L（有效溴含量为 632 mg/L），pH 5.09 的消毒片。用载体定量杀菌试验和腐蚀性试验观察了其性质，结果有效氯溴含量为 1 200 mg/L，作用 90 分钟对布片上的枯草杆菌黑色变种芽孢杀灭率为 99.90%，作用 90 分钟可破坏 HBsAg，有效氯溴含量为 90 mg/L 时，分别作用 8 分钟和6 分钟，对金黄色葡萄球菌和大肠埃希菌的杀灭率均为 99.90%。该消毒片 54 ℃存放14 天，有效氯溴下降 0.96%，用含有效氯溴 1 200 mg/L 水溶液浸泡 72 小时，对不锈钢无腐蚀，对铜和铝有中度腐蚀，对碳钢重度腐蚀。

李长青报道以含有效氯溴 400 mg/L 的溴氯海因消毒液对大肠埃希菌和金黄色葡萄球菌作用 3 分钟，杀灭对数值＞5.0，有效氯溴450 mg/L消毒液对白色念珠菌作用 3 分钟，杀灭对数值＞4.0；以含有效氯溴 3 000 mg/L 的该消毒液作用 30 分钟，对枯草杆菌黑色变种芽孢杀灭对数值＞5.0。

溴氯海因消毒剂以溴氯海因为主要成分，添加表面活性剂及无水硫酸钠等助剂而成，有效溴氯质量分数为 11.1%。采用悬液定量杀菌试验，结果含有效溴氯 550 mg/L 的该消毒剂溶液作用 15 分钟，对大肠埃希菌和金黄色葡萄球菌的平均杀灭对数值均≥5.00；有效溴氯含量为 5 500 mg/L，作用 135 分钟，对枯草杆菌黑色变种芽孢的平均杀灭对数值为 4.71；有效溴氯含量为 550 mg/L，作用 7.5 分钟，对脊髓灰质炎病毒的平均灭活对数值≥4.00。该消毒剂于 54 ℃存放 14 天，有效溴氯下降率为 3.54%。

五、含氯清洗消毒剂

含氯清洗消毒剂是集消毒与清洁作用于一体的卫生制剂。这类制剂是目前国内外发展较快、应用广泛、用量较大的消毒清洁药品。根据使用目的不同，清洗消毒剂有两种：一是以消毒为主清洗去污为辅，这类清洗消毒剂是在保证消毒效果的前提下，能有效去除污垢，促进消毒作用，这样的清洗消毒剂可用于医院消毒。另一类是以清洁作用为主消毒为辅，这类制剂是在保证良好的去污能力的前提下，可杀灭或抑制普通致病菌，起到卫生清洁作用。这类清洗消毒剂多指消毒洗衣粉、消毒洗涤剂等，这类清洗消毒剂不适合医院内消毒。

(一)清洗消毒剂的种类

清洗消毒剂通常由化学消毒剂和洗涤剂或除垢剂以及助洗剂、稳定剂、缓蚀剂等成分组成。

常用于配伍洗涤剂有阴离子表面活性剂如十二烷基磺酸钠（AS）、十二烷基苯磺酸钠（ABS）、十二烷基硫酸钠和十八烯醇硫酸钠等；阳离子表面活性剂如溴化十六烷三甲胺、氯化苄甲乙氧胺、聚氧乙烯脂肪胺等；非离子表面活性剂如聚氧乙烯脂肪醇醚、烷基酚聚氧乙烯醚、壬基酚聚氧乙烯醚等。

常用的助洗剂有碳酸盐、磷酸盐、硅酸盐等。缓蚀剂主要有酸式磷酸盐、碱式磷酸盐、亚硝酸盐等。

主要有以下几类。

1.按所含消毒剂性质

按所含消毒剂性质分为含氯清洗消毒剂、含碘清洗消毒剂、含过氧化氢清洗消毒剂和含季铵盐氯己定(洗必泰)清洗消毒剂等。上述清洗消毒剂使用最多的是含氯清洗消毒剂。

2.按使用对象

按使用对象分为以杀菌能力为主的清洗消毒剂,主要适合于医院消毒,也可用于食品行业、饭店宾馆的消毒和家庭消毒;另一类就是以清洗为主兼有消毒作用但只能杀灭普通抗力的细菌,这类制剂只适合于家庭及卫生清洗消毒,不可用于医院污染物品的消毒。

3.按剂型

按剂型分为液体清洗消毒剂和固体清洗消毒剂。液体清洗消毒剂多数用次氯酸钠作为主要杀菌成分,杀菌效果好、去污能力强;固体清洗消毒剂多以优氯净、二氯或三氯异氰尿酸等为杀菌成分,但往往是只能顾住一头。根据我国市场和医院使用情况,本书主要介绍含氯清洗消毒剂。

(二)应用

1.污染医疗器材的消毒

此类复合消毒剂主要用于医院使用过的器材除污染消毒,尽管它们多数可以杀灭细菌芽孢,但达不到灭菌要求。

(1)外观无明显污迹的物品消毒:对于一般污染物品可用 $500\sim1\,000$ mg/L 有效氯清洗消毒剂溶液(含有效氯 5% 的产品作 $50\sim100$ 倍稀释),将物品完全浸入浸泡 30 分钟以上即可达到除污染消毒。

(2)污染明显的物品消毒:对于染有明显血迹、脓迹、分泌物及排泄物的医疗用品需要用 $1\,500\sim2\,500$ mg/L,污染面积大的物品浓度需增加到 $5\,000$ mg/L 有效氯溶液浸泡 60 分钟以上,然后用清水冲洗干净、干燥、再分类包装,等待压力蒸汽灭菌处理。

2.卫生间便池、便器及浴盆的消毒

(1)卫生间便池(器):可用 $250\sim500$ mg/L 有效氯清洗消毒剂刷洗、浸泡 30 分钟,可有效杀灭肠道细菌和 Polio 病毒及甲肝病毒等。传染患者家的卫生间马桶、痰盂等亦可用上述浓度和方法进行处理。

(2)浴盆:可用 250 mg/L 有效氯溶液刷洗浸泡 5 分钟以上,除去污垢,再用清水冲洗干净,这样处理足以防止皮肤病的传播。

3.医院内地面消毒

医院内地面多数情况下无须消毒,只作清洁处理即可。但一些关键科室如手术室、婴儿室、产房、ICU 病房、门诊室和供应室以及明确污染的地面需要进行消毒。

(1)医院地面消毒必须使用清洁工具、拖把应当清洁干燥,如为湿拖把要洗干净再置于 500 mg/L 清洗消毒剂内浸泡 30 分钟再用于擦地。

(2)用含氯清洗消毒剂消毒地面使用 250 mg/L 有效氯擦拭2遍即可。关键部位的地面若要保持地面达到规定的卫生要求,应每 2 小时擦拭 1 次。

4.吸痰瓶、湿化瓶、吸氧管的消毒

医院吸痰瓶和湿化瓶污染严重,是医院内呼吸道感染的重要传播介质。由于吸痰瓶及管道有机物多并且常污染有强抗力呼吸道病菌,如结核杆菌特别是类分枝杆菌等,所以需要使用 $5\,000\sim10\,000$ mg/L 有效氯浸泡 30 分钟以上,然后清洗干净干燥后再用。

5.疫源地消毒

此处特指传染患者家、传染病房、传染病流行区以及自然灾害之后所形成的传染病流行区。室内表面、交通工具可用含有效氯 250 mg/L 清洗消毒剂溶液喷洒 100 mL/m²,污染地面根据地面材质适当增加浓度和喷量。用含氯清洗消毒剂作疫源地消毒不仅效果可靠,而且因其良好的去污能力适用范围广。

6.餐饮具的消毒

医院营养食堂、饭店宾馆及家庭的餐具茶具都可用含氯清洗消毒剂进行消毒。对已作简单清洗的餐具可用含有效氯 250 mg/L 溶液浸泡 10～30 分钟,洗净即可;对于传染患者用过的餐具需要用 1 000～1 500 mg/L 浸泡 30 分钟,洗干净之后再用。

炊具或食品加工工具及操作台等应先经过洗涤剂洗干净,然后再用 1 000 mg/L 有效氯浸泡 30 分钟以上,再将残余氯冲洗干净。

(刘晓声)

第三节　季铵盐类消毒剂的应用

季铵盐类化合物是一类阳离子表面活性剂,属于低效消毒剂,用于临床消毒已有较长的历史。

过去用于消毒领域的代表性化合物主要有苯扎溴铵(十二烷基二甲基苯甲基溴化铵,新洁尔灭),度米芬(十二烷基二甲基乙苯氧乙基溴化铵)和消毒净(十四烷基二甲基吡啶溴化铵),由于这类化合物存在的某些不足,在防疫消毒中偶尔使用,在医院和家庭消毒中几乎不用;国外如在美国,对季铵盐类消毒剂进行了大量研究,取得了很大进展。作为一种低效消毒剂,它的性能得到较大改善,目前在国外的家庭和医院消毒中使用较普遍。

季铵盐类消毒剂有以下共同特性:①它们在化学构成上都是有机取代的季铵盐类,有 4 个取代基(R1～R4)且都是烷基式杂环基团,其中一个长链是杀菌活性基团。②性能比较稳定,低浓度水溶液亦可长期储存。③均属于低效消毒剂,不能杀灭真菌、结核杆菌和细菌芽孢,亦不能灭活肝炎病毒等抗力强的病毒。④抑菌作用强大,在极低浓度下(10^{-6})仍可抑制细菌生长繁殖。

一、苯扎溴铵

苯扎溴铵曾用名新洁尔灭,是应用最广泛的一种季铵盐。我国《药典》早有记载。由于苯扎溴铵无毒无味无刺激性,价格低廉,深受广大医务人员欢迎。苯扎溴铵抑菌作用强而杀菌作用弱。

(一)理化性质

苯扎溴铵(新洁尔灭)又名溴化苄烷铵,化学名称为十二烷基二甲基苯甲基溴化铵,分子式 $C_{21}H_{38}NBr$,分子量 384.46。

苯扎溴铵为一种淡黄色黏稠透明胶状体,带有芳香气味,味苦。易溶解于水和乙醇,水溶液呈无色透明,碱性反应,富有泡沫,挥发性低,性质稳定,可长期储存。由于纯品黏稠,使用不便,医院消毒所用商品多为 5% 苯扎溴铵水溶液。

(二)对微生物的杀灭作用

苯扎溴铵对普通抗力的细菌繁殖体有比较好的杀灭作用。实验研究表明:1 000 mg/L 浓度的苯扎溴铵水溶液,在常温下作用10分钟可以杀灭布片上大肠埃希菌;5分钟可杀灭痢疾杆菌和金黄色葡萄球菌,作用 3 分钟可杀灭 El-Tor 弧菌;15 mg/L 浓度作用3分钟可杀灭水中小肠结肠炎耶尔森菌。高东旗报道,用 1 000 mg/L 苯扎溴铵水溶液浸泡9分钟可杀灭布片上铜绿假单胞菌达 99.99% 以上,20分钟可完全达到杀灭。陈玮等报道了新型季铵盐复合消毒剂的杀菌的抑菌效果,复合物由单链季铵盐(十二烷基三甲基氯化铵)、双链季铵盐(双八、双十烷基二甲基氯化铵)、戊二醛和其他配剂组成,以季铵盐 100 mg/L 作用 3 分钟,对金黄色葡萄球菌杀灭率为99.99%,对大肠埃希菌作用 5 分钟,杀灭率可达 100%。但值得注意的是近年来发现,很多细菌对苯扎溴铵容易产生耐药性,如临床经常可在苯扎溴铵消毒液内分离到铜绿假单胞菌和金黄色葡萄球菌等。

苯扎溴铵对部分亲脂性病毒有较好的灭活效果。用 1 000 mg/L 苯扎溴铵水溶液作用 10 分钟可灭活流感病毒、牛痘病毒和疱疹病毒等,张文福等用 2 000 mg/L 苯扎溴铵对流感病毒作用1 分钟,杀灭对数值即 ≥6.00。对多数肠道病毒灭活效果较差,不能灭活乙型肝炎病毒等。

苯扎溴铵对结核杆菌和细菌芽孢均无杀灭作用,但可以抑制芽孢的发芽。

(三)影响杀菌效果的因素

1.有机物

凡污染有蛋白质、高分子糖类、脂类等有机物均可影响苯扎溴铵的杀菌效果。1 000 mg/L浓度作用 10 分钟可杀灭布片上铜绿假单胞菌 99.99%,若加入 20% 的血清则可使杀菌效果下降。

2.pH

苯扎溴铵在碱性条件下杀菌效果偏好,酸性条件则相反。pH 越低杀菌所需浓度越高,pH 8～9杀菌效果最好。

3.温度

随着温度的增加苯扎溴铵杀菌效果增强。温度由 20 ℃ 增加到 37 ℃,可使有效杀菌浓度下降 1/2。在 20 ℃ 条件下,1 000 mg/L 浓度杀灭铜绿假单胞菌需要 12 分钟。温度升到 40 ℃,则只需 6 分钟。将 2 000 mg/L 苯扎溴铵水溶液加温到 60 ℃,15 分钟可显示出杀芽孢作用;将其置于 650 W 微波灭菌器内照射 5 分钟可将细菌芽孢杀灭 99.99%。

4.拮抗物

苯扎溴铵与碘类化合物、酸类化合物、钙镁等离子都有拮抗作用,因此,在配制苯扎溴铵消毒液时,应避免混入上述物质,特别是水质不能太硬。

(四)应用

1.皮肤消毒

由于苯扎溴铵低毒无味、无刺激,过去曾是皮肤消毒主要消毒剂,但目前已经不多用。主要原因是苯扎溴铵属于低效消毒剂,对许多病原微生物无杀灭作用,消毒剂本身常被污染;二是碘伏类消毒剂的出现,许多特性都优于苯扎溴铵,碘伏不仅杀菌效果得到保证,而且改进了皮肤消毒方法和术前刷手方法。目前,常用 1 000 mg/L 浓度苯扎溴铵水溶液作卫生清洁消毒用,可以消除肠道致病菌,并且具有良好的去污能力。

2.黏膜消毒

临床常用 0.05％苯扎溴铵水溶液作为妇科冲洗消毒、尿道冲洗等；亦可用 1 000 mg/L 浓度的水溶液作黏膜擦拭消毒，适合于细嫩皮肤和黏膜使用。但由于其味苦，作口腔黏膜冲洗消毒时应予注意。

3.伤口冲洗消毒

苯扎溴铵无刺激性，适合于伤口冲洗消毒。临床常用 1 000 mg/L 浓度的水溶液冲洗擦拭污染伤口，利用其表面活性作用，去除伤口污染物和分泌物并可杀灭化脓性细菌，预防感染。

4.抑菌剂

新型季铵盐复合消毒剂由单链季铵盐（十二烷基三甲基氯化铵）、双链季铵盐（双八、双十烷基二甲基氯化铵）、戊二醛和其他配剂组成，检测其抑菌效果，最低抑菌浓度（MIC）均小于 30 mg/L，结果见表 8-1。

表 8-1　不同配方组成的复合消毒剂抑菌效果

配方序号	不同配方组成部分					不同细菌 MIC(mg/L)	
	双链季铵盐	单链季铵盐	戊二醛	甜菜碱	氧化锌	大肠埃希菌	金黄色葡萄球菌
1	+		+	+		12	8
2		+	+	+		28	20
3	+	+	+			8	<4
4	+	+	+		+	16	4
5	+	+	+			16	4
6	+	+	+	+	+	20	4

注：+为所选消毒剂

（五）注意事项

（1）配制消毒液时需用新鲜蒸馏水，盛消毒液的容器需要清洁，配制好之后需要加盖。苯扎溴铵水溶液很容易受到污染，配制好后第 1 天即可检出细菌，随放置时间延长污染加重。

（2）不可用苯扎溴铵作为医疗器械消毒液。

（3）苯扎溴铵不适宜消毒处理污染物品，因其受有机物影响明显，即使是消毒皮肤黏膜亦需在清洁条件下进行，更不可用作血污物和排泄物消毒。

二、其他季铵盐类消毒剂

（一）西曲溴铵

西曲溴铵，分子式 $C_{17}H_{38}NBr$，分子量 364.44。本品为白色粉末，纯度＞99％，易溶于甲醇、乙醇、异丙醇，可溶于水，忌与阴离子表面活性剂配伍使用，不宜在 120 ℃长时间加热。

某家用复合消毒液，由西曲溴铵、葡萄糖酸氯己定、异丙醇、助剂等组成，澄清液体，呈松香味。含西曲溴铵 33.06 g/L，葡萄糖酸氯己定 3.3 g/L，pH 6.50。将其 1∶32 倍稀释，作用 5 分钟，对金黄色葡萄球菌和大肠埃希菌的杀灭率均为 99.97％，作用 10 分钟对白色念珠菌的杀灭率为 99.97％。小牛血清、温度、pH 对其杀菌效果均无影响。

（二）苯扎氯铵

苯扎氯铵又名洁尔灭。

本品为白色蜡状固体或黄色胶状体；水溶液呈中性或弱碱性，振摇时产生多量泡沫。在水或乙醇中极易溶解，在乙醚中微溶，属消毒防腐药类。苯扎氯铵在水溶液中离解成阳离子活性基团，具有净洁、杀菌的作用。在医疗手术时广泛用于皮肤和手术器械的消毒，也广泛用于杀菌、消毒、防腐、乳化、去垢、增溶等方面，国外在20世纪60年代就有关于苯扎氯铵用于医院消毒的报道，它能改变细菌胞浆膜通透性，使菌体物质外渗，阻断其代谢而起杀灭作用。对革兰性阳性细菌作用较强，对铜绿假单胞菌、抗酸杆菌和细菌芽孢无效。适用于手术前皮肤消毒、黏膜和伤口、手术器械消毒。

一种快速手消毒液，主要成分是苯扎氯铵和乙醇，呈淡蓝色液体，苯扎氯铵平均含量879 mg/L，pH 为6.41。用载体定量杀菌试验和现场消毒试验进行研究，结果用含苯扎氯铵879 mg/L的快速手消毒液原液作用0.5分钟，对载体上大肠埃希菌、金黄色葡萄球菌、白色念珠菌的杀灭率均达到100%。50%小牛血清对该消毒液杀菌效果有轻微影响。用该消毒液原液对志愿者手擦拭消毒作用1分钟，对手上自然菌的杀灭率达到90%以上，且手上残留菌落数符合国家卫生标准。

使用该药时要注意，其为外用消毒防腐药，切不可内服，对本品过敏者禁用，本品直接外用，应向医师或药师咨询。在涂布部位如有烧灼感，局部发红，瘙痒时，应停止用药，洗净局部药物，并向医师咨询。低温时可能出现混浊或沉淀，可置于温水中加温，振摇使溶后使用。有报道以该消毒剂为主的复配消毒剂曾引起变态反应性结膜炎、视力减退、接触性皮炎，也有报道3%溶液灌肠数分钟后引起恶心、出冷汗终致死亡。

（三）度米芬

度米芬俗称消毒宁，国外商品名称为Bradosol，化学名为十二烷基二甲基二苯氧乙基溴化铵，分子式为$C_{22}H_{40}ONBr$，分子量为400.46。

度米芬为白色或淡黄色晶粉，味苦，略带皂香气味。可溶解于水和醇，溶解度在25 ℃时50%，水溶液呈微碱性，使用液偏中性，富有泡沫。溶液性能稳定，可长期储存。

1.杀菌作用

度米芬对微生物的杀灭作用比苯扎溴铵稍强，但仍属于同一水平的消毒剂。它主要表现在对革兰性阳性菌的杀灭作用比对革兰性阴性菌强。对大多数细菌繁殖体杀灭作用比较好，可灭活亲脂性病毒。用0.1%度米芬常温下作用5分钟可完全杀灭大肠埃希菌、铜绿假单胞菌和金黄色葡萄球菌。

度米芬可杀灭白色念珠菌，但不能杀灭结核杆菌，更不能杀灭细菌芽孢。度米芬的杀菌作用明显地受有机物影响，水的硬度亦影响其消毒效果，其他影响因素基本与苯扎溴铵相似。

2.应用

（1）皮肤黏膜消毒：临床大多使用0.05%～0.1%的度米芬水溶液，低浓度可用作黏膜和伤口的冲洗消毒，可作妇科冲洗和擦拭消毒，亦可作耳鼻喉黏膜冲洗消毒。手及皮肤的卫生消毒需用0.1%浓度，适合于食品工业操作人员使用。

（2）表面擦拭消毒：度米芬可用作精密仪器及一些光滑表面的擦拭消毒，但前提是没有严重污染或强抗力微生物污染。常用浓度为0.2%～0.5%度米芬水溶液，擦拭或浸泡10分钟以上。

（3）工艺品的防腐：使用浓度为1∶5 000～1∶1 000。

（四）消毒净

消毒净是另一种季铵盐类消毒剂，统属阳离子表面活性剂，国内已有生产，其对微生物的杀灭能力介于苯扎溴铵与度米芬之间。消毒净原产品为白色晶粉，味苦但无不良气味，易溶解于水和乙醇，其水溶液偏碱性并富有泡沫，具有去污能力。性质稳定，可长期储存。消毒净化学名称为十四烷基2-甲基吡啶溴化铵。

1.对微生物的杀灭作用

消毒净的杀菌谱与苯扎溴铵类似，革兰性阴性杆菌对其抗力比革兰性阳性球菌强，对病毒的灭活亦只限于亲脂性病毒。0.1%消毒净水溶液杀灭铜绿假单胞菌常温下需要30分钟，杀灭大肠埃希菌和痢疾杆菌需要5分钟，杀灭金黄色葡萄球菌则只需要2分钟。消毒净对真菌和结核杆菌杀灭能力较差，不能杀灭细菌芽孢，但其抑菌能力强大，1：20万倍稀释仍可抑制金黄色葡萄球菌生长，使细菌芽孢不能发芽。消毒净对大多数亲脂性病毒具有灭活作用，对肠道病毒灭活效果较差，不能灭活乙型肝炎病毒等。

2.影响杀菌效果的因素

(1)有机物：同其他季铵盐类消毒剂一样，消毒净受有机物影响明显。20%的血清可使其杀菌效果下降1/3，因此，不可用其作含血液、脓液和分泌物等污染物的处理。

(2)拮抗物：在配制消毒液时防止混入碘类、酸类和钙镁离子等，这些物质均可使其杀菌效果下降。

3.应用

(1)对皮肤黏膜的消毒：可用0.02%～0.05%消毒净水溶液冲洗消毒黏膜。皮肤卫生消毒可用0.1%浓度擦拭或冲洗，可消除多数细菌繁殖体。动物实验证明，消毒净对眼睛黏膜有轻度刺激性，因此，不宜用其作眼睛冲洗。

(2)表面擦拭或浸泡消毒：可用0.1%～0.5%消毒净水溶液对光滑表面作擦拭或浸泡消毒。

(五)(双)长链季铵盐

近年来，在消毒方面研究和引进某些长链或双长链季铵盐，这些化合物都具有毒性低、无刺激性、无不良气味的特性，但比苯扎溴铵等消毒剂杀菌效果好而受到消毒学家们的重视。黄晓波等报道了一种复方季铵盐消毒液，是以单长链季铵盐〔$R-(CH_3)_3N \cdot Cl$，$R=C_{12}$占40%〕与双长链季铵盐〔$R_2-(CH_3)_2N \cdot Br$，$R=C_8 \sim C_{12}$，占60%〕为主要杀菌成分的淡黄色液体，季铵盐总含量为23.4%。

长链季铵盐的代表性化合物主要有烷基二甲基苄基氯铵和辛基癸基二甲基氯铵。这两种化合物为蓝色液体，带芳香气味，易溶解于水，溶液性能稳定，pH偏酸性。长链季铵盐亦属于阳离子表面活性剂，在常温下，2 mg/L作用5分钟即可杀灭大多数细菌繁殖体，但它们也不能杀灭结核分枝杆菌和细菌芽孢，亦不能灭活乙型肝炎病毒。

双长链季铵盐主要有双癸基甲基溴化铵(又称百毒杀)和双癸基甲基氯化铵以及双(十二烷基二甲基)乙撑二胺溴化铵。双癸基甲基溴化铵在常温下用500 mg/L，作用1分钟可杀灭悬液内大肠埃希菌和金黄色葡萄球菌；313 mg/L作用1分钟可杀灭伤寒沙门菌、痢疾志贺菌、变形杆菌；可以杀灭白色念珠菌达99.99%以上。据朱厚宏报道，双(十二烷基二甲基)乙撑二胺溴化铵不仅能杀灭白色念珠菌，用2 500 mg/L作用10分钟可破坏HBsAg。

一种双链、单链复合季铵盐类消毒剂，主要成分为二癸基二甲基氯化铵(占60%)和正烷基(C_{14}50%，C_{12}40%，C_{16}10%)，二甲基苄基氯化铵(占40%)，季铵盐总量占19.9 g/L，采用悬液定量杀菌试验，结果以含200 mg/L该消毒剂水溶液对悬液内大肠埃希菌、金黄色葡萄球菌和含350 mg/L水溶液对铜绿假单胞菌作用3分钟，杀灭对数值均达到5.0以上；含400 mg/L该消毒剂水溶液对悬液内白色念珠菌作用 1 分钟,杀灭对数值达到 4.0 以上。

一种与有机硅组成长链季铵盐化合物的物质三甲氧基硅丙基二甲基氯化铵,有效成分 17 g/L,采用悬液定量杀菌试验,170 mg/L 作用 5 分钟,对金黄色葡萄球菌和大肠埃希菌的杀灭率均达到99.99％,用850 mg/L 对白色念珠菌作用 5 分钟,平均杀灭率也达 99.99％。用悬液定量杀菌试验观察了长链季铵盐溶液杀灭黑曲霉菌的效果,有效含量为 4 000 mg/L 的长链季铵盐溶液作用 10 分钟时的杀灭对数值＞5.58。

(徐希钊)

第四节　紫外线消毒

紫外线(ultraviolet ray,简称 UV)属电磁波辐射,而非电离辐射(图 8-1),根据其波长范围分为 3 个波段:A 波段(波长为 400.0～315.0 nm)、B 波段(315.0～280.0 nm)、C 波段(280.0～100.0 nm),是一种不可见光。杀菌力较强的波段为 280.0～250.0 nm,通常紫外线杀菌灯采用的波长为 253.7 nm,广谱杀菌效果比较明显。

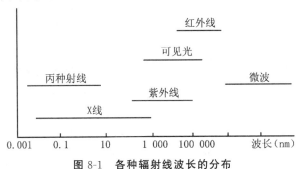

图 8-1　各种辐射线波长的分布

一、紫外线的发生与特性

(一)紫外线的发生

目前用于消毒的紫外线杀菌灯多为低压汞灯,它所产生的紫外线波长 95％为 253.7 nm。用于消毒的紫外线灯分为普通型紫外线灯和低臭氧紫外线灯,低臭氧紫外线灯因能阻挡 184.9 nm 波长的紫外线向外辐射,减少臭氧的产生,因此目前医院多选择低臭氧紫外线灯。

(二)紫外线灯消毒特性

紫外线灯的杀菌特性有以下几点。

(1)杀菌谱广。紫外线可以杀灭各种微生物,包括细菌繁殖体、细菌芽孢、结核杆菌、真菌、病毒和立克次体。

(2)不同微生物对紫外线的抵抗力差异较大,由强到弱依次为真菌孢子＞细菌芽孢＞抗酸杆菌＞病毒＞细菌繁殖体。

(3)穿透力弱。紫外线属于电磁辐射,穿透力极弱,绝大多数物质不能穿透,因此使用受到限制;在空气中可受尘粒与湿度的影响,当空气中含有尘粒 800～900 个/cm³,杀菌效力可降低

20％～30％,相对湿度由 33％增至 56％时,杀菌效能可减少到 1/3。在液体中的穿透力随深度增加而降低,小、中杂质对穿透力的影响更大,溶解的糖类、盐类、有机物都可大大降低紫外线的穿透力。酒类、果汁、蛋清等溶液只需 0.1～0.5 mm 即可阻留 90％以上的紫外线。

(4)杀菌效果与照射剂量有关。杀菌效果直接取决于照射剂量(照射强度和照射时间)。

(5)在不同介质中紫外线杀菌效果不同。

(6)杀灭效果受物体表面因素影响。紫外线大多是用来进行表面消毒的,粗糙的表面不适宜用紫外线消毒,当表面有血迹、痰迹等污染物质时,消毒效果亦不理想。

(7)协同消毒作用。有报道,某些化学物质可与紫外线起协同消毒作用,如紫外线与醇类化合物可产生协同杀菌作用,经乙醇湿润过的紫外线口镜消毒器可将杀芽孢时间由 60 分钟缩短为 30 分钟,污染有 HBsAg 的玻璃片经 3％过氧化氢溶液湿润后,再经紫外线照射 30 分钟即可完全灭活,而紫外线或过氧化氢单独灭活上述芽孢菌都需要 60 分钟左右。

二、紫外线消毒装置

(一)紫外线杀菌灯分类

紫外线灯管根据外形可分为直管、H 型管、U 型管;根据使用目的不同被分别制成高强度紫外线消毒器、紫外线消毒箱、紫外线消毒风筒、移动式紫外线消毒车、便携式紫外线灯等。

(二)杀菌灯装置

1.高强度紫外线灯消毒器

高强度的紫外线灯是专门研制出的 H 型热阴极低压汞紫外线灯,它在距离照射表面很近时,照射强度可达 5 000 $\mu W/cm^2$ 以上,5 秒内可杀灭物体表面污染的各种细菌、真菌、病毒,对细菌芽孢的杀灭率可达 99.9％以上,目前国内生产的有 9 W、11 W 等小型 H 型紫外线灯,在 3 cm 的近距离照射,其辐射强度可达到 5 000～12 000 $\mu W/cm^2$。该灯具适用于光滑平面物体的快速消毒,如工作台面、桌面及一些大型设备的表面等。有学者报道,多功能动态杀菌机内,在常温常湿和有人存在情况下,对自然菌的消除率在 59％～83％,最高可达 86％。

2.紫外线消毒风筒

在有光滑金属内表面的圆桶内安装高强度紫外线灯具,在圆桶一端装上风扇,进入风量为 25～30 m^3/min,开启紫外线灯使室内空气不断经过紫外线照射,不间断地杀灭空气中的微生物,以达到净化空气的目的,适合有人存在的环境消毒。

3.移动式紫外线消毒车

有立式和卧式两种,该车装备有紫外线灯管 2 支、控制开关和移动轮,机动性强。适合于不经常使用或临时需要消毒的表面和空气的消毒。

4.循环风空气净化(洁净)器

现在市场上有很多种类的空气净化器,这些净化器大多由几种消毒因素组合而成,紫外线在其中起着非常重要的杀菌作用,而且还具有能在各种动态场所进行空气消毒的显著特点。某公司生产的 MKG 空气洁净器,就是由过滤器、静电场、紫外线、空气负离子等消毒因素和进、出风系统组成。连续消毒45 分钟,可使空气中喷染的金黄色葡萄球菌和大肠埃希菌的杀火率达到 99.90％以上,对枯草杆菌黑色变种芽孢的杀灭率达到 99.00％以上。有学者研制了动态空气消毒器(图 8-2),由循环箱体、风机、低臭氧紫外线灯、初效和中效过滤器、程控系统等组成。结果在 60 m^3 房间,静态开启 30 分钟,可使自然菌下降 80％,60 分钟下降 90％,动态环境下可保持

空气在 Ⅱ 类环境水平。但循环风空气消毒器内可能存在未被破坏的细菌,重复使用的消毒器内可能存在定植菌,进而造成空气二次污染。

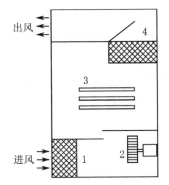

1、4.初、中效过滤器;2.轴流抽风机;3.紫外线灯管

图 8-2 动态空气消毒器结构示意图

5.高臭氧紫外线消毒柜

高臭氧紫外线消毒柜是一种以高臭氧、紫外线为杀菌因子的食具消毒柜。在实验室用载体定量灭活法进行检测,在环境温度 20~25 ℃,相对湿度 50%~70%的条件下,开机 4 分钟,柜内紫外线辐射强度为 1 400~1 600 $\mu W/cm^2$,臭氧浓度 40.0 mg/m^3,消毒作用 60 分钟加上烘干 45 分钟,对玻片上脊髓灰质炎病毒的平均灭活对数值≥4.0。以臭氧和紫外线为杀菌因子的食具消毒柜,工作时臭氧浓度为 53.6 mg/L,紫外线辐照值为 675~819 $\mu W/cm^2$,只消毒或只烘干均达不到消毒效果,只有两者协同作用 90 分钟,才可达到杀灭对数值>5.0。

三、影响紫外线消毒效果的因素

与紫外线消毒效果有关的因素很多,概括起来可分为两类:影响紫外线辐射强度、照射剂量的因素和微生物方面的因素。

(一)影响紫外线辐射强度和照射剂量的因素

1.电压

紫外线光源的辐射强度明显受到电压的影响,同一个紫外线光源,当电压不足时,辐射强度明显下降。

2.距离

紫外线灯的辐射强度随灯管距离的增加而降低,辐射强度与距离成反比。

3.温度

消毒环境的温度对紫外线消毒效果的影响是通过影响紫外线光源的辐射强度来实现的。一般,紫外线光源在 40 ℃时的辐射强度最强,温度降低时,紫外线的输出减少,温度再高,辐射的紫外线因吸收增多,输出也减少。因此,过高或过低的温度对紫外线的消毒都不利,杀菌试验证明,5~37 ℃范围内,温度对紫外线的杀菌效果影响不大。

4.相对湿度

当进行空气紫外线消毒时,空气的相对湿度对消毒效果有影响,RH 过高时,空气中的水分增多,可以阻挡紫外线,因此用紫外线消毒空气时,要求相对湿度最好在 60%以下。

5.照射时间

紫外线的消毒效果与照射剂量呈指数关系,照射剂量为照射时间和辐照强度的乘积,所以要杀灭率达到一定程度,必须保证足够的照射剂量,在光源达到要求的情况下,可以通过保证足够的时间来达到要求剂量。

6.有机物的保护

有机物对消毒效果有明显影响,当微生物被有机物保护时,需要加大照射剂量,因为有机物可以影响紫外线对微生物的穿透,并且可以吸收紫外线。

7.悬浮物的类型

紫外线是一种低能量的电磁辐射,其能量仅有 6eV,穿透力很弱,空气尘埃能吸收紫外线而降低杀菌率,当空气中含有尘粒 800~900 个/cm³,杀菌效能可降低 20%~30%。如枯草杆菌芽孢在灰尘中悬浮比在气溶胶中悬浮时,对紫外线照射有更大的抗性。

8.紫外线反射器的使用

为了更有效地对被辐照表面进行消毒,必须使用对波长为 253.7 nm 的紫外线具有高反射率的反射罩,反射罩的使用,还可以避免操作者受紫外线的直接照射。

(二)微生物方面的因素

1.微生物的类型

紫外线对细菌、病毒、真菌、芽孢、衣原体等均有杀灭作用,不同微生物对紫外线照射的敏感性不同。细菌芽孢对紫外线的抗性比繁殖体细胞大,革兰阴性杆菌最易被紫外线杀死,紧接着依次为葡萄球菌属、链球菌属和细菌芽孢,真菌孢子抗性最强。抗酸杆菌的抗力,较白色葡萄球菌、铜绿假单胞菌、肠炎沙门菌等要强 3~4 个对数级。即使在抗酸杆菌中,不同种类对紫外线的抗性亦不相同。

根据抗力大致可将微生物分为 3 类:高抗性的有真菌孢子、枯草杆菌黑色变种芽孢、耐辐射微球菌等;中度抗性的有鼠伤寒沙门菌、酵母菌等;低抗性的有大肠埃希菌、金黄色葡萄球菌、普通变形杆菌等。

2.微生物的数量

微生物的数量越多,需要产生相同致死作用的紫外线照射剂量也就越大,因此,消毒污染严重的物品需要延长照射时间,加大照射剂量。

四、紫外线消毒应用

(一)空气消毒

紫外线的最佳用途是对空气消毒,也是空气消毒的最简便方法。紫外线对空气的消毒方式主要有 3 种。

1.固定式照射

紫外线灯固定在天花板上的方法有以下几种:①将紫外线灯直接固定在天花板上,离地约 2.5 m;②固定吊装在天花板或墙壁上,离地约 2.5 m,上有反光罩,往上方向的紫外线也可被反向下来;③安装在墙壁上,使紫外线照射在与水平面呈 3°~80°角范围内;④将紫外线灯管固定在天花板上,下有反光罩,这样使上部空气受到紫外线的直接照射,而当上下层空气对流交换时,整个空气都会被消毒(图 8-3)。

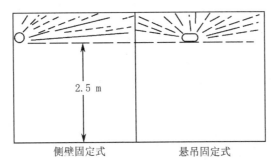

图 8-3 固定式紫外线空气消毒

通常灯管距地面 1.8～2.2 m 的高度比较适宜,这个高度可使人的呼吸带受到最高辐射强度有效照射,使用中的 30 W 紫外线灯在垂直 1 m 处辐照强度应高于 70 μW/cm²（新灯管＞90 μW/cm²）,每立方米分配功率不少于 1.5 μW/cm²,最常用的直接照射法时间应不少于30 分钟。有研究者报道,60 m³ 烧伤病房,住患者 2～3 人,悬持 3 支 30 W 无臭氧石英紫外线灯,辐照度值＞90 μW/cm²,直接照射30 分钟,可使烧伤病房空气达到 Ⅱ 类标准（空气细菌总数≤200 cfu/cm³）的合格率为 70％,60 分钟合格率达到 80％。

2.移动式照射

移动式照射法主要是利用其机动性,即可对某一局部或物体表面进行照射,也可对整个房间的空气进行照射。

3.间接照射

间接照射是指利用紫外线灯制成各种空气消毒器,通过空气的不断循环达到空气消毒的目的。

(二)污染物体表面消毒

1.室内表面的消毒

紫外线用于室内表面的消毒主要是医院的病房、产房、婴儿室、监护病房、换药室等场所,某些食品加工业的操作间也比较常用。一般较难达到卫生学要求,必要时可以在灯管上加反射罩或更换高强度灯管,提高消毒效果。

2.设备表面的消毒

用高强度紫外线消毒器进行近距离照射可以对平坦光滑表面进行消毒。如便携式紫外线消毒器可以在近距离表面 3 cm 以内进行移动式照射,每处停留 5 秒,对表面细菌杀灭率可达 99.99％。

3.特殊器械消毒的应用

针对某些特殊器械专门设计制造的紫外线消毒器,近几年已开发使用。如紫外线口镜消毒器,内装 3 支高强度紫外线灯管,采用高反射镜和载物台,一次可放 30 多支口镜,消毒 30 分钟可灭活 HBsAg。紫外线票据消毒器可用于医院化验单、纸币和其他医疗文件的消毒。

(三)饮用水和污水的消毒

紫外线消毒技术正以迅猛发展的态势出现在各种类型的水消毒领域,许多大型水厂和污水处理厂开始使用紫外线消毒技术和装置。紫外线用于水消毒,具有杀菌力强,不残留对人体有害有毒物质和安装维修便捷等特点。目前,紫外线水消毒技术已在许多国家得到推广和使用。按紫外线灯管与水是否接触,紫外线消毒装置分为灯管内置式和外置式两类。目前正在使用和开发的大多数紫外线消毒技术均为灯管内置式装置。

　　紫外线用于水的消毒有饮用水的消毒和污水的消毒。饮用水的消毒是将紫外线灯管固定在水面上，水的深度应小于 2 cm，当水流缓慢时，水中的微生物被杀灭。另一种方法是制成套管式的紫外线灯（图 8-4），水从灯管周围流过时，起到杀菌作用。国内现已研制出纯水消毒器，使用特殊的石英套，能确保在正常水温下灯管最优紫外输出。每分钟处理水量 5.7 L，每小时342 L。

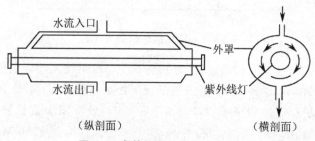

图 8-4　套管式紫外线灯水消毒

（四）食具消毒

　　餐具保洁柜以臭氧和紫外线为杀菌因子。实验室载体定量杀菌试验，启动保洁柜 60 分钟，对侧立于柜内碗架上左、中、右三点瓷碗内表面玻片上大肠埃希菌的平均杀灭率分别为 99.89％、99.99％、99.98％，对金黄色葡萄球菌的平均杀灭率为 99.87％、99.98％、99.96％，但是启动保洁柜 180 分钟，对平铺于保洁柜底部碗、碟内的玻片 HBsAg 的抗原性不能完全破坏。

五、消毒效果的监测

　　紫外线灯具随着使用时间的延长，辐射强度不断衰减，杀菌效果亦会受到诸多因素的影响，因此对紫外线灯做经常性监测是确保其有效使用的重要措施，监测分为物理监测、生物监测两种，在卫健委的《消毒技术规范》里均有较详细说明。

（一）物理监测

　　物理监测器材是利用紫外线特异敏感元件制成的紫外线辐射照度计，直接测定辐照度值，间接确定紫外线的杀菌能力，国家消毒技术规范将其列入测试仪器系列。

　　仪器组成：由受光器、信号传输系统、信号放大电路、指示仪（或液晶显示板）等部件组成。测试原理：当光敏元件受到照射时，光信号转变成电信号，通过信号传输放大器由仪表指示出读值或转变成数字信号，在显示窗口显示出来。测试前先开紫外线灯 5 分钟，打开仪器后稳定 5 分钟再读数。

（二）生物监测

　　生物监测是通过测定紫外线对特定表面污染菌的杀灭率来确定紫外线灯的杀菌强度。方法是：先在无菌表面画出染菌面积 5 cm×5 cm，要求对照组回收菌量达到 $5×10^5～5×10^6$ cfu/cm²。打开紫外线灯后 5 分钟，待其辐射稳定后移至待消毒表面垂直上方 1 m 处，消毒至预定时间后采样并做活菌培养计数，计算杀菌率，以评价杀菌效果。

　　　　　　　　　　　　　　　　　　　　　　　　　　　　　　　　　　　（刘晓声）

第五节　超声波消毒

近20年来,人们一直在努力寻找一种更迅速、更便宜而又能克服高温(饱和蒸汽或干热)消毒灭菌方法和化学消毒法的弱点的消毒方法,超声波消毒就是其中的一种。随着超声波的使用越来越广泛,人们对其安全性产生了担忧。事实上,临床实践证明,即使以超过临床使用数倍的剂量也难以观察到其对人体的损伤,现在普遍认为,强度小于 20 mW/cm² 的超声波对人体无害,但对大功率超声波照射还是应注意防护。

一、超声波的本质与特性

超声波和声波一样,也是由振动在弹性介质中的传播过程形成的,超声波是一种特殊的声波,它的声振频率超过了正常人听觉的最高限额,达到 20 000 Hz 以上,所以人听不到超声波。

超声波具有声波的一切特性,它可以在固体、液体和气体中传播。超声波在介质中的传播速度除了与温度、压强以及媒介的密度等有关外,还与声源的振动频率有关。在媒介中传播时,其强度随传播距离的增长而减弱。超声波也具有光的特性。可发生辐射和衍射等现象,波长越长,其衍射现象越明显。但由于超声波的波长仅有几毫米,所以超声波的衍射现象并不明显。高频超声波也可以聚焦和定向发射,经聚焦而定向发射的超声波的声压和声强可以很大,能贯穿液体或固体。

二、超声波消毒的研究与应用

(一)超声波的单独杀菌效果

用 2.6 kHz 的超声波进行微生物杀灭实验,发现某些细菌对超声波是敏感的,如大肠埃希菌、巨大芽孢杆菌、铜绿假单胞菌等可被超声波完全破坏。此外,超声波还可使烟草花叶病毒、脊髓灰质炎病毒、狂犬病毒、流行性乙型脑炎病毒和天花病毒等失去活性。但超声波对葡萄球菌、链球菌等效力较小,对白喉毒素则完全无作用。

(二)超声波与其他消毒方法的协同作用

虽然超声波对微生物的作用在理论上已获得较为满意的解释。但是,在实际应用上还存在一些问题。例如超声波对水、空气的消毒效果较差,很难达到消毒作用,而要获得具有消毒价值的超声波,必须首先具有高频率、高强度的超声波波源,这样,不仅在经济上费用较大,而且与所得到的实际效果相比是不经济的。因此,人们用超声波与其他消毒方法协同作用的方式,来提高其对微生物的杀灭效果。例如,超声波与紫外线结合,对细菌的杀灭率增加;超声波与热协同,能明显提高对链球菌的杀灭率;超声波与化学消毒剂合用,即声化学消毒,对芽孢的杀灭效果明显增强。

1.超声波与戊二醛的协同消毒作用

据报道,单独使用戊二醛完全杀灭芽孢,要数小时,在一定温度下戊二醛与超声波协同可将杀灭时间缩短为原来的1/2~1/12。如果事先将菌悬液经超声波处理,则它对戊二醛的抵抗力是一样的。将戊二醛与超声波协同作用,才能提高戊二醛对芽孢的杀灭能力(表8-2)。

表 8-2　超声波与戊二醛协同杀菌效果

戊二醛含量(%)	温度(℃)	超声波频率(kHz)	完全杀灭芽孢所需时间(分钟)
1	55	无超声波	60
1	55	20	5
2	25	无超声波	180
2	25	250	30

2.超声波与环氧乙烷的协同消毒作用

Boucher 等用频率为 30.4 kHz,强度为 2.3 W/cm^2 的连续性超声波与浓度 125 mg/L 的环氧乙烷协同,在 50 ℃恒温,相对湿度 40％的条件下对枯草杆菌芽孢进行消毒,作用 40 分钟可使芽孢的杀灭率超过 99.99％,如果单用超声波时只能使芽孢的菌落数大约减少 50％。因此认为环氧乙烷与超声波协同作用的效果比单独使用环氧乙烷或超声波消毒效果好,而且还认为用上述频率与强度的超声波,在上述的温度与相对湿度的条件下,与环氧乙烷协同消毒是最理想的条件。环氧乙烷与超声波协同消毒在不同药物浓度、不同温度条件及不同作用时间的条件下消毒效果有所不同。环氧乙烷与超声波协同消毒在相同药物浓度、相同温度时,超声波照射时间越长,杀菌率越高;在相同药物浓度、相同照射时间下,温度越高,杀菌率越高;而在相同照射时间、相同温度下,药物浓度越高,杀菌率也越高。

3.超声波与环氧丙烷的协同消毒作用

有报道,在 10 ℃,相对湿度为 40％的条件下,暴露时间为 120 分钟时,不同强度的超声波与环氧丙烷协同消毒的结果不同,在环氧丙烷浓度为 500 mg/L,作用时间为 120 分钟时,用强度为 1.6 W/cm^2 的超声波与环氧丙烷协同作用,可完全杀灭细菌芽孢。在相同条件下,单独使用环氧丙烷后,不能完全杀灭。而且,在超声波与环氧丙烷协同消毒时,存活芽孢数是随声强的增加而呈指数下降。

4.超声波与强氧化高电位酸性水协同杀菌

强氧化高电位酸性水是一种无毒无不良气味的杀菌水,技术指标是:氧化还原电位(ORP)值≥1100 MV,pH≤2.7,有效氯≤60 mg/L。如单独使用超声波处理 10 分钟,对大肠埃希菌杀灭率为 89.9％;单独使用强氧化高电位酸性水作用 30 秒,对大肠埃希菌杀灭率为 100％;超声波与氧化水协同作用 15 秒,杀灭率亦达到 100％。单用超声波处理 10 分钟、单独用强氧化高电位酸性水作用 1.5 分钟,可将悬液内 HBsAg 阳性血清的抗原性完全灭活,两者协同作用仅需 30 秒即可达到完全灭活。

5.超声波与其他消毒液的协同杀菌作用

据闫傲霜等试验表明,用超声波(10 W/cm^2)与多种消毒液对芽孢的杀灭均有协同作用,特别是对一些原来没有杀芽孢作用的消毒剂,如氯己定(洗必泰)、苯扎溴铵(新洁尔灭)、醛醇合剂等,这种协同作用不仅对悬液中的芽孢有效,对浸于液体中的载体表面上的芽孢也有同样效果。Ahemd 等报道,超声波可加强过氧化氢的杀菌作用,使其杀芽孢时间从 25 分钟以上缩短到 10～15 分钟。Jagenberg-Werke 用超声波使过氧化氢形成气溶胶,使之均匀附着在消毒物表面,从而提高消毒效果。

Burleson 用超声波与臭氧协同消毒污水,有明显增效作用,可能是因为超声波:①增加臭氧溶解量;②打碎细菌团块和外围有机物;③降低液体表面张力;④促进氧的分散,形成小气泡,增加接触面积;⑤加强氧化还原作用。声化学消毒的主要机制是由于超声波快速而连续性的压缩与松弛作用,使化学消毒剂的分子打破细菌外层屏障,加速化学消毒剂对细菌的渗透,细菌则被进入体内的化学消毒剂的化学反应杀死。超声波本身对这种化学杀菌反应是没有作用的,但它能加速化学消毒剂在菌体内的扩散。在声化学消毒中,超声波的振幅与频率最为重要。

(三)超声波的破碎作用

利用高强度超声波照射菌液,由于液体的对流作用,整个容器中的细菌都能被破碎(图 8-5)。超声波的破碎作用应用于生物研究中,能提高从器官组织或其他生物学基质中分离病毒及其他生物活性物质(如维生素、细菌毒素等)的阳性率。

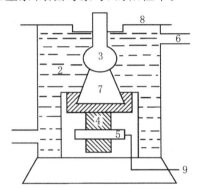

1.冷却水进口;2.冷却水;3.处理容器;4.换能器;5.高频线圈;6.冷却水出口;7.增幅杆;8.固定容器装置;9.电源输入

图 8-5 超声波细胞破碎器结构示意图

三、影响超声波消毒效果的因素

超声波的消毒效果受到多种因素的影响,常见的有超声波的频率、强度、照射时间、媒质的性质、细菌的浓度等。

(一)超声波频率

在一定频率范围内,超声波频率高,能量大,则杀菌效果好,反之,低频率超声波效果较差。但超声波频率太高则不易产生空化作用,杀菌效果反而降低。

(二)超声波的强度

利用高强度超声波处理菌液,由于液体的对流作用,整个容器中的细菌都能被破碎。据报道,当驱动功率为 50 W 时,容器底部的振幅为 10.5 μm,对 50 mL 含有大肠埃希菌的水作用 10～15 分钟后,细菌 100% 破碎。驱动功率增加,作用时间减少。

(三)作用时间和菌液浓度

超声波消毒的消毒效果与其作用时间成正比,作用时间越长,消毒效果越好。作用时间相同时,菌液浓度高比浓度低时消毒效果差,但差别不很大。有人用大肠埃希菌试验,发现 30 mL 浓度为 3×10^6 cfu/mL 的菌液需作用 40 分钟,若浓度为 2×10^7 cfu/mL 则需作用 80 分钟。15 mL 浓度为 4.5×10^6 cfu/mL 的菌液只需作用 20 分钟即可杀死。另有人用大肠埃希菌、金黄色葡萄球菌、枯草杆菌、铜绿假单胞菌试验发现,随超声波作用时间的延长,其杀灭率皆明显提高,而且在较低强度的超声波作用下以铜绿假单胞菌提高最快,经统计学处理发现,铜绿假单胞菌、枯草杆菌的杀灭率和超声波作用时间之间的相关系数有统计学意义。

(四)盛装菌液容器

R.Davis 用不锈钢管作容器,管长从 25 cm 不断缩短,内盛 50%酵母菌液 5 mL,用 26 kHz 的超声波作用一定时间,结果发现,细菌破碎的百分数与容器长度有关,在 10~25 cm,出现 2 个波峰和 2 个波谷,两波峰或两波谷间相距约 8 cm。从理论上说盛装容器长度以相当于波长的一半的倍数为最好。

(五)菌液容量

由于超声波在透入媒质的过程中不断将能量传给媒质,自身随着传播距离的增长而逐渐减弱。因此,随着被处理菌悬液的菌液容量的增大,细菌被破坏的百分数降低。R.Davis 用 500 W/cm² 的超声波对43.5%的酵母菌液作用 2 分钟,结果发现,容量越大,细菌被破坏的百分数越低。此外被处理菌悬液中出现驻波时,细菌常聚集在波节处,在该处的细菌承受的机械张力不大,破碎率也最低。因此,最好使被处理液中不出现驻波,即被处理菌悬液的深度最好短于超声波在该菌悬液中波长的一半。

(六)媒质

一般微生物被洗去附着的有机物后,对超声波更敏感,另外,钙离子的存在,pH 的降低也能提高其敏感性。

(刘晓声)

第六节 微波消毒

波长为 0.001~1 m,频率为 300~300 000 MHz 的电磁波称为微波。物质吸收微波能所产生的热效应可用于加热,在加热、干燥和食品加工中,人们发现微波具有杀菌的效能,于是又被逐渐用于消毒和灭菌领域。近年来,微波消毒技术发展很快,在医院和卫生防疫消毒中已有较广泛的应用。

一、微波的发生与特性

微波是一种波长短而频率较高的电磁波。磁控管产生微波的原理是使电子在相互垂直的电场和磁场中运动,激发高频振荡而产生微波。磁控管的功率可以做得很大,能量由谐振腔直接引出,而无须再经过放大。现代磁控管一般分为两类:一类是产生脉冲微波的磁控管,其最大输出功率峰值可达 10 000 kW,另一类是产生连续微波的磁控管,如微波干扰及医学上使用的磁控管,其最大输出功率峰值可达 10 kW。用于消毒的微波的频率为 2 450 MHz 及 915 MHz,由磁控管发生,能使物品发热,热使微生物死亡。微波频率高、功率大,使物体发热时,内外同时发热且不需传导,故所需时间短,微波消毒的主要特点如下。

(一)作用快速

微波对生物体的作用就是电磁波能量转换的过程,速度极快,可在 10^{-9} 秒之内完成,加热快速、均匀,热力穿透只需几秒至数分钟,不需要空气与其他介质的传导。用于快速杀菌时是其他因子无法比拟的。

（二）对微生物没有选择性

微波对生物体的作用快速而且不具选择性，所以其杀菌具有广谱性，可以杀灭各种微生物及原虫。

（三）节能

微波的穿透性强，瞬时即可穿透到物体内部，能量损失少，能量转换效率高，便于进行自动化流水线式生产杀菌。

（四）对不同介质的穿透性不同

对有机物、水、陶瓷、玻璃、塑料等穿透性强，而对绝大部分金属则穿透性差，反射较多。

（五）环保、无毒害

微波消毒比较环保、无毒害、无残留物、不污染环境，也不会形成环境高温。还可对包装好的，较厚的或是导热差的物品进行处理。

二、微波消毒的研究与应用

（一）医疗护理器材的消毒与灭菌

微波的消毒灭菌技术是在微波加热干燥的基础上发展而来的，这一技术首先是在食品加工业得到推广应用，随着科技的发展，微波的应用越来越广泛。现在微波除了用于医院和卫生防疫消毒以外，还广泛用于干燥、筛选及物理、化工等行业。但是微波消毒目前仍处于探索研究阶段，许多实验的目的主要是探索微波消毒的作用机制。目前使用较多的有以下几种。

1.微波牙钻消毒器

目前市场上，已有通过国家正式批准生产的牙钻涡轮机头专用微波消毒装置，WBY 型微波牙钻消毒器为产品之一，多年临床使用证明，该消毒器有消毒速度快，效果可靠，不损坏牙钻，操作简单等优点。

2.微波快速灭菌器

型号为 WXD-650A 的微波快速灭菌器是获得国家正式批准的医疗器械微波专用灭菌设备，该设备灭菌快速，5 分钟内可杀灭包括细菌芽孢在内的各种微生物，效果可靠，可重复使用，小型灵活，适用范围广，特别适合用于需重复消毒、灭菌的小型手术用品，它可用于金属类、玻璃陶瓷类、塑料橡胶类材料的灭菌。

3.眼科器材的专用消毒器

眼科器械小而精细、要求高、消毒后要求不残留任何有刺激性的物质，目前眼科器械消毒手段不多，越来越多的眼科器械、仿人工替代品、角膜接触镜（又称隐形眼镜）等物品的消毒开始使用微波消毒。

4.口腔科根管消毒

有学者将 WB-200 型电脑微波口腔治疗仪用于口腔急、慢性根尖周炎及牙髓坏死患者根管的治疗，微波消毒组治愈率 95.2％、好转率 3.1％、无效率 1.8％，常规组分别为 90.0％、5.0％、5.0％，统计学处理显示，两者差别显著。

5.微波消毒化验单

用载体定量法将菌片置于单层干布袋和保鲜袋内，用 675 W 微波照射 5 分钟，杀菌效果与双层湿布袋基本一致，照射 8 分钟，对前两种袋内的大肠埃希菌、金黄色葡萄球菌、枯草杆菌黑色变种芽孢平均杀灭率均达到 99.73％～99.89％，而双层湿布包达到 100％。周惠联等报道，利用家用微波炉对人工染菌的化验单进行消毒,结果以 10 张为一本,800 W 照射 5 分钟,以 50 张为一本,照射 7 分钟,均可完全杀灭大肠埃希菌、金黄色葡萄球菌和铜绿假单胞菌,但不能完全杀灭芽孢;以 50 张为一本,800 W 作用 7 分钟可以杀灭细菌繁殖体,但不能杀灭芽孢。

6.微波消毒医用矿物油

医用矿物油类物质及油纱条的灭菌因受其本身特性的影响,仍是医院消毒灭菌的一个难题。常用的干热灭菌和压力蒸汽灭菌都存在一些弊端,而且灭菌效果不理想。采用载体定性杀菌试验方法,观察了微波灭菌器对液状石蜡和凡士林油膏及油纱布条的杀菌效果。结果液状石蜡和凡士林油膏经 650 W 微波灭菌器照射 20 分钟和 25 分钟,可全部杀灭嗜热脂肪杆菌芽孢;分别照射 25 分钟和 30 分钟,可全部杀灭枯草杆菌黑色变种芽孢,但对凡士林油纱布条照射 50 分钟,仍不能全部杀灭枯草杆菌黑色变种芽孢,试验证明,微波照射对液状石蜡和凡士林油膏可达到灭菌效果。

（二）食品与餐具的消毒

由于微波消毒快捷、方便、干净、效果可靠,将微波应用于食品与餐具消毒的报道亦较多。将 250 mL 酱油置玻璃烧杯中,经微波照射 10 分钟即达到消毒要求。有学者将细菌总数为 312×10^6 cfu/g 的塑料袋装咖喱牛肉置微波炉中照射 40 分钟,菌量减少至 413×10^2 cfu/g。市售豆腐皮细菌污染较严重,当用 650 W 功率微波照射 300 g 市售豆腐皮 5 分钟,可使之达到卫生标准。用微波对牛奶进行消毒处理,亦取得了较好的效果。用微波炉加热牛奶至煮沸,可将铜绿假单胞菌、分枝杆菌、脊髓灰质炎病毒等全部杀灭;但白色念珠菌仍有存活。用 700 W 功率微波对餐茶具,如奶瓶、陶瓷碗及竹筷等照射 3 分钟,可将污染的大肠埃希菌全部杀灭,将自然菌杀灭 99.17% 以上;照射 5 分钟,可将 HBsAg 的抗原性破坏。专用于餐具和饮具的 WX-1 微波消毒柜,所用微波频率为 2 450 MHz,柜室容积为 480 mm×520 mm×640 mm。用该微波消毒柜,将染有枯草杆菌黑色变种（ATCC9372）芽孢、金黄色葡萄球菌（ATCC6538）、嗜热脂肪杆菌芽孢及短小芽孢杆菌（E601 及 ATCC27142）的菌片放置于成捆的冰糕棍及冰糕包装纸中,经照射 20 分钟,可达到灭菌要求。

（三）衣服的消毒

用不同频率的微波对染有蜡状杆菌（4 001 株）芽孢的较大的棉布包（16 cm×32 cm×40 cm）进行消毒,当微波功率为 3 kW 时,杀灭 99.99% 芽孢,2 450 MHz 频率微波需照射 8 分钟,而 915 MHz 者则仅需 5 分钟。微波的杀菌作用随需穿透物品厚度的增加而降低。如将蜡状杆菌芽孢菌片置于含水率为 30% 的棉布包的第 6、34 和 61 层,用 2 450 MHz 频率（3 kW）微波照射 2 分钟,其杀灭率依次为 99.06%、98.08% 和 91.57%。关于照射时间长短对杀菌效果影响的试验证明,用 2 450 MHz 频率（3 kW）微波处理,当照射时间由 1 分钟增加至 2、3、4 分钟时,布包内菌片上的残存芽孢的对数值由 3.8 依次降为 1.4、0.7 和 0。在一定条件下,微波的杀菌效果可随输出功率的增加而提高。当输出功率由 116 kW 增至 216 kW 和 316 kW 时,布包内菌片上的残存蜡状杆菌芽孢的对数值依次为 3.0、1.5 和 0。将蜡状杆菌芽孢菌片置于含水率分别为 0、20%、30%、45% 的棉布包中,用 450 MHz（3 kW）微波照射 2 分钟。结果,残存芽孢数的对数值依次为 3.31、2.39、1.51 和 2.62。该结果表明,当含水率在 30% 左右时最好,至 45% 其杀菌效果反而有所降低。吴少军报道,用家用微波炉,以 650 W 微波照射 8 分钟,可完全杀灭放置于 20 cm×20 cm×20 cm 衣物包（带有少量水分）中的枯草杆菌黑色变种芽孢。丁兰英等报道,用 915 MHz（10 kW）微波照射 3 分钟,可使马鬃上蜡状杆菌芽孢的杀灭率达 100%。

(四)废弃物等的消毒

用传送带连续照射装置对医院内废物,包括动物尸体及组织、生物培养物、棉签,以及患者的血、尿、粪便标本和排泄物等进行微波处理。结果证明,该装置可有效地杀灭废弃物中的病原微生物。为此,他建议在医院内,可用这种装置代替焚烧炉。在德国,污泥的农业使用有专门法规,如培育牧草用的污泥,必须不含致病微生物。传送带式微波处理为杀灭其中病原微生物的方法之一。用微波-高温压力蒸汽处理医疗废物,效果理想。处理流程见图8-6。

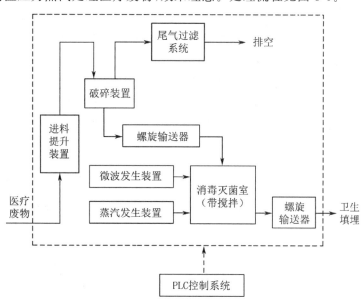

图 8-6　微波高温高压处理医疗废物流程图

(五)固体培养基的灭菌

金龟子绿僵菌是一种昆虫病原真菌,在农林害虫生物防治中应用广泛。为了大批量培养绿僵菌,其培养基的灭菌工作十分重要。目前常用的灭菌方法是传统的压力蒸汽灭菌法,存在灭菌时间长,不能实现流水作业等缺点。微波灭菌具有灭菌时间短、操作简便以及对营养破坏小等特点。

为探讨微波对金龟子绿僵菌固体培养基的灭菌效果及其影响因素,用家用微波炉、载体定量法对农业用绿僵菌固体培养基灭菌效果进行了实验室观察,结果随着负载量的增大,杀菌速度降低。负载量为200 g以下时,微波处理3分钟,全部无菌生长。负载量为 250 g 时,微波照射44分钟,存活菌数仍达100 cfu/g,试验证明,随着微波处理时间的延长,灭菌效果增强。以 100 g 固体培养基加 60 g 水的比例经微波处理效果比较好,灭菌处理3分钟均能达到灭菌目的。微波对绿僵菌固体培养基灭菌最佳工艺为:100 g 的固体培养基加 60 g 水,浸润 3 小时,在 800 W 的微波功率处理 3 分钟,可达到灭菌效果。

三、影响微波消毒的因素

(一)输出功率与照射时间

在一定条件下,微波输出功率大,电场强,分子运动加剧,加热速度快,消毒效果就好。

(二)负载量的影响

杨华明以不同重量敷料包为负载,分别在上、中、下层布放枯草杆菌芽孢菌片,经 2 450 MHz、

3 kW照射13分钟,结果4.25～5.25 kg者,杀灭率为99.9%;5.5 kg者,杀灭率为99.5%;6.0 kg者,杀灭率为94.9%。

(三)其他因素

包装方法、灭菌材料含湿量、协同剂等因素对微波杀菌效果的影响也是大家所认同的,这些因素在利用微波消毒时应根据现场情况酌情考虑。

四、微波的防护

微波过量照射对人体产生的影响,可以通过个体防护而减轻,并加以利用,因此在使用微波时需要采取的防护措施如下。

(一)微波辐射的吸收和减少微波辐射的泄漏

当调试微波机时,需要安装功率吸收天线,吸收微波能量,使其不向空间发射。设置微波屏障需采用吸收设施,如铺设吸收材料,阻挡微波扩散。做好微波消毒机的密封工作,减少辐射泄漏。

(二)合理配置工作环境

根据微波发射有方向性的特点,工作点置于辐射强度最小的部位,尽量避免在辐射束的前方进行工作,并在工作地点采取屏蔽措施,工作环境的电磁强度和功率密度,不要超过国家规定的卫生标准,对防护设备应定期检查维修。

(三)个人防护

针对作业人员操作时的环境采取防护措施。可穿戴喷涂金属或金属丝织成的屏障防护服和防护眼镜。对作业人员每隔1～2年进行一次体格检查,重点观察眼晶状体的变化,其次为心血管系统,外周血常规及男性生殖功能,及早发现微波对人体健康危害的征象,只要及时采取有效的措施,作业人员的安全是可以得到保障的。

(李秀梅)

第七节　等离子体消毒

等离子体消毒技术是消毒学领域近年来出现的一项新的物理消毒灭菌技术。美国首先对等离子体杀灭微生物的效果进行了研究,Menashi等对卤素类气体等离子体进行杀灭微生物研究证明,等离子体具有很强的杀菌作用。现已有不少关于等离子体灭菌技术的研究报道和专利产品。等离子体灭菌是继甲醛、环氧乙烷、戊二醛等低温灭菌技术之后,又一新的低温灭菌技术,它克服了其他化学灭菌方法时间长、有毒性的缺点,这一技术在国内发展比较快,国内生产厂家已经有不少产品上市,主要用于一些不耐高温的精密医疗仪器,如纤维内镜和其他畏热材料的灭菌,现已在工业、农业、医学等领域被广泛使用。

一、基本概念

等离子体是指高度电离的电子云,等离子体的生成是某些气体或其他汽化物质在强电磁场作用下,形成气体电晕放电,电离气体而产生的,是在物质固态、液态、气态基础上,提出的物质第四态,即等离子体状态,它是由电子、离子和中子等组合而成的带电状态云状物质,据分析还含有分子、激发态原子、亚稳态原子、自由基等粒子以及紫外线、γ射线、β粒子等,其中的自由基、单态氧、紫外线等都具有很强的杀菌作用(图8-7)。等离子体在宇宙中普遍存在,如星云、太阳火焰、地球极光等。人工制造的等离子体是通过极度高温或强烈电场、磁场激发等使某些气体产生等离子体状态,在等离子体状态下,物质发生一系列物理和化学变化,如电子交换、电子能量转换、分子碰撞、化学解离和重组等,根据激发形式不同,等离子体可在交直流电弧光激发下产生,高频、超高频激光、微波等都可以激发产生等离子体。

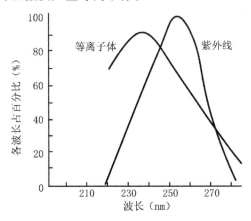

图 8-7　等离子体灭菌与紫外线杀菌所产生的紫外线波长比较

二、物理性质

等离子体是物质存在的一种形式,因而具有自己特定的物质属性。

(一)存在形式

等离子体是一种电离气体云,这是等离子体的客观存在形式即所谓物质第四态。随着温度的升高,物质由固态变成液态,进而变成气态;但这并未使物质分子发生质的变化,当继续向气体施加能量时,分子中原子获得足够的能量,开始分离成自由电子、离子及其他粒子,形成了一种新的物态体系即等离子体。

(二)存在时间(寿命)

气体分子吸收足够的能量,价电子由低能轨道跃迁到高能轨道成为激发态,这时各种粒子都是不稳定的。在气体分子的辉光放电过程中,空间电子弛豫时间从 10^{-10} 秒到 10^{-2} 秒。若要使等离子体保持稳定,维持气体云浓度,需不断施加能量。

(三)等离子体温度与浓度

等离子体中各种粒子的存在都是短时间的,且没有热平衡,所以电子温度与气体温度相差很大。电子温度受其产生过程和真空度的影响,放电真空度下降,功率不变,电子温度下降。等离子体浓度随输入功率增加而增加,可以通过控制真空度、电磁场强度来维持等离子体浓度。

(四)空间特性

由于正离子与电子的空间电荷互相抵消,使等离子体在宏观上呈现电中性,但只有在特定的空间尺度上电中性才成立。德拜长度是描述等离子体空间特性的一个重要参量,用 λD 表示。

319

德拜长度是等离子体中电中性成立的最小空间尺度，也可以说德拜长度是等离子体中因热运动或其他扰动导致电荷分离的最大允许空间尺度限度。

(五)粒子温度

等离子体中不同粒子的温度是不一样的。如果将电子温度设为 Te，离子温度设为 Ti，则依据粒子的温度可将等离子体分为两大类，即热平衡等离子体和非热平衡等离子体。当 Te＝Ti 时，为热平衡等离子体，二者的温度都高，这很难达到。当 Te＞Ti 称为非热平衡等离子体。电子温度达 104 K 以上，而原子和离子之类的重粒子温度可低到 300～500 K，等离子体的宏观温度取决于重粒子的温度，这类等离子体也叫低温等离子体(low temperature plasma，LTP)，其宏观温度并不高，接近室温。

三、等离子体灭菌设备

等离子体灭菌设备的基本组成有：电源、激发源、气源、传输系统和灭菌腔等。等离子体装置因激发源不同有如下几种类型。

(一)激光等离子体灭菌装置

以激光作为激发能源激发气体产生等离子体。激光源发出的激光通过一个棱镜将激光束折射经过透镜聚焦在灭菌腔内，激发腔体内气体产生等离子体。由于激光能量高，在等离子体成分里含紫外线、γ射线、β射线及软 X 射线等杀菌成分比较多。但这种装置腔体小，距离实用相差较远，加之产生的等离子体温度高，目前尚未投入使用。

(二)微波等离子体灭菌装置

微波等离子体是一种非平衡态低温等离子体。微波或微波与激光耦合等离子体是灭菌应用研究较多的类型。微波等离子体具有以下特点：①电离分解度高，成分比较丰富；②电子温度与气体温度比值大，即电子温度高而底衬材料温度低；③可以在高气压下维持等离子体浓度；④属于静态等离子体，无噪声。

(三)高频等离子体灭菌装置

此类装置采用高频电磁场作为激发源，利用这种装置产生等离子体的程序是先将灭菌腔内抽真空，然后通入气体再施加能量，激发产生等离子体对腔内物品进行灭菌(图 8-8)。

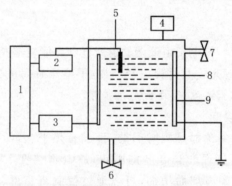

1.高频电源；2.温控；3.放电控制；4.腔体；5.温
度计；6.真空系统；7.进气；8.等离子体；9.电极

图 8-8　高频等离子体灭菌装置

四、等离子体的杀菌作用

(一)普通气体等离子体消毒

采用非热放电等离子体 NTP-8T 型净化器放电功率为 40 W,风机量为 800 m³/h,在 84 m³ 室内运行 60 分钟,可使空气中的悬浮颗粒下降 83%,自然菌下降 97%;用直接暴露方式大气压辉光放电等离子体作用 30 秒,对大肠埃希菌和金黄色葡萄球菌杀灭率分别为 99.91% 和 99.99%,间接暴露法大气压辉光放电等离子体作用 120 秒,对以上两种细菌杀灭率分别为 99.97% 和 99.99%。

(二)协同杀菌作用

Fensmeyer 等将激光与微波耦合,以激光产生等离子体,靠微波能维持其浓度,获得良好的杀菌效果。作者在两者耦合设备条件下,观察不同功率产生的等离子体对 10 mL 玻璃瓶内污染的枯草杆菌芽孢杀灭效果。结果证明,200 W 耦合等离子体杀灭细菌芽孢 D10 值为 2.2 秒,500 W 则 $D_{1}0$ 值降到 0.3 秒。

(三)消毒剂等离子体消毒

研究发现,将某些消毒剂汽化作为等离子体基础气体可显示出更强的杀菌作用。Boueher 用多种醛类化合物分别混入氧气、氩气和氮气,激发产生混合气体等离子体,观察其对污染在专用瓷杯上的枯草杆菌芽孢的杀灭作用。结果证明,混合气体等离子体的杀菌作用比单一气体更好。结果显示,在氧气、氩气和氮气中分别混入甲醛、丙二醛、丁二醛、戊二醛、羟基乙醛和苯甲醛等,激发产生混合等离子体,其中甲醛、丁二醛和戊二醛明显比单一气体杀菌效果好。这些气体等离子体虽然具有良好的杀菌作用,但由于作用温度偏高,不适合于怕热器材的灭菌。

近年来,等离子体灭菌技术获得了很大发展,Johnson 公司研制成了低温等离子体灭菌装置,采用过氧化氢气体作为基础气体在高频电场激发下产生低温过氧化氢等离子体,经过低温过氧化氢等离子体(Sterrad 装置)一个灭菌周期的处理(50～75 分钟),可完全达到灭菌要求。

五、灭菌影响因素

等离子体气体消毒剂对微生物的杀灭效果受很多因素的影响,具体如下。

(一)激发源功率

不同功率的电磁场产生的等离子体的数量可能不同,对微生物的杀灭效果也有所不同。Nelson 等对此做过研究,结果证明不同功率的高频电磁场所产生的氧气等离子体对两种细菌芽孢的杀灭效果有明显区别,完全杀灭枯草杆菌黑色变种芽孢在 50 W 时需 60 分钟,在 200 W 功率时则只需 5 分钟。所以等离子体的杀菌效果与激发源功率有直接关系,功率增加 3 倍,作用时间缩短 10 倍以上。

(二)激发源种类

如用激光作激发源,激光功率可以很高。输送激光能量在 $2 \times 10^5 \sim 2 \times 10^8$ W,但所产生的等离子体在腔底部直径仅 1 mm,高度 10 mm,维持时间不到 5 微秒。若要维持等离子体只有加快激光脉冲次数,因为杀菌效果与单位时间内激光脉冲数有直接关系。Tensmeyer 等把激光与微波耦合,以激光激发等离子体,用微波能维持,获得良好的效果。将 2 450 MHz 的微波源与激光设备耦合,在 200 W 和 500 W 条件下,观察对 10 mL 玻璃瓶内污染的枯草杆菌芽孢杀灭效果,耦合等离子体杀芽孢效果明显改善,速度加快,功率 200 W 时,D 值为 2.2 秒,500 W 时,D 值为 0.3。故不同的激发源产生的等离子体的杀菌效果不同。

(三)加入的消毒剂气体种类

在等离子体杀菌作用研究中发现,把某些消毒剂汽化加入载气流中,以混合气体进入反应腔,这种混合气体等离子体可以增强杀菌效果。不同气体作为底气发生的等离子体的灭菌效果也不同。用氧气、二氧化碳、氮气、氩气等离子体处理过的污染多聚体,结果发现,用氧气和二氧化碳等离子体处理 15 分钟后多聚体为无菌,用氩气和氮气等离子体处理后在同样条件下,仅 70% 的样品为无菌,延长到 30 分钟,功率提高后灭菌效果并未提高。顾春英、薛广波等利用等离子体-臭氧对空气中微生物进行联合消毒的效果研究,结果显示,等离子体-臭氧对空气中的金黄色葡萄球菌作用 1 分钟,杀灭率为 99.99%,作用 10 分钟杀灭率为 100%;对白色念珠菌作用 6 分钟可全部杀灭;对枯草杆菌黑色变种芽孢作用 15 分钟,杀灭率达到 99.90% 以上,30 分钟可全部杀灭。在菌液中加入 10% 小牛血清,对消毒效果无明显影响。

(四)有机物的影响

Aif 等研究了等离子体灭菌器对放入其腔体内的物体的灭菌效果受有机物影响的情况,发现 10% 的血清和 0.65% 的氯化钠使效果减弱。Bryce 等也报道氯化钠和蛋白均会影响等离子体灭菌器的效果。Holler 等研究表明,5% 的血清对低温等离子体灭菌器的效果无明显影响,但 10% 的血清会使效果降低。因此,研究者建议等离子体不能用于被血清和氯化钠污染的器械的灭菌,尤其是狭窄腔体如内镜的灭菌,如要使用,应先将器械清洗干净。

六、等离子体的应用

研究发明等离子体灭菌技术目的之一就是要克服环氧乙烷和戊二醛等低温灭菌技术所存在的缺点。其突出特点是作用快速、杀菌效果可靠、作用温度低、清洁而无残留毒性。目前,等离子体灭菌技术已在许多国家得到应用,主要用于怕热医疗器材的消毒灭菌。

(一)医疗卫生方面的运用

1.内镜的灭菌

要求用环氧乙烷或戊二醛来实现对无菌内镜的彻底灭菌是不现实的,10 小时以上的作用时间和残留毒性的去除就使临床难以接受。低温过氧化氢等离子体灭菌技术能在 45～75 分钟范围内实现对怕热的内镜达到灭菌要求,真正实现无毒、快速和灭菌彻底的要求。

2.畏热器材、设备的灭菌

某些直接进入人体内的高分子材料对灭菌方法要求极高,既怕湿亦不可有毒,如心脏外科材料、一些人工器官以及某些需置入体内的医疗用品。这些器材都可以用低温等离子体进行灭菌处理。

3.各种金属器械、玻璃器械和陶瓷制品的灭菌

现在使用的低温过氧化氢等离子体灭菌装置可用于各种外科器械的灭菌处理,某些玻璃和陶瓷器材也可以用等离子体进行灭菌。试验证明,外科使用的电线、电极、电池等特殊器材均可用等离子体灭菌处理。

4.空气消毒

某等离子体空气消毒机,在 20 ℃、相对湿度 60% 的条件下开启,在 20 m³ 的试验室内,作用 30 分钟,对白色念珠菌的消除率为 99.96%,作用 60 分钟时达 99.98%。

5.生物材料表面的清洁和消毒

生物材料的表面清洗和消毒在电子制造业和表面科学中使用较多,使用非沉积气体的等离

子体辐射作用进行表面清洗已有多年。等离子体处理用于去除表面的接触污染,消除溅射留下的残渣,减小表面吸附等。

(二)食品加工工业中的应用

随着食品加工业的大规模发展,人们在期望食品安全性的同时,对食品的营养性需求也在不断扩大。特别是常规的高温压力蒸汽灭菌造成的各种营养元素的损失已经引起人们的普遍关注。实践证明,应用低温等离子体技术来杀灭食品本身以及加工过程中污染的细菌,很少会影响到产品的鲜度、风味和滋味。

1.用于食品表面的消毒

蔬菜、水果在种植、加工、运输过程中,因与外界接触表面经常附着具有传染性的病原微生物,其中包括国际标准中严格限制的一项微生物指标-大肠埃希菌(E.lcoli)。利用微波激发氩气等离子体,证实了等离子体不仅能够杀灭物体表面的大肠埃希菌,而且通过改变各个等离子体处理参数,找到了影响该微生物杀灭率的条件。而美国自20世纪90年代起,利用等离子体对食品表面进行杀菌消毒就获得了美国食品和药物管理局(FDA)的批准,并且很快应用于商业。实践证明,各类食品表面的大肠埃希菌经空气等离子体20秒至90分钟的处理,细菌总数可下降2～7个对数值。日本学者开发的组合大气压下等离子体发生器,可将待消毒产品置于反应器腔体内,使其表面直接受到活性粒子的轰击以达到杀菌消毒目的。如使用RER反应器(2000),则可以使这些物料在远程等离子体(至少距等离子体发生中心20 cm)的范围内被空气强制对流,被迫沿着迂回的通道流经3个或更多折返,这使得待消毒产品可以不与等离子体直接接触,在一定意义上克服了某些领域不能应用该技术的限制,为该技术的应用开辟了更为广阔的前景。

2.用于液体食品的消毒

液体食品属于一类特殊的食品。通过向液体中鼓泡(通入空气和纯氧),同时将电场直接作用于液体与气体的混合态而成功地杀灭了大肠埃希菌和沙门菌。基于这一原理设计出的低温等离子体反应器在实际生产操作中可以根据微生物指标要求采用串联方式用多个反应单元对产品进行消毒,实验表明,杀菌效果随着反应器数量的增加而提高。利用该技术对牛奶与橙汁进行消毒,细菌总数下降了5个对数值。可见,用低温等离子体对液体食品杀菌消毒的研究,为更多的液体食品如苹果酒、啤酒、去离子水、液态全蛋、番茄汁等的杀菌提供了新的思路。

3.用于小包装食品的消毒

小包装食品在食品保质期内一般不会发生霉变,但有时也不排除因包装材料的阻氧性能和透气性能改变而引起的微生物污染,为确保产品的货架寿命,提高产品的安全性,仍需要对已包装食品进行消毒。尽管对于等离子体活性粒子(包括激发原子、分子及紫外光子)能否透过包装材料的问题尚存异议,但有研究表明利用射频激发的氧气等离子体能够对包装袋内的产品进行消毒。之后,相继有工作者利用过氧化氢等离子体实现了对纸包装、塑料以及锡箔包装食品的消毒。

七、使用注意事项

(一)灭菌注意事项

使用等离子体灭菌技术必须注意:①灭菌物品必须清洁干燥,带有水分湿气的物品易造成灭菌失败。②能吸收水分和气体的物品不可用常规等离子体进行灭菌,因其可吸收进入灭菌腔内的气体或药物,影响等离子体质量,如亚麻制品、棉纤维制品、手术缝合线、纸张等。③带有小于

3 mm 细孔的长管道或死角器械的灭菌效果难以保证,主要是等离子体穿透不到管腔内从而影响灭菌效果;器械长度大于 400 mm 亦不能用 Sterrad 系列灭菌器处理,因为其灭菌腔容积受限;各种液体均不能用 Sterrad 系列灭菌器处理。④灭菌物品必须用专门包装材料和容器包装。⑤使用等离子体灭菌时可在灭菌包内放化学指示剂和生物指示剂,以便进行灭菌效果监测,化学指示剂可与过氧化氢反应指示其穿透情况,生物指示剂为嗜热脂肪杆菌芽孢。

(二)注意安全操作规则

虽然等离子体中的某些成分如 γ 射线、β 粒子、紫外线等都可能对人体造成损害,但等离子体灭菌装置采用绝缘传输系统,灭菌腔门的内衬及垫圈材料均可吸收各种光子和射线,无外露现象。只要操作者严格执行操作规程,不会对操作人员构成危害。

(刘晓声)

第九章

医院感染的监测

第一节 医院感染监测概述

医院感染监测是预防和控制医院感染的基础,是临床工作中有效降低医院感染的基本方法。美国疾病预防控制中心开展的一项研究表明,通过实施感染监测和遵从正确的感染控制指导规范,可以预防1/3的医院感染发生。

目前医院感染监测重心逐渐向目标性监测转移。提出了医院感染预防控制新观念:"零宽容",而不再是具体要求感染率控制的数据等指标,如一级医院感染率<7%、二级医院感染率<8%、三级医院感染率<10%、漏报率<20%等指标,目的是降低医院感染发生的危险性。医院感染控制新观念"零宽容"是2007年第三届美国医院感染年会(APIC)上提出的。"零宽容"是指我们对每一例医院感染都要当作它永远不该发生那样去追根溯源,"零宽容"不仅意味着降低感染率,更在于尽可能避免每个可预防的医疗相关感染(HAU)案例的发生。

一、定义

(一)医院感染监测

医院感染监测是指长期、系统、连续地收集、分析医院感染在一定人群中的发生、分布及其影响因素,并将监测结果报送和反馈给有关部门和科室,及时采取防治对策和措施,为医院感染的预防、控制和管理提供科学依据。

(二)医院感染

美国CDC发布的《隔离预防指南:预防病原体在医疗机构的传播》指出,鉴于暴露源或获得感染的地点很难确定,建议用"医疗相关感染"(HALs)替代医院感染这一术语。对无明确潜伏期的感染,规定入院48小时后发生的感染为医院感染;有明确潜伏期的感染,自入院时起超过平均潜伏期后发生的感染为医院感染。

(三)医院感染流行

医院感染流行是指某医院、某科室医院感染发病率显著超过历年散发发病率。

(四)医院感染暴发

医院感染暴发是指在医疗机构或其科室的患者中,短时间出现3例或以上的同种同原感染病例的现象。

(五)医院感染现患率

医院感染现患率是指在一定时期内,处于一定危险人群中实际感染病例(包括以往发病至调查时尚未愈的旧病例)的百分率。

(六)患者日医院感染发病率

患者日医院感染发病率是一种累计暴露时间内的发病密度,指单位住院时间内住院患者新发医院感染的频率,单位住院时间通常用 1 000 个患者住院日表示。

二、医院感染监测的类型

医院感染监测类型分为全面综合性监测和目标性监测。

(一)全面综合性监测

连续不断地对所有临床科室的全部住院患者和医务人员进行医院感染及其有关危险因素的监测。医院感染监测规范明确规定,关于全院综合性医院感染发病率监测,新建医院或未开展过医院感染监测的医院应先开展全面综合性医院感染监测,至少开展 2 年。建立可信的医院感染发病率基线和培养医务人员积极参与医院感染监测的意识。

(二)医院感染目标性监测

针对高危人群、高发感染部位等开展的医院感染及其危险因素的监测,如重症监护病房医院感染监测、新生儿病房医院感染监测、手术部位感染监测、抗菌药物临床应用与细菌耐药性监测等。同样是指针对住院患者、临床科室医院感染监测,不同的是缩小了监测范围,集中了有限的资源,针对高危人群、高发感染部位、重点部门和重点环节等开展的医院感染及其危险因素的监测。

1.轮转监测(周期性监测)

将全院各科室进行统筹规划,有计划地、周期性地选定监测科室进行目标性监测。

2.从优监测

按照医院感染需要解决的问题,结合医院感染成本效益等原则,优先选择监测目标。如手术部位感染,延长住院时间,额外需要的费用明显增高,因此应优先选择监测,通过实施有效的干预措施可明显降低感染率,节省医疗费用。

三、医院感染监测的要点

(1)医院感染监测不是短期的、非系统的、断续的,而是长期的、系统的、连续的,只有这样才能确保收集资料的完整性和系统性。

(2)医院感染监测包括收集、分析、解释医院感染在人群中的发生、分布和影响因素,而不能停留在单纯的收集资料,也不能只停留在收集资料和汇总分析资料的阶段,还要为这些监测结果寻求合理的解释,说明医院感染在人群中的发生、发展、分布和哪些因素对其有影响,影响有多大。

(3)不是为监测结果而监测,而是要充分利用监测结果,将监测结果总结后报送和反馈给有关部门,并利用监测结果制订控制方案,减少导致医院感染的危险因素,进一步预防医院感染,为医院感染的防控提供科学依据,再次通过监测评价已制订实施的预防和控制措施的效果,持续医院感染管理质量改进。

（4）目标性监测理念的改变,由关注"结果"的监测转向"过程"的监测。如医院感染发病率监测逐渐转向医院感染的预防措施实施依从性监测(如三种导管使用过程中);由医务人员手指带菌数量监测转向医务人员手卫生依从性监测;从手术部位感染的发病率监测转向预防 SSI 措施的实施情况的监测,如清洁手术术前 0.5～2 小时预防用抗菌药物、备皮方法等;常规的环境微生物学监测转向医院环境清洁的监测。

（5）环境卫生学监测新理念,停止常规的环境卫生学监测。那么在什么情况下应该行环境卫生学监测? 那就是经流行病学调查,怀疑感染的病原体与环境有关时进行监测;进行科学研究时监测;当改变清洁措施进行质量控制时进行监测。

四、医院感染监测的目的

医院感染监测是医院感染预防控制的眼睛,通过监测及时发现问题,以便有针对性地采取措施,提高医疗护理质量。其目的内容如下所述。

（1）降低医院感染率,减少获得医院感染的危险因素。

（2）了解医院感染散发基线(本底感染率),可以根据此判断暴发流行,及时发现医院感染的暴发流行苗头。

（3）利用调查资料说服医务人员遵守感染预防控制措施及规范等。

（4）对医院感染预防控制措施进行效果评价,持续进行质量改进。

（5）调整和修改感染预防与控制规范、措施等。

（6）为医院收到医院感染方面的指控时提供辩护证据。

（7）了解和比较感染率。进行不同医院间或者是医院内部医院感染率和感染控制效果的比较。

（刘文婕）

第二节 医院感染监测方法

医院感染监测的基本方法就是充分采集详细的第一手资料,同时对资料进行汇总分析、信息反馈和效果评估等。

一、医院感染监测的工作基础

(一)领导重视

医院感染监测是医院感染控制的基础,做好医院感染工作,首先是医院领导要认识医院感染监测的重要性,支持与认可医院感染监测工作,从组织管理、人力物力上保证监测工作的顺利开展。

(二)注重宣传

医院感染监测工作的顺利开展还必须得到医务人员的认可与支持。通过宣传监测工作的目的和意义、内容和方法,让医务工作人员转变观念,明确做好监测工作是为保护医务人员和提高医疗质量服务的,医务人员能认真参与监测和积极落实控制措施,是做好医院感染监测工作的基础。

(三)加强培训

做好医院感染监测工作必须熟悉医院感染诊断标准和医院感染基本知识技能,专职人员要具备一定的流行病学、传染病学和临床微生物学方面的知识,通过细致、反复多次的培训来普及医院感染知识,传授监测方法和熟悉操作程序,从而提高监测数据的准确性。

(四)充分发挥医院三级网络管理的力量

医院感染的组织机构由医院感染管理委员会、医院感染管理科和临床科室三级网络组成,尤其临床科室一级网络的作用很重要,调动他们的积极性,可以扩大专职人员的视野,取得医院感染第一手资料。充分发挥科一级网络的作用,既能使全面监测的资料延续,又能让医院感染专职人员集中精力开展目标性监测,解决临床实际问题;充分发挥临床一线监测的作用,是改变目前医院感染监测方法弊端的切实可行的方法。

(五)有可操作的程序

医院感染监测工作的顺利开展,必须有明确、方便的操作程序。包括完善的上报系统,设计医院感染病例登记表,在电子病例系统中设置医院感染上报系统,以及发现医院感染病例后有相应的处理流程。对医务人员的医疗行为实施过程控制,针对不同的科室特点制订相应的医院感染控制操作流程,使医务人员所有的操作都有标准规范可依,并根据临床工作的变化不断改进。

二、医院感染监测基本流程

(一)制订计划、确立目标

制订医院感染监测计划,是开展医院感染监测的基础和前提。其程序一般先由医院感染管理科拟定,提交医院感染管理委员会讨论后,报医院领导或医疗行政管理部门批准后组织实施。计划内容一般包括:确定参与监测的人员并进行相关标准与方法的培训,制订相关表格;明确监测资料收集、统计分析和信息反馈方法等。

(二)收集资料、汇总分析

充分收集真实、准确的医院感染资料,进行汇总分析并充分利用,是实现医院感染监测的根本目的。医院感染监测资料主要来源于科室各种监测报表、医院感染病例报告和医院临床微生物检测报告,以及进行现场调查获得的相关资料,在收集过程中要详尽具体,统计分析方法要科学可行。

(三)效果评估、结果反馈

根据获得的资料对医院感染管理进行评估,并将结果反馈给院领导和相关科室或个人。引导科室医务人员严格遵守医院感染管理法制规章制度和标准规范,及时发现和鉴别医院感染病例。

(四)管理干预、持续改进

针对监测中发现的医院感染控制措施存在的薄弱环节或问题,研究制订具有针对性的整改措施,从医院层面进行检查指导,促进医院感染控制措施不断改进。

三、医院感染监测的资料来源

医院感染的监测资料来源很多,主要有现场调查资料、病历检查、报告卡等。现在很多医院运用计算机网络技术依托医院信息系统(HIS)建立医院感染实时监测系统,大大提高了临床资料收集的效率和准确性。

(一)现场调查

通过查房,可以及时发现医院感染新病例。感染控制专职人员应定期(最好每天)到病房巡视,向医师和护士了解是否有新病例发生。尤其应密切注意那些住院时间长、病情重、免疫力低下、接受介入性操作、体温高和使用抗菌药物的患者,如果发现可疑病例应进行直接检查。有时医师和护士提供新病例的线索或者确定的新病例,感染控制专职人员仍然需要进行核实。

(二)查阅病历

查阅各种医疗、护理记录,注意是否有医院感染的指征如发热、白细胞增多、使用抗菌药物治疗等,各种血清学资料及 X 线、CT 检查等影像学资料可以作为医院感染的证据。

(三)微生物学检验报告

微生物学检查能及时检出与医院感染相关的病原菌,并提供该细菌对各种抗菌药物的敏感性及耐药资料,对已发生感染及可疑感染患者都应该做临床微生物学检查。需要注意的是仅由微生物学检查结果不能诊断是否发生医院感染,并不是所有的患者都会做微生物学检查,而且标本采集不当或者微生物学检验的水平限制都可能导致假阳性或者假阴性的结果,所以微生物学检查结果应该结合临床表现进行判断。

四、医院感染监测的主要方法

全面综合性监测是指连续不断地对医院所有单位、所有患者和医务人员的所有感染部位及其有关因素进行综合性监测。通过监测可以看出各科室、病房的感染率,各部位的感染率,各种医院感染的易感因素,病原体的分布及其耐药性。全面综合性监测不仅可以提供一所医院感染总体情况,而且能早期鉴别潜在的医院感染聚集性。但是这种监测存在一定的缺陷,如监测的重点不突出,难以做到深入细致的调查,对人力物力要求较高。全面综合性监测主要有病例调查、发病率调查、现患率调查等方法。

(一)医院感染病例调查

在医院感染监测工作中,收集资料的核心是感染病例的发现,然后再围绕引起感染病例的有关因素进行调查。因此感染病例资料的调查与收集是最具体、最基础的工作之一,资料收集详细、准确、全面,对于制订相应的医院感染控制措施有着十分重要的意义。医院感染病例调查又可以分为前瞻性调查和回顾性调查。前瞻性调查是一种主动的监测方式,由感染控制专职人员定期、持续地对正在住院的患者或手术后出院的患者的医院感染发生情况进行跟踪观察与记录。回顾性调查是一种被动的调查方式,是由感染控制专职人员或病历档案管理人员定期对出院病历进行查阅来发现医院感染病例的一种方法。

1.医院感染病例调查,首先要重视医院感染相关线索

(1)病室医师护士报告:医务人员对本病室的患者情况非常了解,能在第一时间发现医院感染的苗头。感染控制人员经常地定期地深入病房和实验室与临床工作人员讨论病例或参加查房可促进信息交流,可以及时发现医院感染早期病例。

(2)询问患者:询问和检查患者是一种很好的发现感染病例的方法,重点关注的对象是那些使用已明确具有感染危险性的器械使用情况或操作情况的患者如留置导尿管、血管内导管、机械通气和接受手术的患者。

(3)三测单:发热是医院感染的第一表象,三测单记录有患者的入院日期、手术日期、体温变

化情况,通过体温曲线的描述可了解发热的起止时间、热型。大多数全身与局部的急慢性感染都有发热。但应注意排除非感染性发热如血液病、变态反应的风湿热、药物热等。还有些患者由于免疫功能低下,感染时发热不明显,调查时应注意鉴别。

(4)微生物、生化检测及影像学结果:通过患者的血、尿、粪、分泌物、穿刺液的微生物培养及药物敏感试验,可以找到感染线索。感染控制专业人员应与医院微生物室保持良好的合作关系,定期到微生物室了解细菌培养的阳性结果,对新感染病例和可疑者,与临床病例进行对照分析,依据医院感染诊断标准进行诊断。并督促临床医务人员根据病情及时送标本进行检验。

(5)抗感染治疗:根据抗菌药物的给药途径,应用种类,联合用药的变化情况可判断有无感染或感染加重。一个患者在入院时没有使用抗感染的药物,住院一段时间应用了抗感染的药物,提示该患者可能出现医院感染;或由低级的抗感染药物改为高级的,由使用一种抗感染药物改为联合用药或给药途径由口服改为静脉用药等,提示有感染或感染加重。

(6)侵袭性操作的应用:各种侵袭性操作应用时间越长,感染的概率越大。医嘱单上有详细的侵袭性操作应用起止记录。

2.医院感染病例调查,要熟练掌握医院感染病例诊断标准

要对医院感染病例进行调查首先要对医院感染下一个明确的定义:医院感染是指患者在入院时不存在也不处于潜伏期而在住院期间发生的感染,同时也包括在医院内感染而在出院后发病的感染。具体诊断标准应参照中华人民共和国原卫生部颁布的《医院感染诊断标准(试行)》。医院感染的诊断还需注意内源性医院感染和外源性医院感染的区别,现阶段对外源性医院感染是各医院感染控制工作的重点。当发现医院感染病例后,我们要进行医院感染病例信息的收集。感染病例信息的收集可以根据感染类型以及调查目的进行设计。设计合理、简便、全面的调查表有利于感染资料的准确、快速收集,并且不会遗漏。调查表一般包括以下基本要素,并可以根据实际需要进行组合。

(1)管理资料:医院编号、感染患者编号。

(2)患者一般资料:姓名、性别、年龄、住院号。这些资料提供患者的基本特征,为资料的查询及复核提供方便。

(3)患者的住院资料:科别、病室、床号、出入院日期、入院诊断等,为资料分类、分析、比较提供信息。

(4)医院感染特征资料:感染日期、感染部位、确诊与疑似、预后与归转。

(5)引起医院感染的危险因素:尿道插管、动静脉插管、呼吸机、免疫抑制剂、激素等应用情况。

(6)手术情况:手术日期、手术名称、手术时间、手术者、切口类型、麻醉方式、麻醉评分(ASA)、术中出血、输血等。

(7)病原学检测情况:送检日期、标本名称、检测方法、病原体、药敏试验结果。

(8)抗菌药物应用情况:药名、剂量、给药途径、起止时间等。

感染病例调查表可以由不同的主体来完成。可以由主管医师完成或由病房感染监控护士填写,由医师和护士完成信息最为及时、全面、准确,但是由于主、客观原因,会有很多漏报病例。如由医院感染专职人员完成,由于人力的限制,往往只能做回顾性的病例调查。回顾性的病例调查容易产生偏倚,且常因原始病例的记载不完整,许多感染病例不能发现,漏诊难以避免。各个医院可以根据自己的实际情况选择恰当的方式。

(二)发病率调查

发病率的调查是指在一定时期内,对特定人群中所有患者进行监测,患者在住院期间甚至在出院后(如出院后手术患者的监测)都是被观察和监测的对象,它是一种持续、纵向的调查,需要投入较多的人力、时间和经费。对病例的监测过程发现医院感染病例时需要做感染病例的个案调查填写感染病例调查表,因而感染病例的调查是发病率调查的基础,发病率调查包含了感染病例的调查。感染病例的调查方法同样适用于发病率调查。对一定时期内医院感染的发生情况进行调查,是一个长期、连续的过程,可采用前瞻性调查和回顾性调查2种方式。它可提供本底感染率以及所有感染部位和部门资料,前瞻性调查还能早期辨认医院感染的暴发流行。主要计算指标是发病率。

(三)漏报率调查

医院感染漏报率是指在一个监测周期内,发现应该报告而没有报告的医院感染病例,占医院感染病例总数的比例。医院感染病例的调查由于调查的方法以及人员的配备常受到各种条件的影响和限制,所登记的医院感染病例常低于实际医院感染发生情况,即产生漏报漏登现象,不能真实反映某医院或某地区的医院感染发生的真实情况,为了适时调整监测方法,提高监测质量、更改不实之处,定期或不定期开展漏报率调查有利于监测质量的提高。根据漏报率和上报的医院感染发病率可以估算一家医院或一个科室的医院感染实际发病率。

漏报率的计算公式:

漏报率＝漏报病例数/已报病例数＋漏报病例数×100％

根据漏报率,可估计实际发病率,计算公式如下:

估计实际发病率＝报告发病率/1－漏报率

漏报率调查常见现象:专职人员在进行前瞻性调查已发现登记的医院感染病例,出院病历中找不到相关记录,或在出院病例查询中所得的感染诊断与前瞻性调查时登记的诊断不符。对于出院病历中找不到相关记录的病例仍应计算为医院感染病例,同时应将这些有感染病例而无记录的情况反馈给病室医师,督促临床医师如实客观记录患者情况,以提高医疗质量。对于与原来诊断不符的感染病例,应根据相关的临床体征及实验室结果予以修正。

（杨　婷）

第三节　医院感染目标性监测

目标性监测应根据各自关注的对象、医院常见病种、不同资源优势选择目标。目标性监测采用前瞻性调查的方法,缩小了监测范围,集中有限的资源用于重点部门和重点环节的监测。既包括了医院感染的主要高危人群,又包括了医院感染的主要高危因素,也是目前大多数发达国家医院感染监测的主要内容和干预点,具有一定的代表性。目标性监测理念由关注"结果"的监测逐步转向"过程"的监测。

在开展2年以上全院综合性医院感染监测的基础上,开展目标性监测,根据全面综合性监测结果,选择并确定监测项目,将有限的人力财力资源用在最需要解决的问题上。强调过程监控,有利于及时采取干预措施,并对干预措施及时进行效果评价。

一、手术部位感染目标性监测

手术部位感染(SSI)是医院感染目标性监测的重点项目之一。手术部位感染的发生和治疗始终是制约外科手术治疗是否成功的一个因素。尽管对手术部位感染的预防控制措施持续改进,但手术部位感染率依然有较高的发生率,手术部位感染相关的发病与死亡所导致的经济损失巨大,其中感染患者的住院日延长是导致经济损失的主要原因。

(一)外科手术部位切口分类

根据外科手术切口部位微生物污染情况,将外科手术切口分为 4 类:即清洁切口、清洁-污染切口、污染切口、感染切口,见表 9-1。

表 9-1　手术切口按受污染程度分类

切口类型	标准
清洁切口	手术未进入感染炎症区,未进入呼吸道、消化道、泌尿生殖道及口咽部位
清洁-污染切口	手术进入呼吸道、消化道、泌尿生殖道及口咽部位,但不伴有明显污染
污染切口	手术进入急性炎症但未化脓区域;开放性创伤手术;胃肠道、尿路、胆道内容物及体液有大量溢出污染;术中有明显污染(如开胸心脏按压)。
感染切口	有失活组织的陈旧创伤手术;已有临床感染或脏器穿孔的手术

(二)手术危险指数评分

不同类型的外科手术感染风险是不同的,影响手术部位感染的危险因素主要是手术时间、切口类型、手术患者的基础疾病。为了使具有不同危险因素的手术部位感染具有可比性,手术过程有不同的危险数值,分值越高,说明手术部位感染的危险性越大。手术患者基础疾病评分见表 9-2。

表 9-2　ASA 病情估计分级表

分级	分值	标准
I	1	正常健康。除局部病变外,无周身性疾病。如周身情况良好的腹股沟疝
II	2	有轻度或中度的周身疾病。如轻度糖尿病和贫血,新生儿和 80 岁以上老年人
III	3	有严重的周身性疾病,日常活动受限,但未丧失工作能力。如重症糖尿病
IV	4	有生命危险的严重周身性疾病,已丧失工作能力
V	5	病情危笃,又属紧急抢救手术,生命难以维持的濒死患者。如主动脉瘤破裂等

1.手术患者基础疾病评分表

美国麻醉学会(ASA)评分。

2.手术危险指数评分

将手术时间、切口类型、手术患者的基础疾病给予评分,所得分数相加就是监测手术的危险指数,分值为 0~3 分,共 4 个等级。最低危险指数为 0 分,最高为 3 分(手术危险指数评分见表 9-3)。

(三)外科手术部位感染(SSI)监测程序

1.监测方法

SSI 监测方法很重要,它可以保证数据的准确可靠,能够用于评估。主动性和预防性的监测方法(前瞻性监测)是基于患者监测,对所有可能发生 SSI 的患者的数据都需要收集,并且进行跟踪监测,从而发现其中哪些患者会发生 SSI。准备监测前对相关医务人员进行教育和培训,明确职责和任务,正确掌握外科手术部位感染的判定标准及正确采集手术部位感染标本的方法。

表 9-3　手术患者危险因素的评分标准

危险因素	评分标准	分值
手术时间(小时)	≤75%	0
	>75%	1
切口清洁度	清洁、清洁-污染	0
	污染	1
ASA 评分	Ⅰ、Ⅱ	0
	Ⅲ、Ⅳ、Ⅴ	1

2.监测步骤

见图 9-1。

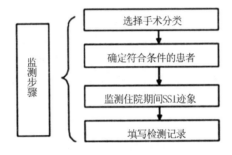

图 9-1　监测步骤

3.监测对象

监测主要针对经常性的手术和(或)感染可能性大的手术,这些手术也最能从监测中获益。对手术进行分类,选出准备监测的手术。如胆囊切除术、胆囊、胆管手术、结肠、直肠切除术、阑尾切除术、子宫切除术、剖宫产术、乳房切除术、全髋关节置换术、疝修补手术等。

(四)手术部位感染评价指标

1.手术部位感染率

$$手术部位感染率=\frac{观察期间内某种手术患者手术部位感染数}{观察期间内某种手术患者数}\times100\%$$

2.不同危险指数手术部位感染率

$$某危险指数手术感染发病=\frac{指定手术该危险指数患者手术部位感染数}{指定手术某危险指数患者的手术数}\times100\%$$

3.外科手术医师感染专率与调整

由于每位手术医师、手术患者的医院感染的危险因素不同,这些危险因素影响感染的概率,因此必须进行危险因素调整后才能进行相互间的比较,进行危险因素调整时主要考虑手术患者的状态(ASA 评分)、手术时间的长短及切口类型。

(1)外科手术医师感染专率。

$$某外科手术医师感染专率=\frac{某医师在该时期手术部位感染患者数}{某医师在某时期时行的手术患者数}\times100\%$$

（2）不同危险指数等级的外科医师感染发病专率。

$$不同危险指数等级医师感染专率 = \frac{该医师不同危险指数等级患者手术部位感染例数}{某医师不同危险指数等级患者手术数} \times 100\%$$

（3）平均危险指数等级。

$$平均危险指数等级 = \sum \frac{危险指数等级 \times 手术例数}{手术例数总和}$$

（4）医师调整感染专率。

$$医师调整感染发病专率 = \frac{某医师的感染专率}{某医师的平均危险指数等级}$$

二、重症监护病房医院感染监测

重症监护病房（ICU）是医院感染的高危科室，是高危人群、高危因素聚集的区域，应加强不同类别 ICU 总体医院感染率、日感染率及调整感染率、器械（血管导管、导尿管、呼吸机）使用率及其相关感染率监测。

（一）监测对象

住进 ICU 进行观察、诊断和治疗的患者。ICU 监测中与 ICU 感染率计算有关的感染必须发生在 ICU；患者住进 ICU 时，该感染不存在也不处于潜伏期；患者转出 ICU 到其他病房后，48 小时内发生的感染仍属 ICU 感染。感染日期记为转出 ICU 的日期。应追踪转出患者至转出 ICU 后 48 小时。

（二）监测方法

填写"ICU 患者日志"（表 9-4），每天记录新住进患者数（当日新住进 ICU 的患者）、在住患者数（包括新住进和已住进 ICU 的患者）、中心静脉插管、尿道插管及使用呼吸机人数。统计每月汇总。ICU 内患者发生感染时填写"医院感染病例登记表"。

表 9-4　ICU 患者日志

ICU 科别		监测月份：　年　月		记录 8AM 的数量
日期	新住进患者数	在住患者数	留置导尿管患者数	中心静脉插管患者数	使用呼吸机患者数
1					
2					
3					
……					
31					
合计					

（三）临床病情等级评定

每月定为 4 周，每周至少 1 次（宜相对固定），对当时住在 ICU 的患者的当时病情按"ICU 临床病情分类标准及分值"（表 9-5）进行评定。在每次评定后记录各等级（A、B、C、D 及 E 级）的患者数，记录在 ICU 患者各危险等级登记表上（表 9-6），每月进行汇总，然后计算出该月 ICU 患者的平均病情严重程度。

平均病情严重程度（分）＝每周根据临床病情分类标准评定的患者总分值/每周参加评定的 ICU 患者总数

表 9-5　临床病情分类标准及分值

分类级别	分值	分类标准
A 级	1 分	需要常规观察,不需要加强护理和治疗(包括手术后只需观察的患者)这类患者常在 48 小时内从 ICU 转出
B 级	2 分	病情稳定,但需要预防性观察,不需要加强护理和治疗的患者,例如某些患者因需要排除心肌炎、心肌梗死以及因需要服药而在 ICU 过夜观察
C 级	3 分	病情稳定,但需要加强护理和(或)监护的患者,如昏迷患者或出现慢性肾衰竭的患者
D 级	4 分	病情不稳定,需要加强护理和治疗,需要经常评价和调整治疗方案的患者。如心律失常、糖尿病酮症酸中毒(但尚未出现昏迷、休克、DIC)
E 级	5 分	病情不稳定,且处于昏迷或休克状态,需要心肺复苏或需要加强护理治疗,并需要经常评价护理和治疗效果的患者

表 9-6　ICU 患者各危险等级登记

临床病情等级	分值	第 1 周	第 2 周	第 3 周	第 4 周
A	1				
B	2				
C	3				
D	4				
E	5				

(四)主要监测指标

1.病例感染发病率和患者日感发病率

常规的以出院患者为基数计算医院感染率不能反映 ICU 的实际感染情况。ICU 患者多数是病情危重时转入,病情稳定后又转回普通病房,出院患者多为死亡或自动出院者。因此应采用前瞻性调查方法,用于住院日感染率更能反映 ICU 医院感染的真实情况。

$$病例(例次)感染发病率 = \frac{感染患者(例次)数}{处在危险中的患者数} \times 100\%$$

$$患者(例次)日感染发病率 = \frac{感染患者(例次)数}{患者总住院日数} \times 1\,000\text{‰}$$

2.器械使用率及其相关感染率

某些医疗器械的使用在确定感染危险因素的强度中具有重要作用。

(1)器械使用率:患者使用某些高危器械的比率即器械使用率,通常定义为单位累计住院日数(如 100 个住院日)中使用器械的日数。

$$尿道插管使用率 = \frac{尿道插管患者日数}{患者总住院日数} \times 100\%$$

$$中心静脉插管使用率 = \frac{中心静脉插管日数}{患者总住院日数} \times 100\%$$

$$呼吸机使用率 = \frac{使用呼吸机日数}{患者总住院日数} \times 100\%$$

$$总器械使用率 = \frac{总器械使用日数}{患者总住院日数} \times 100\%$$

（2）器械相关感染发病率。

$$尿道插管相关泌尿系统感染发病率 = \frac{尿道插管患者中泌尿系统感染人数}{患者尿道插管总日数} \times 1\,000\%$$

$$血管导管相关血流感染发病率 = \frac{中心静脉插管患者中血流感染人数}{患者中心静脉插管总日数} \times 1\,000\%$$

$$呼吸机相关肺炎感染发病率 = \frac{使用呼吸机患者人中肺炎人数}{患者使用呼吸机总日数} \times 1\,000\%$$

（3）感染率的比较：只有根据病情的严重程度进行调整后，才有比较的基础。

$$调整感染发病率 = \frac{患者（例次）感染率}{平均病情严重程度}$$

三、新生儿病房医院感染监测

（一）新生儿病房（包括新生儿重症监护室）医院感染
发生在新生儿病房或新生儿重症监护室的感染。

（二）监测对象
新生儿病房或新生儿重症监护室进行观察、诊断和治疗的新生儿。

（三）监测内容
1.基本资料

住院号、姓名、性别、天数、出生体重（BW，分≤1 000 g，1001～1 500 g，1501～2 500 g，＞2 500 g 四组。以下体重均指出生体重）。

2.医院感染情况

感染日期、感染诊断、感染与侵入性操作相关性（脐或中心静脉插管、使用呼吸机）、医院感染培养标本名称、送检日期、检出病原体名称、药物敏感结果。

3.新生儿日志

按新生儿体重每天记录新住进新生儿数、住在新生儿数、脐或中心静脉插管及使用呼吸机新生儿数。

（四）监测方法
1.宜采用主动监测

也可专职人员监测与临床医务人员报告相结合。

2.医院感染病例登记表

新生儿发生感染时填写医院感染病例登记表。

3.填写病房日志与月报表

填写新生儿病房日志（表9-7）和月报表（表9-8）。

（五）资料分析
1.日感染发病率

$$不同体重组新生儿日感染发病率 = \frac{不同出生体重组感染新生儿数}{不同出生体重组总住院日数} \times 1\,000\%$$

表 9-7 新生儿病房日志

检测月份： 年 月

日期	BW≤1 000 g				BW 1001～1 500 g				BW 1501～2 500 g				BW＞2 500 g			
	新入院新生儿数	已住新生儿数	脐/中心静脉插管数	使用呼吸机数	新入院新生儿数	已住新生儿数	脐/中心静脉插管数	使用呼吸机数	新入院新生儿数	已住新生儿数	脐/中心静脉插管数	使用呼吸机数	新入院新生儿数	已住新生儿数	脐/中心静脉插管数	使用呼吸机数
1																
2																
……																
30																
31																
合计																

a：指当日新住进新生儿病房或新生儿重症监护室的新生儿数。

b：指当日住在新生儿病房或新生儿重症监护室的新生儿数，包括新住进和已住进新生儿病房或新生儿重症监护室的新生儿。

c：指当日应用该器械的新生儿数。若患者既置脐导管又置中心静脉导管，只计数1次。

d：指当日应用该器械的新生儿数。

表 9-8 新生儿病房或新生儿重症监护室月报表

监测时间： 年 月

体重组别(g)	新住进新生儿数	已经住在新生儿数	脐或中心静脉导管使用日数	使用呼吸机日数
≤1 000				
1001～1 500				
1501～2 500				
＞2 500				

2.械使用率及其相关感染发病率

（1）器械使用率。

$$不同体重组新生儿血管导管使用率=\frac{不同体重组新生儿脐或中心静脉导管使用日数}{不同体重组新生儿住院总日数}\times100\%$$

$$不同体重组新生儿呼吸机使用率=\frac{不同体重组新生儿使用呼吸机日数}{不同体重组新生儿总住院日数}\times100\%$$

$$不同体重组新生儿总器械使用率=\frac{不同体重组新生儿器械(血管导管＋呼吸机)应用日数}{不同体重组新生儿住院日数}\times100\%$$

（2）器械相关感染发病率。

不同体重组新生儿血管导管相关血流感染发病率＝

$$\frac{不同体重组脐或中心静脉插管血流感染新生儿数}{不同体重组新生儿脐或中心静脉插管日数}\times1\,000‰$$

$$不同体重组呼吸机相关肺炎发病率 = \frac{不同体重组使用呼吸机新生儿肺炎人数}{不同体重组新生儿使用呼吸机日数} \times 1\,000‰$$

(六)总结和反馈

结合历史同期资料进行总结分析,提出监测中发现问题,报告医院感染管理委员会,并向临床科室反馈监测结果和建议。

（陶彩霞）

第四节　医院感染现患率调查

现患率调查又称横断面调查,是利用普查或抽样调查的方法,搜集一个特定时间内实际处于一定危险人群中医院感染实际病例的资料(包括以往发病至调查时尚未愈的旧病例)。现患率调查由于是短时间的前瞻性调查,不易漏掉病例,可以全面了解医院感染的情况,了解抗菌药物使用状况及细菌耐药情况,用于评价医院感染控制效果及控制措施。

医院感染现患率调查由医院感染专、兼职人员和经过培训的医务人员组成各调查小组,确定调查时间、调查范围、调查人群后,统一培训。高质量的现患率调查能够反映医院的感染情况、危险因素、主要存在的问题等情况;可作为实施目标性监测的重要手段来了解医院感染的全面情况,针对不同人群、不同就诊部门,分析医院感染高危因素,面对主要风险与问题,有助于采取针对性的预防控制措施。通过全院医务人员的调查参与,提高全体医务人员的医院感染监控意识和感控知识技能。多次调查可以判断医院感染的长期趋势以及医院感染部位、多发因素、高危人群,并用于评价医院感染的控制效果。

一、调查前的准备工作

(1)向医院领导汇报,并与相关职能科室医务处、护理部协调,争取全方位的支持。

(2)在调查开始前1周,向相关临床科室发出调查通知,说明调查目的及有关注意事项,要求各科对本科住院患者完善各项检查;特别是本病区感染病例的各项检查和病历书写。

(3)组建调查小组:按每50位患者配备1名专职调查人员,调查小组由医院感染控制专职人员、病区各组主管医师和病区医院感染兼职医师、监测护士组成。

(4)培训:调查小组成员调查前应集中培训,包括调查方案、医院感染诊断标准、抗菌药物合理应用管理、调查内容及表格项目的填写说明等。

二、调查程序与方法

(1)调查范围及对象:调查日 0：00～24：00 全院所有住院患者。包括调查当日出院、转科、死亡的患者,不包括入院时间≤24 小时的患者。

(2)到患者床旁以询问和体检的方式进行调查,每一患者至少 3 分钟,调查内容见表 9-9。

(3)感染判断与诊断标准:床旁调查结果应与病历调查结果相结合。按诊断标准确定是否为感染,再确定是医院感染还是社区感染。医院感染诊断标准按照卫健委《医院感染诊断标准(试行)》,卫医发[2001]2 号。

表 9-9　现患率调查床旁调查表

床号	患者姓名	感染部位	症状体征

注:调查人数指调查某一时间段或某一时点该病房的住院患者,包括当日出院人数,不包括当日入院人数,实查人数是指实际调查到的人数

(5)病原学检查:注意追踪病原学检查结果,包括调查当天还没有报告结果而日后有本次感染的检验结果应补上。

(6)特别关注的项目:体温记录、抗菌药物使用、病原学报告、住院时间、病情严重、免疫功能和接受侵入性操作等,应注意询问方法与技巧。

三、评价指标

医院感染现患率:是指在一定时期内,处于一定危险人群中实际感染病例(包括以往发病至调查时尚未愈的旧病例)的百分率。计算方法如下所述。

$$感染现患率 = \frac{同期存在的新旧医院感染病例(例次)}{观察期间实际调查的住院患者人数} \times 100\%$$

$$实查率 = \frac{实际调查住院患者人数}{应调查患者人数} \times 100\%$$

四、现患率调查资料的分析和应用

(1)初步了解医院感染情况对于未建立监测系统的医院,现患率调查是了解该院医院感染情况的有用办法之一。

(2)了解医院感染的长期趋势在一个医院反复进行现患率调查,可以看出医院感染的流行病学趋势,如医院感染的高发科室、感染部位、病原学送检率、抗菌药物合理应用及病原体的变化等。但应注意的是现患率调查资料的连续性相对较差。

(3)医院感染监测效果评价现患率调查可以用来检查医院感染监测系统效果。现患率调查中医院感染诊断标准与医院感染发病率监测诊断标准一致。根据调查目的对原始调查资料进行整理分析,针对医院感染发生高危因素以及医院感染管理中存在的问题寻找发生原因,及时进行干预并对干预措施适时地修正。

五、评价指标

医院感染现患率:是指在一定时期内,处于一定危险人群中实际感染病例(包括以往发病至调查时尚未愈的旧病例)的百分率。计算方法如下所述。

$$感染现患率 = \frac{同期存在的新旧医院感染病例(例次)}{观察期间实际调查的住院患者人数} \times 100\%$$

$$实查率 = \frac{实际调查住院患者人数}{应调查患者人数} \times 100\%$$

六、现患率调查资料的分析和应用

(1)初步了解医院感染情况对于未建立监测系统的医院,现患率调查是了解该院医院感染情况的有用办法之一。

(2)了解医院感染的长期趋势在一个医院反复进行现患率调查,可以看出医院感染的流行病学趋势,如医院感染的高发科室、感染部位、病原学送检率、抗菌药物合理应用及病原体的变化等。但应注意的是现患率调查资料的连续性相对较差。

(3)医院感染监测效果评价现患率调查可以用来检查医院感染监测系统效果。现患率调查中医院感染诊断标准与医院感染发病率监测诊断标准一致。根据调查目的对原始调查资料进行整理分析,针对医院感染发生高危因素以及医院感染管理中存在的问题寻找发生原因,及时进行干预并对干预措施适时地修正。

(梁金凤)

第五节　环境卫生学与消毒灭菌效果监测

一、空气消毒效果监测(静态)

静态:是室内设施及功能齐备,空调净化系统正常运行,但无人员的状态。

(一)洁净手术部(Ⅰ类环境)空气采样

1.采样时间

在洁净系统自净后与从事医疗活动前采样;Ⅰ级洁净手术室和洁净辅助用房检测前,系统应已运行15分钟,其他洁净房间应已运行40分钟,在确认风速、换气次数和静压差在正常范围后,再检测空气中的细菌菌落数。

2.采样方法

可选择空气采样器法和平板暴露法,参照《医院洁净手术部建筑技术规范》GB50333的要求进行检测。

(1)空气采样器法:可选择六级撞击式空气采样器或其他经验证的空气采样器。检测时将采样器置于室内中央0.8~1.5 m高度,按采样器使用说明书操作,每次采样时间不应超过30分钟。房间>10 m² 者,每增加10 m² 增设一个采样点。

(2)平板暴露法应对手术区和周边区分别检测;当送风口分散布置时,按全室统一布点检测。测点可均匀布置,但应避开送风口下方。

3.准备物品

直径为9 cm的普通营养琼脂平板。

4.监测人员要求

穿洁净服,戴帽子口罩,手卫生。动作要轻,避免产生二次污染。

5.布点顺序

放置培养皿从总平面中最靠里的房间开始布置,依次向外,最后人员撤出。每间房间也是从房间最靠里的点开始布置,最后布置门附近的点,然后人员撤出。收培养皿的顺序相反,从最外面的房间开始收,每间房间从门附近的培养皿开始收。

6.培养应必须设两次空白对照

第1次对照:为培养皿对照,每监测批次中取1个培养皿做对比试验培养皿不打开直接培养,用于检测培养皿是否合格。

第2次对照:为操作过程对照,每室或每区取1个对照皿,对操作过程做对照试验,模拟微生物检测操作过程,但培养皿打开后应立即封盖,用于检测培养操作过程是否合格。

注意:两次对照结果都必须为阴性。整个操作应符合无菌操作的要求。

7.布点高度

不高于地面0.8 m的任意高度上,若有固定设备、仪器(如手术床等),可放置在设备上。

8.布点位置及数量

测试皿、对照皿在洁净间内均匀布置。注意:手臂及头不可越过培养皿上方,行走及放置动作要轻,尽量减少对流动空气的影响。具体布点数量及位置见表9-10。

表 9-10　洁净手术室布点

级别	布点图示	布点说明
Ⅰ级		手术区布点:13点,手术床5点(双对角线布点),周围区8点(每边内两点),分别在外延0.9 m,0.4 m内布点
Ⅱ级		手术区布点:4点,分别在外延0.6m,0.4m内双对角线布点;周边区布点:6点,距离墙壁1 m,长边各两点,短边各1点
Ⅲ级		手术区布点:3点,分别在外延0.4m,0.4m内双对角线布点;周边区布点:6点,距离墙壁1 m,长边各两点,短边各1点
Ⅳ级	布点数=面积平米数(不少于3点,避开送风口正下方)	

9.检测方法

平板暴露法采样时,用直径9 cm的培养皿,在空气中暴露30分钟,36±1 ℃恒温箱培养48小时,培养皿中的菌落数(cfu)代表空气中沉降下来的细菌数,以个/皿表示。

10.判定标准

洁净手术室的等级标准(空态或静态)见表9-11。

表 9-11　洁净手术室的等级标准(空态或静态)

等级	手术室名称	沉降法(浮游法)细菌最大平均浓度[1]		表面最大染菌密度(个/平方厘米)	空气洁净度级别	
		手术区	周边区		手术区	周边区[2]
Ⅰ	特别洁净手术室	0.2个/30分钟·φ90皿(5个/立方米)	0.4个/30分钟·φ90皿(10个/立方米)	5	100级	1 000级
Ⅱ	标准洁净手术室	0.75个/30分钟·φ90皿(25个/立方米)	1.5个/30分钟·φ90皿(50个/立方米)	5	1 000级	10 000级

续表

等级	手术室名称	沉降法(浮游法)细菌最大平均浓度[1]		表面最大染菌密度(个/平方厘米)	空气洁净度级别	
		手术区	周边区		手术区	周边区[2]
Ⅲ	一般洁净手术室	2个/30分钟·φ90 Ⅲ(75个/立方米)	4个/30分钟·φ90 Ⅲ(150个/立方米)	5	10 000级	100 000级
Ⅳ	准洁净手术室	5个/30分钟·φ90 Ⅲ(175个/立方米)		5	300 000级	

注:[1]浮游法的细菌最大平均浓度采用括号内数值。细菌浓度是直接所测的结果,不是沉降法和浮游法互相换算的结果。

[2]Ⅰ级眼科专用手术室周边区按10 000级要求。

(二)Ⅱ、Ⅲ、Ⅳ类环境空气采样

1.采样时间

在消毒或规定的通风换气后与从事医疗活动前采样;或怀疑与医院感染暴发有关时采样。

2.采样方法

平板暴露法采样,室内面积≤30 m²,设内、中、外对角线3点,内、外点应距墙壁1 m处;室内面积＞30 m²,设四角及中央五点,四角的布点位置应距墙壁1 m处。将普通营养琼脂平皿(φ90 mm)放置各采样点,采样高度为距地面0.8～1.5 m;采样时将平皿盖打开,扣放于平皿旁,Ⅱ类环境暴露15分钟、Ⅲ、Ⅳ类环境暴露5分钟后盖上平皿盖及时送检。

3.检测方法

将送检平皿置36±1 ℃恒温箱培养48小时,计数菌落数。若怀疑与医院感染暴发有关时,进行目标微生物的检测。

细菌菌落总数计算方法:沉降法按平均每皿的菌落数报告:cfu/(皿暴露时间)。

浮游菌法计算公式:空气中菌落总数(cfu/m³)＝采样器各平皿菌落数之和(cfu)。

采样速率(L/min)×采样时间(min)×1 000。

4.判定标准

见表9-12。

表9-12 各类环境空气、物体表面菌落总数卫生标准

环境类别[1]		空气平均菌落数[2]		物体表面平均菌落数
		cfu/皿	cfu/m³	cfu/cm²
Ⅰ类环境	洁净手术部	符合《医院洁净手术部建筑技术规范》GB50333的要求	≤150	≤5.0
	其他洁净场所	≤4.0(30分钟)[3]		
Ⅱ类环境		≤4.0(15分钟)	—	≤5.0
Ⅲ类环境		≤4.0(5分钟)		≤10.0
Ⅳ类环境		≤4.0(5分钟)		≤10.0

注:[1]Ⅰ类环境为采用空气洁净技术的诊疗场所,分洁净手术部和其他洁净场所。Ⅱ类环境为非洁净手术部(室);产房;导管室;血液病病区、烧伤病区等保护性隔离病区;重症监护病区,新生儿室等。Ⅲ类环境为母婴同室;消毒供应中心的检查包装灭菌区和无菌物品存放区;血液透析中心(室);其他普通住院病区等。Ⅳ类环境为普通门(急)诊及其检查、治疗室;感染性疾病科门诊和病区。

[2]cfu/皿为平板暴露法,cfu/m³为空气采样器法。

[3]平板暴露法检测时的平板暴露时间。

二、手的消毒效果监测

(一)采样时间
在接触患者、进行诊疗活动前采样。

(二)采样方法
将浸有无菌 0.03 mol/L 磷酸盐缓冲液或生理盐水采样液的棉拭子一支在双手指曲面从指跟到指端来回涂擦各两次(一只手涂擦面积约 30 cm²),并随之转动采样棉拭子,剪去手接触部位,将棉拭子放入装有 10 mL 采样液的试管内送检。采样面积按平方厘米(cm²)计算。若采样时手上有消毒剂残留,采样液应含相应中和剂。

(三)检测方法
把采样管充分振荡后,取不同稀释倍数的洗脱液 1 mL 接种平皿,将冷至 40~45 ℃的熔化营养琼脂培养基每皿倾注 15~20 mL,(36±1)℃恒温箱培养 48 小时,计数菌落数,必要时分离致病性微生物。

细菌菌落总数计算方法:细菌菌落总数(cfu/cm²)=平板上菌落数×稀释倍数/采样面积(cm²)。

(四)判定标准
卫生手消毒后医务人员手:表面的菌落总数应≤10 cfu/cm²。
外科手消毒后医务人员手:表面的菌落总数应≤5 cfu/cm²。

三、物体表面消毒效果监测

(一)采样时间
潜在污染区、污染区消毒后采样。清洁区根据现场情况确定。

(二)采样面积
被采表面<100 cm²,取全部表面;被采表面≥100 cm²,取 100 cm²。

(三)采样方法
用 5 cm×5 cm 灭菌规格板放在被检物体表面,用浸有无菌 0.03 mol/L 磷酸盐缓冲液或生理盐水采样液的棉拭子 1 支,在规格板内横竖往返各涂抹 5 次,并随之转动棉拭子,连续采样 1~4 个规格板面积,剪去手接触部分,将棉拭子放入装有 10 mL 采样液的试管中送检。门把手等小型物体则采用棉拭子直接涂抹物体采样。若采样物体表面有消毒剂残留时,采样液应含相应中和剂。

(四)检测方法
把采样管充分振荡后,取不同稀释倍数的洗脱液 1 mL 接种平皿,将冷至 40~45 ℃的熔化营养琼脂培养基每皿倾注 15~20 mL,(36±1)℃恒温箱培养 48 小时,计数菌落数,必要时分离致病性微生物。

细菌菌落总数计算方法:物体表面菌落总数(cfu/cm²)=平均每皿菌落数×洗脱液稀释倍数/采样面积(cm²)。

小型物体表面的结果计算,用 cfu/件表示。

四、使用中的消毒剂染菌量检查方法

(一)采样方法
用无菌吸管按无菌操作方法吸取 1 mL 被检消毒液,加入 9 mL 中和剂中混匀。醇类与酚类消毒剂用普通营养肉汤中和,含氯消毒剂、含碘消毒剂和过氧化物消毒剂用含 0.1％硫代硫酸钠中和剂,氯己定、季铵盐类消毒剂用含 0.3％吐温 80 和 0.3％卵磷脂中和剂,醛类消毒剂用含 0.3％甘氨酸中和剂,含有表面活性剂的各种复方消毒剂可在中和剂中加入吐温 80 至 3％;也可使用该消毒剂消毒效果检测的中和剂鉴定试验确定的中和剂。

(二)检测方法

用无菌吸管吸取一定稀释比例的中和后混合液 1 mL 接种平皿,将冷至 40～45 ℃的熔化营养琼脂培养基每皿倾注 15～20 mL,(36±1)℃恒温箱培养 72 小时,计数菌落数;怀疑与医院感染暴发有关时,进行目标微生物的检测。

细菌菌落总数计算方法:消毒液染菌量(cfu/mL)＝平均每皿菌落数×10×稀释倍数。

(三)判定标准

使用中灭菌用消毒液:无菌生长;使用中皮肤黏膜消毒液染菌量:≤10 cfu/mL,其他使用中消毒液染菌量≤100 cfu/mL。

五、清洁用品的消毒效果监测

(一)采样时间

消毒后、使用前进行采样。

(二)采样方法

布巾、地巾等物品可用无菌的方法剪取 1 cm×3 cm,直接投入 5 mL 含相应中和剂的无菌生理盐水中,及时送检。

(三)检测方法

将采样管在混匀器上振荡 20 秒或用力振打 80 次,取采样液检测致病菌。

(四)结果判定

未检出致病菌为消毒合格。

六、内镜的消毒效果监测

(一)采样时间

消毒后进行采样。

(二)采样方法

取清洗消毒后内镜,用无菌注射器抽取 50 mL 含相应中和剂的洗脱液,从活检口注入冲洗内镜管路,并全量收集(可使用蠕动泵)送检。

(三)检测方法

将洗脱液充分混匀,取 1 mL,接种平皿两块,将冷却至 40～45 ℃融化营养琼脂培养基每倾注 15～20 mL,(36±1)℃恒温箱培养 48 小时,计数菌落数。

细菌菌落总数计算方法:菌落数/镜＝2 个平皿菌落数平均值×20。

(四)结果判定

细菌总数每件＜20 cfu,不能检出致病菌;灭菌后内镜合格标准为:无菌检测合格。

（陶彩霞）

参 考 文 献

[1] 李福琴,马红秋.医院感染预防与控制教程[M].开封:河南大学出版社,2023.

[2] 熊莉娟,夏家红.医院感染预防与控制[M].武汉:华中科技大学出版社,2023.

[3] 高绪芳,梁娴,鹿茸.重大新发呼吸道传染病暴发流行社区防控卫生指南[M].成都:四川大学出版社,2023.

[4] 孙昕,刘旻,张慧琪.常见感染性疾病中西医互参手册[M].北京:中医古籍出版社,2023.

[5] 李仁鹏,寇增强.养老机构感染性疾病防控管理[M].济南:山东大学出版社,2023.

[6] 黄葭燕,方哲伊,秦倩.基于传染病防控视角的欧盟卫生安全治理研究[M].上海:复旦大学出版社,2023.

[7] 温杨.儿科常见感染性疾病循证释疑[M].成都:四川大学出版社,2021.

[8] 杨青敏.慢病患者的感染性疾病防护[M].上海:上海交通大学出版社,2022.

[9] 徐立然.呼吸道病毒感染防控科普手册[M].郑州:河南科学技术出版社,2024.

[10] 崔师玉.现代传染病治疗与管理[M].青岛:中国海洋大学出版社,2023.

[11] 刁勤峰.感染性疾病的诊断与综合治疗[M].开封:河南大学出版社,2020.

[12] 裴旭东.感染性疾病治疗与感染管理[M].哈尔滨:黑龙江科学技术出版社,2021.

[13] 王勤英,黄利华.传染病学[M].北京:中国医药科学技术出版社,2023.

[14] 韩云,谢东平,杨小波.内科重症感染性疾病中西医结合诊治[M].北京:人民卫生出版社,2020.

[15] 宫国仁.传染病学基础[M].北京:高等教育出版社,2023.

[16] 孙水林,刘燕,杨文龙.南昌大学第二附属医院感染性疾病科病例精解[M].北京:科学技术文献出版社,2021.

[17] 邓存良,程明亮,陈永平.传染病学[M].北京:科学出版社,2023.

[18] 李杰,杜映荣,杨永锐.常见传染病诊疗手册[M].昆明:云南科技出版社,2022.

[19] 江科.临床内科疾病诊治与传染病防治[M].上海:上海交通大学出版社,2023.

[20] 刘理冠,黄进发,黄志杰.常见感染性疾病临床诊疗策略[M].长春:吉林科学技术出版社,2020.

[21] 王莉,李金娜.医院感染管理实践与应用[M].西安:世界图书出版西安有限公司,2023.

[22] 李桂梅.现代医院感染性疾病预防与护理[M].哈尔滨:黑龙江科学技术出版社,2020.

[23] 张晓虎.实用感染性疾病诊治与预防[M].南昌:江西科学技术出版社,2020.

［24］韩玉芝.现代临床感染性疾病［M］.北京:科学技术文献出版社,2020.

［25］张一琼.传染病医院感染防控实用手册［M］.昆明:云南科技出版社,2022.

［26］郭霞.感染性疾病科的临床护理［M］.南昌:江西科学技术出版社,2020.

［27］郭霞.医院感染重点部门风险管理策略［M］.长春:吉林科学技术出版社,2023.

［28］李静.感染性疾病临床实践［M］.北京:科学技术文献出版社,2020.

［29］姬艳.医院感染防控操作实务［M］.兰州:甘肃科学技术出版社,2022.

［30］李峨嵋,李承惠.基层医院院感管理手册［M］.北京:人民卫生出版社,2023.

［31］赖远波.感染性疾病防治要点［M］.北京:科学技术文献出版社,2020.

［32］王亚娟,韩辉.消毒供应基础［M］.北京:人民卫生出版社,2022.

［33］钱黎明,韩辉.消毒供应技术操作［M］.北京:人民卫生出版社,2022.

［34］刘磊,范大平,程昱.感染性疾病临床剖析［M］.北京:中国纺织出版社,2020.

［35］李洁.消毒与感控管理［M］.哈尔滨:黑龙江科学技术出版社,2022.

［36］梁晨,唐神结,林明贵.结核病综合治疗研究进展［J］.结核与肺部疾病杂志,2024,5(1):70-80.

［37］舒薇,刘宇红.世界卫生组织《2023 年全球结核病报告》解读［J］.结核与肺部疾病杂志,2024,5(1):15-19.

［38］陈旭岩,张陈光,杨浩.感染性疾病研究进展与展望［J］.中国急救医学,2024,44(1):13-20.

［39］喻苧,樊蓉.慢性乙型肝炎和慢性丙型肝炎抗病毒治疗疗效评价指标［J］.中国实用内科杂志,2023,43(5):369-374.

［40］赵丽,蔡桂娟.医院消毒供应中心灭菌监测应用进展［J］.中国卫生产业,2023,20(11):246-249.